U0294826

经脉理论还原与重构大纲

Discovery and Re-creation of Meridian Theory

黄龙祥 著

人民卫生出版社

图书在版编目（CIP）数据

经脉理论还原与重构大纲/黄龙祥著. —北京：人民卫生出版社，2016

ISBN 978-7-117-22107-8

Ⅰ.①经… Ⅱ.①黄… Ⅲ.①经络-理论-研究

Ⅳ.①R224.1

中国版本图书馆 CIP 数据核字（2016）第 025955 号

人卫社官网	www. pmph. com	出版物查询，在线购书
人卫医学网	www. ipmph. com	医学考试辅导，医学数据库服务，医学教育资源，大众健康资讯

经脉理论还原与重构大纲

著　　者：黄龙祥

出版发行：人民卫生出版社（中继线 010-59780011）

地　　址：北京市朝阳区潘家园南里 19 号

邮　　编：100021

E - mail：pmph @ pmph. com

购书热线：010-59787592　010-59787584　010-65264830

印　　刷：廊坊一二〇六印刷厂

经　　销：新华书店

开　　本：710×1000　1/16　**印张：**26　**插页：**2

字　　数：453 千字

版　　次：2016 年 4 月第 1 版　2024 年 3 月第 1 版第 11 次印刷

标准书号：ISBN 978-7-117-22107-8/R·22108

定　　价：72.00 元

打击盗版举报电话：010-59787491　E-mail：WQ @ pmph. com

（凡属印装质量问题请与本社市场营销中心联系退换）

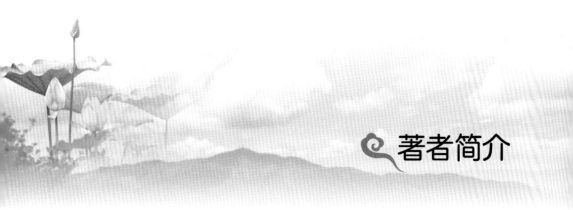

著者简介

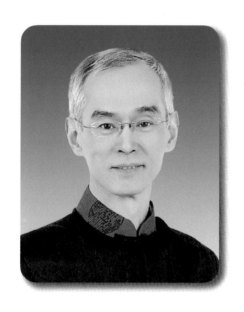

黄龙祥，中国中医科学院首席研究员。

主要研究领域：针灸理论研究；针灸学术史研究；针灸文献研究。

代表作：《中国针灸学术史大纲》、《中国针灸史图鉴》、《实验针灸表面解剖学》、《中国针灸四大通鉴》、《针灸腧穴通考——中华针灸穴典研究》、《针灸典籍考》等，曾先后荣获国家图书奖、中国图书奖、中华出版物（图书）贡献奖、"三个一百"科技原创图书奖，以及中华中医药学会科技进步一等奖，并被翻译成英文、韩文、日文出版。

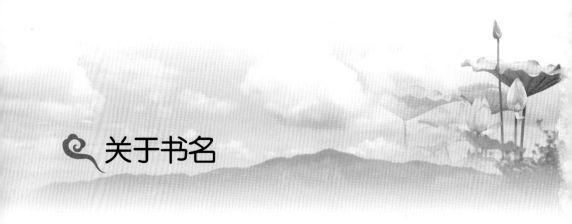

关于书名

　　十多年前，我在《中国针灸学术史大纲》后记中提到，计划再写一本拟名"针灸学大纲"的小书，至于具体写什么怎么写当时还没有清晰的思路。但有一个主题——经脉学说的结构分析与理论重构，在写《中国针灸学术史大纲》时已经构思，并在该书出版之后一直成为我的主攻方向，在这个方向上取得突破一直是我的梦想。

　　2009 年读到 An Introduction to Western Medical Acupuncture[1]（《西医针灸学概论》）时，发现书中"西医针灸学"是以"古典中国针灸学"为参照系构建的，这时才想起 2006 年与出版社签订的"古典针灸学纲要"出版合同。经过一段时间的思考和尝试，遂将十多年前草拟的"针灸学大纲"计划限定在"古典中国针灸学"的范围，并初定书名为《从经脉理论到针灸学大纲——还原·诠释·重构》。

　　自 2013 年起，国外关于"针灸生于中国，长于西方"的议论渐渐在国内传开，不断有国外朋友一遍遍地问我：针灸的定义是什么？针灸学的定义是什么？究竟有没有"现代中国针灸学"？前二个问题我时有思考，而最后一个尖锐的问题却未曾想过。当时也只能是默默地问自己：如果"现代中国针灸学"是一个真真切切的实在，我有没有能力把她呈现出来——至少让针灸人能触摸到她的存在？

　　后来，在一半责任心和一半好奇心的驱动下，我踏上艰难的探寻之旅，可越走越迷茫，而这时我在另一条道上——古典经脉理论的探索却峰回路转见到了光亮，借着这缕亮光，我终于看清：不论寻找古典中国针灸学，还是当代中

　　　〔1〕 Adrian White, Mike Cummings, Jacqueline Filshie. An Introduction to Western Medical Acupuncture. Edinburgh and London：Churchill Livingstone , 2008.

国针灸学的答案，都无法绕过、也不能回避"古典经脉理论的溯源、诠释与重构"这一全民关注、世人瞩目的关键问题。在历尽千难，终于觉得打开这一难题的钥匙之后，关于是否存在"现代中国针灸学"的探寻也在不知不觉中柳暗花明：虽然当代中国针灸学已经超出"传统"的边界，却还未至"现代"的高度。然而，在传统与现代之间，却真真切切地存在着针灸学的"新枝"，称作"中国新针灸学"可也。

这样，这本十多年前拟定的小书就有了三个可供选择的主题：经脉理论；中国古典针灸学；中国新针灸学。曾反复尝试将三部分内容在一本书中展开的可能性，但终因结构过于复杂，远非一本小书所能承载，而不得不在一次次失败之后放弃；后又试着写成两本书，可是三部分内容不论怎么组合皆无法协调，最终还是决定写成三部独立的书：《经脉理论还原与重构大纲》、《中国古典针灸学大纲》和《中国新针灸学大纲》。

这三本书对于中国针灸学的意义不用多言，然而意义重大、责任重大是一回事，有没有能力、有没有资格则是另一回事。

目标一经确立，倒计时的指针就在耳边响起，还不时伴随着来自海外针灸前辈和朋友的督促、期待的话语。然而正是由于这份清醒与警觉，1年、2年、3年……时光飞逝，星移斗转，而心静如水，一直到9年过去了，仍然没有提笔——不是没时间，不是没用心，更不是改主意了，而是一直在耐心等待，等待那种足以令我激动的东西出现，以及那种按捺不住地想告诉读者的内心冲动。在第10个年头快要走完的时候，惊喜忽至，一个发现引发一连串发现，不到两周时间便完成了《经脉理论还原与重构大纲》全书的框架设计和素材剪辑，简直喜从天降，兴奋难抑。我担心此时写序可能会不自觉地带进过多的个人情感而影响读者的理性判断。于是我决定先写后记——这正需要激情，待全书完成后再写序。而此刻，我发现当初激动的千言万语浓缩成了二句话：

第一，之所以学术界在经脉理论研究上存在着极大的分歧和无休的争论，根源在于从未对"经脉理论是关于什么问题（或命题）的解释"这一最基本问题进行过认真的论证并取得共识，甚至在很长时间内，无人提出这个首要问题。欲知"经脉理论说什么"？先要知道她原先长什么样？又是如何变成今天的模样？为此，我尝试文本学研究的原理与路径，从大量"误解"的实例中推出"理解"的本质与路径，不断向古典经脉理论的本来面目和本来意义逼近。我把在这一路径上的探索与发现集中在第一篇"理论体系——还原与诠释"和附篇"回到文本——错乱与重拼"两篇中呈现。

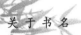

第二，在我参与"九五"攀登项目"经络的研究"过程中，听到的最受刺激的一句话是："经络是个筐，什么都能装"。当时我不知自己该干什么，能干什么。当一年又一年过后，经脉理论实验研究的成果都没能在经络这个"筐"中留下的那一刻起，我便坚定地告诉自己：一定尽最大努力尽快为这个"筐"补上明确的边界，好让后来者的工作能一点点地在"筐"中不断积累。不知经历了多少次失败，痛定思痛，终于醒悟：挑战这一难题，单凭我之前熟悉的"学术史研究"以及后来探索的"文本发生学研究"这两条路径还远远不够，还必须寻找到经脉学说结构分析和理论重构的明确思路和有效方法，才有可能攻坚。本书第二篇"理论重构：从结构到内容"记录了我在这一路径上跋涉的艰辛和千虑一得的收获。

知道自己可以写《经脉理论还原与重构大纲》，差不多用了整整 10 年的时间，而只过了数月，便将本已从我的写作计划中删除的《中国古典针灸学大纲》出版合同重新放在了手边；在完成了第一本书的写作之后，才明确告诉自己：攀登第三高度——《中国新针灸学大纲》，可以启步了！

黄龙祥

二〇一五年八月

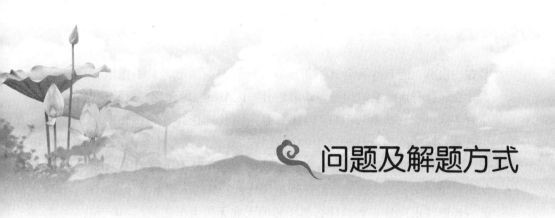

问题及解题方式

我以为，开篇之前，首先讲明拟探索的问题以及解题方式，是作者尊重读者的一种真诚表达。

写这本小书总的思路：通过一个个具体的、毋庸置疑的实例，揭开一层层包裹古典经脉理论的神秘外衣，展现其赤裸的本来面目；通过一个个环环相扣、步步深入的问题，发掘出古典经脉理论指向的科学问题以及站在现代科学高点审视这些问题的价值和意义。

本书将围绕以下焦点问题层层展开：

1. 问题是理论/假说的出发点！一个理论假说必定是关于特定问题的解释，那么"经脉假说"（或称"经脉学说"、"经脉理论"）是关于什么问题的解释？如果经脉理论是对"经络现象"——针灸循经感传现象的解释，则《灵枢·经脉》所述之十二经脉循行便只能理解为"针刺循经感传路线"的描述，那么这样的描述还能称作"理论"或"学说"吗？

2. 不同的理论（或学说，或假说）其构成不尽相同，但一般都包括"事实"和"解释"两个基本成分。那么我们熟读的经脉学说文本，哪些是关于事实的陈述，哪些是关于事实的解释？如果对这个最基本的问题不能给出明确的回答，经脉理论研究的意义何在？更难理解的是，学术界甚至连提出这个问题的意识都没有，那我们究竟凭什么又为什么要研究"经脉理论"？

3. 为什么人们会有"经络是个筐，什么都能装"的感叹？因为没有关于"经脉"的定义；为什么迄今难以对"经脉"以及"经脉理论"给出一个科学定义？因为经典所言"经脉"或"经络"分明是在说血脉，而有些场合又不指血脉，或者又像血脉，又不像血脉；为什么经脉与血脉交织纠缠，难解难分？因为在经脉理论与血脉理论孕育于同一个"胞胎"，且"经脉"是这两种理论共有的核心概念。那么在经脉理论和血脉理论中的"经脉"概念究竟有什么本质的不同？不能看清这一关键问题并求得正确的答案，就不可能对"经脉"给出科学定义，不可能确定经脉理论说什么？其构成要素是什么？那么，经脉将永远是一个"什么都能装的无底无边无形之筐"，关于它的一切实证研究都毫无意义！

4. 在汉以前，任何人任何时候都可为解释任一表现为远隔关联的病症，或针灸治疗经验，构建一条新脉——如果不能采用当时已有的脉加以解释的话，为什么在今人眼中经脉循行竟是如此的神秘？以至于实验研究者在实验室是那样的虔诚、小心翼翼地比照《灵枢·经脉》关于十二经脉循行路线的描述，找寻相对应的实体结构，为两千多年前古人提出的"经脉假说"提供科学证据。却不知在《经脉》篇之前，关于经脉循行的描述有种种不同的模式。例如手少阳脉在"颈-头面"段的循行路线的描述竟然有八种之多；而手太阳脉从"颈项至目"的循行，早在马王堆帛书两种十一脉的走行就与我们所熟知《灵枢·经脉》篇描述的"由颈上面颊至目"的走行"背道而驰"——由项循后头部至目。这些不同的描述在古人眼中的意义是完全相同的，而在今人眼中不只是两条不同的脉，简直就是阴经、阳经之别，截然不同。试问我们究竟根据哪一种说法寻找经脉的"实体"结构？退一万步说，即便真的找到某种"结构"，我们真的是对古人假说的科学证明吗？

5. 在今人构建的"经络系统"中，十五络脉占有重要的地位，可是在《内经》中竟然不见明确的临床应用，在当时的腧穴总图中，也没有十五络穴的位置——《内经》腧穴专篇"气府论"、"气穴论"以及"热俞"、"水俞"、"灸寒热病俞"等类穴皆不见络穴的影子，其中"气穴论"记有"根、溜、注、入"的络穴之外的上部"入"穴，也记有在《素问·缪刺论》归入络脉的阴跷、阳跷四穴，独缺在今人眼中十分重要的十五络穴，这如何说得通？为什么足厥阴之络病候只有男性病症，而无女子病症？任脉病候"实则腹皮痛，虚则痒搔"究竟是什么病？对于在今人看来比经脉学说简单得多的络脉

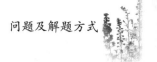

学说，我们真的就比经脉学说理解得更多更正确？

6. 为什么经脉理论的专篇篇名为"经脉"，而所述具体十二经脉只言"×××之脉"，而不说"×××经脉"？《经脉》篇最大、最严重的共性问题是什么？是如何产生的？对于每一个针灸人的必读经典——《灵枢·经脉》，我们完全读懂了？还是基本读懂了？或者基本没读懂？如果答案是最后一个，那我们凭什么检验、评价经脉理论的实验研究？又凭什么指导针灸的临床应用？

7. 奇经八脉在今人眼中是经络研究中的一大难题。为什么冲脉的循行有那么多的分支？为什么冲脉与足少阴、足阳明，任脉与冲脉难分难离？奇经奇在哪里？其中隐藏着什么惊人的秘密？是否能成为解开经脉理论之谜的钥匙或重要线索？

8. 关于经别，为什么经文说"诸阴经无别"？若果真如此，那么"十二经别"的说法则不能成立？再者，经别无病候，无临床应用，其意义何在？古人为何要构建这个概念？它与经脉理论是否有关？如果有关，究竟扮演了什么角色？

对于以上问题要想得到可靠的结论，并能为学术界理解和接受，需要首先夯实以下两个研究基础：第一，经脉理论文本的动态再现与诠释；第二，经脉理论的结构分析。这二者密切相关，没有前者，后者无从谈起，只有在文本学研究提供的可靠文本及正确理解的基础上，再进行理论结构分析才有意义。在整个研究过程中，时时提醒自己：理解一种理论或思想，必须回到理论构建者所处的大的学术背景中，理清当时理论构建者们面对的冲突与难题。

在具体写法上，尽可能呈现经脉理论问题产生的本末终始，以及古人对这些问题的解题思路和论证逻辑、讨论方式；展示理论研究领域讨论问题的方法、规则和基本步骤，而不是代替读者思考，直接灌输一条条"真理"和一连串结论。在我看来，对于这些别人未曾提出过的问题的不断提问，不断找寻正确的问题和正确的提问方式——这个漫长曲折的发现、提出、审视和澄清的不断循环过程，比问题的解答重要得多。这样的呈现方式既是对理论本身的尊重，也是对读者的尊重——让读者能充分享受到思考的乐趣和理论研究的魅力。所以，阅读这本小书带给你的将是一种"痛快"的体验——痛并快乐着。

或许是对于阅读理论专著那种"痛"的体验比一般读者更多更深，因而在整个设计过程中，我始终没有放弃在不降低读者阅读"快感"体验的提前下，减少"痛感"的各种可能性，不断地尝试着不同的表达结构和叙述方式，最终将全书的结构设计为以下三个部分：

第一部分"理论体系：还原与诠释"，通过对经脉理论的核心概念和构成要素的梳理，重现其发生和发展的过程，发掘并呈现经脉理论的意义。其中既有对学术界长期忽略的血脉理论的开垦与划界，也有对当今学术界高度关注的"老官山出土扁鹊医籍"的蹊径另辟。

第二部分"理论重构：从结构到内容"，以具有典型结构的"元素周期律理论"为参照，对古典经脉理论的结构进行层层剖析，揭示其不同构成的不同意义和价值，并在找准其结构和内容缺陷的基础上，提出了经脉理论的重构方案。

最后一篇"经脉别论十九条"是关于全书（包括附篇）提出的新问题、新观点、新思路的撷要，可当作全书的结语或提要阅读。

第三部分"回到文本：错乱与重拼"主要是关于古典经脉理论的文本学研究，还原"经脉理论"的本来面目及其演变的动态过程。在这一篇您不仅可以读到以往用传统文献研究方法没能解决的一个个学术难题，更可以看到基于新的视角发现并提出的新问题；不仅有对文本本身的关注，更有对方法学艰难而又坚定的探索。

需要特别说明的是，将经脉理论文本研究"回到文本：错乱与重拼"共计6章文字整个设计为"附篇"，绝不是因其重要性不足以正文的形式呈现——事实上一直到交稿前的一个月这部分仍作为全书的第一篇，后考虑到这么大篇幅的文字可能会影响相当一部分读者阅读的流畅性，以及对核心目标的专注度，最终忍痛将其处理成"附篇"。尽管如此，为表明该篇为全书不可或缺的重要部分，我采用了与正文完全相同的表达结构，并在章节号的设计上采用了与正文相接续的编号方式，意在提醒读者对该篇的关注。全书论述过程必要的长篇铺垫与交待都集中在这一部分展开，不长的说明与考证则尽可能以脚注的形式处理，这样在研究成果的呈现上便能直接表述自己的思考与思想，将复杂的论证减少到最低，以使全书行文更加流畅，读者的阅读也更轻松——如果先读过《中国针灸学术史大纲》，再打开本书，将带给你更加畅快的阅读体验。

我想通过这本小书和大家一道以一种全新的视界去打开一个我们本以为熟悉但却是一个新的世界！同时也将提出一些学术界以往未曾提出过，或者未曾思考，甚至未曾意识到的问题或概念，将我们的思考一步步引向深入，让那些陌生、复杂、混乱甚至矛盾的东西重新呈现出熟悉、简单、令人惊叹的秩序美和出人意料的规律性。

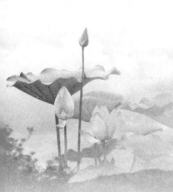

目 录

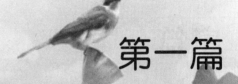

第一篇

理论体系：还原与诠释

就对象来说，每门科学一开始就要研究两个问题：第一，这个对象是存在的；其次，这个对象究竟是什么？

——（德）黑格尔：《美学》（第一卷）

在今人眼中，古典经脉理论最诱人之处在于经脉循行线；而在汉以前古人眼中，循行线却一点也不神秘：任何人任何时候都可以为解释任一表现为远隔关联的病症，或任一表现为远隔治疗作用的针灸治疗经验，构建一条新的脉或络。

——黄龙祥

经络是个筐，什么都能装！

——九五攀登项目"经络的研究"专家感言

对于上述第一句引言，可能经脉理论实验研究者很不以为然，他们坚信：这个对象就是"经络现象"——循经感传现象，因此需要通过实验的方法找到现象背后的"实质"，而且这个最后找到的"实质"还必须满足经典文献对"经脉"的功能描述，几十年来人们就是按照这一逻辑进行"经络的实质"研究，毫不动摇，毫不怀疑；对于第二句话，恐怕人们更难以置信，也难以接受，特别是那些执着地寻找"经络实体结构"的人们；而对于第三句感言"经络是个筐，什么都能装"，作为一名专业的针灸理论研究者，我比实验研究者们的感触更深。如何才能给"经络"一个科学的定义？如何才能补上现有经脉理论框架的缺陷，构建出有明确边界的经脉理论？不认真思考并解决这些问题，任何关于经脉理论的研究都像是往一个无底的筐中盛物！

1

序篇

经脉学说说什么
——尴尬而绕不过去的问题

问题1：任何理论都由两部分构成：即问题部分和对问题的解答部分。如果对古典经脉理论，我们只知道答案部分，不知道问题部分，答案对我们有意义吗？关于经脉理论的任何实验研究与评价有意义吗？

问题2：如果经脉理论是对"经络现象"（针灸循经感传现象）的解说，则《灵枢·经脉》所述之十二经脉循行便只能理解为"针灸循经感传路线"的描述，那么这样的描述还能称作"理论"或"学说"吗？

实验研究者几十年来百折不挠地追问"经络是什么"？如果问的是："经络"这个概念是指什么？那么这应当是文献研究者回答的问题，而不是在实验室探索的问题。而且这个问题可以得到非常确定的回答："经脉"、"络脉"本是古代血脉理论关于气血运行"潮汐说"的核心概念，换言之，经脉、络脉原本是古人关于血脉分类的术语，本章将为这一答案提供充分而确凿的证据。这是实验研究者几十年一直在寻找的答案吗？我猜一定不是！

要想用实验的方法回答这个问题，首先必须从理论层面上回答：古人构建的这十二条脉、十五条络是针对什么问题的答案，简单地说便是："经脉学说说什么[1]？"

这原本是一个并不难以回答的问题，只是由于"经络是什么"这个问题的遮挡与误导，使得人们提不出这个重要问题，也根本回答不了。这个问题之

---

[1] 从前面对"经络是什么"的回答已然看出，"经脉学说"这个表述与人们心中想要表述的是不一致的，这里姑且沿用这个很不合适的表述。

所以重要，是因为只有正确回答了这一问题，才能真正理解古典经脉理论，实验研究才能提出正确的科学问题，才能得到明确的答案，而不是纠缠古人的答案而不能自拔，古典经脉理论才有可能实现第二次重构[1]，才能获得新的生命力。

经脉理论不仅早已写进教材，走进课堂，而且进入实验室至少半个多世纪，如果说还不知道经脉学说说什么，不能不说是一件让人尴尬的事——正如打靶不知靶在哪。令人惊讶的是，几十年来，我们竟然没能给"经脉"一个科学定义，甚至连给"经脉学说"下定义的意识都没有[2]。当代的经脉理论实验研究就是在这样的情形下仓促进入实验室的，走了很远才发现"经络是个筐，什么都能装"。这时我们唯一有意义的工作便是：退回到起点，认真思考并正确回答这个至关重要的问题——古典经脉理论指向的科学问题是什么？

让我们从一个典型实例切入：

> 1974 年上海第二医学院附属第九人民医院口腔颌面外科正在进行一台在针刺麻醉下行颞颌关节成形术，当在合谷穴行针刺麻醉时，奇妙的现象发生了——病人的嘴可以张开了。于是手术临时取消，后经几次针灸治疗痊愈出院。
>
> ——上海第二医学院附属第九人民医院口腔颌面外科报道

这样的例子，同一个医院同一个科在 2 年多内观察到了 9 例，并得出如下结论：纤维性颞颌关节强直针刺麻醉手术中出现的特异现象，对颞颌关节疾病在一定程度上似乎还具有普遍的意义[3]。后来在其他医院，发现这个打开"下颌关节"开关的穴是"合谷"。针刺该穴时，针下感传直达颌部，口即刻能张开[4]。

考虑到齿脉的"是动"病就是"齿痛，䪼肿"，也正是颞下颌关节紊乱综

---

〔1〕　历史上第一次系统重构的成果集中反映在《灵枢·经脉》。

〔2〕　新世纪版针灸学教材之前关于"经络"的定义，实际上只是剪辑《内经》有关经络功能描述，翻译成现代汉语而已，这样的"定义"，中医学之外的人看不懂也理解不了——实际上中医人也只是因为看了听多了而变得麻木了；新世纪版针灸学教材中终于出现了"经脉学说"的定义，然而令人沮丧的是，这个定义竟然是直接套用"藏象学说"而来。如果说经脉学说可以用藏象学说的描述定义的话，那么实际上等于在经络研究的实验室门前竖立了一块"此路不通"的标牌。这些都暴露出我们在经脉理论文本研究的薄弱和理论结构研究的长期无意识。

〔3〕　上海第二医学院附属第九人民医院口腔颌面外科. 口腔颌面部手术中的经络现象［J］. 新医药学杂志，1974（12）：21-22.

〔4〕　吉林省卫生局针灸学术办公室. 经络感传研究资料，1979：4.

合征的主要症状，可推知齿脉"是动"病所描述的症状应当包含了现代西医说的"颞下颌关节紊乱综合征"在内[1]。也就是说，对于同样的机体上下关联现象，几千年前的中国针灸人发现了，几千年后的中国西医也发现了，而且在此之前外国的西医也发现了，而对于这相同现象的解释，古代针灸人认为二者的关联是通过"脉"介导的，而截至笔者写这本小书时大多西医仍坚信：是通过"神经"介导的，不论能否根据已知的神经解剖学知识给出恰当而完整的解释，都丝毫不能动摇西医对于在某些病理条件下，面颊部与手掌之间的关联是通过"神经反射"实现的信念。这样的信念是由现代医学的"理论范式"所决定的，正如古代针灸人对于这类远隔部位间的关联，会毫不犹豫地用"脉"解释一样，尽管在不少情况下对于"脉"的路径由于超出其感官的限制而不能详察，但丝毫也不会动摇古人关于"脉无所不至，是机体联系的最普遍形式"的信念，这同样也是由针灸学的"理论范式"所决定的。

还有另一种情况，即当代西医发现的人体远隔器官间的关联现象，古代中国针灸人没有发现。例如西医产科医生在处理产妇的难产和产后恢复的实践中发现了乳房与子宫关联现象，西医至今也不清楚这二者之间究竟是通过什么途径实现的关联，但丝毫不影响他们相信：是通过神经体液途径实现的。如果中国古人同时也发现了乳房与子宫之间的关联，会毫不犹豫地在任脉或胞脉上设一条行至乳房的分支。因为在古人眼中，人体的远隔联系都是通过"脉"介导，内脏器官的功能也通过"脉"实现：在乳房有"乳脉"，在子宫有"胞脉"，主妊娠还有"任脉"，主月经有"经脉"（或称"月脉"）。可见古今东西方人在解释人体的关联现象时的思维逻辑是相同的，所不同的是理论范式，是信念。

由此可见，中国古代的经脉学说一点也不神秘，**"经脉学说"就是古人对其所发现的人体特定部位间纵向关联现象的一种直观的解释；所谓"脉"或"络"，就是古人对于针灸作用途径，即特定刺激部位与效应部位之间联系路径的基本假设。**

经脉学说的价值主要取决于其所指向的人体远隔部位关联规律在疾病的诊断与治疗，以及对于生命的深入理解上的意义。至于这类关联究竟是通过什么

---

[1] 有点遗憾的是，当年发现这一现象的上海第二医学院附属第九人民医院口腔颌面外科手术医生由于缺乏相关的古典针灸学知识背景，对所有针刺治疗有效的病例，在治疗前、治疗中以及治疗后，没有观察病人大迎脉和阳溪脉的脉象，也没有触摸手腕处肌张力的变化，或探寻激痛点，以判定是属于经脉病，还是经筋病。

途径实现的，是血管？还是神经？或者血管神经？或者还有其他我们还难以预想的途径？这才是实验研究者应当探索并且可能回答的问题。

必须清醒地认识到：我们所说的"经络实质研究"的本质就是对经脉理论指向的科学问题的求解。因此，经脉理论进入实验室之前必须知道的是它的科学问题是什么？令人遗憾的是，半个多世纪以来，实验研究者所做的正好相反：执着于"经络是什么？"却似乎无人关注"经脉学说说什么？"

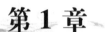

第1章

经脉、络脉与营、卫
——古代血脉理论的新概念

问题：古人为何把血脉分为经脉与络脉、孙脉？为何于"血"、"气"之外另设"营"、"卫"概念？为什么要如此费心地对血脉气血做出这般具体的划分、构成一个复杂的系统？

古人对于血脉的认识大致可分为三个阶段：第一，"脉如渎"阶段；第二，"潮汐说"阶段；第三，"循环说"阶段。

在第一阶段，没有完整的理论，临床应用也极有限，主要是观察和经验积累；第二阶段，在气血运行潮汐说的大框架下，不同医家提出了多种不同的学说，其中一种学说将血脉依其大小分为"经脉"、"络脉"、"孙脉"（或称"毛脉"）；第三阶段，气血运行"循环说"也经历了一个不断演进的过程，而"营"、"卫"概念的引入则是该学说走向成熟阶段的标志。

第1节　关于血气与血脉的认识

气血之脉即血脉，气血之脉的发现与诊脉和刺脉的诊疗实践密切相关。古代诊脉，有察脉形者，有诊脉动者；而刺脉曾是早期十分盛行的针刺法，《内经》有许多专篇论述，从刺脉出血到刺脉调经，从刺表浅络脉到刺深部经脉，从刺脉的适应症到刺脉注意事项，都有具体的论述，从一个侧面反映了当时刺脉法的盛行。

在将实践经验上升到理论认识的过程中，古人还从对水道观察中得到相应的启示。

一、血脉以通为用

"水不通则腐"、"血不通则痛"的经验使得古人很早就有了"血脉欲其通"的认识：

> 凡人三百六十节，九窍五藏六府；肌肤欲其比也，血脉欲其通也，筋骨欲其固也。（《吕氏春秋·达郁》）
>
> 夫山崩壅河，犹人之有痈肿，血脉不通也。（《论衡·感虚》）
>
> 故血脉不通，人以甚病。（《论衡·别通》）

基于"血脉欲其通"的认识，指导以砭启脉（刺血，又作"镵血"）医疗实践活动，主要治疗痈疽类疾病。

> 人之所以善扁鹊者，为有痈肿也；使善扁鹊而无痈肿也，则人莫之为之也。（《战国策·韩三·或谓韩相国》）
>
> 若扁鹊者，镵血脉，投毒药，副肌肤间，而名出闻于诸侯。（《鹖冠子·世贤第十六》）

古人还从"水道遇寒则冻，遇温则通"的自然现象得到启示，形成了火熨温通、以砭刺脉的通利血脉的治法：

> 请言解论，与天地相应，与四时相副，人参天地，故可为解。下有渐洳，上生苇蒲，此所以知形气之多少也。阴阳者，寒暑也，热则滋雨而在上，根荄少汁。人气在外，皮肤缓，腠理开，血气减，汗大泄，皮淖泽。寒则地冻水冰，人气在中，皮肤致，腠理闭，汗不出，血气强，肉坚涩。当是之时，善行水者，不能往冰；善穿地者，不能凿冻；善用针者，亦不能取四厥；血脉凝结，坚搏不往来者，亦未可即柔。故行水者，必待天温冰释冻解，而水可行，地可穿也。人脉犹是也，治厥者，必先熨调和其经，掌与腋、肘与脚、项与脊以调之，火气已通，血脉乃行，然后视其病，脉淖泽者刺而平之，坚紧者，破而散之，气下乃止，此所谓以解结者也。（《灵枢·刺节真邪》）

此外，道家的导气养生实践也强化了古人"血脉以通为用"的认识，正如汉代王充所说"道家或以导气养性度世而不死，以为血脉在形体之中，不动摇屈伸，则闭塞不通。不通积聚，则为病而死"（《论衡·道虚》）。

二、行血与行血气

从刺破血脉而血外流的生活经验中，古人不难获得"血脉行血"的认识，所谓"脉为血之府"，此之谓也。而血脉行气的认识与古人脉诊实践密切相关，古人很早就将脉与呼吸紧密联系在一起：

> 所以贵扁鹊者，非贵其随病而调药，贵其厪息脉血，知病之所从生也。（《淮南子·泰族训》卷二十）

这里的"息"是诊脉的专用术语：一呼一吸为一息；"脉"用作动词作"诊脉"解。非常巧的是，唐代《千金要方·平脉》卷二十八还记载了关于古人压息脉血的具体步骤："夫诊脉，当以意先自消息，压取病人呼吸以自同，而后察其脉数，计于定息之限，五至者为平人，若有盈缩，寻状论病源之所宜也。"

宋·杨士瀛《医脉真经·脉病消息论》曰："脉者，血也；息者，气也。脉不自动，气实使之，然则人之脉息与气血之先乎？故气血旺则脉盛，气血少则脉衰"；金代《素问病机气宜保命集·原脉论》更明确地概括曰："分而言之，曰气、曰血、曰脉；统而言之，惟脉运行气血而已"，正所谓"脉之盛衰者，所以候血气之虚实有余不足"（《灵枢·逆顺》）。也正因此，诊脉部位——脉口也被称作"气口"（《灵枢》），寸口脉也称作"气脉"（《千金要方·平脉大法第一》卷二十八），候气也就成了诊脉的重要内容：

> 夫脉者，血之府也，长则气治，短则气病，数则烦心，大则病进，上盛则气高，下盛则气胀，代则气衰，细则气少。（《素问·脉要精微论》）

> 黄帝曰：请问脉之缓、急、小、大、滑、涩之病形何如？……岐伯答曰：诸急者多寒；缓者多热；大者多气少血；小者血气皆少；滑者阳气盛，微有热；涩者多血少气。（《灵枢·邪气脏腑病形》）

不仅诊脉动以候气，而且还可根据体表血脉形色以及根据刺脉出血的反应判断血气的盛衰：

> 凡诊络脉……其青短者，少气也……其小而短者少气。（《灵枢·经脉》）

脉气盛而血虚者，刺之则脱气，脱气则仆；血气俱盛而阴气多者，其血滑，刺之则射。（《灵枢·血络论》）

这样最晚到了汉代，"血脉行血气"就成了当时人们的普遍认识，并且表现出这样一种倾向：对于血脉"行气"的强调更超过了"行血"：

夫心者，五藏之主也，所以制使四支，流行血气。（《淮南子·原道训》卷一）

人之所以生者，精气也，死而精气灭，能为精气者，血脉也。（《论衡·论死》）

故头之一者，顶也。七正之一者，目也。腹之一者，脐也。脉之一者，气也。五藏之一者，心也。四肢之一者，手足心也。骨之一者，脊也。肉之一者，肠胃也。（《太平经·修一却邪法》）

谷入于胃，脉道以通，血气乃行。（《灵枢·经脉》）

正因为血气与血脉密不可分，故古籍中常常见有相互替换之例：

1. 人一呼，脉再动，气行三寸，一吸，脉亦再动，气行三寸，呼吸定息，气行六寸。（《灵枢·五十营》）

2. 然寸口者，脉之大会，手太阴之动脉也。人一呼脉行三寸，一吸脉行三寸，呼吸定息脉行六寸。（《难经·一难》）

3. 扁鹊曰……人一呼而脉再动，气行三寸，一吸而脉再动，气行三寸，呼吸定息，脉五动，一呼一吸为一息，气行六寸。人十息，脉五十动，气行六尺。二十息。脉百动，为一备之气，以应四时。天有三百六十五日，人有三百六十五节。昼夜漏下水百刻，一备之气。脉行丈二尺。（《脉经·诊损至脉第五》卷四）

4. （四月）而水授之，乃使成血，其食稻麦鳝蝉鱼□□，（以）清血而明目。（马王堆帛书《胎产书》）

5. 妊娠四月始受水精，以成血脉，食宜稻粳，羹宜鱼雁，是谓盛血气以通耳目而行经络。（《徐之才逐月养胎方》，转引自《备急千金要方》卷二）

6. 黄帝问于伯高曰：何以知皮肉、气血、筋骨之病也？伯高曰：色起两眉薄泽者，病在皮。唇色青黄赤白黑者，病在肌肉。营气濡然者，病在血气。目色青黄赤白黑者，病在筋。耳焦枯受尘垢，病在骨。黄帝曰：病形何如，取之奈何？伯高曰：夫百病变化，不可胜数，然皮有部，肉有柱，血气有输，骨有属。黄帝曰：愿闻其故。伯高曰：皮之部，输于四末。肉之柱，在臂胫诸阳分肉之间，与足少阴分间。血气之输，输于诸络，气血留居，则盛而起。筋部无阴无阳，无左无右，候病所在。骨之属者，骨空之所以受益而益脑髓者也。（《灵枢·卫气失常》）

第 3 条《脉经》引"扁鹊曰"同一条文字中，前曰"气行"，后曰"脉行"；第 4 条《胎产书》之"血"字，在第 5 条《徐之才逐月养胎方》作"血脉"、"血气"、"经络"；"五体刺法"中之"五体"为皮、肉、脉、筋、骨，而第 6 条《灵枢·卫气失常》却以"气血"、"血气"替代"脉"。

从以上汉以前古籍论述中不难看出：古人关于血气与血脉的关系的认识，早期的认识是"血脉行血"，而至少到了汉代，"血脉行血气"、"能为精气者，血脉也"便成为人们的普遍认识，并且似乎更强调了气与血脉的关系，所谓"脉之一者，气也"，脉口因而称作"气口"等。**今人不察，以"行血者为血脉"，而"行血气"、"行气者"为经脉，并以此作为找寻血脉之外的"经脉"实体结构的根本依据，犯了一个根本的错误。**

第 2 节 经、络、支、别与气血运行"潮汐说"

古人关于血脉运行规律的认识主要基于"天人相应"的观念，采用取类比象的方式获得，具体而言，首先通过与水道的类比构建关于血脉运行模式的基本框架，关于这一认识路径早在张家山出土汉简《脉书》已见有"脉者渎也"的记述，而同样的比喻，在《内经》中"脉"被换成了"经络"作："此所谓决渎壅塞，经络大通，阴阳和得者也"（《灵枢·邪客》）。另有汉代文史古籍也有明确论述"体有空窍理脉，川谷之象也"（《春秋繁露·人副天数》）；"夫血脉之藏于身也，犹江河之流地"（《论衡·道虚》）。而在《内经》中则可见更多更明确的表述：

1. 夫圣人之起度数，必应于天地，故天有宿度，地有经水，人有经脉。天地温和，则经水安静；天寒地冻，则经水凝泣；天暑地热，则经水沸溢；卒风暴起，则经水波涌而陇起。（《素问·离合真邪论》）

2. 地有十二经水,人有十二经脉。(《灵枢·邪客》)

3. 经脉十二者,外合于十二经水,而内属于五脏六腑……夫经水者,受水而行之……经脉者,受血而营之。(《灵枢·经水》)

4. 黄帝曰:余闻十二经脉,以应十二经水者……(《灵枢·阴阳清浊》)

5. 六经为川,肠胃为海,九窍为水注之气。(《素问·阴阳应象大论》)

6. 人有大谷十二分,小溪三百五十四,名小十二关,此皆卫气之所留止,邪气之所容也,针之缘而去也。杨上善注曰:小曰溪,大曰谷,溪谷皆流水处也。故十二经脉名为大谷,三百六十五络名曰小溪。(《太素·证候之一》卷十七)

从以上引文不难看出:在"天人相应"关系中,是人应天,人与天地相合,以上第1~4条皆以人之"经脉"类比于地之"经水"。经水=大水,则经脉=大脉,进一步考察还发现:脉之"经"、"络"、"支"、"别"等术语也皆源于水系的分类术语。

一、"经"、"络"、"支"、"别"源于水系

"经脉",作为医学术语,不见于马王堆出土两种《十一脉》和张家山出土的《脉书》,在古医籍中首见于传世本《灵枢》、《素问》,《史记》所记汉代仓公医案中出现有"经脉"一词,但此"经脉"有完全不同的含义。最新的研究结果表明:首见于《内经》的"经脉"、"络脉"、"经别"、"支脉"这类关于脉之大小深浅的术语,都是根据水之大小、远近、深浅的分类术语仿造而来,且其本义与相应的水名相同。古人将水分为:"经水"(也作"经川")、"落渠"(又作"落脉")、枝水(枝川、枝河、枝渎、枝渠、枝津)、别流(别渎)。试引汉以前文献中有关代表性表述如下:

1. 水有大小,又有远近。水之出于山而入于海者,命曰经水;水别于他水,入于大水及海者命曰枝水。(《管子·度地》)

2. 凡兵主者,必先审知地图。辕辕之险,滥车之水,名山、通谷、经川……(《管子·地图》)

3. 故圣人之处国者,必于不倾之地,而择地形之肥饶者。乡(向)山,左右经水若泽,内为落渠之写(泻),因大川而注焉。

（《管子·度地》）

4. 水为准平，王道公正修明，则百川理，落脉通；偏党失纲，则踊溢为败。（《汉书·眭两夏侯京翼李传第四十五》）

顺便说，以上第4条"百川理，落脉通"中之"百川"，与第1条"经水"、第2条"经川"同义；"落脉"与"枝水"、"落渠"同义，并且运用了互文的修辞手法，意即"江河顺畅"，文脉清晰，语句优美。巧的是《灵枢·痈疽》有如出一辙的表达："故天宿失度，日月薄蚀，地经失纪，水道流溢，草萓不成，五谷不殖，径路不通，民不往来，巷聚邑居，则别离异处，血气犹然"。而今人带着成见或先见读古籍，特别是汉前古籍，一见"经"字就认定是指"十二经"；一见"络"字就读作"十五络"。

"经"与"落"（通"络"）的区别只在于水之大、小、干、枝——以大的主干为"经"，以小的分支为"落"（络），依此观之则：经水＝大水；经脉＝大脉；经筋＝大筋；若比之大谷、小溪，则大谷为经（所谓"十二经脉名为大谷"是也），小溪为络（所谓"三百六十五络名曰小溪"是也）。可见，人体经脉、络（落）脉是按脉之大、小、干、支划分的，主干之大脉命曰"经脉"，分枝之小脉曰"络脉"（落脉），与《管子》对水系的划分方式完全相同，治《内经》最早读出此义者为唐代杨上善：

> 一州之内凡有十二大水，自外小山小水不可胜数。人身亦尔，大脉总有十二，以外大络小络亦不可数。（《太素·十二水》卷五）

其实《内经》经文本身也揭示了这一点："三曰经刺；经刺者，刺大经之结络经分也。四曰络刺；络刺者，刺小络之血脉也"（《灵枢·官针》）。这里的"经"与"络"直以脉之"大"、"小"言。

那么，古人又为什么要如此费心地对血脉做出这般具体的划分、构成一个复杂的系统？答案很简单：为了构建气血运行"潮汐说"的需要，而该学说的构建依然是借喻于水的"潮汐"现象特征和规律。

二、气血运行"潮汐说"

关于潮汐式气血运动说，古人有如下描述：

> 夫地之有百川也，犹人之有血脉也。血脉流行，泛物动静，自有节度，百川亦然。其朝夕往来，犹人之呼吸气出入也。天地之性，上

古有之，经曰："江、汉朝宗于海"。(《论衡·书虚》)

黄帝曰：气之过于寸口也，上焉息，下焉伏，何道从还？不知其极。岐伯曰：气之离于脏也，卒如弓弩之发，如水之下崖，上于鱼以反衰，其余衰散以逆上，故其行微。(《灵枢·动输》)

二书所论如出一辙，而且《灵枢》文字中还特别提及潮汐式气血运行的特征——气血运行速度的来疾去缓，在《灵枢·经水》对此还有进一步的解释："手之阴阳，其受气之道近，其气之来疾"。这也是从观察自然界潮汐运动的特征所得。

在"潮汐说"这一大背景下，不同时期的不同医家构建了不同的"气血运行潮汐说"，其中传世本《素问·经脉别论》一段经文引起众人注目：

食气入胃，浊气归心，淫精于脉。脉气流经，经气归于肺，肺朝百脉，输精于皮毛；毛脉合精，行气于府，府精神明，留于四藏。(《素问·经脉别论》)

然而对于这段经文的理解却众说纷纭，综观各家争论之焦点多集中于以下几处：

第一，"肺朝百脉"之"朝"字是否应当读作"潮"？因为古代"潮汐"常写作"朝夕"，如上引汉代王充之文已明言血脉之流行犹如百川之"朝夕往来"，再从古代兽医文献中也发现了极有说服力的旁证，应当说"肺朝百脉"读作"肺潮百脉"的证据充分而可靠。

第二，关于"毛脉"的理解。毛脉，即指细脉——细如毛发，直到今天我们还称最细的拉面为"毛细面"，故唐代杨上善的注解是完全正确的。不知现代解剖学术语 blood capillary 的汉译"毛细血管"是否即借用此古语。

第三，关于"行气于府，府精神明"的理解。综合考察经文"心者，五脏六腑之大主也，精神之所舍也"(《灵枢·邪客》)；"心藏脉，脉舍神"(《灵枢·本神》)，文中的"府"字可以理解为"脉"或"心"，而结合上下文，则解作"心"义更胜，因为心乃"精神之所舍"，故前文才说心"淫精于脉"，而经"毛脉"所集之"精"上输于心后，心府之精足，神明而得以流行四脏。如再对照《灵枢》相关经文，则气血循环路径更加清晰而完整：

中焦出气如露，上注谿谷，而渗孙脉，津液和调，变化而赤为

血，血和则孙脉先满溢，乃注于络脉，皆盈，乃注于经脉。（《灵枢·痈疽》）

这里不仅补充了"毛脉合精而生血"的过程与场所，而且交待了血液回到心脏的途径。由此还可补上"经气"从肺输送到皮毛的路径：经脉——络脉——毛脉。至此，《经脉别论》所描述的**气血循环的完整路径**便清晰呈现：**心→肺→经脉→络脉→皮毛→毛脉→络脉→经脉→心**。也正是由于气血运行通路的存在，我们对于《素问》诸篇所描述的邪气入侵的途径才有理论依据：

夫邪之客于形也，必先舍于皮毛，留而不去，入舍于孙脉，留而不去，入舍于络脉，留而不去，入舍于经脉，内连五脏，散于肠胃，阴阳俱感，五脏乃伤，此邪之从皮毛而入，极于五脏之次也。（《素问·缪刺论》）

邪客于皮则腠理开，开则邪入客于络脉，络脉满则注于经脉，经脉满则入舍于腑脏也。（《素问·皮部论》）

风雨之伤人也，先客于皮肤，传入于孙脉，孙脉满则传入于络脉，络脉满则输于大经脉。（《素问·调经论》）

顺便提及，"肺朝百脉"，在明代《元亨疗马牛驼经》载"马师皇问对脉色论"篇中作"胃总潮百脉"，全书别处也均作"胃潮百脉"，而无一例"肺朝百脉"的说法。究其原因在于马的诊脉部位在"胸凫"（相当于人的人迎脉口处，为"气海之门，血海之路"），此处为"胃气之口"（源出于《内经》以"人迎"为胃脉，以诊五脏六腑之疾），而《经脉别论》所述诊脉部位则是"寸口脉"——脉之大会处，故在人为"肺朝（潮）百脉"，在马则为"胃潮百脉"。

如今，我们在《素问》"阴阳应象大论"，以及《灵枢》的"经水"、"动输"、"玉版"篇还能见到这种"全离心向心的气血潮汐式运行说"的片断遗存。

此外，《内经》还记有一种"阳入阴出潮汐式气血运行说"：

凡刺之道，毕于终始，明知终始，五脏为纪，阴阳定矣。阴者主脏，阳者主腑，阳受气于四末，阴受气于五脏。（《灵枢·终始》）

在阳者主内，在阴者主出，以渗于内，诸经皆然。（《素问·皮部论》）

说的是：气血从内脏由阴脉出于体表、四末；再由阳脉将气血从四末上达头面，从体表输入内脏。

第 3 节　"营卫"与气血运行"循环说"

"营"、"卫"的概念出自兵家，其本义为兵营，其作用为防卫。《史记·五帝本纪》云：黄帝"以师兵为营卫"。《正义》云："环绕军兵为营，以自卫"。

作为医学概念的"营卫"沿用了其"环绕"和"防卫"的双重含义，在"五十营"中用的是"环绕"之义，"营"乃循环之血，"卫"乃循环之气。

气血运行"循环说"的提出深受黄老之学"天道环周"思想的影响——顺便说，哈维构建血液循环学说也受到天体运动的启发，认识到这一点，就不难理解不论是扁鹊医籍佚文，还是传世本《黄帝内经》中的气血循环学说都借用"天道"，《内经》论气血循环的核心概念"营"、"卫"之行也直接类比天之二十八宿。

早在传世本《灵枢》提出血脉环周"五十营"之前，在传世本《脉经》所载录的有关扁鹊脉法文字已出现关于环周式血脉运行的量化描述：

> 扁鹊曰……故人一呼而脉再动，气行三寸，一吸而脉再动，气行三寸。呼吸定息，脉五动，一呼一吸为一息。气行六寸。人十息。脉五十动，气行六尺。二十息。脉百动，为一备之气，以应四时。天有三百六十五日，人有三百六十五节。昼夜漏下水百刻，一备之气。脉行丈二尺。一日一夜，行于十二辰，气行尽，则周遍于身，与天道相合，故曰平。平者无病也。一阴一阳是也。脉再动为一至，再至而紧，即夺气。一刻百三十五息，十刻千三百五十息，百刻万三千五百息，二刻为一度，一度气行一周身，昼夜五十度。（《脉经·诊损至脉第五》卷四）

正如廖育群先生已经指出的那样，这段文字后来被冠以"黄帝"和"岐伯"问答字样，收录于传世本《灵枢》，即该书第十五篇"五十营"的全文[1]：

〔1〕　廖育群. 重构秦汉医学图像 ［M］. 上海：上海交通大学出版社，2012：176.

　　黄帝曰：余愿闻五十营奈何？岐伯答曰……故人一呼，脉再动，气行三寸，一吸，脉亦再动，气行三寸，呼吸定息，气行六寸。十息气行六尺，日行二分。二百七十息，气行十六丈二尺，气行交通于中，一周于身，下水二刻，日行二十五分。五百四十息，气行再周于身，下水四刻，日行四十分。二千七百息，气行十周于身，下水二十刻，日行五宿二十分。一万三千五百息，气行五十营于身，水下百刻，日行二十八宿，漏水皆尽，脉终矣。所谓交通者，并行一数也，故五十营备，得尽天地之寿矣，凡行八百一十丈也。(《灵枢·五十营》)

　　显然，《灵枢》的这段文字系从扁鹊医书"气血循环"文字改编而来。而这里特别要提醒的是：这段文字中有两处改动颇耐人寻味：一是将扁鹊原文"十二辰"改作"二十八宿"——这个改动毫无道理，硬是为接下来"二十八脉"的出场拱出一条道；一是将"五十度"改作"五十营"——为接下来"营气"的出场埋下伏笔。这两处改动给出了血脉理论一场大变革的信号，经过这场变革所催生的如环无端的血脉运行学说，以及衍生出的"营卫学说"成为了当时的标准理论，取得了绝对的主导地位。这场变革就像是一场大风暴，不仅引发了血脉理论的革命，而且打乱了"十二脉理论"（即今人所说"经脉理论"）的秩序。

　　《灵枢》这段文字除两处别有深意的改动外，还有一处有实质性的添加文字"二百七十息，气行十六丈二尺"，这也透露出一个重要信息：《灵枢·脉度》中的"脉度"不是测量出来的，而是精心计算出来的，而且在改编这段扁鹊脉论文字时就已经算好了。计算依据两个规定的"数"，一是脉行一周的长度"一十六丈二尺"，一是脉的总数"二十八"，以应天道"二十八宿"，总之想方设法要使得总脉数和脉的总长度与这两个数相合：不足者补之，多余者去之。

　　除了"五十营"篇外，《灵枢·根结》也有一段文字论"五十营"：

　　一日一夜五十营，以营五脏之精，不应数者，名曰狂生。所谓五十营者，五脏皆受气。持其脉口，数其至也，五十动而不一代者，五脏皆受气；四十动一代者，一脏无气；三十动一代者，二脏无气；二十动一代者，三脏无气；十动一代者，四脏无气；不满十动一代者，五脏无气。予之短期，要在终始。所谓五十动而不一代者，以为常

也，以知五脏之期。予之短期者，乍数乍疏也。(《灵枢·根结》)

无独有偶，这段文字同样也是改编自扁鹊脉法文字：

> 脉来五十投而不止者，五脏皆受气，即无病。脉来四十投而一止者，一脏无气，却后四岁，春草生而死。脉来三十投而一止者，二脏无气，却后三岁，麦熟而死。脉来二十投而一止者，三脏无气，却后二岁，桑椹赤而死。脉来十投而一止者，四脏无气，岁中死。得节不动，出清明日死，远不出谷雨而死。脉来五动而一止者，五脏无气，却后五日而死。(《脉经·诊脉动止投数疏数死期年月第六》卷四)

"五十营"篇将扁鹊原文"五十度"改作"五十营"，这里又将扁鹊文字"五十投"改作"五十营"，这就不能不问：为什么《灵枢》这两篇的编者对"营"字如此的情有独钟，甚至到了不惜破坏原文本义的程度？《灵枢》第十六篇"营气"的整篇文字即是关于这一问题的答案：构建这样一个如环无端的血脉运行理论需要"营气"这个关键概念。而且这时你才突然明白："营气"篇之前"五十营"，之后的"脉度"、"营卫生会"等篇都是为这第十六篇"营气"所做的铺垫。不能看破这一点，就根本不能真正理解这几篇，不能理解营气环行一周为什么需要"二十八脉"，以及这二十八脉的长度"十六丈二尺"又是如何而来？

可是，为什么在"营气"之外还需要一个"卫气"的概念呢？第一，是出于阴阳相对应的观念；第二，更重要的是充当潮汐式学说中"络脉"、"百脉"、"毛脉"的角色——"所以温分肉，充皮肤，肥腠理，司关合者也"(《灵枢·本藏》)；"行于四末分肉皮肤之间而不休者也"(《灵枢·邪客》)。如果再问：为什么古人不直接照搬"经脉"、"络脉"、"孙脉"这些现成的概念，而非要于阴阳气血之外硬造出一对"营卫"呢？这就涉及"潮汐说"、"循环说"这两个学说关于气血运行速度的不同特征：潮汐式气血运行的特征是气血来疾去缓；而循环式气血运行则是要求气血匀速往来。如果采用"潮汐说"概念，则脉行速度无法计算，脉的长度也无法计量，也就无法"应刻数"了。因此，为了解决这些必须解决的难题，古人于此嵌入了"营"和"卫"这两个关键的"零部件"。

第4节 "经脉"的多义性

"经脉"一词除了在血脉理论中被定义为"大脉"外，在不同的语境下还有不同内涵。其中与今人认识经脉理论密切相关的有二：其一，用作"经数之脉"的"经脉"；其二，脉诊文献中与"病脉"相对的"经脉"。

一、经 数 之 脉

在"天人相应"观念的影响下，古人以人体之脉合天地之数，所谓"上应星宿，下应经数"（《灵枢·痈疽》）。先以天有"十二月"，而人以"十二脉"应之；后又以天有"二十八宿"，人以"二十八脉"应之，这时"十二"和"二十八"便被视为"经数"，归于经数之内的脉称作"经脉"，所谓"当数者为经，其不当数者为络也"（《灵枢·脉度》）：

> 经脉十二者，以应十二月。（《灵枢·五乱》）
>
> 地有十二经水，人有十二经脉。（《灵枢·邪客》）
>
> 黄帝曰：夫子之言针甚骏，以配天地，上数天文，下度地纪，内别五脏，外次六腑，经脉二十八会，尽有周纪。（《灵枢·玉版》）
>
> 黄帝曰：余愿闻五十营奈何？岐伯答曰：天周二十八宿，宿三十六分，人气行一周，千八分。日行二十八宿，人经脉上下、左右、前后二十八脉，周身十六丈二尺，以应二十八宿。（《灵枢·五十营》）
>
> 夫血脉营卫，周流不休，上应星宿，下应经数。 （《灵枢·痈疽》）
>
> 当数者为经，其不当数者为络也。（《灵枢·脉度》）

"经数"即常数，也即术数——天地之数。《素问·阴阳应象大论》云："其知道者，法于阴阳，和于**术数**"。**经脉化的过程也就是术数化的过程，合天道、法阴阳的过程。不同的观念及学术发展的背景决定人们对于术数的不同选择，产生出联系之脉不同的理论框架，影响着联系之脉的分类与数目的变化。**

能够进入"经脉"之列的自然是被人们已经认识并阐述的"常脉"、"大脉"，特别是那些有专门名称和走行的"大脉"，而符合这样条件的"脉"只有作为"联系之脉"中描述的脉，而且这一系统中的脉数正好与

"十二"之数接近，于是这类"脉"首先被归入"经脉"之列——这些脉在古人眼中也视为"血脉"。这时"经脉"便有了"大脉"和"经数之脉"的双重含义。

最流行、影响最大的是"十二"这个经数，而"二十八"这个经数的影响要小得多，这或许与以下两个因素有关：第一，"二十八脉说"本身的缺陷：为了符合"二十八"数，跷脉只得按男女各只计一脉；第二，也是最关键的因素，"二十八脉循环"路线始终没能确立。这就使得"二十八"的影响远不及"十二"，当时甚至有一类分法：将十二经脉之外的脉皆归为"络"：

> 脉有奇经八脉者，不拘于十二经，何也？然：有阳维，有阴维，有阳跷，有阴跷，有冲，有督，有任，有带之脉。凡此八脉者，皆不拘于经，故曰奇经八脉也。经有十二，络有十五，凡二十七，气相随上下，何独不拘于经也？然：圣人图设沟渠，通利水道，以备不虞。天雨降下，沟渠溢满，当此之时，霶霈妄行，圣人不能复图也。此络脉满溢，诸经不能复拘也。（《难经·二十七难》）
>
> 二十八难曰……比于圣人图设沟渠，沟渠满溢，流于深湖，故圣人不能拘通也。而人脉隆盛，入于八脉，而不还周，故十二经亦有不能拘之。其受邪气，畜则肿热，砭射之也。（《难经·二十八难》）

显然，在《难经》的体系中只承认"十二经脉"的说法，并不承认"二十八经脉"，明确将其排除于"经脉环周"之外——汉以后乃至现代，提及"经脉环周"，人们想到的只是"十二经脉连环"，很少会意识到还有一个"二十八脉连环"的存在。这个情形也与《素问·征四失论》所述相符："夫经脉十二，络脉三百六十五，此皆人之所明知，工之所循用也"。在传世本《灵枢》、《素问》中言"十二经脉"者凡16处，"经脉十二"者7处，而无一处言"二十八经脉"或"经脉二十八"，只《灵枢·五十营》有云"人经脉上下、左右、前后二十八脉"；以及《灵枢·玉版》有云"经脉二十八会，尽有周纪"。

由此可见，**奇经八脉，以及十二经脉之外的其他脉，所以不能称"经"，主要不是因为其脉不够"大"，而是因为当时被广泛认可的"经数"是"十二"，超出十二的脉便无法进入"经脉"这个框架。**

二、正常脉象

在古代脉诊文本中，正常脉象被称作"经脉"，与"病脉"相对。所谓"必先知经脉，然后知病脉"（《素问·三部九候论》）。"经脉"的这一用法甚至出现在古典医籍的篇名中，例如《针灸甲乙经》将论正常脉象的篇章命曰"经脉"，《素问》论正常脉象的专篇曰"经脉别论"。对于这样的篇名，当代针灸人，甚至是针灸古典文献专业研究人员都误解为"十二经脉"。而古人在理解上并不构成障碍，例如"经脉别论"文字，在《甲乙经》被归于言正常脉象的"经脉"篇，《太素》也归入言正常脉象的"脉论"篇。

可能是因为"经脉"一词作为"大脉"和"经数之脉"的用法的影响太大，干扰了人们对其"正常脉象"之义的理解，人们一见到"经脉"，想到的只是那"十二条脉"，根本不会再考虑其他意义。

在古代脉诊文献中，"经脉"一词除了用作表示正常脉象的用法，还有一种比较少见的用法鲜为人知——用作"诊脉"、"相脉"之例。

此义项的典型用法见于《素问·阴阳类论》：

> 孟春始至，黄帝燕坐，临观八极，正八风之气，而问雷公曰：阴阳之类，经脉之道，五中所主，何脏最贵？

本来即使不看全篇的内容，单看"经脉之道"四字，根据语法规则即可判定其中的"经脉"只能用作动词，作"诊脉"解，与马王堆帛书《脉法》所说"相脉之道"同义，与我们今天所熟悉的"经商之道"用法实同。然而在今人的阅读"辞典"中"经脉"一词只有一个义项——十二经脉，因此今人读古医籍但见"经脉"一词，根本不加思考，脑海立即浮现"十二经脉"的对应，不管能不能在特定的语境下说得通。此处也不例外，坚定地将"经脉之道"中的"经脉"理解为十二经脉，根本不顾通篇都是论诊脉之道。

而较为隐匿的用例见于今人最为熟悉的《灵枢·经脉》：

> 经脉者，所以能决死生，处百病，调虚实，不可不通。（《灵枢·经脉》）
>
> 人有三部，部有三候，以决死生，以处百病，以调虚实，而除邪疾……此决死生之要，不可不察也。（《素问·三部九候论》）

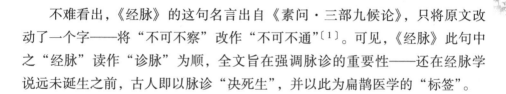

不难看出，《经脉》的这句名言出自《素问·三部九候论》，只将原文改动了一个字——将"不可不察"改作"不可不通"〔1〕。可见，《经脉》此句中之"经脉"读作"诊脉"为顺，全文旨在强调脉诊的重要性——还在经脉学说远未诞生之前，古人即以脉诊"决死生"，并以此为扁鹊医学的"标签"。

三、指妇人"月经之脉"

尺脉滑，血气实，妇人经脉不利，男子尿血。宜服朴硝煎、大黄汤，下去经血，针关元，泻之。（《脉经·平三关病候并治宜第三》卷二）

少阴脉沉而滑，沉则为在里，滑则为实，沉滑相搏，血结胞门，其藏不泻，经络不通，名曰血分。（《脉经·平妊娠胎动血分水分吐下腹痛证第二》卷九）

妇人经脉调适，则月水以时，若劳伤者，以冲任之气虚损，不能制其经脉，故血非时而下，淋沥不断，谓之漏。（《诸病源候论·漏下候》卷三十八）

以上条文中之"经脉"是指妇人"月经之脉"。明代《程斋医抄撮要》卷一载有"论调经脉"十三论，所论"经脉"皆指妇人月经之脉，所言"经脉不通"义为"经水不通"。所以千万不可一见"经脉不通"就想到"十二经脉"。

结语：解结

梳理古脉源流犹解结也，结虽久犹可解，结解而脉顺。

"结"之一，也是最大的结："经脉"或"经络"分明是在说血脉，而有些场合又不指血脉，或者又像血脉，又不像血脉。实验研究者对于"经络是什么"问题的解释五花八门，但有一点共识：经脉肯定不是血管——这也是实验研究者坚持在实验室研究经脉实质的最大信念，而这一信念却是建立在对《灵枢·经脉》一句经文的错误理解之上。要彻底解开这个"结"，还需读过第4章"经脉连环——联系之脉串连的血脉之环"。

---

〔1〕 也正由于这一字之改，加深了今人对此句名言的误解——将原文"不可不通晓"之义误读为"经脉不可不通畅"。

"结"之二："血脉行血，经脉行气"。其实，行血、行气都是血脉的功能，而经脉的功能在于联系。"经脉"、"络脉"是古代关于气血运行"潮汐说"不可或缺的概念。也正是由于这个缘故，我们在传世本《灵枢》、《素问》所见之"经脉"、"络脉"，或"经络"几乎都是血脉形态与功能的描述，相反只说"脉"（除外脉诊）却更可能是指"联系之脉"，这与我们的习惯认识正相反！

"结"之三：《汉书·艺文志》医经序"医经者，原人血脉经落骨髓阴阳表里，以起百病之本，死生之分，而用度箴石汤火所施，调百药齐和之所宜"。

这个心结易解，"血脉经落、骨髓"的表里传变是扁鹊医学鲜明的特色：

> 扁鹊曰："疾之居腠理也，汤熨之所及也；在血脉，针石之所及也；其在肠胃，酒醪之所及也；其在骨髓，虽司命无奈之何。（《史记·扁鹊仓公列传》）

> 在肠胃之间，以药和之；若在经脉之间，针灸病已。（《脉经·辨脉阴阳大法第九》卷一）

《史记·扁鹊仓公列传》中的"血脉"一词，在《脉经》中被改换成了"经脉"；在《内经》还可见将"脉"直接换成"经络"之例：

> 风从南方来，名曰大弱风，其伤人也，内舍于心，外在于脉，气主热。（《灵枢·九宫八风》）

> 其脏心，其病内舍膺胁，外在经络。（《素问·气交变大论》）

可见，《汉书·艺文志》医经序所说"血脉经落"不是两个独立或对立的概念，而是指血脉，"经落"是用当时流行的术语对旧称的补充说明——也很可能原本就是小字注文在传抄过程中被混作了大字正文。

【总结】

1. "经脉"本是古人构建血脉循环的一个核心概念——血脉之大者命曰"经脉"。所谓"经脉"、"络脉"、"孙脉"（"毛脉"）直以脉之大小分类，皆是"血液运行潮汐论"的产物。而"十二经脉"中的"经脉"是指常脉，乃"经数之脉"的简称。相同的术语完全不同的含义给人们的思想造成了极大的混乱，后人，特别是今人，常常不能识别而将血脉理论和经脉理论的不同"经脉"概念相混淆：误将"行血"视为血脉的功能，而将"行血气"、"行气"归属于经脉的功能。并以此作为找寻血脉之外的"经脉"实体结构的根本依据，犯了一个根本的错误。

2. 《内经》中之"经脉"一词共出现 82 次，只有那些与"十二"、"二十八"伴随出现者，才能理解为"经数之脉"，其他情况，特别是当"经脉"一词与"络脉"、"孙脉"相伴随时，都是指血脉理论框架下的血脉分类术语。在"经数之脉"的概念形成之前，所见之"经脉"一词都是指血脉，而言"联系之脉"时往往只说"脉"或"络"。此外，在论脉诊时，"经脉"表示"常脉"——正常脉象，又可用作动词，表"诊脉"之义；在论妇人病症时，"经脉"常指妇人月经之脉。"经脉"一词的多义性对于今人正确理解古典文献造成了极大的障碍。

3. 之所以在经络、气血之外，再设"营卫"，是为气血循环提供理论支撑。"营"乃循环之血，"卫"乃循环之气，非一般之血气也，是构建气血循环，保证气血匀速运行不可缺少的概念。通览《内经》"营卫"之论，可见一明显特征——"周而复始"、"如环无端"，如果除去"营卫"循环的特定意义，其功用实与"血气"无异。

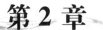

第2章

脉、络
——"经脉"理论的术语

问题1：为什么《灵枢》经脉理论的专篇篇名为"经脉"，而所述具体十二脉却只言"×××之脉"，不说"×××经脉"？

问题2：六腑合于下肢合输，为何《灵枢》只言三焦合输"委阳"与三焦这一对关联路线？五脏下出于四关之原，为何无一脉相连？

故经者径也，脉者陌也。

——滑寿《难经本义·一难》

广义地说，凡是具有联系、沟通、传导、呼应和感应等作用的通路和物质，都可叫做"脉"。所谓"脉脉相通"或"一脉相承"是也。

——周楣声《周楣声·脉学》第二版

中国的气血循环说发源于天道圆周论，哈维构建血液循环学说也受到天体运动的启发；在中国气血运行如环无端的"循环说"建立之前曾流行"潮汐说"，西方在哈维《心血运行论》之前奉行的是盖伦的血液运行潮汐说，这似乎暗示：东西方人从相同的观察视角观察相同的对象，会得到相同的图景。然而掀开这表层的大同景观，你会发现深层的巨大差异：首先，西方自哈维《心血运行论》出，则血液运行潮汐旧说很快被抛弃了；而在中国，关于气血运行"循环说"建立并被广泛接受后，旧说并没有被淘汰，而是依然在影响着人们看世界的方式——常常是以人们不察觉的方式。其次，在中国医学古典中，除了能见到与西方文献相同的运行气血的"脉"外，分明还有感受到另一种"脉"，有着系统的理论，并且与临床诊疗活动有着广泛而直接的联系，我们无时不感受它的存在和深刻的影响，但迄今却无人能将其表述清楚，呈现出来。

——黄龙祥

这一章标题中的"经脉"之所以加上引号，是因为该词原本是血脉理论的标志性术语，后来被用来指联系之脉的主体——十二脉，表示"经数之脉"，与血脉理论中的"经脉"之义明显不同。

首先需要确认的是：是否存在着血脉之外的脉？在"用砭启脉"以治痈的阶段，古人不可能想象血脉之外的脉。在"以痛为输"以治痹的阶段也不需要其他的脉——直随病之所在而刺皮、肉、脉、筋、骨。然而，不久古人就发现某些痹症无法用"五体针法"解释，也不可能用"以痛为输"的思路治疗。这些临床诊疗遇到的新的痹症类型所表现出的新的特点对旧理论形成了越来越多和越来越大的挑战，同时也激发古人对"脉"形成新的认识，并构建了完整的理论体系——一种与血脉理论不同的、关于联系之脉的理论。在这个理论框架中，有三个术语：脉、络、系。三者之中，"脉"和"络"也用于血脉理论，只有"系"似乎专用于联系之脉，因而将该理论称"系脉理论"，与"血脉理论"相对，应当是一个不错的选择。然而《灵枢·经脉》的编者最终选择了一个与血脉理论核心概念相同的术语——经脉。你只有了解当时血脉循环"五十营"学说出现的背景以及"十二脉"、"二十八脉"大循环的具体构建过程，才能理解《经脉》篇编者的这个选择，详见第4章"经脉连环——联系之脉串连的血脉之环"。

联系之脉最典型的例子是"经别"——无气、血、营、卫，无所谓"通"与"不通"，只起转输联系的作用，其循行路线的确定也不受"视而可见，扪而可得"的约束，皆与血脉的形态与功用明显不同。

第1节 发现联系之脉

如果将运行血气的血脉称作"气血之脉"，那么实现人体远隔部位间诊疗关联的脉和络则可称作"联系之脉"。

用砭启脉阶段不需要"联系之脉"，其理论支撑是"血脉理论"。

在《史记·扁鹊仓公列传》和马王堆出土帛书《脉法》中我们看到针灸

治疗的病症主要是痹类疾病，治疗工具是砭石（又作"鑱石"、"鑱针"），治疗方法是刺脉放血，而这一时期的血脉理论也很好地解释了痹症的形成机制和治疗原理。

而随着"九针"的出现，我们在传世本《内经》针刺工具和刺术标准专篇《九针十二原》、《官针》看到了一幅完全不同的针刺治疗图景：大量为痹症而设的针刺工具和针刺操作规范透露出这样一个信息——这个时期针刺的主要适应症是痹症（至今仍是针灸临床最大的且共识度最高的适应症）。这时对于不同的痹症的治疗虽然有不同针具和不同的刺法，但有一个共同的特征——以痛为输。这个阶段的针刺实践主要由皮、肉、脉、筋、骨五体诊疗的"针至病所"的理论支撑。

当古人对疾病认识的目光从外在的形体深入到内脏，并且将已有的形体疾病诊疗经验类推于内脏疾病的诊疗，于是将以疼痛为特征的内脏病也视为"痹"，例如"心痹"等内脏痹症，这时在指导治疗上，"以痛为输"的针至病所理论就遇到了难以逾越的障碍——由于"心"在中医人眼中的神圣地位，绝不敢以针刺心。但这并没有难倒善于探索的古人，正如在《官针》篇所见，古人已经总结出了专治心痹的刺法——"偶刺"。找到了有效的针刺治疗心痹的方法并不能让古人满意，他们迫切需要一个解释——为什么"心痹"常常出现"胸痛引背"、"心痛彻背"的现象，古人在《素问》论痛专篇"举痛论"明确提出了这个问题：为什么"心与背相引而痛"？给出的回答是："寒气客于背俞之脉则脉泣，脉泣则血虚，血虚则痛，其俞注于心，故相引而痛"。**需要特别注意的是，这里的"背俞之脉"并不是指我们今天熟悉的足太阳之脉，而是我们完全陌生的"背俞与相关内脏之间的联系之脉"**，正是通过这一直通之脉，心俞才能"注于心"，五脏之俞才能"出于背"，风邪才能循五藏六府之输而致"脏腑之风"，"心与背相引而痛"的关联症状才能得到完美的解释。

同样是对于"背与心胸相引而痛"的解释，由于治疗取穴不同，关联之脉及其行处也随之不同：

> 岐伯再拜而起曰：臣请言之，背与心相控而痛，所治天突与十椎
> 及上纪下纪。上纪者胃脘也，下纪者关元也。背胸邪系阴阳左右，如
> 此其病前后痛涩，胸胁痛而不得息，不得卧，上气短气偏痛，脉满
> 起，斜出尻脉，络胸胁支心贯膈，上肩加天突，斜下肩交十椎下。
> （《素问·气穴论》）

这里除了"背"与"心胸"两点外，还有与"天突"、"上纪下纪"、"十椎"诸点间的关联，需要有一脉串联以上各点，上述的诊疗经验才能得到完美的解释，于是古人便构建了这一能够获得圆满解释的联系之脉。**如果以上治疗"背与心相控而痛"的针灸方是另一组穴，那么古人也必定会毫不迟疑地另设一脉以解释"心胸"、"背"与针灸方中的所有穴点之间的关联。**

这一思想火花引导古人对临床诊断和治疗中病症的上下、前后、表里关联现象进行了自觉的观察，例如：古人观察到男子前阴病"阴癫"症状特征表现为"前阴"与"少腹"的关联；进而发现"肝胀者，胁下满而痛引小腹"、"肝病者，两胁下痛引少腹"；乃至"筋绝"之症——筋急则引舌与卵。由此引发古人同样的思考：为什么这些病的症状总是表现出前阴、少腹、舌之间的关联？究竟是什么介导了这些远隔部位之间的联系？这时古人能够想到的，或者最先想到的也一定是"脉"，这不仅是因为在古人眼中，脉在人体分布最广，无所不至，而且还在于古人通过脉诊来认识上述病症："微大为肝痹阴缩，咳引小腹。滑甚为癀疝，微滑为遗溺。微涩为瘈挛筋痹"（《灵枢·邪气脏腑病形》）；"厥阴有余，病阴痹；不足，病生热痹；滑则病狐疝风；涩则病少腹积气"（《素问·四时刺逆从论》）。基于此，古人形成这样的判断：不论生理还是病理状态，其远隔部位的联系几乎都是由各类"脉"介导的。

以下通过更多典型的实例让我们对"联系之脉"有一个直观而清晰地把握：

齿痛，在诊断上，既可以在面部"大迎"脉处出现异常脉象，也可能在手背"合谷"脉处脉象出现异常；在治疗上，上脉异常取大迎，下脉异常取合谷，通过这样的诊疗实践经验的积累，古人认识到这二者之间存在关联，何以相关？一脉相连也，名曰"齿脉"。

冲阳，胃脉也；人迎亦胃脉也，二者密切相关，何以相关？亦一脉连也，名曰"足阳明脉"。

足跟内阴跷穴治目疾，故设一脉连接阴跷穴与目，名曰"阴跷脉"；足跟外阳跷穴也治目疾，则设一脉连接阳跷穴与目，名曰"阳跷脉"。

古人于手少阴脉口诊女子怀孕，故从心脉设一络至胞宫，后世更径以手少阴脉、手太阳脉主女子乳汁和月经；肾与胞宫密切相关，同样也设一络相连：

> 女子手少阴脉动甚者，妊子。（《灵枢·论疾诊尺》）
> 诊其手少阴脉动甚者，妊子也。少阴，心脉也，心主血脉。又肾

名胞门子户，尺中肾脉也，尺中脉按之不绝，法妊娠也。（《脉经·平妊娠分别男女将产诸证第一》卷九）

月事不来者，胞脉闭也，胞脉者属心而络于胞中，今气上迫肺，心气不得下通，故月事不来也。（《素问·评热病论》）

黄帝问曰：人有重身，九月而喑，此为何也？岐伯对曰：胞之络脉绝也。帝曰：何以言之？岐伯曰：胞络者系于肾，少阴之脉，贯肾系舌本，故不能言。（《素问·奇病论》）

手太阳小肠之经也，手少阴心之经也，此二经主上为乳汁，下为月水。妇人经脉调适，则月水以时。（《诸病源候论·漏下候》卷三十八）

同样，治疗齿痛的远道穴位，皆由脉与齿相连；治疗目疾的远道穴，也皆由脉与目相连，这就是"联系之脉"的本来意义，这在古人眼中一点也不神秘：**任何人都可为其本人或他人的任何一条诊疗经验增添一"脉"或"络"——只要这一经验用当时已有的常规之脉无法解释。**例如：

人卒然无音者，寒气客于厌，则厌不能发，发不能下至，其开阖不致，故无音。黄帝曰：刺之奈何？岐伯曰：足之少阴，上系于舌，络于横骨，终于会厌。两泻其血脉，浊气乃辟。会厌之脉，上络任脉，取之天突，其厌乃发也。（《灵枢·忧恚无言》）

不论是在传世的还是出土的文献中，均不见关于足少阴脉"络于横骨，终于会厌"的记载，也不见任脉至"会厌"的描述。之所以这里出现新的循行分布，不是因为发现了新的循经感传，也不是通过"返观内视"看到了新的路线，而仅仅是为了给这首治疗失音的针方一个理论解释而已。方中"两泻其血脉"即《素问·气府论》"足少阴舌下"。**毫无疑问，如果这里治疗失音的针方取穴不是足少阴、任脉穴，而是其他经穴——哪怕是经外穴，古人同样也会添加相应经脉至"会厌"的分支，或与"舌本"发生关联。**例如治疗失音的特效穴"哑门"属于督脉，本与舌本或会厌没有直接联系，古人为了解释其治疗失音的作用，特设一脉"入系舌本"（见《黄帝明堂经》）。**所有这些正是联系之脉在成为"经脉"之前的存在方式，"脉"、"络"随解释需要而生，诊疗经验指向哪就通到哪，解释需要到哪，脉络便通到哪，简言之则"腧穴主治所及，经脉络脉所至"，这在古人眼中没有丝**

毫的神秘感。

应当说这些脉在十二脉被"经脉化"之后大多被淘汰了，在传世文献中只能见到某些遗存之片断：

> 腰痛，引少腹控䏚，不可以仰，刺腰尻交者，两髁肿上，以月生死为痏数，发针立已，左取右，右取左。王冰注曰：髁下尻骨两傍四骨空，左右八穴，俗呼此骨为八髎骨也。此腰痛取腰髁下第四髎，即下髎穴也。（《素问·刺腰痛论》）

这首针方取腰尻交者，两髁肿上——即《黄帝明堂经》所载之"八髎"穴，这里古人想知道：为什么针刺此穴能够消除与腰、少腹、䏚的病痛？基于"联系之脉"的理念，古人会新增一络将针刺部位与病症关联部位直接相连，于是我们在《素问》见到这样的文字：

> 邪客于足太阴之络，令人腰痛，引少腹控䏚，不可以仰息，刺腰尻之解，两胛之上，以月死生为痏数，发针立已，左刺右，右刺左。（《素问·缪刺论》）

在这里将见于《刺腰痛论》的腰痛症归于足太阴络之病，增加这一络同样也仅仅是对针灸八髎治疗腰痛引少腹、胁这一临床经验的理论解释而已。虽然在传世本《内经》已经见不到关于足太阴之络行于腰尻的记载，而王冰却描述了足太阴脉这一分支：

> 王冰注曰：足太阴之络，从髀合阳明，上贯尻骨中，与厥阴、少阳络于下髎，而循尻骨内入腹，上络嗌贯舌中。故腰痛则引少腹，控于䏚中也。（《素问·缪刺论》）
>
> 王冰注曰：足太阴、厥阴、少阳三脉，左右交结于中……四空悉主腰痛，唯下髎所主，文与经同，即太阴、厥阴、少阳所结者也。（《素问·刺腰痛》）

根据敦煌出土的《黄帝明堂经》残页八髎穴的"脉气所发"相关文字，可知王冰的注文参照了某传本《黄帝明堂经》，同时也提示：除了足太阴脉外，足厥阴脉、足少阳脉也有分支至骶部，而这样的经脉分支最晚在汉代就出现。历史上曾经出现而没能流传下来的这类经脉分支应当不在少数。

在古人的观念与经验中，如果两个远隔的部位表现出在诊断或治疗上的关联，其联系的途径，最常见的便是"脉"。在早期一个穴只要具有远隔治疗作用，便会有一条特定的脉连接相关联的两端。任何穴的主治，不论是经穴还是奇穴，如果具有远隔诊断、治疗作用的话，其诊疗作用都是通过"脉"实现的！**可以这样说，对单个穴远隔诊治作用的理论说明，是构建联系之脉主要目的，其构建方式很简单——其循行路线即起于穴位所在，终于该穴主治所及。**在传世文献中，阴跷脉起于阴跷穴（照海），终于该穴的作用部位——目；同样阳跷脉起于阳跷穴（申脉），终于该穴的作用部位——目。至于络脉与络穴的关系更是一目了然。

这类一穴一脉的联系之脉，例如十五络脉、阴跷脉、阳跷脉[1]，其脉名与穴名是完全相同的——因只有一穴，不会发生混淆。再如《素问·刺腰痛》所记载的诸脉，也都是早期一穴一脉形态的遗存。直到初唐时针灸大家甄权《明堂》，仍然可见这种一穴一脉，亦穴亦脉的早期形态：

> 少商二穴……以三棱针刺之，令血出，胜气针。所以胜气针者，此脉胀腮之候，腮中有气，人不能食。故刺出血，以宣诸藏腠也。（转引自《太平圣惠方》卷九十九）
>
> 膊井……此膊井脉，足阳明之会，乃连入五藏气，若深，便引五藏之气，乃令人短寿。大肥人亦可倍之。（转引自《太平圣惠方》卷九十九）

甄权当然知道《明堂经》足阳明脉不至肩井穴，他也没有通过解剖或所谓"内视"的方式新发现足阳明脉连肩井——根本没有这个必要，之所以要借助"足阳明脉"将肩井穴与五脏相连，只是为了解释临床上针刺此穴所出现的气胸与晕针现象。**在甄权眼中，穴即是脉，而不是一个孤立的穴点，穴所以能对远隔部位或脏器官产生影响是由于脉的连接。**这种认识是共识，是不言而喻的，正如《素问·征四失论》所言"夫经脉十二，络脉三百六十五，此皆人之所明知，工之所循用也"，因此不需要在每个穴下一一强调，这与古代联系之脉概念的产生如出一辙。在当代针灸中，"董氏针灸"依然保留着一穴一脉的说理方式。

之后为了简化，也为了美化的目的，将那些有共同指向的穴统归于一脉之下——由同一脉气所发，即我们今天所说的"腧穴归经"。意即同一组穴通过

---

〔1〕 虽然后世有将其他穴归入此三脉，但在《内经》中，依然一脉仅有一穴。

各自的支脉与一相同的干脉相连，就像百脉之泉眼通过各自的泉脉与同一个主脉相连的形式一样。这也是为什么《素问·气穴论》称三百六十五穴为"三百六十五孙脉"，以及唐代孙思邈曰："凡孔穴在身，此皆脏腑营卫血脉流通，表里往来各有所生"（《千金要方·灸例第三》卷二十九）。

然而，需要指出的是，穴位归经后并不意味着就断绝了原先的脉络联系，例如三焦下俞"委阳"虽然后来被归入足太阳经脉，然而该穴与足三焦之间的联系依然是直接通过经别，而不是经脉，这一点绝不会因为归经而发生任何改变。同样，其他五个六腑下合穴的与相应腑的联系也依然是通过经别——因为阳经本不入内脏，只有通过经别的介导才与相应的腑联系。再如阴跷、阳跷穴虽然分别归入足少阴脉和足太阳脉，但依然是通过其原属的阴跷、阳跷脉发挥其治疗目疾的作用；至于十五络穴更是毫无疑问通过相应的络脉发挥其治疗作用，绝不会因为被归入相应经脉而改走经脉之道，诸如此类不一一枚举。

以上所有实例中的"脉"都是联系之脉，因为**它们的主要或者说唯一功能便是将两个远隔关联部位联系起来，它们不需要运行气血，也不拘于常数固道，在"经数之脉"确立之前，它们的数目可以随时增加，路线可以随时改变，其性质就是一条指示关联部位及相互关系的示意线**——尽管后来在线的描述过程中被有意或无意地添加进某些实体结构的成分！进一步的分析详见第3章第2节"经脉理论与扁鹊脉法的血缘"。

第 2 节　十二脉的确立与被经脉化和血脉化

不同时期不同学派发现的联系之脉数量本有很多，我们从传世本《素问·刺腰痛》犹可窥其一斑。而在这些脉中要达到马王堆帛书《十一脉》，以及《灵枢·经脉》那样，经过长期检验，高度概括，并获得广泛应用的脉不会太多。及至十一脉、十二脉被经脉化之后，那些没能进入"经数之脉"的脉——哪怕是与十一脉、十二脉性质与功用相同的脉，或者以"络"的名义存在，或者因应用不多而被大量淘汰掉了，流传下来的只是很小的一部分。

众所周知，穴位的发现很早，但确定穴位的部位和主治病症，并赋予其专门的名称，则是比较晚的事。联系之脉的发现与发展也经历了类似的过程，在马王堆帛书时代采用的是"天六地五"十一数框架，因而允许十一条脉进入这个框架，并不是当时只发现或只总结出了十一条脉。后来《内经》时代，普遍采用"十二"这一天之大数，于是"十二脉"成为新的规范——经脉十二；又以"天周二十八宿，宿三十六分，人气行一周，千八分。日行二十八宿，人经脉上下、左右、前后二十八脉，周身十六丈二尺，以应二十八宿"（《灵枢·五十营》），于是"经数之脉"便增至二十八条。然而可能是因为"二十八脉"说有太多的漏洞，而没能被广泛接受，更没有取代"十二脉"而成为新规范。始终处于主导地位的经数之脉依然是"十二经脉"，也就是说，如果只说"经脉"（从"经数之脉"角度）而不提具体的数目，人们想到的只是"十二脉"，而不是"二十八脉"。

需要说明的是：在《内经》中"经脉"用作集合概念，是十二脉的总称，而十二脉中的具体脉依然称作"脉"，不说"经脉"。以"手太阴脉"为例，我们在《内经》见到的依然是"手太阴之脉"、"手太阴脉"这样的表述，见不到"手太阴经脉"的说法。只有当与十二经脉相对应的"十二络脉"的概念出现时，理论上才可能出现"手太阴经脉"这样的表述，而实际上却并未出现，出现的是"太阴之经"这样的说法。正如"太渊"属于"经穴"类，但具体说这一个穴时，仍只说"太渊穴"，而不说"太渊经穴"。

必须看到：经脉化的结果促进了十二脉的理论构建，而十二经脉之外的联系之脉便只能归入另类——络脉，而当络脉之数受术数的影响被限定为"十五"时，则其余的脉由于失去理论的支撑而迅速失传，如今除奇经八脉之外只留下一些旧说碎片。

而当十二脉被纳入血脉循环的"五十营"之后，又被血脉化，而且再也没能从那个如环无端的"连环"中走出来。既用了原本属于血脉理论的术语——经脉，又进入了血脉循环之中，至此十二脉作为"联系之脉"的本来面目便被严严实实地遮挡住了，以至于今人在经过了半个多世纪的苦苦探索都没能接近它，更无法看清其真面目——久而久之便被神秘化了。详见第4章"经脉连环——联系之脉串连的血脉之环"。

第3节　"脉"、"络"的意义（附：系）

描述联系之脉的术语主要是"脉"和"络"，虽然都用于说明人体远隔部位间诊疗上的关联，二者却有着不同的意义和用法，特别是当十二脉被经脉化之后，"脉"与"络"的界线更加严格。同时，"脉"与"络"也用作血脉理论的术语，但在两个不同的理论体系中又有着明显不同的意义。

一、"脉"表达常规确定联系，后为"经数之脉"

从马王堆出土帛书两种《十一脉》和张家山出土汉简《脉书》，到仓公"诊籍"，一直到《灵枢·经脉》，充当联系功能的主体皆为"脉"。而且在《十一脉》以及张家山《脉书》中，"脉"更是担任联系的唯一载体，此外无他。

后在"天人相应"观念的影响下，以人体之脉应"十二"天道之数，十二脉便成为"经数之脉"，简称"经脉"，这与血脉理论中的术语"经脉"同名但意义大不同。这时十二脉之外的脉——哪怕是与十二脉的性质和功能完全相同，也只能归入另类——络脉，从而使得"络"有了多重意义，极易造成误解和混淆。

在表达"经数之脉"这个概念时，十二脉被称作"经脉"；而在与络脉相对而言，又简称作"经"，如"太阴之经"等[1]。

奇经八脉以及许多"络"所以不能称"经"，不是因为其脉不够大，而是因其在于"经数之外"；正如"经穴"与"经外穴"的情形一样，大量的"经外穴"所以不归于"经穴"类，不在于其穴不近于经脉，而是其穴非《黄帝明堂经》载录之穴也。"经"这个框架一经确立，别的东西便很难进入，除非你再另立"框架"。

二、"络"表达非常规不确定联系，
又指经外之脉

脉诊以及穴位远隔主治作用所表现出的人体上下内外的关联，特别是疾病症状所表现出的远隔部位间的关联形式难以计数，而十二脉被经脉化之后，不能改变和增加，于是古人通过随时新增"络"的方式解决理论的局限与病症变化无限之间的矛盾。**在古人眼中，"脉"是常道大道，不能随意更改，而"络"乃小道，可以随时添加，非常灵活，而不拘于经。**这样添加的"络"如果只一人一时之用，则随生随灭；如果多人多次沿用，则有可能升格为"脉"，只是后一种情况很少发生，特别是当十二脉成为"经数之脉"后。早在《史记·扁鹊仓公列传》中关于"络"字的使用即表现出这一特点：

> 所以后三日而当狂者，肝一络连属结绝乳下阳明，故络绝，开阳

---

[1] 需要特别注意的是，在《内经》中"手太阴之经"又可表示"手太阴脉之经穴——经渠"。

明脉，阳明脉伤，即当狂走。

　　腹之所以肿者，言蹶阴之络结小腹也。蹶阴有过则脉结动，动则腹肿。

　　前一条文字所说连接肝与阳明脉之络，是用来说明肝病何以会出现狂症，因为狂症乃阳明脉所主（马王堆帛书《阴阳十一脉》阳明脉候中也有明确描述），因而必须在肝与阳明脉之间建立关联，仓公用"络"充当了这一角色。因为这一新添加的"络"只用于这一特定的病症的解释而不具普适性，后人没有机会援用，故再未出现在后世文献中；

　　而第二条文字中的"厥阴之络"则成为连接《足臂十一脉》和《阴阳十一脉》的中介。我们在《足臂十一脉》中所见到的"厥阴脉"止于男子前阴部，相应的病症部位最远端也止于男子前阴。在传世本《内经》依然可以见到这一学说的遗存，例如《灵枢·经脉》足厥阴之别的循行与病候，以及《经筋》篇足厥阴之筋的循行与病候同样也都是集中于男子前阴部；更耐人寻味的是，《素问·热论》厥阴病候明确提到了"少腹"症状，而厥阴脉依然"循阴器而络于肝"，未及"少腹"，"脉"之循行与病候不同步。无独有偶，《素问·举痛论》解释"胁肋与少腹相引而痛者"和"腹痛引阴股"，如果此时厥阴脉至"少腹"，这个解释将非常的简单和直接，可是该篇却只说厥阴之脉"络阴器"，于是绕了许多弯才使上述两种病症得到间接解释，而不是用"厥阴脉"的循行直接解释，也足以说明当时厥阴脉尚未及"少腹"，同时也说明在"脉的循行"与"脉的病候"二者关系中，是以后者为主导的。很快我们就在《阴阳十一脉》看到"厥阴脉"已经延伸到少腹部，病候中也明确有"少腹肿"。在这二者之间应当有一个阶段：厥阴脉的病候有"少腹肿"，而循行却不及"少腹"部。《史记·扁鹊仓公列传》恰好反映的是这个中间阶段，这时仓公同样采用添加"络"的方式解决这一病候与循行发展不同步的矛盾。由于这是十一脉（后增至"十二脉"）演变的经典模式，因而很容易被人接受而援用，在传世本《灵枢》我们仍能见到此厥阴之络的遗存：

　　　三焦病者，腹气满，小腹尤坚，不得小便，窘急，溢则水，留即为胀，候在足太阳之外大络，大络在太阳少阳之间，亦见于脉，取委阳。（《灵枢·邪气脏腑病形》）

　　　少腹病肿，不得小便，邪在三焦约，取太阳大络，视其络脉与厥阴小络结而血者。肿上及胃脘，取三里。（《灵枢·四时气》）

二条文字所说皆为三焦之病，病症也相同，而取穴不尽同。据第一条文字，可知第二条取穴"太阳大络"是指三焦下合穴"委阳"，三焦之病所以别取"厥阴小络"者，显然是针对"少腹病肿"之症，也就是说当时已经明确"少腹肿"属于厥阴病症，而厥阴脉此时尚未及少腹，故取"厥阴小络"也。这也与仓公的处理方式完全相同。

　　于是这个"厥阴之络"很快上升为"厥阴之脉"（之后成为"经脉"），我们在传世本《内经》所见大量的"少腹肿"以及涉及少腹的病症，直取厥阴之脉，而不再是"络"。这个作为过渡的"络"也就完成了其使命。

　　可见，作为联系之"络"，常常用作说明那些临时的、过渡性的、尚未被共认的远隔部位间的关联：

> 邪客于手足少阴太阴足阳明之络，此五络，皆会于耳中，上络左角，五络俱竭，令人身脉皆动，而形无知也，其状若尸，或曰尸厥，刺其足大指内侧爪甲上，去端如韭叶，后刺足心，后刺足中指爪甲上各一痏，后刺手大指内侧，去端如韭叶，后刺手心主、少阴锐骨之端各一痏，立已。不已，以竹管吹其两耳，剃其左角之发方一寸，燔治，饮以美酒一杯，不能饮者灌之，立已。（《素问·缪刺论》）

　　这是典型的"联系之络"用法，这里所以连五络会于耳，是基于以下两个要素：第一，耳与尸厥的关联；第二，当时针刺治尸厥的用穴经验。

　　假如当时对于尸厥的治疗经验不是与耳窍关联，而是与其他的官窍——比如鼻窍关联，那么古人也会毫不犹豫地设五络会于鼻窍，这便是**"络"的意义和作用——当穴位的远隔治疗经验需要理论解释，而"脉"未及之处，给予一个临时的解释。**对于这类尚未成为普遍共识经验的解释，古人用"络"而不用"脉"，换句话说，同样是说明病症部位间的联系，或治疗部位（穴位）与效应部位间的联系，"脉"的联系更直接、共识度更高、普适性更强，而"络"则用来表示一种临时的、间接的、较弱的联系。历史上为一家一方的个别经验而构建的这类"临时之络"很多，其中大多被淘汰了，只有少数这样的"络"，其经验内容经临床实践的进一步检验之后被普遍接受，可以上升为"脉"，并可能最终进入"经脉"系统，在传世本《内经》可见更多的典型实例。

　　《经脉》篇十二经脉与内脏的"属络"关系，也是这一用法延伸："属"表示直接、确定的强相关，用"络"表示间接、不确定的弱相关。

此外，"络"还充当这样一个角色：进入"脉"不能进入的"禁区"。经脉之"树"的延伸还受其外在"支架"的引导和限制，而这个"支架"即以阴阳学说搭建的。受阴阳法则的规定：行于体表的阳脉不能入于内脏，行于躯干内的阴脉不能出于体表。因此阳脉欲由表入属内脏，阴脉要由腹内出腹表，都只能通过"络"来实现——在古人眼中，"络"可以无所不至，不受阴阳法则的限制。

而当"十二脉"、"二十八脉"先后被定为"经数之脉"之后，其他的脉则皆归入"络"。最典型实例为"跷脉"——阴跷、阳跷同是跷脉，而当其数（"二十八"之数）者为经，不当其数者为络。男子以阳跷当其数，女子则以阴跷当其数，也就是说"二十八经脉"的构成，男女有别。

人体所有腧穴——不论是经穴还是经外穴，只要具有对远隔部位的诊、疗作用，那么该穴与其诊候或治疗的远隔部位间都是通过"脉"或"络"关联的，所谓"节之交三百六十五会者，络脉之渗灌诸节者也"（《灵枢·小针解》）；"孙络三百六十五穴会"（《素问·气穴论》）。当这样的认识成为人们的一种共识时，就无需在每一穴下一一注明其联系之脉或络，正如《素问·征四失论》所说"夫经脉十二，络脉三百六十五，此皆人之所明知，工之所循用也"。而当要强调，或需要解释穴位的远隔诊疗作用时，就会提及这一"皆人之所明知"的脉或络，这也就是我们在本节及第一节中列出的那些具体实例——古人为解释病症关联以及针灸方中远道取穴所描述的那一条条"络"。而且，后人也依照这一模式来解释病症关联和远道取穴，例如唐代杨上善在注解《太素》时，凡遇到用已知各类脉都不能解释的关联病症或远道取穴，便用"络"，特别是用"皮部络"予以解释。因为在古人看来，络，特别是孙络是无所不至的，不受数量以及阴阳法则等相关因素的限制，具有很大的灵活性。

总之，古人用"络"字传达这样一层意思：**凡在诊疗中发现的有关机体远隔部位间的关联——即便还不是一种普遍的经验，没有经过诊断与治疗的双重检验，需要理论解释而已知常脉之循行又不能解释者，皆可先设一"络"连接，作为"脉"的过渡或"替身"。**

需要特别注意的是，当"经脉——经数之脉"的概念形成之后，"络"的内涵也发生了根本的改变——凡没能归入"经脉"的所有"脉"或"络"皆归之于"络脉"。

在血脉理论中，"脉"被分为经脉、络脉、孙脉三类，其中"经脉"、"络脉"也常简称作"经络";而联系之脉的要素只有"脉"和"络",后来那些最具普适意义、临床最常用的"脉"——常脉,以三阴三阳命名,手足共成十二脉,谓之"经脉"——经数之脉,以应"十二"这一天之大数。那些不能进入这一理论框架的大量的"脉"和"络",或者迅速消亡,或者被迫进入另一大类——"络"(也称作"别"),不管它之前的性质是"脉"还是"络",统统归入"络"类。而且,某脉究竟属于"经脉"还是"络脉",不独取决于脉之大小,更取决于该脉在临床诊疗应用的广泛性及人们所设定的"经数",例如当确定经数为"十一"时,即使当时手心主或手少阴脉二脉都已流行,二者之一也只能归为"络脉";而当经数定为"十二"时,则原先或沦为络脉的手心主或手少阴脉又成为"经脉",而此时任脉、督脉、阴跷、阳跷脉为"络脉";当经数确定为"二十八"时,任脉、督脉、跷脉之一又成为"经脉"。而且,**不论是"经脉",还是"络脉",特别是后者的循行分布常随着"理论解释"的需要而随时"改道",完全不像血脉循行受"视而可见,扪而可得"的约束**。可见,在经脉理论中,"经脉"、"络脉"的概念是相对的、动态的,与血脉理论的"经脉"与"络脉"有本质的不同。

第 4 节　联系之脉的描述模式

有两种主要的模式:第一种分主干和侧枝描述,以主干连接脉之本末,以侧支形式反映后发现且不在直线上的"标"处;另一种是不论脉有多少"标"处,也不论这些"标"是否在一直线上,其循行描述都不分干与枝,而以曲线折返形式连接整条脉的所有节点(在马王堆帛书两种《十一脉》多为所"出"之处)。如果采用后一种描述模式,对于同一脉便有多种不同的描述方案,这些不同的描述在古人眼中的意义是完全相同的。如果现代实验研究不了解这一点,将这些同一脉的不同描述都视为不同的脉,并根据其不同的描述在实验室找寻不同的实体结构,就大错特错了!

马王堆、张家山汉墓出土经脉文献让我们认清了这样一个事实:经脉理论经历了一个复杂的演变过程,古人在不同阶段对于联系之脉的认识不同,即使是在同一阶段不同学派的认识也不尽相同,古人这种不同的认识与理解通过其对联系之脉的描述方式展现出来,古人对联系之脉描述的不同特点或不同模式,又直接影响着今人对经脉理论的意义的理解和价值判断。甚至可以这样说,**脉的描述之例再现,脉的意义自见,千古难题自解**!

模式一：只述"出"处不描线

例之一：马王堆帛书《十一脉》

太阴脉：是胃脉也。被胃，出鱼股阴下廉、腨上廉，出内踝之上廉。（《阴阳十一脉》）

臂少阴脉：起于臂两骨之间，之下骨上廉、筋之下，出腨内阴。（《阴阳十一脉》甲本）

臂少阴脉：起于臂两骨之间，下骨上廉、筋之下，出腨内阴，入心中（《阴阳十一脉》乙本）

臂少阴脉：循筋下廉，出腨内下廉，出腋，凑胁。（《足臂十一脉》）

臂泰阳脉：出小指，循骨下廉，出腨下廉，出肩外廉，出项□□□目外眦。（《足臂十一脉》）

少阳脉：系于外踝之前廉（《足臂》作"出于踝前"），上出鱼股之外，出□上，出目前。（《阴阳十一脉》）

以上各例关于联系之脉只有所"出"之处的描述，而没有连续的"循行"路线的描述，换言之，只有"点"的描述而没有"线"的描述。而且上述各脉，最少的只有一个"出"处的描述，提示至少有一部分早期的联系之脉的描述曾经历过只有一个"出"处的阶段，随着更多的诊脉处的发现，有更多"出"处被描述。同时也能体会出，在古人心中隐含着这样的共识：上下各所"出"点之间有一连续之脉伏行，正如吕广注《难经》第三难曰："脉从关至尺泽。脉见一寸。其余伏行不见也"；《灵枢·经脉》所说"经脉者常不可见也，其虚实也以气口知之"——只要将此处的"气口"理解为"诊脉处"而不是专指寸口脉，便与两种帛书《十一脉》所述之情形契合。

例之二：《灵枢》原-脏关联只言"出"处

五脏有六腑，六腑有十二原，十二原出于四关，四关主治五脏。五脏有疾，当取之十二原，十二原者，五脏之所以禀三百六十五节气味也。五脏有疾也，应出十二原，而原各有所出，明知其原，睹其应，而知五脏之害矣……阴中之至阴，脾也，其原出于太白，太白二。（《灵枢·九针十二原》）

太阴脉：是胃脉也。被胃，出鱼股阴下廉，腨上廉，出内踝之上廉。是动则病上当走心，使腹胀，善噫，食欲呕，得后与气则快然衰，是太阴脉主治。（马王堆帛书《阴阳十一脉》）

这两条文献对于联系之脉的描述虽然都用"出"字，但给今人的感觉却完全不同，第二条文献描述的是内脏"胃"与"鱼股阴下廉"、"内踝之上廉"（相当于"脾之原"）的关联，尽管只有两个"出"处，完全没有循行的描述，但今人都视其为"经脉"；而对于第一条文献，说的同样是内脏与体表的关联，而且关联的具体部位都相同（汉以前与足太阴对应的内脏是"胃"而不是"脾"），描述的术语也相同——"出"，诊候的病候也相同——脾胃病。此处"睹其应而知五脏之害"具体到脾与脾之原的关系，正是诊脾之原以候脾之病，与第二条文献的诊脉处与所诊病候"是动则病"恰好相同。二者实质性的差异只有一点：第二条有两处"出"字，而第一条只有一处。这是因为古人首先发现和总结的是关于人体上下远隔部位间的关联，后来才发现了体表与内脏之间的关联。体表上下间的关联至少需要两个点，在此基础上再与内脏发生关联则表现为内脏与至少体表两个"出"处之间的关联[1]。后一阶段，古人可以直接发现和总结体表与内脏间的关联，而不是先建立体表与体表间的关联，再与相关的内脏建立联系，于是通过这一路径建立的内脏与体表间的关联，在体表最少只需要一个"出"处即可。

换句话说，**这两条文字虽出自不同时代的不同学派，但其意义是完全相同的，仅仅是描述文字的细微差别，以及语境的不同，使得今天的人们对二者的理解大相径庭。足见"描述"方式本身对于人们的理解所产生的无形而巨大的影响。**

这个情形与下文论述的"六合与六府的关联"颇相似，六合与六腑联系的途径是完全相同的，都是通过联系之脉——具体而言是通过"经别"实现的。但在传世本《灵枢》只有足三焦合委阳与三焦之间联系之脉的描述，而没有其他五合与五腑之间的联系之脉的描述。今人对于这两种不同描述的理解也完全不同。

模式二："出"、"入"接续成线

例之一：马王堆帛书《十一脉》

太阴脉：是胃脉也。被胃，出鱼股阴下廉，腨上廉，出内踝之上

---

〔1〕 王冰注《素问·三部九候论》"下部人，足太阴也"曰："谓脾脉也。在鱼腹上趋筋间，直五里下，箕门之分，宽巩（拱）足单衣，沉取乃得之，而动应于手也。候胃气者，当取足跗之上，冲阳之分，穴中脉动乃应手也"。这表明王冰知道《素问》所说的"足太阴"对应于脾，而同时他也清楚早期足太阴对应于"胃"，故尔于此脾、胃并举。

廉。(《阴阳十一脉》)

　　足泰阴脉：出大指内廉骨际，出内踝上廉，循胻内廉，□膝内廉，出股内廉。(《足臂十一脉》)

　　按：在《阴阳十一脉》中，足太阴脉的体表两个"出"处之间没有任何相接续的文字的描述，而在《足臂十一脉》相对应的两个"出"之间已经出现了"循胻内廉，□膝内廉"的描述，使之看起来具有了"循行"的意味。

　　臂钜阴脉：在于手掌中，出内阴两骨之间，上骨下廉，筋之上，出臂内阴，入心中。(《阴阳十一脉》)

　　臂泰阴脉：循筋上廉，以走臑内，出腋内廉，之心。(《足臂十一脉》)

　　按：在《阴阳十一脉》中，手太阴脉体表两个"出"之间没有相接续的文字描述，而在《足臂十一脉》在这两个"出"之间出现了"以走臑内"的循行。

　　然而，在马王堆帛书《十一脉》中虽然在体表上下"出"之间见到的相接续走行的文字描述，却没有关于该脉是如何接续的信息，我们只知脉在何处"出"行，但不详在何处"入"行。

例之二：《灵枢·邪客》

　　手太阴之脉，出于大指之端，内屈，循白肉际，至本节之后太渊留以澹，外屈，上于本节下，内屈，与阴诸络会于鱼际，数脉并注，其气滑利，伏行壅骨之下，外屈，出于寸口而行，上至于肘内廉，入于大筋之下，内屈，上行臑阴，入腋下，内屈走肺。

　　对比马王堆帛书《十一脉》关于手太阴脉的描述，《灵枢》的描述呈现出三个鲜明的特点：第一，脉的循行描述具体、详细得多；第二，关联的内脏是"肺"而不是"心"；第三，也是最大的不同在于：对于脉循行的描述表现为有"出"有"入"的立体描述。

　　关于第一点的变化是由于在《灵枢·邪客》成篇之时，十一脉的本输已经由马王堆时代的一个变为五个(阴脉)和六个(阳脉)，坐标点多了，路径的描述自然具体而详细了。例如手太阴脉的描述文字虽然没有明言所有手太阴本输五穴，但我们能清楚地读出关于这五穴位置的描述：手太阴之脉，出于大指之端——少商穴，内屈，循白肉际，至本节之后太渊留以澹，外屈——太渊

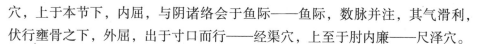

穴，上于本节下，内屈，与阴诸络会于鱼际——鱼际，数脉并注，其气滑利，伏行壅骨之下，外屈，出于寸口而行——经渠穴，上至于肘内廉——尺泽穴。

第二点变化实际上在马王堆时代已见端倪，在《阴阳十一脉》乙本已见有手少阴脉与"心"的关联，出现了手太阴与手少阴二脉共一脏的情形，必须要做出相应的选择，选择的结果是手太阴脉与肺关联。

第三点变化表明：《邪客》篇的编者显然知晓早期文献关于十一脉描述文字"出"字的初始意义——只诊脉处言"出"——"外屈"，别处则"内屈"而"入"行。而在《经脉》篇，古人这种描述联系之脉的"出"、"入"之例变得非常模糊，以至于后人很难通过其文字描述看出联系之脉的本来意义。

模式三：同类关联只例举一脉

例之一：下肢六合-六腑关连

黄帝曰：余闻五脏六腑之气，荣输所入为合，令何道从入，入安连过，愿闻其故。岐伯答曰：此阳脉之别入于内，属于腑者也。黄帝曰：荣输与合，各有名乎；岐伯答曰：荣输治外经，合治内腑。黄帝曰：治内腑奈何？岐伯曰：取之于合。黄帝曰：合各有名乎？岐伯答曰：胃合于三里，大肠合入于巨虚上廉，小肠合入于巨虚下廉，三焦合入于委阳，膀胱合入于委中央，胆合入于阳陵泉……三焦病者，腹气满，小腹尤坚，不得小便，窘急，溢则水，留即为胀，候在足太阳之外大络，大络在太阳少阳之间，亦见于脉，取委阳。(《灵枢·邪气藏府病形》)

足[1]三焦者，足太阳之所将，太阳之别也，上踝五寸，别入贯腨肠，出于委阳，并太阳之正，入络膀胱，约下焦。实则闭癃，虚则遗溺，遗溺则补之，闭癃则泻之。(《灵枢·本输》)

六腑合输，有明确的诊脉处，有具体的远隔诊疗部位——六腑，有明确且显然经过反复提炼和概括而成的诊疗病候，有一条联系之脉示范性描述，一句话，六腑合输与六腑之间的关联完全具备了构建联系之脉的所有要素。五脏之原与五脏的关联，以及六腑合输与六腑的关联，是十一脉从体表与体表的上下联系全面进入到体表与内脏关联阶段的关键一步，是经脉理论更新到更高层次的实践基础，决定着理论更新的方向和所能达到的高度。可是，如此关键的部

---

〔1〕 据《太素·本输》卷十一补。

41

分，古人为何只描述了"委阳"与下焦这一对关联路线呢？原因很简单，因为《经脉》篇的编者已经借助于"经别"完成了所有六阳脉与六腑之间的关联，只有委阳与下焦的关联没有提及。

例之二：背俞-内脏关联

黄帝问于岐伯曰：愿闻五脏之腧出于背者。岐伯曰：胸中大腧在杼骨之端，肺腧在三焦之间，心腧在五焦之间，膈腧在七焦之间，肝腧在九焦之间，脾腧在十一焦之间，肾腧在十四焦之间，皆挟脊相去三寸所，则欲得而验之，按其处，应在中而痛解，乃其腧也。（《灵枢·背腧》）

其痛或卒然而止者，或痛甚不休者……或心与背相引而痛者……寒气客于背俞之脉则脉泣，脉泣则血虚，血虚则痛，其俞注于心，故相引而痛，按之则热气至，热气至则痛止矣。（《素问·举痛论》）

五脏之俞出于背与出于四关都是通过"脉"的连接而实现的，其性质与意义都与"例之一"相同。只是在现存文献中，背俞与内脏的联系之脉，只见到心俞与心的一脉相连，其他的背俞与相关内脏的联系之脉虽未见，但可推知其关联的形式必与心俞与心一脉相连的形式相同。

可是，由于唐以后人只知背俞穴归属于足太阳经，因而一见"背俞之脉"四字，便毫不犹豫地认定是说足太阳脉。杨上善当时所见到的《内经》传本中，背俞穴尚未被归入足太阳脉，然而在注上述经文时依然受到当时流行的足太阳脉循行的干扰，给出了如下看起来很纠结的注文"背输之脉足太阳脉也，太阳心输之络注于心中"，这里杨氏虽然指出心俞与心之间的关联是通过脉实现的，然而却没有用"脉"字，而是用了"络"字，且依旧将背俞穴归于足太阳脉。其实，背俞穴原本就不是经脉理论框架下的产物，而是属于另一理论，后来由于经脉理论的影响越来越大，而被兼并。详见笔者另一部《大纲》——《中国古典针灸学大纲》。

模式四："经"外之脉的描述

前面三类"脉"或者直接进入"经脉"之列，或者完整或部分被整合进"经脉"。这些"脉"只占到联系之脉中的很小一部分，除此之外，还有大量的联系之脉，大多以"络"的形式出现，展示着联系之脉在十二脉成为"经脉"之前的形态和意义，对于我们考察十二经脉的构建过程，正确理解其意义具有不可替代的重要价值。这些脉就是在本章第 1 节"发现联系之脉"以及第 3 节"脉、络的意义"所见大量的我们所不熟悉的、大多以"络"的形式出现的联系之脉。古人对于这类"络"的描述没有固定、严格的模式，凡病之所发，穴之所治，表现出两处或多处的远隔关联，即新添一"络"加以解释。在联系之脉被经脉化、术数化之前，这是联系之脉得以不断发展的主要形式。

理论上说，古代出现过多少种具有远隔治疗作用的针灸方，就会出现多少相应的联系之脉或联系之络，以解释相关病症及相应的取穴。这样的脉和络应当非常多，由于古人拘于术数，先后定于"十二"、"二十八"之数，数内之脉命曰"经脉"——经数之脉。其他的脉，皆归入"络脉"之类。在《难经》中虽另立有"奇经八脉"一类，但仍被视为"络"而不拘于经，不应"刻"数。

从以上古人关于联系之脉的描述模式不难看出，不论是有线之脉，还是无线之脉，古人传达的意义是完全相同的，例如《灵枢·邪气脏腑病形》所述六腑合穴，只有三焦合穴"委阳"与三焦府"有线"相连，而其他五穴皆"无线"相连，但这里"有线"与"无线"，都同样表达六腑合穴与相关六腑之间的联系。在这里能够读出这样的潜台词：**"人体远隔部位间的关联因于脉"已经是一种不言而喻的共识，在解释这种关联作用时，说不说出具体的联系之脉及其循行路线并不影响当时人们的理解**。例如治尸厥五络所以会于耳，是因为"吹耳窍"是当时治尸厥的经典治疗，此五穴（脉）治尸厥有效，古人便认定其疗效一定是通过作用于耳而实现，这五穴所以能作用于耳也是由于"络"的介导而实现的，于是设五络会于耳。这里没有详述五络的具体走行路线，因为没有必要，而且即使是这里古人不强调五络的联系，当时的人们也知道此处的解释被省略，完全不影响理解。

第 5 节 联系之脉与血脉的离合

血脉行血气可称"气血之脉"，以水为隐喻；十二脉司联系则可谓"联系之脉"，以树为隐喻。这说起来二者的范式不同，应用域也不同，显然是两个独立、并行的理论体系。可是既然"十二脉"用了原属于血脉理论术语——经脉，就注定与其掰不清，所谓"名不正则言不顺"是也。

从第 1 节"发现联系之脉"中我们已经清楚地看到"联系之脉"的意义

与血脉大不同，然而关于其形态结构，古人实际上还是按血脉来描述，从两种马王堆帛书《十一脉》关于十一条联系之脉的循行描述中使用了大量的"出"这一术语本身即可体会古人之意。这是因为**在那个时代，古人能够认识到的联络周身的结构只有血脉。所以当需要说明人体远隔部位间的关联时，就只有借用在他们眼中唯一的结构——血脉，或者说赋予血脉以新的功能——联系。**这种借熟悉之物说明陌生之事是古人说理的常用之法，在他们眼中，"行血气"与"络肢节连内脏"同由血脉承载，毫无违和之感，在具体临床应用时各自的应用域又是泾界分明，全无混淆之处。而这对于内置了现代医学背景词典的现代针灸人，特别是实验研究者而言，简直是一幅混乱不堪的画面，是一件不可思议的事。

另一方面，回过头来看，如果没有"经数之脉"的概念产生，原本属于血脉理论的"经脉"标签不会被戴在"十二脉"头上，那么"血脉"与"十二脉"也就不会交织在一起，就不会出现二者用同一名称的事。然而这一切毕竟都发生了，而且发生得是那样的顺理成章，以至于人们都没有察觉到究竟发生了什么，更不知是如何发生的。

一、血脉以水为喻而经脉以树为喻

血脉理论以水为隐喻构建，经脉理论则以树为隐喻，因而二者在许多方面表现出不同的特征：

第一，从整体而言，以树为喻的联系之脉的本质特征在于"本末相应"，二者的关系是本决定末，末为本之"应"，**十二脉之本皆位于手足，而末"应"于头面躯干，脉的方向是从本至末；**而以水为喻的血脉理论强调"流行"，注重对影响血脉流行的各种因素的研究，以保证气血有序、有度地运营周身。

第二，体表血脉之行"视而可见，扪而可得"；"诸络脉皆不能经大节之间，必行绝道而出"，且气血之络有常道，循常规，绝不会以诊疗经验的改变而改变；而经脉之行有常更有变，以"脉"为常道，而以"络"穷其变，随"应"而至，随"应"而变——诊疗经验指向哪就通到哪，解释的需要到哪便到哪，完全不受"视而可见，扪而可得"的限制。

第三，在功能上，血脉行血气而经脉主联系。在"经数之脉"的概念形成之前，所见之"经脉"一词都是指血脉，而言"联系之脉"时往往只说"脉"或"络"。在"经脉连环"之前，十二脉没有承担"循环"的角色——

那时还没有形成气血循环的学术背景，只是承担着联系——而且主要还是体表与体表之间的上下联系。

二、血脉理论以气血释百病而经脉
理论分部辨形体

从临床诊疗的实际应用上，可以更清楚地看出血脉理论与经脉理论的不同。

最初的血脉理论几乎只是对经验和观察的描写，临床应用很有限，主要用于指导痈疽类疾病的诊疗。后来当引入"营卫"的概念，形成气血营卫的血脉理论后，其应用域得到极大的拓展，几乎可以用来解释所有疾病的病机；经脉理论的临床应用从最初用来说明十二组病——是动病，到后来的十二部病——所生病，应用范围虽有显著的拓展，但基本上还是限于对形体病症的分部诊疗的理论说明，多用于形体辨证和指导选穴处方。后来经脉与内脏相关，因而获得了对部分内脏病症的解释力。

此外，血脉理论还常用于说明疾病之传变。扁鹊论疾病的传变次序为：腠理→血脉→肠胃→骨髓。但病邪通过什么样的途径从皮表一步步深入到骨髓，扁鹊没有说明——当时也不可能说明。

在《内经》中已经明确血气通过经脉、络脉、孙脉由胃注于骨节、分肉、皮腠，再由皮腠、分内、骨节回到内脏：

> 黄帝曰：余闻肠胃受谷，上焦出气，以温分肉，而养骨节，通腠理。中焦出气如露，上注谿谷，而渗孙脉，津液和调，变化而赤为血，血和则孙脉先满溢，乃注于络脉，皆盈，乃注于经脉。阴阳已张，因息乃行，行有经纪，周有道理，与天合同，不得休止。（《灵枢·痈疽》）

在古人眼中，血脉既是血气运行的通道，也是病邪入侵之路，于是在扁鹊医学中的疾病传变次序就变成：腠理→孙脉→络脉→经脉→肠胃→（骨髓）

> 是故百病之始生也，必先于皮毛，邪中之则腠理开，开则入客于络脉，留而不去，传入于经，留而不去，传入于腑，廪于肠胃。（《素问·皮部论》）

之后，"肠胃"、"骨髓"分别被"六腑"和"五脏"替代，于是疾病传

变又有如下的次序：腠理→孙脉→络脉→经脉→六腑→五脏

> 邪客于皮则腠理开，开则邪入客于络脉，络脉满则注于经脉，经脉满则入舍于腑脏也。（《素问·皮部论》）

> 夫邪之客于形也，必先舍于皮毛，留而不去，入舍于孙脉，留而不去，入舍于络脉，留而不去，入舍于经脉，内连五脏，散于肠胃，阴阳俱感，五脏乃伤，此邪之从皮毛而入，极于五脏之次也。（《素问·缪刺论》）

这里大小"血脉"从最初的一个中间层次扩张为三个层次，并同时成为贯通皮表至五脏各层的通路。

经脉虽然通过"开合枢"之说而具有了表里深浅的划分，并在伤寒热病的传变中获得具体应用，但实际上十二脉属于同一层次，是关于人体的纵向分部，而非矢向分层。一般经脉学说多用于解释发病而不是传变：

> 诸阳之会，皆在于面。中人也，方乘虚时，及新用力，若饮食汗出腠理开，而中于邪。中于面则下阳明，中于项则下太阳，中于颊则下少阳，其中于膺背两胁亦中其经。（《灵枢·邪气脏腑病形》）

> 黄帝问曰：夫痎疟皆生于风，其蓄作有时者何也？岐伯对曰：疟之始发也，先起于毫毛，伸欠乃作，寒栗鼓颔，腰脊俱痛，寒去则内外皆热，头痛如破，渴欲冷饮。帝曰：何气使然？愿闻其道。岐伯曰：阴阳上下交争，虚实更作，阴阳相移也。阳并于阴，则阴实而阳虚，阳明虚则寒栗鼓颔也；巨阳虚则腰背头项痛；三阳俱虚则阴气胜，阴气胜则骨寒而痛；寒生于内，故中外皆寒；阳盛则外热，阴虚则内热，外内皆热则喘而渴，故欲冷饮也。（《素问·疟论》）

> 风气与阳明入胃，循脉而上至目内眦，其人肥则风气不得外泄，则为热中而目黄；人瘦则外泄而寒，则为寒中而泣出；风气与太阳俱入，行诸脉俞，散于分肉之间，与卫气相干，其道不利，故使肌肉愤膜而有疡，卫气有所凝而不行，故其肉有不仁也……；风中五脏六腑之俞，亦为脏腑之风……风气循风府而上，则为脑风。风入系头，则为目风，眼寒。（《素问·风论》）

可见，**经脉理论主要用于病邪入侵呈纵向分布的规律，或者是通过某经脉引起关联的形体或内脏病变，与血脉理论的解释域有本质的区别。**

三、始于血脉而不止于血脉

考察中国古典针灸学，可以理出一条清晰的发展主线：诊脉-刺脉（调经）-平脉，万变不离其脉。即针灸之前，通过诊察比较各诊脉处的脉象判定"有过之脉"——病之所在；针或灸有病之经脉；在针灸过程中以及治疗之后，"有过之脉"的脉象趋于正常——与其他诊脉处的正常脉象相比，则表明治疗有效，脉象正常则疾病痊愈。

诊脉-刺脉-平脉，皆不离于血脉，何以又不归于血脉呢？

或许有人会说，《灵枢·经脉》十二经脉循行路线，与血管分布有不合处，是因为当时的解剖学水平还不足以准确地描述，如果条件具备，古人描述的经脉循行必定与血管分布的吻合度更高，因为毕竟古人的本意是要反映血脉的走行的。事实上，有可靠的证据表明古人通过表面解剖学的方式把握了体表干线血管的分布，然而《经脉》编者却主动地、有意地抛弃了（详见第11章第1节"古人的实证与选择"）。虽然**古人基于诊疗实践的经验出发，认定其发现机制上下内外关联是通过血脉实现的，但已知的血脉知识不能解释时，便毅然放弃，而服从于对经验和规律的圆满解释的需要。**当古人构建经脉学说时，内心深处更关注的是关联部位的起止，至于中间的过程，能用已知的实体脉描述，则据以描述；而不能用实体的脉描述时，则直以假设之脉替代。正是因为经脉循行路线的本义在于指示相关联的部位，当关联部位不止两处时，便存在着多种连接方式，相应地会出现不同的路径描述，例如手少阳脉在颈-头面段的循行路线的描述竟然有八种之多，**手太阳脉从颈项至目的循行早在马王堆帛书两种十一脉的走行就"背道而驰"——一从前由颈上面颊至目，一从后由项循后头部至目。在今人眼中，这完全就是不同的脉，其背后就有不同实体结构有待发现。然而在古人眼中，这是同一脉的不同的描述方式，其意义是完全等效的——都达到了将关联部位连接起来的目的。**

联系之脉与血脉的关系，很像"五行"与"五材"的关系，**联系之脉从血脉这一实体之脉抽象出来之后，就不再受血脉的束缚和局限，可以包容或整合更多实体的功能**，例如对于目与项中关联的经验，古人用"目系"这个概念解释，而《灵枢·经脉》编者却将其作为一条主干之脉整合进了足太阳脉的循行之中，成为十二脉中唯一直接与脑关联的脉。然而，与"五行-五材"不同的是，联系之脉从血脉之树中分出之后，血脉理论并没有退出，更没有停止生长，而且在其发展过程中又反过来借用了联系之脉的框架和素材，这样一来，二者的关系就变得十分复杂：你中有我，我中有你，相互交织，难解难分了（表2-1）。

　　显而易见，今天描述经脉循行路线的目的在于说明关联部位，今天我们研究这一描述的目的在于阐明关联的机制，而绝不是在机体找寻与古人描述线相对应的单一的实体结构。

表 2-1　气血之脉与联系之脉比较

	气血之脉（血脉理论）	联系之脉（经脉理论）
循行方向	气血生于中焦，出于上焦自内而外，循环无端	十二脉及相应的十二络皆出于四末，循行方向自下而上
标本	以脏腑、背俞为本	以四末五输为本
术语与定义	经脉：大血脉（干） 络脉：小血脉（支） 孙脉：络脉的小分支 毛脉：与孙脉同义。 "经脉"与"络脉"是固定的、静态的。	脉：直接的、确定的、常规的联系； 络：间接的、不确定的、临时的关联。当"经数之脉"概念确立后，则指经脉之外的所有脉和络。 经脉：指常脉，即经数之脉，数目随"经数"不同而有十二脉、二十八脉之不同。 "经脉"、"络脉"的概念是相对的，动态的，在"经数之脉"确立之前，脉和络的数目可以随时增加，路线可以随时改变。
形态确定	视而可见，扪而可及	依据本脉脉口、本输所在及所诊疗病症的部位所及确定脉的起止与循行。以"脉"为常道，以"络"穷其变，不受"视而可见，扪而可得"的限制
阴阳法则的支配	不受支配	脉受支配，络不受支配
理论模型	水	树
作用	运行气血，营卫周身	说明远隔部位的纵向关联
应用	"以砭启脉"针刺实践； 以营卫释百病； 说明病邪传入的路径	刺脉调经和穴位诊疗； 依经脉辨形体； 用于解释发病而不是传变

四、血脉理论对经脉理论的影响

在血脉理论与经脉理论二者的相互关系上，前者对于后者影响多而大，因为血脉理论形成在前，已经成为人们的一种"先见"。经脉理论对血脉理论的影响只表现在"五十营"这一个事件上——而且还不是主动而是被动的、"拉郎配"式的捆绑。

血脉理论对十二脉的影响有时很隐蔽，难以被察觉，例如《灵枢·本输》所载之"井"、"荥"、"输"、"经"、"合"之五输穴；以及《根结》篇的"根"、"溜"、"注"、"入"穴，都是将十二脉所基于的"树"的隐喻改换成了"水"的隐喻，如果不能辨识出这一点则根本不能正确理解《本输》和《根结》，特别是后者。

五、援经脉于血脉连环之中

血脉理论在扁鹊医学中已经发展到气血运行"循环说"阶段，计算出了血液运行的速度以及环绕人体一周的时间。而传世本《灵枢》编者又将该理论向前推进了关键一步：引入"营"、"卫"概念，补充具体的脉行路线——确认实现气血循环具体的脉以及这些脉的总长度。

有意思的是，血脉理论虽然早于经脉理论诞生，然而在该理论中却不见任何内连脏腑、外络肢节且有专门名称的血脉，这样一来《灵枢》编者要想补充具体的血脉循环路线，就不可能从血脉理论内部获得现成的"零件"，当时"设计制造"也没有可能，只能从其他理论中借用。于是经脉理论中的脉便成为唯一的选择，最终采用了十二脉左右二十四脉，并任脉、督脉以及男女各选一条跷脉，共计二十八脉，构成了如环无端的气血循环。血脉理论与经脉理论之间的界线便模糊乃至于消失了，一切都因此而改变。详见第4章"'经脉连环'——联系之脉串连的血脉之环"。

结语：解脉

在《内经》中，作为联系之脉的术语，"经脉"是个集合概念，可以说"十二经脉"，却不可说"手太阴经脉"、"手阳明经脉"等。在经脉理论的框架中，"经脉"、"络脉"分类的依据不是根据脉之大小和干支，而是依据不同的"经数"框架，例如在"十二"经数框架中，任脉、督脉、跷脉皆为"络脉"；而在"二十八"经数框架中，任脉、督脉、跷脉也都命曰"经脉"。由此可见，同样是"经脉"、"络脉"，在不同的理论框架中，有完全不同的意义与功能。这给今人的理解造成了极大的障碍，发引了无休止的、无意义的关于"经脉"实质的纷争。

如果不能将相互交织的血脉理论与经脉理论解开，二者的理论自洽性都将受伤。 在血脉理论中，气血生于中焦，出于上焦；经脉理论则十二脉及相应的十二络皆出于四末；血脉理论以脏腑、背俞为本，经脉理论则以四末五输为本；血脉如环无端犹如一脉，经脉十二各自独立，各有病候；血脉理论指导早期的"以砭启脉"针刺实践，经脉理论指导刺脉调经和穴位诊疗。**更重要的是，二种理论的核心概念"经脉"、"络脉"有着完全不同的内涵，如果捆绑在一起，相互对立的属性和特征的冲突，相同的术语完全不同的内涵的困惑，使得逻辑漏洞暴露无遗。**

【总结】

1. 联系之脉的主要或者说唯一功能是将两个远隔关联部位联系起来，它们不需要运行气血，也不拘于常数固道，在"经数之脉"确立之前，它们的数目可以随时增加，路线可以随时改变，其性质就是一条指示关联部位及相互关系的示意线。联系之脉最典型的例子是"经别"——无气、血、营、卫，无所谓"通"与"不通"，只起转输联系的作用，其循行路线的确定也不受"视而可见，扪而可得"的约束，皆与血脉的形态与功用明显不同。

2. 研究古典经脉理论面临的第一个突出问题是：同一个术语在不同语境下可以表达多种不同的概念，例如对于"脉"而言，有"联系之脉"和"气血之脉"。在联系之脉的框架中，以"脉"表达直接的、确定的、常规的联系；而以"络"表达间接的、不确定的、临时的关联。当"经数"的概念出现后，所有经数之外的脉都归于"络"；在血脉理论框架下，脉之大者为"经"，脉之小者为"络"。可见，"经脉"一词在不同的理论框架中表达完全不同的内涵。

3. 经脉之数，不论"十一"、"十二"，还是"二十八"，毕竟都是极其有限的数目，而且受到阴阳学说"支架"的限制，体表有大片区域"经脉禁入"，这样一来，仅用十几道脉要解释人体复杂的生理联系和千变万化的病变几乎是不可能的，经脉学说之所以能在各种学说中脱颖而出，迅速拓展其解释域，获得理论上的绝对主导地位，关键在于"络"的概念的引入：任何经脉不能解释之处，"络"都可以贯通；任何需要解释的远隔关联，"络"都可以自如应对，因为"络"具有"脉"的联系之功，却没有任何关于"脉"的种种限制——既不受阴阳法则"支架"的约束，也不需要脉口的"坐标"定位，可以无往而不至——在任何需要联系路径的理论支撑的时候。

4. 经脉重在所"出"之处，而对这些所"出"之处的接连方式和先后次序并不重要。例如对于手太阳脉，重要的是手外侧、肩、目之间的关联，至于其中间的循行，是从"前面经面部至目"，还是从"后面上头至目"，在古人眼中其意义是完全相同的——其全部意义就在于告诉人们这几个部位之间存在着诊疗上的关联。当代实验研究者如果不能清醒地认识到这一点，将古人对同一条脉的不同描述方式视为两条不同的脉，并执着地在实验室为其寻找不同的实体结构，则所有的努力只能是徒劳。

5. 古人通过诊脉刺脉的诊疗实践发现了"针灸远隔诊疗作用"，而通过"联系之脉"阐述"作用机制"。换言之，所谓"联系之脉"的本意就是对穴位远隔治疗作用途径的一种示意、一种假设、一种理论解释——是古人对以往所有的哲学解释不满意而提出的新解释！只是由于与气血之脉同源而生，后者的结构与功能被叠加其上，渐渐遮盖了其本来面目而难以辨识。

6. 在早期一个穴，不论是经穴还是奇穴，只要具有远隔治疗作用，其诊疗作用都是通过"脉"实现的。可以这样说，对单个穴远隔诊治作用的理论说明，是构建联系之脉的主要目的，其构建方式很简单——其循行路线即起于穴位所在，终于该穴主治所及。在传世文献中，阴跷脉起于阴跷穴（照海），终于该穴的作用部位——目；同样阳跷脉起于阳跷穴（申脉），终于该穴的作用部位——目。至于络脉与络穴的关系更是一目了然。

7. 任何人都可为其本人或他人的任何一条诊疗经验增添一"脉"或"络"——只要这一经验用当时已有的常规之脉无法解释，所有这些脉正是联系之脉在成为"经脉"之前的存在方式，"脉"、"络"随解释需要而生，诊疗经验指向哪就通到哪，解释需要到哪，脉络便通到哪，这在古人眼中没有丝毫的神秘感。

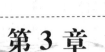

第3章

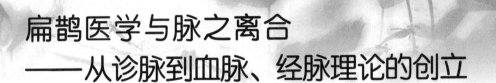

扁鹊医学与脉之离合
——从诊脉到血脉、经脉理论的创立

　　问题1：扁鹊脉法从诊脉形、脉色到诊脉动、脉气，再到色-脉合诊；从"知病之所在"到"决死生"经历了怎样的发展历程？与扁鹊医学中血脉理论、经脉理论的演进呈现出一种什么样的关系？

　　问题2：为什么经脉循行的描述总是与特定的病候相伴？为什么经脉"是动"病与相应脉口的诊脉病候完全相同？对于脉候，在经脉学说建立之前，有过哪些不同的理论解释？

　　问题3：《灵枢·经脉》以足阳明脉与胃相关，为何其"是动"病却是一派热扰心神的症状？

　　问题4：为什么马王堆出土帛书两种《十一脉》及《脉法》、张家山出土汉简《脉书》、《灵枢·经脉》都有"脉死候"的内容？与经脉理论又有什么关联？

　　从某种程度上说，不了解扁鹊医学，就看不清中医理论的脉络，特别是整个古典针灸理论体系形成与发展的脉络。

——黄龙祥

　　无论是言血脉还是论经脉，都不能绕过扁鹊，因为这二者都与脉诊有剪不断的"血缘"关系。因此，要从根上理清脉的本末，以及血脉与经脉离合的盘根错节，就不能绕过"脉学之宗"——扁鹊。

　　通过对传世文献中遗存的扁鹊脉法"碎片"的悉心比对、拼复，可以梳理出扁鹊脉法的脉络——甚至在一定程度上展现了这一轮廓的细节，并进而理

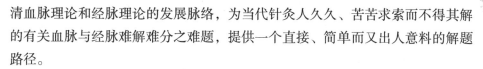

清血脉理论和经脉理论的发展脉络，为当代针灸人久久、苦苦求索而不得其解的有关血脉与经脉难解难分之难题，提供一个直接、简单而又出人意料的解题路径。

如将传世医籍遗存的扁鹊医籍佚文依据其问答名氏可概括为以下四种不同的传本："**襄公问扁鹊**"传本——《删繁方》所传；"**黄帝问扁鹊**"传本——仓公所受及《千金翼方》所传；"**雷公问黄帝**"传本——传世本《素问》、《灵枢》所传；还有一种传本没有"黄帝、扁鹊"或"襄公、扁鹊"问答而只有"**扁鹊曰**"的传本——《脉经》所传。其中第三个传本不大可能出自扁鹊学派内部，最大可能是传世本《内经》编者改编的产物。

如进一步按内容考察，则仓公当年所受之**扁鹊《脉书》上下经（篇）**的主体内容被王叔和《脉经》辑录，并为传世本《黄帝内经》以不同形式传承，其晚期传本的部分内容存于《难经》；**《五色诊》**则由《脉经》、六朝谢士泰《删繁方》引录之"襄公问扁鹊"传本、《千金翼方》引"黄帝问扁鹊"传本，以及《灵枢·五色》传承；**"药论"**的部分内容被《素问·汤液醪醴论》、《删繁方》传承。

在传录扁鹊医籍佚文的古籍中，最忠于原书的引用者当属《脉经》一书；而人们最不熟悉的是《删繁方》，该书与六朝方书最大的不同在于其有论有方，在《黄帝内经》已经取得绝对正统地位的当时，该书编者却对扁鹊医学情有独钟，不仅仅是大量引录其文，而且发扬了扁鹊的"六虚"、"六极"、"六绝"理论，可视为扁鹊医学的传人。

为了保持全书简明风格的连贯性，本章只概述笔者关于扁鹊医书佚文研究的最新发现，而将详细考辨和论证置于本书附篇第 17 章"扁鹊医籍辨佚与拼接"。

第 1 节　扁鹊医学的特征

当我们在说"扁鹊医学"时，是指由不同时期扁鹊医籍总集所承载的完整理论体系。只有准确、全面地把握扁鹊医学的特征，才能确定其在中医学历史长卷中的位置，进而梳理出更加清晰的中医学术发展的脉络。此外，把握扁鹊医学的特征，既有助于传世文献中扁鹊医籍的辨识，又可为出土新发现的"扁鹊医书"的辨识与解读提供可靠的研究基点。

关于扁鹊治病特点，司马迁做了这样的概括——守数精明（《史记·太史公自序》卷一百三十）。然而，仅凭这四个字我们无法知晓其准确的含义以及具体的临床应用。

仓公对扁鹊诊病特点曾有如下描述：

> 扁鹊虽言若是，然必审诊，起度量，立规矩，称权衡，合色脉表里有余不足顺逆之法，参其人动静与息相应，乃可以论。（《史记·扁鹊仓公列传》）

> 问臣意："所诊治病，病名多同而诊异，或死或不死，何也？"对曰："病名多相类，不可知，故古圣人为之脉法，以起度量，立规矩，县权衡，案绳墨，调阴阳，别人之脉各名之，与天地相应，参合于人，故乃别百病以异之，有数者皆异之，无数者同之。（《史记·扁鹊仓公列传》）

这两条文字说的都是关于扁鹊色脉诊的特征，而所述对象，一作"扁鹊"，一作"圣人"，可见在仓公眼中扁鹊被视为"圣人"。然而除了诊法之外，扁鹊医学在古典中医基础理论如"阴阳学说"、"藏象学说"、"经脉学说"以及针灸治疗方面都有哪些鲜明的特征？传承扁鹊医学的《素问·疏五过论》有一段很全面而详细的描述：

> 故曰：圣人之治病也，必知天地阴阳，四时经纪，五脏六腑，雌雄表里，刺灸砭石、毒药所主，从容人事，以明经道，贵贱贫富，各异品理，问年少长，勇怯之理，审于分部，知病本始，八正九候，诊必副矣。治病之道，气内为宝，循求其理，求之不得，过在表里。守数据治，无失俞理，能行此术，终身不殆。不知俞理，五脏菀熟，痈发六腑。诊病不审，是谓失常，谨守此治，与经相明，《上经》、《下经》，揆度阴阳，奇恒五中，决以明堂，审于终始，可以横行。（《素问·疏五过论》）

文中"上经"、"下经"即《素问·示从容论》雷公请诵的"脉经上下篇"，也即《史记·扁鹊仓公列传》仓公所受之"脉书上下经"（考证详见第17章"扁鹊医籍辨佚和拼接"）。这段文字除了强调扁鹊医学的色脉诊特征之外，还提到"天地阴阳，四时经纪，五脏六腑，雌雄表里"的基础理论；"审于分部，知病本始，从容人事"的诊法纲纪，以及"刺灸砭石、毒药所主、内气循理、无失俞理"的治病之道，这几乎涵盖了古典中医针灸理论及其诊疗的全部要素，特别是司马迁所概括的扁鹊诊疗的突出特征"守数精明"也赫然在列——守数据治。

说明扁鹊医学具有完整的理论框架，而不仅限于脉诊一端。以下重点述其标志性且与针灸诊疗理论密切相关的特征。

一、血脉理论与色脉诊

或许是《史记》所说"至今天下言脉者，由扁鹊也"给人们留下的印象太深，提起"扁鹊"，人们便会想到"脉诊"。脉诊不仅是古人认识血脉的重要窗口，同时也是孕育经脉学说的"胞宫"，这就使得"脉学之宗"的扁鹊与中医血脉理论和经脉理论两大理论结下了不解之缘。或许是由于经脉理论光芒的遮挡，血脉理论早已淡出今天中医人的视域，殊不知，在经脉理论诞生之前的相当长的历史时期内，支撑中医针灸诊疗的是血脉理论：

> 简子疾，五日不知人，大夫皆惧，于是召扁鹊。扁鹊入视病，出，董安于问扁鹊，扁鹊曰：血脉治也，而何怪！（《史记·扁鹊仓公列传》）

可知，这时诊察疾病的理论是血脉理论。而扁鹊医学对血脉的认识总体上经历了"行血"与"行血气"的两个阶段。

"血脉行血"的认识，与扁鹊早期以砭针镵血脉治痈肿的医学实践密切相关，所谓"以砭启脉"是也。而"血脉行气"的认识与扁鹊诊脉动候气的脉诊实践密切相关——将脉与呼吸紧密联系在一起。

随着脉诊的进步，血脉理论也不断更新：先后提出了多种关于气血循环的学说，早在传世本《灵枢》提出血脉环周"五十营"之前，《脉经》所载录的有关扁鹊脉法文字已出现关于环周式血脉运行的量化描述：

> 扁鹊曰……故人一呼而脉再动，气行三寸，一吸而脉再动，气行三寸，呼吸定息，脉五动，一呼一吸为一息，气行六寸。人十息，脉五十动，气行六尺。二十息，脉百动，为一备之气，以应四时。天有三百六十五日，人有三百六十五节。昼夜漏下水百刻，一备之气，脉行丈二尺。一日一夜，行于十二辰，气行尽，则周遍于身，与天道相合，故曰平。平者无病也，一阴一阳是也。脉再动为一至，再至而紧，即夺气。一刻百三十五息，十刻千三百五十息，百刻万三千五百

息。二刻为一度，一度气行一周身，昼夜五十度。(《脉经·诊损至脉第五》卷四)

这样，扁鹊医学完成了对血脉认识的"三级跳"——从"脉行血"说，到"脉行血气"说，最后到"血气周身循环"说。

在扁鹊医学中，判定血脉的"治"与"乱"的手段与途径是色脉诊。与早期扁鹊医学血脉理论关于"脉行血，血以通为用"的认识相对应，早期的扁鹊诊血脉法是以诊脉形、脉色为主，且与五色诊相应：

> 诊血脉者，多赤多热，多青多痛，多黑为久痹。多赤多黑多青皆见者，寒热身痛。(《脉经·扁鹊华佗察声色要诀第四》卷五)
>
> 雷公曰：官五色奈何？黄帝曰：青黑为痛，黄赤为热，白为寒，是谓五官。(《灵枢·五色》)
>
> 凡诊络脉，脉色青则寒且痛，赤则有热。胃中寒，手鱼之络多青矣；胃中有热，鱼际络赤；其暴黑者，留久痹也；其有赤有黑有青者，寒热气也；其青短者，少气也。(《灵枢·经脉》)
>
> 阳明之阳，名曰害蜚，上下同法，视其部中有浮络者，皆阳明之络也，其色多青则痛，多黑则痹，黄赤则热，多白则寒，五色皆见，则寒热也。(《素问·皮部论》)
>
> 视其血脉，察其色，以知其寒热痛痹。(《灵枢·邪客》)

可见，扁鹊医学中的脉诊与色诊是相应的，只是难以确知：究竟是先于体表血脉的实践中发现了脉色与寒热痛痹病症的对应规律，然后移植到五色诊中；还是先于色诊中发现的这一规律再移植于诊血脉法中。从以上经文可以确定的是，传世本《内经》中之诊血脉法传承的是扁鹊诊法。

扁鹊诊血脉法主要用于"知其寒热痛痹"，特别是病在血脉之痈肿。早期的血脉理论与扁鹊的诊疗实践——以砭刺脉治痈相契合，而且从扁鹊、马王堆帛书《脉法》，一直到《内经》，针石刺脉依然是痈疽的治疗常规，支撑的理论也依然是血脉理论——只不过不同时期采用不同版本的理论而已：

> 人之所以善扁鹊者，为有臃肿也。(《战国策·韩三·或谓韩相国》)
>
> 扁鹊怒而投其石，东汉高诱注："石，砭，所以砭弹人臃肿也"。(《战国策·秦策二》)

扁鹊曰……若扁鹊者，镵血脉，投毒药，副肌肤间，而名出闻于诸侯。(《鹖冠子·世贤第十六》)

东方之域……，其病皆为痈疡，其治宜砭石。(《素问·异法方宜论》)

高诱注云：石针所抵，弹人痈痤，出其恶血。(《淮南子·说山训》)

用砭启脉者必如式，痈肿有脓则称其小大而为之砭。(马王堆帛书《脉法》)

其受邪气，畜则肿热，砭射之也。(《难经·二十八难》)

帝曰：善。有病颈痈者，或石治之，或针灸治之，而皆已，其真安在？岐伯曰：此同名异等者也。夫痈气之息者，宜此针开除去之。夫气盛血聚者，宜石而泻之，此所谓同病异治也。(《素问·病能论》)

岐伯曰：经脉留行不止，与天同度，与地合纪。故天宿失度，日月薄蚀，地经失纪，水道流溢，草萱不成，五谷不殖，径路不通，民不往来，巷聚邑居，则别离异处，血气犹然，请言其故。夫血脉营卫，周流不休，上应星宿，下应经数。寒邪客于经络之中则血泣，血泣则不通，不通则卫气归之，不得复反，故痈肿。(《灵枢·痈疽》)

后来古人认识到血以行为贵，而仅仅通过观察血脉的形态与色泽并不能准确把握血行的信息，也不能掌握血量的变化，随着对脉动与呼吸关系的观察，古人认识到脉之动，血之行皆因于气，于是形成了血脉"行血气"的认识，相应地脉诊也从察脉形、脉色转变到以诊脉动为主，通过对"气"的诊察间接地把握血的虚实及运行的信息，这充分体现出了古人的智慧。

《灵枢·九针十二原》云："凡将用针，必先诊脉"，由此可见针灸与脉诊的密切关系。已知的各类诊脉法：**标本诊法**[1]、三部九候法、人迎寸口法、独取寸口法、尺寸诊法以及诊血脉法皆出于不同时期的扁鹊脉法。在扁鹊脉学中，脉诊的目的有二："知病之所在"和"决死生"。标本诊法在确定疾病所生，特别是在疾病的早期，诊察病之所在，针对性强，敏感性高；独取寸口脉法较之其他诊法，更偏重于"决死生"、"定可治"。从《史记·扁鹊仓公列传》仓公"诊籍"实际应用的诊法来看，以"独取寸口"法为重，这与当时

---

〔1〕　在人体上下关联部位（例如手阳明之本部在腕背桡侧，标部在面颊部），诊察皮肤之寒、热、滑、涩；浮络之坚盛、陷下，色泽之变化；脉动之虚实缓疾，以此诊断疾病，判断预后的诊法，为"标本诊法"。其诊法特点详见下节"扁鹊脉法"。

扁鹊脉法更注重"决死生"有关。

标本诊法实为一种综合或复合诊法，包含多种不同的诊法要素：

> 黄帝曰：持针纵舍奈何？岐伯曰：必先明知十二经脉之本末，皮肤之寒热，脉之盛衰滑涩。其脉滑而盛者，病日进；虚而细者，久以持；大以涩者，为痛痹；阴阳如一者，病难治。其本末尚热者，病尚在；其热已衰者，其病亦去矣。（《灵枢·邪客》）

> 诊龋齿痛，按其阳明之脉来，有过者独热。在右右热，在左左热，在上上热。在下下热。（《脉经·扁鹊华佗察声色要诀第四》卷五）

> 胆病者，善大息，口苦，呕宿汁，心澹澹恐，如人将捕之，嗌中介介然，数唾。候在足少阳之本末，亦见其脉之陷下者灸之；其寒热，刺阳陵泉。（《脉经·胆足少阳经病证第二》卷六）

从以上经文所描述的标本诊法以及扁鹊对这一诊法的临床应用中不难看出，该诊法既有诊脉法（"脉之盛衰滑涩"、"其脉滑而盛者，病日进；虚而细者，久以持；大以涩者，为痛痹"），又有诊肤（"皮肤之寒热"、"其本末尚热者，病尚在；其热已衰者，其病亦去矣"）；其诊脉既有晚出的诊脉动候气法，又有早期的诊脉形法（"见其脉之陷下"），这些不同时期扁鹊诊法内容自然而无痕地应用于"标本诊法"中，我们从"人迎寸口脉诊"、"尺寸脉诊"以及"寸口脉诊"这些专用的诊法中依然能清晰地看出许多与标本诊法一脉相承的共同或共通的特征，例如：

> 其脉口浮滑者，病日进；其人迎脉滑盛以浮者，其病日进在外。脉之浮沉及人迎与寸口气小大等者，病难已。（《灵枢·五色》）

> 人病，其寸口之脉与人迎之脉，小、大等及其浮、沉等者，病难已。（《灵枢·论疾诊尺》）

可见，以上辑自扁鹊脉法的《五色》、《论疾诊尺》所述"病日进"、"病难已"的脉口、人迎脉象与《邪客》所言标本诊法的脉象完全相应。同时，各诊察元素在不同诊法框架中的意义也相同或相通，例如标本脉法中"大以涩者，为痛痹"，而在寸口脉法、尺肤诊中，"涩"也主痹：

> 尺肤涩者，风痹也。（《脉经·辨三部九候脉证第一》卷四）

脉来涩者，为病寒湿也。(《脉经·迟疾短长杂脉法第十三》卷一)

　　脉滑曰病风，脉涩曰痹。(《素问·平人气象论》)

　　此外，从前面所引扁鹊诊血脉法及色诊也可清楚地看到：关于五色的诊察为脉诊和色诊所共有，并且其诊断意义在这两个不同诊法系统中也相同。同时，在扁鹊尺寸诊中，更可见尺肤与寸脉相通相应的实例：

　　脉急者，尺之皮肤亦急，脉缓者，尺之皮肤亦缓。脉小者，尺之皮肤减而少。脉大者，尺之皮肤亦大。脉滑者，尺之皮肤亦滑。脉涩者，尺之皮肤亦涩。凡此六变，有微有甚。故善调尺者，不待于寸。善调脉者，不待于色，能参合行之，可为上工。(《脉经·辨三部九候脉证第一》卷四)

　　相反，如果不同诊法间出现相反的情形，则为逆为死证：

　　人身涩，而脉来往滑者，死……尺脉不应寸，时如驰，半日死。(《脉经·扁鹊诊诸反逆死脉要诀第五》卷五)

　　正因为不同的诊法之间，其诊察元素及其诊断意义表现为相同、相通的特征，在临床诊病时，一方面不同的诊法可相互替代，若精于一诊可不言他法，即可"决死生，定可治"；另一方面，若多诊合参，又可互证，提高诊断的准确度，正如《脉经》所言"善调尺者，不待于寸。善调脉者，不待于色，能参合行之，可为上工"。这也是为什么在扁鹊脉法中常见有不同时期不同诊法的"无痕"叠用，换言之，你可从一种脉法抽出诸法元素，或容易地从旧法类推出新法。这一特点，在仓公"诊籍"也有充分的体现：其诊病"决死生，定可治"，或用寸口脉法，或用尺肤诊法，或用标本脉法，或用色诊法。

　　顺便说，独取寸口脉法所以能在仓公的诊疗实践处于特别重要的地位，很重要的一点在于这时的寸口脉法已经整合了标本脉法的内容——在《难经》中又进一步整合了的三部九候诊脉法，成为一种复合的诊脉法，加上又可与尺肤诊和色诊合用，极大地拓展了其应用范围，从而使整合后的寸口脉法具有了"决死生"和"知病之所生"的双重功能。

　　"守数精明"是扁鹊色脉诊的鲜明特点，例如仓公诊寸口脉的"分界法"，将寸口之脉分作三部，并确定各部的长度，根据典型脉象所出现的分部及其长度以确定疾病所在以及预后。在《史记·扁鹊仓公列传》中关于这种寸口

"分界"脉法，只具体描述了"少阳"部的分界为"五分"，另提及"肝与心相去五分"，似乎每一部都定为"五分"，而《脉经》引《扁鹊阴阳脉法》又有如下不同的说法：

> 少阳之脉，乍小乍大，乍长，乍短，动摇六分。王十一月甲子夜半，正月、二月甲子王。
>
> 太阳之脉，洪大以长，其来浮于筋上，动摇九分。三月、四月甲子王。
>
> 阳明之脉，浮大以短，动摇三分。大前小后，状如科斗，其至跳。五月、六月甲子王。
>
> 少阴之脉紧细，动摇六分。王五月甲子日中，七月、八月甲子王。
>
> 太阴之脉，紧细以长，乘于筋上，动摇九分。九月、十月甲子王。
>
> 厥阴之脉，沉短以紧，动摇三分。十一月、十二月甲子王。厥阴之脉急弦，动摇至六分已上，病迟脉寒，少腹痛引腰，形喘者，死。脉缓者，可治，刺足厥阴入五分。
>
> 少阳之脉乍短，乍长，乍大，乍小。动摇至六分已上，病头痛，胁下满，呕可治。扰即死。刺两季肋端足少阳也，入七分。
>
> 阳明之脉洪大以浮，其来滑而跳，大前细后，状如科斗。动摇至三分已上，病眩头痛，腹满痛，呕可治。扰即死。刺脐上四寸，脐下三寸，各六分。
>
> ——《脉经·扁鹊阴阳脉法第二》卷五

这里寸脉分部或与仓公不同[1]，但"分界"量化诊法的原则与《仓公传》所述相同——脉动过界即主病。

量化诊病的理念不仅鲜明地反映于扁鹊诊脉法中，而且还体现于色诊中：

> 此所谓"肾痹"也……所以知建病者，臣意见其色，太阳色干，肾部上及界要以下者枯四分所，故以往四五日知其发也。(《史记·

----

[1] 关于寸脉分部，文献所传多有不同，唐代杨玄操对此有具体论述："寸关尺三位，诸家所撰多不能同，故备而论之以显其正。按皇甫士安脉诀，以掌后三指为三部，一指之下为六分，三部凡一寸八分；华佗脉诀云寸尺位各八分，关位三分，合一寸九分；王叔和脉诀云三部之位辄相去一寸，合为三寸"。(《难经集注·二难》)

扁鹊仓公列传》）

此案依据分部色变所及的长度——四分左右，而知其四五日后病发。可见扁鹊医学"守数精明"特征在色脉诊两方面都体现得很突出。

随着脉诊的进步，血脉理论也不断升级：先后提出了多种关于气血循环的学说，在《脉经》和《难经》中对于扁鹊脉法的"气血循环说"有非常详细的阐述。

基于新的血脉理论，针刺治疗技术与方法也不断丰富，出现了许多以"调气"为目的的针法和针术，迅速超越了"用砭启脉治痈肿"的阶段，一种新的理论——经脉理论开始孕育。

二、阴阳、藏象学说

从《史记·扁鹊仓公列传》反映的扁鹊医学来看，其五脏的构成、阴阳的属性，及其与经脉的关系，与我们所熟悉的《内经》模式有很大的不同。

（一）阳明属心，重阳之象

《史记·扁鹊仓公列传》关于心属阳明有大量明确的论述，从传世本《素问》的"脉解"到"阳明脉解"篇，再从马王堆帛书《阴阳十一脉》一直到《灵枢·经脉》的足阳明"是动"病依然反映了典型的心神病变，这些专篇以及散见于传世本《内经》有关"心属阳明"的条文，即是早期扁鹊医学"心属阳明"说的遗存。

不仅如此，《内经》关于"阳明"的解释，也与《史记·扁鹊仓公列传》所引"脉法曰"文字一脉相承：

> 阳明藏独至，是阳气重并也。（《素问·经脉别论》）
>
> 此两阳合于前，故曰阳明……此两火并合，故为阳明。（《灵枢·阴阳系日月》）
>
> 周身热，脉盛者，为重阳。重阳者，逷心主。（《史记·扁鹊仓公列传》）

（二）太阴主胃，合土气，为五脏之一

我们熟悉的"脾"的概念，在《史记·扁鹊仓公列传》中却是由"胃"占有：

> 胃气黄，黄者土气也。（《史记·扁鹊仓公列传》）

与之相应的是，在马王堆《阴阳十一脉》中，"太阴脉是胃脉也，被胃"赫然在目，而且所述脉候——"是动"病也是典型的胃的病症——在我们戴着成见的"眼镜"下一直以来都被读为脾的病症：

> 太阴脉，是动则病：上当走心，使腹胀，善噫，食欲呕，得后与气则快然衰，是太阴脉主治。（马王堆帛书《阴阳十一脉》）

扁鹊医学关于"太阴属胃，胃为五脏之一"的观念在传世本《内经》依然有大量、强硬的体现：

> 太阴根于隐白，结于太仓。（《灵枢·根结》）
>
> 所以日二取之者，太阴[1]主胃，大富于谷气，故可日二取之也。（《灵枢·终始》）
>
> 足太阴者三阴也，其脉贯胃属脾络嗌，故太阴为之行气于三阴。（《素问·太阴阳明论》）
>
> 四日太阴受之，太阴脉布胃中络于嗌，故腹满而嗌干。（《素问·热论》）

不难看出，扁鹊医学的这一观念已经渗透到藏象学说、经脉学说以及临床诊疗的方方面面，显示出其强大的影响力，《素问·五脏别论》所说"或以肠胃为脏"，也是对其影响力的一个侧面的反映。这些都提示：这一学说在当时已经根深蒂固，深入人心，很难一下子改变。我们能够清楚地感觉到，《内经》编者在操作"太阴属胃"到"太阴属脾"的转换时，表现出了重重顾虑，其改编过程比完成"阳明属心"到"阳明属胃"的转变艰难得多，以至于不得不采取"分步走"的策略——先从"胃"到"胃脾"共主、"脾胃"连称，最后再以"脾"取代"胃"：

> 厥心痛，腹胀胸满，心尤痛甚，胃心痛也，取之大都、太白。（《灵枢·厥病》）
>
> 按：此条胃病而取足太阴本输。
>
> 脾疟者，令人寒，腹中痛，热则肠中鸣，鸣已汗出，刺足太阴。（《素问·刺疟论》）
>
> 胃疟者，令人且病也，善饥而不能食，食而支满腹大，刺足阳明太阴横脉出血。（《素问·刺疟论》）

---

〔1〕　太阴：原误作"太阳"，据《甲乙经》卷五第五、《太素·人迎脉口诊》改。

按：此条胃病而亦取足太阴穴。

风从西南方来，名曰谋风，其伤人也，内舍于脾，外在于肌，其气主为弱。（《灵枢·九宫八风》）

风从东南方来，名曰弱风，其伤人也，内舍于胃，外在肌肉，其气主体重。（《灵枢·九宫八风》）

按：此条胃之外应与病候乃典型的足太阴之合。

土不及……其脏脾，其病内舍心腹，外在肌肉四肢。（《素问·气交变大论》）

下部人，足太阴也。人以候脾胃之气。（《素问·三部九候论》）

脾胃者，仓廪之官，五味出焉。（《素问·灵兰秘典论》）

邪在脾胃，则病肌肉痛。阳气有余，阴气不足，则热中善饥；阳气不足，阴气有余，则寒中肠鸣腹痛。阴阳俱有余，若俱不足，则有寒有热。皆调于三里。（《灵枢·五邪》）

在"脾"、"胃"共主阶段，最突出的一个特征是，无论是论述五脏的生理或病理，往往都跟随一个"胃"的生理或病理的描述，既不说是"脏"，也不说是"腑"，以至于六朝谢士泰《删繁方》引扁鹊五脏疟曰："五脏并有疟候，六腑则无，独胃腑有之"。实际上这时的"胃"依然还是"脏"的概念，其病症也正是后来"脾"的病症，相反"脾疟"的病症呈现的却是胃肠的病症；《素问·三部九候》所论九个诊脉部位——脉口，只有足太阴脉一处是候"脾胃之气"两脏，而其具体的诊脉部位，王冰注和《至真要大论》都明确注明为"冲阳脉"——胃脉也；在《九宫八风》中，脾与胃是并行的——后来属于"脾"的外症却依然在"胃"之下，而在《气交变大论》这两条文字已被整合于"脾"之下，"胃"已然消失了。

特别值得一提的是，在《脉经》寸口脉法六部分候为：左关诊肝，右关诊脾，然而其卷二第三篇"平三关病候并治宜"所载十八条关脉所诊病候中，除二条"脾胃"连称外，一条主"脾"病者，其余十五条皆言"胃"。

（三）少阳主肝

仓公"诊籍"涉及少阳与肝的病案有以下三例：

所以知成之病者，臣意切其脉，得肝气……切其脉时，少阳初代……故上二分而脓发，至界而痈肿，尽泄而死。热上则熏阳明……（齐侍御史成病案）

> 齐太医先诊山跗病，灸其足少阳脉口，而饮之半夏丸，病者即泄注，腹中虚；又灸其少阴脉，是坏肝刚绝深……后五日死者，肝与心相去五分，故曰五日尽，尽即死矣。（齐章武里曹山跗病案）
>
> 齐北宫司空命妇出於病，众医皆以为风入中，病主在肺（徐广曰：一作"肝"），刺其足少阳脉。（齐北宫司空命妇出於病）

上述第三条文字"病主在肺"，晋末徐广的注指出当时流行的传本中有作"病主在肝"者，此处作"肝"不仅与本条的治疗相合，而且与前二条文字形成互证，无疑更接近原文之真。只是从已知扁鹊医籍佚文中还没有找出像"阳明属心"、"太阴属胃"那样大量、可靠的证据支撑"少阳主肝"说，此说对《内经》的影响，也只见于《素问》"四时刺逆从"、"六节藏象论"。

至于在扁鹊医学中太阳、少阴、厥阴与五脏和经脉的关联如何，因缺乏足够、可靠的证据而难以判定，而且也难以确定"阳明从属心到属胃、太阴从主胃到主脾胃再到脾、少阳从合肝到合胆"的演变，究竟是在扁鹊医学内部发生的，还是由其他学派"改造"的产物。

三、针灸诊疗

关于针刺工具与刺法，《灵枢》开卷第一篇的第一句话就借黄帝之口旗帜鲜明地说道："余欲勿使被毒药，无用砭石，欲以微针通其经脉，调其血气，营其逆顺出入之会，令可传于后世"，而"毒药"、"砭石"正是扁鹊医学治疗的两大利器，在《史记·扁鹊仓公列传》可见有如下描述：

> 扁鹊乃使弟子子阳厉针砥石，以取外三阳五会。
> 在血脉，针石之所及也；
> 形弊者，不当关灸镵石及饮毒药也。
> 论曰"阳疾处内，阴形应外者，不加悍药及镵石"。
> 臣意教以经脉高下及奇络结，当论俞所居，及气当上下出入、邪逆顺，以宜镵石，定砭灸处，岁余。

可见，《史记·扁鹊仓公列传》所反映出的扁鹊针灸以砭灸为主，所说"针石"指镵石，也作"镵针"。刺法以刺脉出血为主，所谓"镵出血"。

仓公的针灸方已呈现出明确的"针灸量化"的特点，充分体现了扁鹊医学"守数精明"的特征：

> 齐北官司空命妇出於病……病气疝，客于膀胱，难于前后溲，而溺赤。病见寒气则遗溺，使人腹肿：灸其足蹶阴之脉，左右各一所。
>
> 菑川王病，召臣意诊脉，曰："蹶上为重，头痛身热，使人烦懑。"臣意即以寒水拊其头，刺足阳明脉，左右各三所，病旋已。
>
> 故济北王阿母自言足热而懑，臣意告曰："热厥也"。则刺其足心各三所，按之无出血，病旋已。
>
> ——《史记·扁鹊仓公列传》

切不可将"刺足阳明脉，左右各三所"理解为在足阳明经取三个穴，"三所"是指"三痏"、"三针"之意，这在第三方中看得很清楚："足心"已经是一个确定的部位，因此不可能将"刺其足心各三所"理解为刺三个不同的穴。仓公的这一刺方相对应的针刺方又见于《素问·缪刺论》："刺足下中央之脉各三痏，凡六刺，立已"。更直接的证据还可见于出土文物东汉画像石扁鹊针刺图，图中在不同的穴所刻画出的不同针数，正是这种刺法的形象表达。在传世本《素问·通评虚实论》还能见到与仓公针灸方如出一辙的针灸方形式：

> 所谓少针石者，非痈疽之谓也，痈疽不得顷时回。痈不知所，按之不应手，乍来乍已，刺手太阴旁三痏与缨脉各二。掖痈大热，刺足少阳五，刺而热不止，刺手心主三，刺手太阴经络者大骨之会各三。（《素问·通评虚实论》）
>
> 腹暴满，按之不下，取手太阳经络者，胃之募也，少阴俞去脊椎三寸旁五，用员利针。霍乱，刺俞旁五，足阳明及上旁三。刺痫惊脉五，针手太阴各五，刺经太阳五，刺手少阴经络旁者一，足阳明一，上踝五寸刺三针。（《素问·通评虚实论》）
>
> 邪客于手足少阴太阴足阳明之络，此五络皆会于耳中，上络左角，五络俱竭，令人身脉皆动，而形无知也，其状若尸，或曰尸厥，刺其足大指内侧爪甲上，去端如韭叶，后刺足心，后刺足中指爪甲上各一痏，后刺手大指内侧，去端如韭叶，后刺手心主，少阴锐骨之端各一痏，立已，不已，以竹管吹其两耳，剃其左角之发方一寸燔治，饮以美酒一杯，不能饮者灌之，立已。（《素问·缪刺》）

65

这一组针刺方将扁鹊针方的典型特征展示得淋漓尽致：第一，针刺工具与治疗病种，如前所述，在经脉学说诞生之前，扁鹊以镵针刺血治痈名于世，这里的针方与之完全相合。而且在《内经》其他篇还能找到这组针方针刺工具的旁证，例如刺"痛不知所"方，《灵枢·官针》曰"病在皮肤无常处者，取以镵针于病所，肤白勿取"；刺"掖痈大热"方，《灵枢·痈疽》曰"发于腋下赤坚者，名曰米疽，治之以砭石"。第二，量化治疗，这里方中所说的"三痏"、"各二"、"各三"、"三"、"五"、"一"之数皆体现扁鹊针灸的数量化特征，以往人们不知其源，皆将这类数字解为穴位数，大误。第三，针刺部位的命名与标注，相当于脉口部的"经脉穴"直接以三阴三阳命名，因其部位是固定且唯一的，故无须标注。而"经脉穴"之外的穴皆标注部位而不言穴名——这类穴即仓公所言之"砭灸处"，可能当时就没有专门的名称。

顺便说，以上针刺尸厥方见于葛洪《肘后方》，取穴略有不同，方下曰："此亦全是魏大夫传中扁鹊法，即赵太子之患"[1]。

若以镵针刺血，则不言具体的数量，但也有标准——或出血，或血变而止，而且量化还依据病人之性别、老少以及病之新旧而有不同的规定。

虽然目前还难以确定，扁鹊、仓公的针灸方是否被传世本《素问》、《灵枢》完整地载录，但至少可以给出这样的判断：**那些"经脉穴"方、"经脉穴"与标注部位而无穴名的穴共见的针灸方、镵针刺血方、特别注明针刺数量的针灸方，皆出自扁鹊学派。**

第 2 节　经脉理论与扁鹊脉法的"血缘"

传世本《内经》"雷公、黄帝问答"篇章源于扁鹊医书（考证见第 17 章"扁鹊医籍辨佚和拼接"），由此再向前延伸一步即可得出这样的判断：采用"雷公、黄帝问答"的《灵枢·经脉》篇的主体部分辑自扁鹊医书。本节则进一步考察不同来源的证据，以形成更令人信服的可靠结论。

分析马王堆出土帛书《阴阳十一脉》、《足臂十一脉》和《灵枢·经脉》经脉学说文本，发现完整的经脉学说包括：循行、病候、诊法、治则、治疗等

---

〔1〕　葛洪. 肘后备急方［M］. 影印本. 北京：人民卫生出版社，1956：15.

五项。其中，不同时期各传本共有的只一项：病候[1]——经脉学说不可或缺的核心要素，若没有病候，诊法、治则、治疗皆无所依，循行也将失去意义。

　　针灸学术史研究表明，经脉理论与遍诊法密切相关，特别是与"标本诊法"关系最密切。因此，要论证经脉学说与扁鹊脉法之间存在"血缘"关系，首先要考察与经脉概念的产生直接相关的"标本诊法"是否先见于扁鹊脉法？并进一步阐明：五色脉诊的脉候又如何成为经脉病候？脉死候如何成为经脉之绝？以及在经脉学说诞生之前，脉候都有哪些不同的理论解释？

一、扁鹊脉法

　　已知的各类诊脉法：标本诊法、三部九候法、人迎寸口法、独取寸口法、尺寸诊法以及诊血脉法皆出于不同时期的扁鹊脉法。以下重点论述与经脉学说诞生密切相关的标本诊法。

　　虽然标本诊法不像"三部九候脉法"在《内经》中有专篇论述，但仍可见散在的论述，特别是关于该诊法详细的临床应用论述：

　　　黄帝曰：持针纵舍奈何？岐伯曰：必先明知十二经脉之本末，皮肤之寒热，脉之盛衰滑涩。其脉滑而盛者，病日进；虚而细者，久以持；大以涩者，为痛痹；阴阳如一者，病难治。其本末尚热者，病尚在；其热已衰者，其病亦去矣。持其尺，察其肉之坚脆，大小[2]、滑涩、寒温、燥湿。因视目之五色，以知五脏而决死生。视其血脉，察其色，以知其寒热痛痹。（《灵枢·邪客》）

　　　黄帝问于岐伯曰：余欲无视色持脉，独调其尺，以言其病，从外知内，为之奈何？岐伯曰：审其尺之缓急、小大、滑涩，肉之坚脆，而病形定矣……诊龋齿痛，按其阳明[3]之来，有过者独热，在左左热，在右右热，在上上热，在下下热。诊血脉者，多赤多热，多青多痛，多黑为久痹，多赤、多黑、多青皆见者，寒热。（《灵枢·论疾诊尺》）

---

　　[1]　这一结果恐怕出乎大多数人意料。在今人眼中，经脉学说的核心是循行，至少应当是循行与病候共为核心。然而我们分明在马王堆出土的两种《十一脉》文本中清楚地看到："有点无线"；"某一区间的局部连线"；以及"脉的终始接续循行"这三种不同阶段的经脉循行模式的遗存。

　　[2]　大小：此前当据《灵枢·论疾诊尺》补"尺之"二字。

　　[3]　明：原脱，据《甲乙经》卷十二第六、《太素·杂诊》补。

以上《邪客》经文列举了标本诊法、尺寸诊法、血脉诊法及色诊，而此四诊在撰用扁鹊脉法的《灵枢·论疾诊尺》篇不仅一一论及，而且还有关于标本诊法的临床应用。更巧的是，系统记述了标本诊法具体临床应用的《灵枢·邪气脏腑病形》也综合论述了尺寸诊、色诊：

> 面热者足阳明病，鱼络血者手阳明病，两跗之上脉竖（坚）、陷者足阳明病，此胃脉也。
>
> 小肠病者，小腹痛，腰脊控睾而痛，时窘之后，当耳前热，若寒甚，若独肩上热甚，及手小指次指之间热，若脉陷者，此其候也，手太阳病也，取之巨虚下廉。
>
> 膀胱病者，小腹偏肿而痛，以手按之，即欲小便而不得，肩上热，若脉陷，及足小指外廉及胫踝后皆热，若脉陷，取委中央。
>
> 胆病者，善太息，口苦，呕宿汁，心下澹澹，恐人将捕之，嗌中吤吤然，数唾，候[1]在足少阳之本末，亦视其脉之陷下者灸之；其寒、热者，取阳陵泉。
>
> ——《灵枢·邪气脏腑病形》

综上经文所述可概括出标本诊法的特征：

第一，**"诊独"**，即诊察独与其他诊脉处不同的脉象即为"有过之脉"，所谓"有过者独热。在右右热，在左左热，在上上热"。诊独，是标本诊法、三部九候遍诊法最突出的特征。

第二，**脉象简而单一**。正因为只需要"诊独"，因此标本脉法诊察的只是最容易指别的几种基本脉象——大（盛）、小（虚）、缓、急、滑、涩，而且一般不出现独取寸口脉法中常见的由多种单一脉象组合成的复合脉象，例如"浮大而缓"、"浮短而涩"等。

第三，**肤、脉诊合参，脉形、脉动双诊**。除了诊脉动外，更强调了诊脉之"坚实"与"陷下"等脉形的变化，以及标本处皮肤温度的寒、热异常。在临床应用上更是如此，这也从另一方面提示标本诊法是扁鹊脉法中的早期诊法，其时诊脉动候气的观念形成不久，还没有在临床上获得广泛的应用。

把握了这些特征，再读《内经》相关经文，就会有全新的理解，才能真正明白为什么《内经》一再强调"必审察其本末之寒温，以验其藏府之病"

---

〔1〕 候：原无，据《脉经》卷六第二、《甲乙经》卷九第五、《太素·府病合输》补。

（《灵枢·禁服》）。准确地说，标本诊法并没有消亡，其生命借助于后出之脉法得到延续——其基本脉象依然一脉相承地被其他脉法传承，从马王堆帛书《脉法》、张家山汉简《脉法》到三部九候脉法，一直到传世本《灵枢》最晚期的作品《经脉》篇都是这一代代相传的见证：

> 肺手太阴之脉……盛则泻之，虚则补之，热则疾之，寒则留之，陷下则灸之，不盛不虚，以经取之。盛者寸口大三倍于人迎，虚者则寸口反小于人迎也。（《灵枢·经脉》）

"经脉"篇在十二经脉的每一条脉下都清清楚楚地、反反复复地强调着"盛则泻之，虚则补之，热则疾之，寒则留之，陷下则灸之，不盛不虚，以经取之"这一治则，从字面上看，很容易将其理解为人迎寸口诊法，而依据标本诊法的特征可知，审察标本处皮肤"寒"与"热"；脉之"坚实"与"陷下"等是标本脉法特有的内容，我们一眼便可看破其标本诊法的本来面目——尽管被披上了人迎寸口脉法的"马甲"。

进一步考察，我们又于传世本《内经》发现了关于对标本脉法之"坚实"与"陷下"的治则与治法规范，并可见专门的名称：

> 故刺痹者，必先切循其下之六经，视其虚实，及大络之血结而不通，及虚而脉陷空者而调之。（《灵枢·周痹》）
> 陷下者，脉血结于中，中有著血，血寒，故宜灸之。（《灵枢·禁服》）
> 经陷下者，火则当之，结络坚紧，火所治之。（《灵枢·官能》）
> 坚紧者，破而散之，气下乃止，此所谓以解结者也……一经上实下虚而不通者，此必有横络盛加于大经，令之不通，视而泻之，此所谓解结也……上热下寒，视其虚脉而陷之于经络者取之，气下乃止，此所谓引而下之者也。（《灵枢·刺节真邪》）
> 帝曰：补泻奈何？岐伯曰：血有余，则泻其盛经出其血。不足，则视其虚经内针其脉中，久留而视，脉大，疾出其针，无令血泄。（《素问·调经论》）

由此可见，贯穿《经脉》篇十二脉的是标本诊法，其"是动"病出自标本诊法特有的"诊独"法的脉候，其下的治则"为此诸病，盛则泻之，虚则补之，热则疾之，寒则留之，陷下则灸之，不盛不虚，以经取之"，则是针对标本诊法的脉象而言，在《内经》已经可见基于这一治则的非常详细的操作规范和明确的疗效判定指标，并且有了专用的名称——刺脉之坚实者谓之"解结"，刺脉之陷下者谓之"引而下之"。足以说明这样的治则治法曾经有过非常广泛的临床应用。

那么，这些脉法是否都出自扁鹊脉法？首先，诊脉之"陷空"与"坚实"的脉形诊法正是扁鹊早期诊脉法的特征；第二，诊皮表之寒、热、滑、涩是扁鹊诊法的特色——尺肤诊是这一诊法的特例；第三，已知论述标本脉法及其临床应用的《论疾诊尺》出自扁鹊脉法，且其中一条标本诊法已明确见于《脉经》所引扁鹊脉法文字中，并与标本诊法临床应用的专篇《邪气脏腑病形》操作方法完全吻合：

> 诊龋齿痛，按其阳明之脉来，有过者独热。在右右热，在左左热，在上上热。在下下热。（《脉经·扁鹊华佗察声色要诀第四》卷五）

第四，《史记·扁鹊仓公列传》仓公"诊籍"恰好记载了一例"诊疗龋齿痛"案，该案没有像其他病案那样描述寸口脉法，应当是采用了标本诊法。

> 齐中大夫病龋齿，臣意灸其左大（手）阳明脉，即为苦参汤，日嗽三升，出入五六日，病已。得之风，及卧开口，食而不嗽。（《史记·扁鹊仓公列传》）

这些证据足以说明，标本脉法不仅明确见于扁鹊脉法，而且还有明确的临床应用，体现出早期扁鹊脉法的鲜明特征，以及临床应用上的诸诊合参的特点。

那么，古人为什么要选择诊标本处呢？《灵枢》给出了这样的解答：

> 脉之卒然动者，皆邪气居之，留于本末；不动则热若寒[1]，不坚则陷且空，不与众同，是以知其何脉之动也。（《灵枢·经脉》）
> 审于本末，察其寒热，得邪所在，万刺不殆，知官九针，刺道毕矣。（《灵枢·官能》）

这里明明白白、清清楚楚地告白：脉之卒然动者，是因邪气留于本末，遍诊十二脉本末之独动、独热、独寒、独坚、独陷等"不与众同"之象而知

---

〔1〕"若寒"二字原无，据标本诊法的特征补，以与下文"不坚则陷且空"句式对应。

"何脉之动",也即《官能》所说的"得邪所在"。"标本"既是邪气所居之处,诊察标本则可"得邪所在"、"知病之所生"。同时正因为"标本"乃邪气所居,诊标本不仅可知"邪之所在",而且可辨病之进退,所谓"其本末尚热者,病尚在;其热已衰者,其病亦去矣"。

从标本诊法出现,到以"在下脉口为本,在上脉口为末"的本末关系的确立,距"经脉"概念的诞生就只有一步之遥了。

二、脉口、脉候与"经脉"候

诊脉部位称作"脉口",以诊察脉形、脉色和脉动。随着血脉理论的发展,"气"的意义被更多地强调,诊脉便更多地注重诊脉动——脉气,因而脉口也被称作"气口"。

在脉口处诊察之病候称作"脉候",最初是偶然的、具体的,是针对一个个具体的疾病的诊察,这样的脉候很多,或者说是无穷尽的。后来古人将临床常用脉口所诊之常见病症加以归纳总结,成为临证诊脉之规范——"经脉",即"常脉"、"经典之脉"的意思,所谓"必先知经脉,然后知病脉"。当以三阴三阳之名命名常用脉口时,最多能有六处脉口入选,再以手足别之可达十二处,相应的"常脉"病候也不能超出十二组。

在不同阶段有多种不同的关于脉候的总结,马王堆帛书《阴阳十一脉》中的十一组脉候,即十一脉下的"是动则病",应当是经过整合之后成熟且共识度高的一种版本,其阳明脉脉候的内容如下:

> 是动则病:洒洒病寒,喜伸数欠;颜黑,病肿;病至则恶人与火;闻木音则惕然惊,心惕欲独闭户牖而处;病甚则欲登高而歌,弃衣而走,此为骭蹶。(马王堆帛书《阴阳十一脉》)

首先从文字本身分析,病候中"病至"与"病甚"是同义词——《素问·脉解》篇"病甚"即作"病至",出现于同一段文字中,便暴露了此版本的"组装"性质。

再从内容上分析,可辨识出该组病候至少由四个片断组成:第一,疟病:洒洒病寒,喜伸数欠;病至则恶人与火;闻木音则惕然惊,心惕欲独闭户牖而处;第二,狂病:病甚则欲登高而歌,弃衣而走;第三,颜黑;第四,病肿;显出了阳明脉的脉候从诊疟、诊热病、诊狂病、诊腹肿等不断积累与选择过程的痕迹,而且还可依据传世文献遗存的散在"碎片",在一定程度上将这一过程"回放"：

> 足少阳之疟，令人身体解㑊，寒不甚，热不甚，恶见人，见人心惕惕然，热多汗出甚，刺足少阳。足阳明之疟，令人先寒，洒淅洒淅，寒甚久乃热，热去汗出，喜见日月光火气乃快然，刺足阳明跗上。足少阴之疟，令人呕吐甚，多寒热，热多寒少，欲闭户牖而处，其病难已。（《素问·刺疟》）

显然，阳明脉候之"是动则病洒洒病寒，喜伸数欠；病至则恶人与火，闻木音则惕然惊；心惕欲独闭户牖而处"，来自诊疟的经验，而且除了"足阳明疟"外，还混有"足少阳疟"和"足少阴疟"的症状；关于"喜伸数欠"，《素问·疟论》有明确的解释："疟之始发也，先起于毫毛，伸欠乃作，寒栗鼓颔……阳明虚则寒栗鼓颔也"，可见阳明脉确与疟之始发密切相关，而且阳明脉口（即趺阳脉）也是针刺治疗"疟发，身方热"的主方，这就不难理解：为什么在阳明脉候中如此强调"疟病"的症状。

病候中"恶火"是因为发热——本义是指疟病"其热冰水不能寒"的发热；"欲登高而歌，弃衣而走"是热盛的表现，即《阳明脉解》所说"其脉血气盛，邪客之则热，热甚则恶火……热盛于身，故弃衣欲走也"；如果热扰神明，就会出现神昏狂乱的症状，即《阳明脉解》所说"妄言骂詈不避亲疏而歌"，正如《脉要精微论》所解释的那样"衣被不敛，言语善恶，不避亲疏者，此神明之乱也"——阳明脉候应当补上此条，这样因发热而致的不同程度、不同发展阶段的症状就完整了，与临床针灸诊疗的实际也更加贴近：

> 大热遍身，狂而妄见、妄闻、妄言，视足阳明及大络取之，虚者补之，血而实者泻之。（《灵枢·刺节真邪》）

需特别指出的是，这里的"虚者补之"之"虚"是指趺阳脉的"陷且空"；"血而实"即指趺阳脉的"坚实充血"，是早期标本脉诊法特有的诊脉形的又一典型实例。

关于"颜黑"之症，似乎有些不好理解，但如果将此脉候与扁鹊脉法联系起来，便不难理解。详见下文。

关于"病肿"一症，已见于《素问·脉解》，而在《经脉》篇被移至"所生病"中，不知是因为所据版本的不同，还是该篇编者认为此症在整个脉候中不协调。

现在再来看这一版本的脉候与扁鹊脉法的"血缘"。已知传世本《素问·刺疟》与扁鹊针灸有"血缘"关系，那么深受扁鹊诊疟、刺疟影响的"阳明脉候"源出于扁鹊医学也就同时被证明。然而仅仅凭这一个证据，似乎并不能让人放心。《史记·扁鹊仓公列传》为我们提供了更多、更直接的证据。

《史记·扁鹊仓公列传》所载录的仓公"诊籍"中涉及阳明脉候最多——这也是以上选择阳明脉候为例的一个基本考虑：

> 齐章武里曹山跗病……阳明脉伤，即当狂走。
>
> 齐王中子诸婴儿小子病，召臣意诊切其脉，告曰："气鬲病。病使人烦懑，食不下，时呕沫。病得之忧，数忔食饮。"……所以知小子之病者，诊其脉，心气也，浊躁而经也，此络阳病也。脉法曰"脉来数疾去难而不一者，病主在心"。周身热，脉盛者，为重阳。重阳者，逿心主。故烦懑食不下则络脉有过，络脉有过则血上出，血上出者死。此悲心所生也，病得之忧也。
>
> 菑川王病，召臣意诊脉，曰："蹶上为重，头痛身热，使人烦懑。"臣意即以寒水拊其头，刺足阳明脉，左右各三所，病旋已。病得之沐发未干而卧。诊如前。所以蹶，头热至肩。
>
> ——《史记·扁鹊仓公列传》

以上三个病案，第一个是其他病伤及阳明脉，后二个病则是阳明脉症的专论，所论病症皆为身热和热伤神明的病症。第二个病案涉及脉象、脉症、脉解、病因及预后，是扁鹊《脉法》解脉的典型笔法，特别是这里明确将阳明脉症归属于心，体现了早期扁鹊医学中藏象学说的典型特征。考察发现，仓公援引的《脉法》之文被更完整地保存于王叔和《脉经》：

> 心脉沉之小而紧，浮之不喘，苦心下聚气而痛，食不下，喜咽唾，时手足热，烦满，时忘不乐，喜太息，得之忧思。（《脉经·心手少阴经病证第三》卷六）
>
> 心病，烦闷，少气，大热，热上盪心，呕吐，咳逆，狂语，汗出如珠，身体厥冷。其脉当浮，今反沉濡而滑。其色当赤，而反黑者，此是水之克火，为大逆，十死不治。（《脉经·心手少阴经病证第三》卷六）

前一条文字先述脉象、脉症，再以"得之"二字引出病因，正是《脉法》

的典型体例；第二条文字不仅内容吻合，甚至连"遏心主"这种极具特征性的字眼也对应得丝丝入扣。而且这条文字还揭示了阳明脉候中的"颜黑"的意义——是逆证而非顺证。同时也指出阳明脉症典型面色是"面赤"。

在扁鹊脉书佚文中还发现，关于阳明脉象以及脉象的解释都与心关联：

> 心，南方火也。万物之所盛，垂枝布叶，皆下曲如钩，故其脉之来疾去迟。（《难经·十五难》）
>
> 阳明之脉，浮大以短，动摇三分。大前小后，状如科斗，其至跳。（《脉经·扁鹊阴阳脉法第二》卷五）
>
> 帝曰：阳明藏何象？岐伯曰：象心之[1]大浮也。（《素问·经脉别论》）

这时我们才能真正理解仓公所引《脉法》曰"脉来数疾去难而不一者，病主在心"的意义；同时也才能真正理解《素问·四时刺逆从》所说"阳明有余，病脉痹，身时热；不足，病心痹；滑则病心风疝；涩则病积时善惊"的含义。

有意思的是，马王堆帛书《阴阳十一脉》及张家山出土《脉书》十一脉下的"是动"病因脱离了原先脉诊的语境而增加了后人辨识的难度，而到了《灵枢·经脉》，脉诊的环境又重新回到"经脉病候"之下："为此诸病，盛则泻之，虚则补之，热则疾之，寒则留之，陷下则灸之，不盛不虚，以经取之"。这原本是关于"标本诊法"的典型描述——尽管在《经脉》篇中被戴上了"人迎寸口"脉诊的帽子，详见第4章第4节"经脉连环背后的脉法之力"。不知是因为今人的成见太深，还是因为《经脉》这段关于标本诊脉法的文字没有准确地置于"是动"病下，一直以来人们不仅没能看出其标本脉法的本义，甚至没有意识到这是关于诊脉法的描述，因而错失了正确认识"是动"病本义的机会。

所以说经脉病候之"是动"病出自扁鹊脉法，还有一很强硬的证据——"是动"病候中可见有"五色诊"的内容（参见下文），而五色脉诊正是扁鹊医学的标志，其"五色诊"更属于扁鹊医学的"专利"。

以上以阳明脉为例，从多个视角，基于多重证据，"回放"了被植入马王堆《阳阳十一脉》阳明脉下的"是动"病候的层累过程及其意义，论证了脉

---

〔1〕 心之：传世本原脱，据全元起本《素问》及《太素》补。

候与扁鹊脉法的"血缘"关系。尽管在整个"回放"过程中，甚至连某些演变的细节都近乎"逐帧"再现，但保不齐仍有人会提出这样的问题：是否存在这样的可能性——古人先通过某种不为我们所知的途径、方式构建了经脉学说，并以不为我们所知的方式总结出了经脉病候，然后扁鹊及其传人受经脉循行的指引发明了脉诊，并受经脉病候的启发总结出了相关的脉候。在对此疑问从根本上给出整体回答之前，以下依然先给出更多局部的、细节上的强证据——经脉绝候也是从脉诊的"脉死候"植入。

三、脉死候与经脉绝候

在马王堆帛书《阴阳十一脉》的"是动"脉候中有的包含了色诊"死候"，除了前面指出的足阳明脉候的死症"颜黑"外，足少阴脉下可见更加典型的扁鹊五色诊中的"死候"——面黯若炲色：

> 是动则病：喝喝如喘，坐而起则目䀮䀮如毋见，心如悬，病饥，气不足，善怒，心惕，恐人将捕之，不欲食，面黯若炲色，欬则有血，此为骨蹶（厥）。（马王堆帛书《阴阳十一脉》）

> 病人面黄目黑者，不死。黑如炲，死……黑欲如重漆，不欲如炭。（《脉经·扁鹊华佗察声色要诀第四》卷五）

> 扁鹊云……病患本色黑，欲如重漆之泽，有光润者佳，面色不欲黑如炭。若面黑目白，八日死，肾气内伤也。黑如乌羽者生，黑如炲煤者死。（《千金翼方·色脉》卷二十五）

此外，在马王堆出土两种《十一脉》文献以及张家山出土汉简《脉书》还有一些关于死征的专篇描述，被称作"脉死候"。经考察，这些"脉死候"也出自扁鹊五色脉诊：

> 凡视死征：唇反人盈，则肉先死；龈齐齿长，则骨先死；面黑，目环视雕，则血先死；汗出如丝，傅而不流，则气先死；舌揣囊卷，则筋先死。凡征五，一征见，先活人。（张家山出土汉简《脉书》）

> 病人唇反，人中反者，死；病人唇肿齿焦者，死；病人齿忽变黑者，十三日死；病人舌卷卵缩者，必死；病人汗出不流，舌卷黑者，死。（《脉经·扁鹊华佗察声色要诀第四》卷五）

两相比较，《脉经》所载之扁鹊文字更古朴、更少理论色彩，反映了早期

"诊死生"的特征。以下试以"血先死"为例，考察扁鹊"诊生死"学说演变的轨迹：

> 病人面黑，目直视，恶风者，死……病人目直视，肩息者，一日死。（《脉经·扁鹊华佗察声色要诀第四》卷五）
>
> 病人目回回直视，肩息者，一日死。（《千金要方·扁鹊华佗察声色要诀第十》卷二十八）
>
> 病人心绝，一日死，何以知之？肩息回视，立死。（《脉经·诊五脏六腑气绝证候第三》卷四）
>
> 扁鹊云……心绝一日死，何以知之？两目回回直视，肩息，立死。（《新雕孙真人千金方·心藏脉论》卷十三）

这里不仅清楚地看出，《脉书》十一脉下"五死征"与扁鹊诊死生的"血缘"关系，而且特别难得的是，通过不同时期扁鹊色脉诊的演变，犹可见《脉书》"五死征"在整个扁鹊决死生之诊发展链中所处的位置：与《脉书》五死之一"血先死"相对应的死征"病人面黑，回回目直视，恶风者，死"，原本只是扁鹊望色察声决死生法中的一个实例而已，还没有上升到"五死"这样的理论概括，应属于扁鹊诊死生经验总结的早期阶段；而这个早期阶段的实例之一，在《脉书》"五死征"中被定为五死之一"血先死"，虽已经体现出一定程度的理论概括，但与五脏还没有关联上，应属于扁鹊诊死生的中期阶段；在扁鹊"诊五脏六腑气绝证候"，此条死征已经与心相关联——已经从"五体"过渡到了五脏，应属于扁鹊诊死生法的晚期阶段；在六朝谢士泰《删繁方》所引扁鹊诊"六绝"之文中，此条死征不仅与五脏关联，且与五行关联，当属于扁鹊诊死生法的定型阶段，也即我们今天在《灵枢·经脉》所见的文字：

> 手太阴气绝则皮毛焦，太阴者行气温于皮毛者也，故气不荣则皮毛焦，皮毛焦则津液去皮节，津液去皮节者，则爪枯毛折，毛折者则毛先死，丙笃丁死，火胜金也。
>
> 手少阴气绝则脉不通，脉不通则血不流，血不流则髦色不泽，故其面黑如漆柴者，血先死，壬笃癸死，水胜火也。
>
> ……
>
> 五阴气俱绝，则目系转，转则目运，目运者为志先死，志先死则

远一日半死矣。

六阳气绝，则阴与阳相离，离则腠理发泄，绝汗乃出，故旦占夕死，夕占旦死。

——《灵枢·经脉》

以往由于对扁鹊医籍缺乏深入研究，人们皆以为《灵枢·经脉》此段文字是直接从《脉书》"五死征"演化而来，而事实上《脉书》"五死"及《经脉》"五绝"都辑自不同阶段不同传本的扁鹊诊死生学说。其中《经脉》编者所依据的版本，与《删繁方》[1]引扁鹊脉书版本同源。根据《删繁方》引文可以看出中间的演变脉络，例如《经脉》版本"手太阴气绝"与《脉书》"气先死"征出入很大，而《删繁方》所引扁鹊脉书版本作"扁鹊曰气绝不疗，喘而冷汗出，二日死，气应手太阴，手太阴气绝则皮毛焦……"（转引自《外台秘要·气极论》卷十六），依然可见从"五死"到"五绝"的演变痕迹。

《脉书》所论"五死"之肉、骨、血、气、筋分类，与扁鹊医学早期理论所强调的疾病传变次序以及后来的皮肉脉筋骨的"五体"刺法密切相关。"五死"中的"血"、"气"当由原先的"脉"分出，这在传世《内经》中也可见有以"气"、"血"替代"脉"之例。也正是因为"血"、"气"二者由一"脉"分出，二者的界线并不分明，人们在归类时就容易出现分歧，于是我们见到马王堆帛书《阴阳脉死候》"五死征"之"血先死"和"气先死"与张家山出土《脉书》所述正相反。而且，在《脉经》所辑扁鹊《脉法》文字也能见到与帛书相近的描述"心病，烦闷，少气，大热，热上盪心，呕吐，咳逆，狂语，汗出如珠，身体厥冷"；又《内经》也有"心主汗"之说，所以我们不能简单地说帛书与汉简孰是孰非。

至此，我们可以判定：马王堆帛书《阴阳十一脉》之"阳明脉"、"少阴脉"病候中的死征，以及《阴阳脉死候》专篇所论"五死征"皆出自扁鹊脉书。如果说对于前面所说"经脉病候中的'是动'病是从扁鹊诊脉病候植入"的结论或许还有疑问的话，那么此刻恐怕我们无论如何也提不出同样的疑问——古人先通过某种不为我们所知的方法发现了经脉死候，然后被扁鹊再移植到色脉诊之中。因为"五死"、"六绝"、"六极"可视为扁鹊医学的"名片"和"身份证"，更何况在刺皮、刺肉、刺脉、刺筋、刺骨的"五体刺法"

---

〔1〕　此书虽佚，但《千金要方》、《外台秘要》转引有大量文字。

阶段，经脉学说还远未诞生。

四、脉候解与经脉学说的诞生

经典脉候形成之后，便成为临床诊断各种病症的一个模板——所谓"必先知经脉，然后知病脉"（《素问·三部九候论》）。这时古人在强烈求知欲的驱动下便开始尝试对脉候给出各种解释，其中最吸引古人的正是这些经典脉候。当用三阴三阳命名脉名及脉候时，古人能够想到的，或者说首先想到的便是从阴阳角度给出尝试性的解释，我们看到在很长一段时期内，古人都是从四时阴阳的角度对脉候给出了哲学层面的解释，仍以阳明脉为例说明：

> 黄帝问曰：足阳明之脉病，恶人与火，闻木音则惕然而惊，钟鼓不为动，闻木音而惊何也？愿闻其故。岐伯对曰：阳明者胃脉也，胃者土也，故闻木音而惊者，土恶木也。帝曰：善。其恶火何也？岐伯曰：阳明主肉，其脉血气盛，邪客之则热，热甚则恶火。帝曰：其恶人何也？岐伯曰：阳明厥则喘而惋，惋则恶人。帝曰：或喘而死者，或喘而生者，何也？岐伯曰：厥逆连脏则死，连经则生。帝曰：善。病甚则弃衣而走，登高而歌，或至不食数日，逾垣上屋，所上之处，皆非其素所能也，病反能者何也？岐伯曰：四肢者诸阳之本也，阳盛则四肢实，实则能登高也。帝曰：其弃衣而走者何也？岐伯曰：热盛于身，故弃衣欲走也。帝曰：其妄言骂詈不避亲疏而歌者何也？岐伯曰：阳盛则使人妄言骂詈不避亲疏而不欲食，不欲食故妄走也。（《素问·阳明脉解》）

> 阳道实，阴道虚。故犯贼风虚邪者，阳受之；食饮不节起居不时者，阴受之。阳受之则入六腑，阴受之则入五脏。入六腑则身热不时卧，上为喘呼。（《素问·太阴阳明论》）

> 阳明所谓洒洒振寒者，阳明者午也，五月盛阳之阴也，阳盛而阴气加之，故洒洒振寒也。所谓胫肿而股不收者，是五月盛阳之阴也，阳者衰于五月，而一阴气上，与阳始争，故胫肿而股不收也。所谓上喘而为水者，阴气下而复上，上则邪客于脏腑间，故为水也。所谓胸痛少气者，水气在脏腑也，水者阴气也，阴气在中，故胸痛少气也。所谓甚则厥，恶人与火，闻木音则惕然而惊者，阳气与阴气相薄，水火相恶，故惕然而惊也。所谓欲独闭户牖而处者，阴阳相薄也，阳尽而阴盛，故欲独闭户牖而居。所谓病至则欲乘高而歌，弃衣而走者，

阴阳复争，而外并于阳，故使之弃衣而走也。所谓客孙脉则头痛鼻衄
腹肿者，阳明并于上，上者则其孙络太阴也，故头痛鼻衄腹肿也。
（《素问·脉解》）

　　除了这几篇解释病候的专篇外，《内经》其他篇中也见有类似的病候解，
以往人们都将这些文字视为"经脉病候"的解释。这种思维"定式"的形成
基于这样一种预设：脉诊出现于经脉学说之后。然而这种理解无法解释以下事
实：第一，既然解释经脉病候，为什么不直接用经脉循行解释，却用阴阳五行
解释？第二，既然是经脉病候，为什么只解说"是动"病，不言"所生病"？
毕竟早在《灵枢·经脉》之前的马王堆《阴阳十一脉》中，经脉病候计数的
已是"所生病"，而不是"是动"病；第三，既然是说经脉病候，为什么只解
三阴三阳六脉，而不是手足十二脉病候？

　　首先分析：为什么脉解专篇都只针对三阴三阳六脉，而不是手足十二脉？

　　既然对脉候的解释都从阴阳入手，就离不开脉象的介导——先通过脉象与
阴阳建立联系，再依据阴阳学说解释脉候。脉象不同，解释不同；象与四时阴
阳配属不同，解释也不同。例如：

　　　　少阳之脉，乍小乍大，乍长，乍短，动摇六分。王十一月甲子夜
半，正月、二月甲子王。
　　　　太阳之脉，洪大以长，其来浮于筋上，动摇九分。三月、四月甲
子王。
　　　　阳明之脉，浮大以短，动摇三分。大前小后，状如科斗，其至
跳。五月、六月甲子王。
　　　　少阴之脉紧细，动摇六分。王五月甲子日，七月、八月甲子王。
　　　　太阴之脉，紧细以长，乘于筋上，动摇九分。九月、十月甲
子王。
　　　　厥阴之脉，沉短以紧，动摇三分。十一月、十二月甲子王。
　　　　　　　　　　　　　　　　　　——《脉经·扁鹊阴阳脉法第二》卷五

　　用三阴三阳框架对脉象进行分类，其最大容量为六，再分为手足上下则可
多至十二，手足同名经共一象。因为就阴阳而言，可根据阴阳之气的多少而分
为二阴二阳、三阳三阴，虽然可以再以手足分为上下而有十二脉，但具体到三
阴三阳中的一阳或一阴，例如"太阳"，尽管可以分作"足太阳"、"手太阳"，

却不能分出不同的"太阳"之脉的脉象。

　　尽管《灵枢·终始》、《禁服》分述手足三阴三阳十二脉象，但手足同名经脉象仍是相同的，而且《终始》基于脉象的治则也只言三阴三阳，不及手三阴三阳；《禁服》对于脉象主病及治疗也没有按手足阴阳分别论述。显然，对于相同的三阴三阳脉象不可能给出不同的阴阳解释，这便是为什么脉候的解释只言三阴三阳六脉而不及手足十二脉的根本原因。

　　其次，这几篇脉解哪一篇与扁鹊医学最接近？这些不同的脉候解释反映出了不同的时代特征：《脉解》以"阳明"属于心，与早期扁鹊医学藏象阴阳属性完全相同，而且只从四时阴阳解说，不涉及五行；《阳明脉解》则明确以"阳明"属于胃，且用五行学说解说，反映了晚期藏象学说的情形；《太阴阳明论》不仅以"阳明"属于胃，而且还体现了脏腑表里相合的思想——全元起本篇名即作"太阴阳明表里"，反映了更晚的藏象学说定型期的特点。可见，三篇之中，《脉解》篇与早期扁鹊医学特征的吻合度最高。所有这些解释尽管角度不尽相同，年代也有早晚之别，但性质都是相同的——都是对医学现象给出哲学层面的解释。

　　再次，原本作为脉诊病候是如何成为我们今天所说的经脉病候的"是动"病？

　　遍诊法为诊脉部位提供了很大的选择空间，特别是对于诊脉动的诊脉法，例如在《素问·至真要大论》诊肺脉即用到上肢所有的脉动处：天府、尺泽、太渊。在这样的诊脉实践中，脉动上下相"应"如引绳的经验使古人意识到两脉动点间是一条接续的脉——至今从《难经》中犹可见古人这一认识的"遗迹"。于是连接脉动点这一极简单的举动便诞生了一个伟大而全新的解释——用脉的直接联系来解释脉候、解释针灸脉口治疗相应脉诊病症的机制，产生了经脉学说的初始形态：上下脉动点间的连线＋脉诊病候。在下的诊脉处即为起点，在上的诊脉处为止点，诊脉病候则成为经脉病候——"是动"病。

　　"经脉"概念产生之后，很快就超越了其起初"解释脉候"的本义——不仅解释病候，而且也"生产"病候——基于假说所作出的推论，于是出现"所生病"（又作"所产病"），开始主要是沿脉行部位处的痛证，之后不断扩展的情形正如《灵枢·刺节真邪》所描述的"或痛、或痈、或热、或寒、或痒、或痹、或不仁"等各类病症，一脉所生的病症数可多达"数十病"。在马王堆帛书《阴阳十一脉》和张家山汉简《脉书》十一脉下同时录有这两类不同性质的病候。

及至最终定型化的《经脉》篇，其经脉学说则于十二经脉病候下录有标本脉诊法的内容，似乎又在不经意间回归了经脉学说"脉候解"的本质——当然这不是《经脉》编者的本义，其本义是为构建"经脉连环"所做的铺垫。

至此，我们知道：对于脉候，不论是哲学解还是经脉解，都有多种。在整个解释链中，每一个"链环"都对应于某一时段的某一解释，每一个解释又往往是对前一种解释的修订或背叛。参见图 3-1。

最后，必须清楚的是：关于病候的解释，除了用脉解外，古人也曾尝试着用"筋"、"系"去解释，例如关于足厥阴病候中前阴与舌关联的解释："筋者聚于阴气，而脉络于唇本也，故脉弗荣则筋急，筋急则引舌与卵"；又如关于足太阳病候中目与项关联的解释："足太阳有通项入于脑者，正属目本，名曰眼系"等。最终，一方面因为"筋"、"系"由于缺乏像经脉一样的体表观察的"窗口"而难以系统观察；另一方面更重要的是，借助于"络"无往不至的补充，经脉学说极大地拓展了其解释域，不仅用于解释经典脉候，更用于解释一切表现为远隔部位纵向关联的病候，甚至还用于解释五色诊中的部位关联，最终取得绝对的主导地位。详见下文"色诊与经脉"。

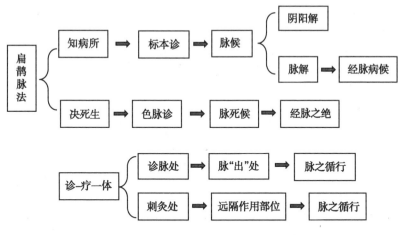

图 3-1　脉候的解释链与经脉的生长点

五、经脉病的治则与取穴

关于刺灸原则，最知名的是"盛则泻之，虚则补之，不盛不虚，以经取之"这一针灸治疗总纲，经《灵枢·经脉》篇的引用，成为古今针灸人常挂在嘴边的名言，却不曾知这一代代传诵的针灸大法源于扁鹊医学：

脉盈而洫之，虚而实之，诤（静）则侍（待）之。（张家山汉简《脉书》）

盛则泻之，虚则补之，不盛不虚，以经取之。（《灵枢·通天第七十二》）

愿闻六经脉之厥状病能也……盛则泻之，虚则补之，不盛不虚，以经取之。（《素问·厥论》）

必审察其本末之寒温，以验其藏府之病。通其营输，乃可传于大数。大数曰：盛则徒泻之，虚则徒补之，紧则灸刺且饮药，陷下则徒灸之，不盛不虚，以经取之。所谓经治者，饮药，亦曰灸刺。脉急则引，脉大以弱，则欲安静，用力无劳也。（《灵枢·禁服》）

上引《脉书》之文接在"五死征"后，而前面已论证"五死征"出自扁鹊，因此可以推断作为一个完整段落的文字皆出于扁鹊。非常幸运的是，这一推断因为一个直接证据的发现而被确认：

黄帝问扁鹊曰……虚者实之，补虚泻实，神归其室，补实泻虚，神舍其墟，众邪并进，大命不居。（《千金翼方·色脉》卷二十五）

令人惊奇的是，又在传世本《灵枢》发现了与此条文字"咬合"得极为紧密的对应文字：

泻虚补实，神去其室，致邪失正，真不可定，粗之所败，谓之夭命。补虚泻实，神归其室，久塞其空，谓之良工。（《灵枢·胀论》）

至此，不仅证明了这条经文的版权归扁鹊，而且还表明载录这条经文的扁鹊医书有不同的传本流传。

扁鹊这一针灸治则在《灵枢·禁服》篇被引作"大数曰"，从对应关系上看，《脉书》所谓"诤（静）则侍（待）之"，即《内经》所说"不盛不虚，以经取之"之义。尽管《禁服》对此句多次解释，然而理解起来总觉着不透，这一困惑只有读到《素问·调经论》才能冰释，该篇将人体血气失调分为三种状态："有余"、"不足"和"微"——邪气小而浅，血气未并，五脏安定。《脉书》所谓"诤（静）"，以及《内经》所谓"不盛不虚"，正相当于《调经论》所说的"微"态，针灸治疗也采用不补不泻的调法。

在《史记·扁鹊仓公列传》还可见与上述治则相关联的治疗原则，并且也能在传世本《内经》发现相对应的文字：

> 形弊者，不当关灸镵石及饮毒药也。(《史记·扁鹊仓公列传》)
>
> 帝曰：形弊血尽而功不立者何？岐伯曰：神不使也。帝曰：何谓神不使？岐伯曰：针石，道也。精神不进，志意不治，故病不可愈。今精坏神去，荣卫不可复收。何者？嗜欲无穷，而忧患不止，精气弛坏，荣泣卫除，故神去之而病不愈也。(《素问·汤液醪醴论》)
>
> 诸小者，阴阳形气俱不足，勿取以针，而调以甘药也。　(《灵枢·邪气脏腑病形》)
>
> 少气者，脉口人迎俱少而不称尺寸也。如是者，则阴阳俱不足，补阳则阴竭，泻阴则阳脱。如是者，可将以甘药，不可饮以至剂。(《灵枢·终始》)

顺便说，以上第二条《素问·汤液醪醴论》经文辑自扁鹊医籍，故不仅内容特征与扁鹊医学相合，而且用词习惯也一脉相承，例如"形弊"一词与仓公所述相同；所说"故神去之而病不愈也"，与前述扁鹊曰文字"神去其室，致邪失正，真不可定"吻合。

关于经脉病候的取穴，早在马王堆出土帛书《足臂十一脉》中，其所载十一脉病候之下皆有明言："诸病此物者，皆灸××脉"，例如足太阳脉病候下记曰"诸病此物者，皆灸太阳脉"。这里所说的"太阳脉"即指太阳脉口，也即"足太阳"穴处。汉代仓公治疗经脉病症案即是这一取穴治疗的典型范例——从《史记·扁鹊仓公列传》还可以清楚地看到仓公针灸治疗经脉病症的常规——所诊"有过之脉"脉口即针灸所治之处——穴位：

> 齐北宫司空命妇出於病……病气疝，客于膀胱，难于前后溲，而溺赤。病见寒气则遗溺，使人腹肿：灸其足蹶阴之脉，左右各一所。
>
> 菑川王病，召臣意诊脉，曰："蹶上为重，头痛身热，使人烦懑。"臣意即以寒水拊其头，刺足阳明脉，左右各三所，病旋已。
>
> 齐中大夫病龋齿，臣意灸其左太（手）阳明脉[1]，即为苦参汤，日嗽三升，出入五六日，病已。
>
> 故济北王阿母自言足热而懑，臣意告曰："热厥也"。则刺其足

---

〔1〕　左太阳明脉：《证类本草》及《本草纲目》苦参条下均引作"左手阳明脉"，当据改。相同的针方见于《素问·缪刺论》作"齿龋，刺手阳明"。

心各三所，按之无出血，病旋已。

——《史记·扁鹊仓公列传》

需要特别指出的是，以上针灸方中"足厥阴之脉"、"足阳明脉"、"手阳明脉"是指脉口名，而不是经脉名，在其他病案针灸方涉及到的还有"足少阳脉"、"足少阳脉口"，这些脉口既是诊脉的部位，又是针灸治疗的部位，笔者将这类穴位称作"经脉穴"，其穴名仍以三阴三阳命名，例如"足厥阴"、"足阳明"等[1]。通观仓公医案，对于经脉病候，仓公直取"有过之脉"的脉口治疗，而对于经脉病候之外病症的针灸治疗，则注明具体的刺灸部位，例如"足热而烦"的热厥证虽见于《灵枢·经脉》足少阴经病候和《素问·厥论》的"少阴之厥"，但在仓公时代还不属于足少阴脉病候，故仓公于此不言"刺其足少阴脉"，而言"刺足心"这个具体的针刺部位。我们在传世本《内经》还能见到这类表达方式，例如《素问·气府论》曰"足少阴舌下，厥阴毛中急脉各一，手少阴各一，阴阳跷各一"。这里的"手少阴各一，阴阳跷各一"皆不标注部位，因为"经脉穴"是固定的、唯一的、众所周知的，其他穴就必须标注部位，其中"足少阴舌下，厥阴毛中急脉"这类三阴三阳名＋具体部位的标注是常见的表达形式。

至此，已逐一论证了作为经脉学说的核心要素——经脉病候的"是动"病，以及病候所源于的标本诊法、病候的治疗原则和针灸治疗皆出自扁鹊医学，从而鉴定了经脉学说与扁鹊医学的"血缘"关系。

经脉病候"是动"病及穿插其间和附于其下的脉死候皆出于扁鹊五色脉诊病候；病候所源出的诊法为扁鹊脉法中的"标本诊法"，而在《经脉》篇为构建如环无端的"经脉连环"，却为这一诊法文字加上了"人迎寸口"的标注，遮蔽了其源出于标本诊法的本来面目；关于经脉病候的"补虚泻实"的治疗大法也最早由扁鹊脉法确立；针灸"有过之脉"的脉口治疗"有过之脉"的病症，是扁鹊针灸治疗经脉病候的常规。可见，经脉学说的核心及其他构成要素皆出于扁鹊医学。基于"标本诊法"所发现的腕踝部脉口诊候头面、内脏远隔部位病候，以及对这些远隔病症直接于相关脉口针灸治疗经验的总结，成为经脉学说诞生的关键一步。当总结出的远隔部位病候越来越多时，古人寻求对这类远隔关联现象解释的欲望就越来越强，才会出现种种不同的理论解

---

〔1〕 黄龙祥. 从《五十二病方》"灸其泰阴、泰阳"谈起——十二"经脉穴"源流考［J］. 中医杂志, 1994, 53（3）: 152-153

释，而对于所有基于四时阴阳学说解释的不满足，成为古人最终采用"脉"的直接联系解释脉候的最大动力所在。换言之，"经脉学说"是古人对以往对脉候仅仅作一种哲学上的解释的不满意而提出的一种新的解释，经过这种全新解释之后的脉候自然成为了"经脉病候"，而脉的循行则是这种全新解释的医学基础。

现在再让我们回过头来重看张家山出土汉简《脉书》，所论"病候"、"十一脉"、"脉死候"、"诊脉法"四篇，除"病候"不能确定外，其余三篇皆出于扁鹊医学，由此可形成这样的判断：此《脉书》应是扁鹊《脉书》某传本的单行本。

六、色诊与经脉

对于色诊中的五脏关联，一般都用阴阳五行学说解释，然而随着经脉学说解释域的不断扩大，也被用来解释色诊的原理：

> 扁鹊云：病患本色青，欲如青玉之泽，有光润者佳，面色不欲如青蓝之色。若面白目青是谓乱常，以饮酒过多当风，邪风入肺络于胆，胆气妄泄，故令目青。虽云天救，不可复生矣。（《千金翼方·色脉》卷二十五）
>
> 病人面黄目青者，九日必死，是谓乱经。饮酒当风，邪入胃经，胆气妄泄，目则为青，虽有天救，不可复生。（《脉经·扁鹊华佗察声色要诀第四》卷五、《千金要方·扁鹊华佗察声色要诀第十》卷二十八）
>
> （扁鹊曰：）面白目青，是谓乱经。饮酒当风，风入肺经，胆气妄泄，目则为青，虽有天救，不可复生。（《千金要方·肺藏脉论》卷十七）

经考察，以上三书皆引有扁鹊之文曰"病人面黄目青者，不死"，而传世本《脉经》及《千金要方》卷二十八引文又说"病人面黄目青者，九日必死"，显然有误。可见，此条文字以《千金翼方》及《千金要方》卷十七引"扁鹊"之文作"面白目青"为是。

这一偶然的传抄之误，本不值得一提，令人感兴趣的是，这里正确的色相和讹传的色相都借助于"络"得到了圆满的解释——"面白目青"是因为邪先犯肺而"面白"，肺以络通于胆使胆气妄泄而"目青"；至于"面黄目青"，则因邪先犯胃而"面黄"，胃以络通于胆，胆气妄泄而"目青"。而且顺着这一思路，"乱经"的色相可用"络"解释，顺经的色相自然也可用"络"来解释，比如以"面白目黑"为顺，可直接设一络连接肺与肾来解释。如果再往前延伸一步，所有那些用阴阳五行解释的五色诊都可以换成"络"的联系解释。这一误例的重大意义在于：为我们今天理解古典经脉学说中"络"的构建及其意义提供了绝佳的视角——**"络"依据解释的需要而生，随着解释的变化而变，而绝不会相反**——古人先通过某种不为我们所知的方法"发现"种种不同的"络"，然而据此解释各种生理和病理现象。

结语：追根

基于王叔和编《脉经》还能见到仓公当年所受的扁鹊《脉法》这一史实，可以比较放心地做出这样的判断：扁鹊医学的主体部分被传世医书所传承，所谓"书佚而学未断，术未亡"。通过多重不同来源证据的会聚，我们终于可以在一定程度上使得久佚的扁鹊医学重新呈现。

血脉理论、经脉学说、诊断、治疗原则、刺法，这些构成古典针灸学的关键要素都根源于扁鹊医学。如果没有扁鹊脉诊，没有"用砭启脉"的实践，就不会诞生血脉理论；如果没有在腕踝部脉口诊候头面形藏与胸腹神藏的诊脉法，就不会系统总结脉候，不会有"是动"病，当然也就不会有后来的"经脉病候"，不会也没有必要构建经脉理论。如果没有扁鹊脉法从分部遍诊法向独取寸口诊法的转变，就不会有气血循环的思想萌生以及气血运行速度的推算，不会有周身脉总长度的计算，就不会有后来"五十营"以及"营卫学说"，不会有《经脉》篇的"经脉连环"。由此可见，**扁鹊医学不仅孕育了经脉学说，并且决定了她的归宿**。

脉候是稳定的，而古人对于脉候的解释却在不断变化，从量变一直到质变，古典经脉学说只是这一长长的"解释链"中的一环。

之所以有人会提出"脉诊形成于经脉学说之后"的观点，主要由于以往的学术史研究忽略了两个重要的事实：第一，就整个中医理论的发展而言，在经脉理论诞生之前有一个漫长的血脉理论的主导阶段，而血脉理论的形成与脉诊密切相关；第二，就古典针灸理论而言，有三大主干理论，而经脉理论是最晚出的第三支中的一支，而在此之前针灸诊疗已经走了很长的路，在这漫长的探索之路中古代针灸人都借助脉诊的指引。

【总结】

1. 脉诊以及由此而派生的血脉理论与经脉理论都出自扁鹊学派，其基本学术思想及诊疗经验仍被《脉经》及《素问》等书所传。

2. 之所以足阳明胃经"是动"病表现为一组心神病症，是因为在扁鹊脉法中，以阳明脉对应于心脏；之所以足太阴脾经病候表现为一组胃的症状，是因为在早期扁鹊医学中太阴属于胃，胃属于"脏"，而不是"腑"，这也与扁鹊脉法注重诊胃脉的思路相应。

3. 之所以各传本经脉之下皆有脉死候，是因为扁鹊脉法包括"诊病之所生"和"决死生定可治"两项。"是动"病是扁鹊标本脉法"知病之所生"的经验总结；脉死候是扁鹊脉法不同阶段"决死生"经验的总结——"五死"反映的是中期扁鹊脉法中之"脉死候"，而《经脉》所录则是其最晚期的内容。至于散见于《阴阳十一脉》足太阴脉，以及《阴阳十一脉》、《足臂十一脉》足厥阴脉下的"脉死候"仍表现为经验的描述，尚未上升到理论高度的产物，是其早期脉法的内容。

4. 之所以脉解皆为三阴三阳六脉而非手足十二脉，是因为以三阴三阳命名脉象最多只能有六种，而对于完全相同的脉象不可能给出不同的解释。

5. 之所以在保存扁鹊医学文献最完整的《脉经》一书中，对于所诊之脉、所刺之脉、联系之脉皆以完全相同的三阴三阳命名？是因为十二经脉也曾像十五络脉中的手足三阴三阳之络一样，只有一个诊脉处——脉口、一个穴——经脉穴，因而用三阴三阳之名命名脉口、相应的穴和经脉名不会造成辨识上的困难。

6. 孕育于扁鹊医学的经脉学说主要经历三个阶段而诞生：第一步，偶然发现手足脉口可以诊候某远隔部位的病；第二步，在该脉口处自觉地尝试诊候更多的远隔部位的病症，经过长时间的反复检验确定该脉口所诊之常规病症——脉候的确立；第三步，尝试着用种种不同的学说对脉候做出解释——脉解的出现。各种"脉解"层出不穷，但没有一种能脱颖而出成为主流学说，而当古人对于脉候的解释超越哲学的层面，创用经脉学说给出更直接、更实用的解释之后，这一理论便迅速得到广泛的应用，不仅用于解释脉候，也用于解释五色的关联，而"络"成为经脉学说中最活跃，同时也是最不稳定的元素——总是随着解释的需要而生，随着解释的变化而变。

7. 《内经》中由"经脉穴"组成的针灸方源出于扁鹊，特别是方中注明了量化剂量，且针具为砭针者。

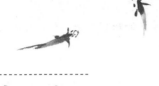
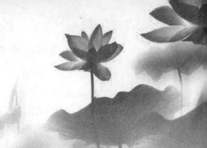

第4章

"经脉连环"
——联系之脉串连的血脉之环

问题1：原本独立的、自下而上走行的十二脉为什么要首尾相连成一"如环无端"之环？

问题2：为什么《经脉》篇编者将十二脉原有的标本诊法贴上"人迎寸口"的标牌？

问题3：为什么迄今难以对"经脉"以及"经脉理论"给出一个科学定义？

气之不得无行也，如水之流，如日月之行不休，故阴脉荣其脏，阳脉荣其腑，如环之无端，莫知其纪，终而复始。

——《灵枢·脉度》

"经脉连环"是《太素》第八卷第一篇的篇名，内容为《灵枢·经脉》所载之十二经脉循行与病候。

为什么十二脉要连成环？要回答这一问题，必须考察当时的学术大背景，究竟什么重大事件的发生，导致了经脉理论的这一突变。

扁鹊医学在汉代出现了两个重大变革：其一，血脉理论出现了"气血循环"学说；其二，独取寸口诊脉法渐渐取代了早期的遍诊法。一方面，独取寸口诊法需要相应的理论支撑；另一方面，新生的"如环无端气血循环说"要想取得较之"气血运行潮汐说"的理论优位，就必须补上"循行路线"这一理论缺环。这就是"经脉连环"诞生的大背景。

第 1 节 实现"经脉连环"的四步

在今人眼中看起来极端复杂的"经脉连环",实际上是通过四个并不复杂的步骤实现的:

第一步:改标本脉法为人迎寸口脉法;

第二步:建立经脉-内脏关联;

第三步:确定脉数、脉长及脉行启动部位;

第四步:添加"人工链环"连二十八脉成一环。

以下用最简约的文字回放"经脉连环"的四步。

第一步:标本诊法改为人迎寸口脉法

王玉川先生指出,《内经》中人迎寸口脉法有多种,其中最朴素、临床气息最浓的是《灵枢》"论疾诊尺"和"五色"篇,而"禁服"篇不仅显得十分复杂,且学术观点也与其他几种学说相对立[1]。《五色》和《论疾诊尺》中的人迎寸口脉法主要用于诊病之进退、预后之好坏,其诊察内容及其诊断意义与标本诊法一脉相承。而《经脉》篇构建"经脉连环"所采用的人迎寸口脉法则从《禁服》篇剪裁。

第二步:建立经脉-内脏表里关联

在马王堆出土帛书两种《十一脉》以及张家山出土简书《脉书》的联系之脉主要反映的是躯体上下之间的联系,体表与内脏之间的内外联系只在《阴阳十一脉》见有些许萌芽,而且只是阴脉与五脏的关联。

从脉诊上看,仓公脉诊见有大量诊五脏之病,一直到传世本《内经》脉诊依然诊五脏,而不诊六腑之病——诊胃病是对早期扁鹊五脏系统的传承。

构建"经脉连环"的目的是借用联系之脉以补气血循环理论循行路径的缺环,而显然气血不能只行五脏而不至六腑,为此先做理论上的铺垫:

> 黄帝曰:气独行五脏,不荣六腑,何也?岐伯答曰:气之不得无
> 行也,如水之流,如日月之行不休,故阴脉荣其脏,阳脉荣其腑,如
> 环之无端,莫知其纪,终而复始。其流溢之气,内溉脏腑,外濡腠

---

〔1〕 王玉川.《内经》人迎寸口脉法的演变〔J〕. 北京中医学院学报, 1990, 13 (6): 9 – 11.

理。(《灵枢·脉度》)

帝曰：夫子言虚实者有十，生于五脏，五脏五脉耳。夫十二经脉皆生其病，今夫子独言五脏。夫十二经脉者，皆络三百六十五节，节有病必被经脉，经脉之病皆有虚实，何以合之？岐伯曰：五脏者，故得六腑与为表里，经络支节，各生虚实，其病所居，随而调之。(《素问·调经论》)

凡此五脏六腑十二经水者，外有源泉而内有所禀，此皆内外相贯，如环无端，人经亦然。(《灵枢·经水》)

从马王堆两种《十一脉》出现经脉与五脏关联的萌芽，到《灵枢·经脉》经脉-五脏关系的定型化，经历了艰难而复杂的演变过程，而经脉与六腑之间关系的确立似乎是在一夜间完成的——走了一条捷径：当十二脉和五脏六腑皆用三阴三阳命名后，实现了跨越式的发展，很快建立起了整齐的、一一对应的经脉与脏腑之间的属络关系：

心出于中冲……手少阴也。肝出于大敦……足厥阴也。脾出于隐白……足太阴也。肾出于涌泉……足少阴经也。膀胱出于至阴……足太阳也。胆出于窍阴……足少阳也。胃出于厉兑……是足阳明也。三焦者，上合手少阳，出于关冲……手少阳经也。手太阳小肠者，上合手太阳，出于少泽……手太阳经也。大肠上合手阳明，出于商阳……手阳明也。(《灵枢·本输》)

足阳明太阴为表里，少阳厥阴为表里，太阳少阴为表里，是谓足之阴阳也。手阳明太阴为表里，少阳心主为表里，太阳少阴为表里，是谓手之阴阳也。(《灵枢·九针论》)

肺合大肠，大肠者，皮其应。心合小肠，小肠者，脉其应。肝合胆，胆者，筋其应。脾合胃，胃者，肉其应。肾合三焦膀胱，三焦膀胱者，腠理毫毛其应。(《灵枢·本藏》)

足太阳外合清水，内属膀胱，而通水道焉。足少阳外合于渭水，内属于胆。足阳明外合于海水，内属于胃。足太阴外合于湖水，内属于脾。足少阴外合于汝水，内属于肾。足厥阴外合于渑水，内属于肝。手太阳外合淮水，内属小肠，而水道出焉。手少阳外合于漯水，内属三焦。手阳明外合于江水，内属于大肠。手太阴外合于河水，内属于肺。手少阴外合于济水，内属于心。手心主外合于漳水，内属于

心包。(《灵枢·经水》)

整个过程可浓缩为三步：第一步，先确定五脏六腑的三阴三阳属性；第二步，通过阴经、阳经的表里关系这一中介，建立五脏与六腑的相合关系，并根据确定的阴经与五脏的关联类推出相应的阳经与六腑的关联；第三步，根据脏腑的"相合"关系确定十二经脉与脏腑之间在经脉联系上的"属络"关系。

由于之前的经脉循行六阳经只连接体表上下，不入行于体内，为此古人特设一特别通道——经别，实现阳经与六腑的关联。于是《灵枢·经脉》编者借助于阴阳、表里、经别三步的过渡实现了十二经脉与五脏六腑之间的"属络"联系。

第三步：确定脉数、脉长及脉行启动部位

（一）确定脉总数、脉总长及二十八脉之长度

实际在扁鹊脉法中已经推导出了关于周身之脉的总长度的数据：

> 扁鹊曰：……故人一呼而脉再动，气行三寸，一吸而脉再动，气行三寸，呼吸定息，脉五动，一呼一吸为一息，气行六寸。人十息，脉五十动，气行六尺。二十息，脉百动，为一备之气，以应四时。天有三百六十五日，人有三百六十五节。昼夜漏下水百刻，一备之气，脉行丈二尺。一日一夜，行于十二辰，气行尽，则周遍于身，与天道相合，故曰平。平者无病也，一阴一阳是也。脉再动为一至，再至而紧，即夺气。一刻百三十五息，十刻千三百五十息，百刻万三千五百息，二刻为一度，一度气行一周身，昼夜五十度。(《脉经·诊损至脉第五》卷四)

这里明确了三个数值：第一，气行速度——一息六寸；第二，一昼夜的总息数——一万三千五百息；第三，气行周身的圈数——五十度。根据这三个数值可以计算出周身之脉的总长度：$13500 \times 0.6 \div 50 = 16.2$ 丈。

扁鹊脉法的这段文字后被改编成为《灵枢·五十营》，应天周二十八宿，定经脉二十八数，其总长度为十六丈二尺。

在《灵枢·脉度》确定的二十八脉为：三阴三阳十二脉，加上任脉、督脉、阴跷、阳跷。这一选择带来一个很大的麻烦，脉的总数为三十，超出"二十八"，不合经数，不应刻数，这在当时的学术背景下是万万不行的。为

解决此难题，古人特对跷脉附加了一条规定："男子数其阳，女子数其阴，当数者为经，其不当数者为络也"。根据这一规定，男子入选二十八脉的是"阳跷"，女子入选二十八脉的则为"阴跷"；并且入选的跷脉为"经脉"，未入选的跷脉为"络脉"。足见，这里的"经脉"是指经数之脉，具体到此例，则特指"二十八脉"，这与血脉理论框架中的"经脉"意义迥异！

这一规定显得十分牵强，今人难以理解。人们一定不解地问：用冲脉、带脉替代"跷脉"，或者直接去掉"任脉"、"督脉"，都不会带来这样的麻烦，古人为什么一定要执意于任、督、跷脉呢？其实对于两千多年前的古人而言，就没有其他的选择。因为，不仅在《内经》中没有关于带脉的循行描述，而且直到《难经》，"带脉"仍没有具体的循行路线；"冲脉"在躯干部的循行又与任脉难以区分。而任脉、督脉、跷脉不仅有具体的循行路线，而且有专属的穴位，在《内经》腧穴专篇《气府论》除三阴三阳"十一脉"外，仅见任脉、督脉、阴跷、阳跷四脉，而没有出现在我们今天看来应当出现的"冲脉"、"带脉"、"阴维"、"阳维"。这从一个侧面说明：任脉、督脉、阴跷、阳跷四脉是当时除十一脉之外影响最大的四脉。

（二）确定循环动力源及起始经脉

脉要连环运行，需要原动力。关于动气之源所在，当时有两种代表性的观点：其一，为胸中宗气；其二，为肾下动气。从扁鹊医学"血脉循行说"中明显看出，其将脉动与呼吸联系在一起，在传世本《内经》也明言"宗气积于胸中"：

> 宗气积于胸中，出于喉咙，以贯心脉，而行呼吸焉。（《灵枢·邪客》）

> 其大气之抟而不行者，积于胸中，命曰气海，出于肺，循喉咙，故呼则出，吸则入。（《灵枢·五味》）

> 宗气留于海，其下者，注于气街；其上者，走于息道。（《灵枢·刺节真邪》）

宗气者，总气也，气之汇也，所谓"脉宗气也"。可见，气之宗在胸中，气之推动则在于肺。

而主张"气之源"在肾间动气者基于这样一种观察经验：下腹部的跳动（腹主动脉搏动）较胸部更为有力，也更为集中，于是认为此"肾间动气"是气的发源地，而不是胸中宗气下注而来。这一观点鲜明地体现于冲脉的循行描述中：

冲脉者，起于气街，并少阴（阳明）之经，夹脐上行，至胸中
而散。（《素问·骨空论》）

此言气"至胸中而散"，与主张"宗气积于胸中……下注于气街"的观点
针锋相对。故发源于肾下动气的冲脉也就被视为"十二经之海"、"十二经之
根"。这一观点也反映在腧穴的命名上——下腹部腧穴名中多被冠以"气"
字，如"气海"、"气冲"、"气穴"等。当时人们选择了"胸中宗气说"构建
了经脉连环，而基于"原气说"的冲脉甚至都没能进入二十八脉循环。

以上两种关于人体"气"之发源地的认识，表面上看不同，实则二者都
是在观察同一现象的基础上产生的，只是观察的角度不同。而且有意思的是，
二派关于气之源意见不一，但又皆归之于三焦——只是一归于上焦，一归于
下焦：

黄帝曰：愿闻三焦之所出，岐伯曰：上焦出于胃上口，并咽以上
贯膈，布胸中，走掖，循太阴之分而行，还注阳明上至舌此则上膲所
出与卫气同，所行之道与营共行也，下足阳明，常与营俱行于阳廿五度，
行于阴亦廿五度，一周也。故五十周而复大会于手太阴。（《太素·
营卫气别》卷十二）

寸口脉平而死者，何谓也？然，诸十二经脉者，皆系于生气之
原。所谓生气之原者，谓十二经之根本也，谓肾间动气也，此五脏六
腑之本，十二经脉之根，呼吸之门，三焦之原，一名守邪之神。故气
者，人之根本也，根绝则茎叶枯矣。寸口脉平而死者，生气独绝于内
也。（《难经·八难》）

三焦者，原气之别使也，主通行三气，经历于五脏六腑。原者，
三焦之尊号也，故所止辄为原。五脏六腑之有病者，取其原也。
（《难经·六十六难》）

动气之源以及始发经脉一旦确定，接下来的事就非常简单了。具体来说，
就是相表里各经的循行方向相反，首尾相接，按三阴、二阴、一阴依次流注，
形成如环无端之环。

第四步：添加"人工链环"连二十八脉成一脉

原先独立的十二脉、十四脉通过添加"人工链环"而连成一个完整的如

环无端之环。在《灵枢·经脉》十二经脉循行中可见属于这种性质的经脉分支有 11 条：

> 肺手太阴之脉……其支者，从腕后直出次指内廉，出其端。
>
> 胃足阳明之脉……其支者，别跗上，入大指间，出其端。
>
> 脾足太阴之脉……其支者，复从胃，别上膈，注心中。
>
> 小肠手太阳之脉……其支者，别颊上频抵鼻，至目内眦，斜络于颧。
>
> 肾足少阴之脉……其支者，从肺出络心，注胸中。
>
> 心主手厥阴心包络之脉……其支者，别掌中，循小指次指出其端。
>
> 三焦手少阳之脉……其支者，从耳后入耳中，出走耳前，过客主人前，交颊，至目锐眦。
>
> 胆足少阳之脉……其支者，别跗上，入大指之间，循大指歧骨内出其端，还贯爪甲，出三毛。
>
> 肝足厥阴之脉……循喉咙之后，上入颃颡，连目系，上出额，与督脉会于巅；其支者，复从肝别贯膈，上注肺；其支者，从目系下颊里，环唇内。

以上 11 条人为添加的分支，为建立两个连环而设。足厥阴脉共有三条新添加的分支，其中"循喉咙之后，上入颃颡，连目系，上出额，与督脉会于巅"一支出于《灵枢·营气》篇。然据《素问·骨空论》，"上出额，与督脉会于巅"者，是足太阳脉而不是"足厥阴脉"，所以改作"足厥阴"者，主要是为了实现"十四经脉连环"；"其支者，从目系下颊里，环唇内"这一支是为了从督脉连接任脉；"其支者，复从肝别贯膈，上注肺"这一支有双重目的，其一，承接任脉进入下一个"十四经脉循环"；其二，上接肺经走"十二经脉循环"。也就是说，《经脉》篇构建的"经脉连环"实际上是个"连环套"，必须一环环地解开，才可能正确解读，才能正确评价。

第 2 节　"经脉连环"环中套环

"经脉连环"实际上包含了十二脉连环和十四脉连环两个连环，而十二脉连环又整合了十二络及六阳脉经别，构成了极端复杂的环中套环的"经脉连环"。

一、十二脉连环

始于手太阴肺经，经手阳明、足阳明、足太阴、手少阴、手太阳、足太阳、足少阴、手厥阴、手少阳、足少阳、足厥阴，再回到手太阴，形成周而复始的连环。

之所以要在十四脉循环中再嵌入一个十二脉循行，主要因为十二经脉早已深入人心，影响更大。

二、十四脉连环

十四脉连环，即在十二脉连环行至足厥阴脉时，接督脉、任脉后，再回到手太阴脉。《经脉》构建"经脉连环"的初衷是要完成"二十八脉"的连环，但这一连环最终没能形成，根本原因在于这一连环要求随男女性别不同，跷脉只有一条进入二十八脉，无法形成阴阳相贯的连环，不具可操作性。最终二十八脉只成了一个理论概念。也正因此，虽然与十二脉一样，二十八脉也是"经数之脉"，但提及"经脉"，人们默认的理解却是"十二经脉"，而不是"二十八脉"。

三、隐蔽的"侧支循环"

在《灵枢·经脉》篇之前，六条阳经只行于躯体上下，而不入行于内属络腑脏。为了构建"阴脉荣其脏，阳脉荣其腑，如环之无端"的经脉连环，阳经就必须突破阴阳法则的限制入行于内，而这一步是通过"经别"的介导才得以实现。需要特别指出的是，由于《经脉》编者在植入六阳经经别时，多未冠以"其别者"这一明显的标识，有意无意间抹去了援引经别的痕迹。这样一个看来并不紧要的失误却对《经脉》编者苦心经营的十二经脉循行造成了致命伤——经脉循行描述中"干"与"支"关系出现了严重混乱，使得这一版本的经脉学说的理论自洽性大大降低。详见第 13 章"十二经脉——'直'、'支'、'别'、'络'的脉络"。

如果说，在经脉循行中植入"经别"是为阳经能入行于内属于腑，那么将十二络脉的内容整合于经脉循行中似乎没有必要。而这一部分的引入比经别的植入显得更加隐蔽，只有足少阴脉循行文字可以明显看出足少阴络植入的痕迹，这是因为其余十一络的体表循行几乎与相应的经脉循行相重叠。详见第 14 章"十五络脉——于无疑处寻破绽"。

第3节 "经脉连环"的性质

前面的论述已经清楚显示，"经脉连环"基于"五十营"的概念构建，而此概念直接诞生于扁鹊血脉循行说。在扁鹊脉法中，确定了周身之脉的总长为十六丈二尺，而《灵枢·五十营》将周身之脉定为二十八脉，以应天之二十八宿。因而被纳入二十八脉框中的脉——不论其之前的属性如何，都变成了周身血脉之一段，也就是说，经过这般或有意或无意的整合，最终由二十八脉连成的"环"是血脉之环，手足三阴三阳十二脉原先的联系之脉属性尽失，十二脉的独立性也随之丧失，诚如金元李东垣所说"十二经一脉也，略为十二分而已"[1]。

其实，早在《经脉》篇完成"经脉连环"之前，二十八脉就已经被"血脉化"了，因为《灵枢》的《五十营》、《营气》、《脉度》这些为构建"经脉连环"作铺垫的专篇都是对扁鹊气血循环说的注解，例如《脉度》曰：

> 黄帝曰：愿闻脉度。岐伯答曰：手之六阳，从手至头，长五尺，五六三丈。手之六阴，从手至胸中，三尺五寸，三六一丈八尺，五六三尺，合二丈一尺。足之六阳，从足上至头，八尺，六八四丈八尺。足之六阴，从足至胸中，六尺五寸，六六三丈六尺，五六三尺，合三丈九尺。跷脉从足至目，七尺五寸，二七一丈四尺。二五一尺，合一丈五尺。督脉任脉各四尺五寸，二四八尺，二五一尺，合九尺。凡都合一十六丈二尺，此气之大经隧也。经脉为里，支而横者为络，络之别者为孙，盛而血者疾诛之，盛者泻之，虚者饮药以补之。（《灵枢·脉度》）

长期以来人们以"此气之大经隧也"作为经脉区别于血脉的重要证据，殊不知以上整段经文都是对扁鹊脉法所提出的"一十六丈二尺"周身血脉的注解，因扁鹊原文论血脉之血行速度皆作"气行"，故这里的注文仍旧作"气之大经隧"，而且接下来进一步说明"经脉为里，支而横者为络，络之别者为孙，盛而血者疾诛之，盛者泻之，虚者饮药以补之"，其言血脉无疑也。故杨上善直言："血脉，谓二十八脉也"（《太素·胀论》卷二十九）。

---

〔1〕 楼英. 医学纲目［M］. 北京：人民卫生出版社，1987：5

换言之，"二十八脉"概念本身就是扁鹊血脉循环说的产物，对此一定要有清醒的认识。借助于"二十八脉"的支撑而最终完成的气血循环说，在当时也的确是一个伟大的理论。然而古人想不到更看不到千百年后的变化：曾经辉煌的气血之脉理论，辉煌地定格在历史坐标上，而真正具有重大科学价值且随着时间的推移更显珍贵的联系之脉理论却因此而失去了发展的机遇和空间。

从"经脉连环"形成的那一刻起，经脉理论的模型便从"树型"变成了"环型"，理论之根被拔起，经脉之树就枯萎了。联系之脉名存实非，面目全非。一旦连成环，以应"刻数"，那么经脉的数量与长度再不能变，再不能发展，成了凝固的理论。 同时血脉理论和经脉理论两种不同的理论的交织也为后人——特别是今人，对经脉理论的正确理解设下了重重屏蔽，导致经络实验研究者持续几十年的"经络是什么"的追问，也使得流行了半个多世纪的当代针灸学教材至今仍不能对"经脉"及"经脉学说"给出一个科学定义，在临床，在教室，在实验室研究了几十年，人们仍不知"经脉学说"究竟说的是什么？

"经脉连环"形成之后，十二经脉的性质完全变了，十二脉变成了一脉，标本诊法、三部九候等遍诊法也失去存在的意义而让位于独取寸口脉法——经脉学说发展的动力源也随之枯竭。

第 4 节　"经脉连环"背后的脉法之力

经脉学说脱胎于脉诊，而"经脉连环"的诞生依然反映出脉法强大的影响力。

这里，首先需要确认的是，《经脉》篇的脉法是哪一种脉法？在许多人眼中这简直就是一个多余的问题——在十二经脉的每一条脉下都清清楚楚地、反反复复地强调着"人迎寸口脉法"，这难道还有什么疑问吗？其实贯彻该篇始终的真正脉法是标本诊法：

> 为此诸病，盛则泻之，虚则补之，热则疾之，寒则留之，陷下则灸之，不盛不虚，以经取之。盛者寸口大三倍于人迎，虚者则寸口反小于人迎也。

> 脉之卒然动者，皆邪气居之，留于本末；不动则热若寒[1]，不坚则陷且空，不与众同，是以知其何脉之动也。（《灵枢·经脉》）
>
> 它脉盈，此脉虚，则主病。它脉滑，此脉涩，则主病。它脉静，此脉动，则主病。夫脉固有动者，骭之少阴，臂之巨阴、少阴，是主动，疾则病。此所以论有过之脉也，其余谨视当脉之过。（张家山出土汉简《脉书》）
>
> 帝曰：扪而可得。奈何？岐伯曰：视其主病之脉，坚而血及陷下者，皆可扪而得也。帝曰：善。（《素问·举痛论》）

如果孤立地看《经脉》十二脉下的治则文字，会误以为“盛者寸口大三倍于人迎，虚者则寸口反小于人迎也”说的是脉象——关于人迎寸口脉法，前面的文字“盛则泻之，虚则补之，热则疾之，寒则留之，陷下则灸之”是说病证。而**审察标本处皮肤“寒”与“热”；脉之“坚实”与“陷下”，是标本脉法的特有的诊察内容**，特别是《经脉》篇于十二经脉病候之下明明白白、清清楚楚地告白：脉之卒然动者，是因邪气留于本末，遍诊十二脉本末之独动、独热、独寒、独坚、独陷等“不与众同”之象而知“何脉之动”，也即《脉书》所说的“论有过之脉”，和《素问·举痛论》所说的“视其主病之脉”法，说的都是标本诊法所特有的诊“独”法。

如前所述，“诊脉动”、“诊脉形”和“诊寒热”都是标本诊法的诊察要素。早在张家山出土《脉书》所论“盛”与“虚”就是标本诊法诊脉动的首项，而且在《内经》所保存的标本诊法的六经之厥文字有更明确的表述：

> 愿闻六经脉之厥状病能也。岐伯曰：巨阳之厥，则肿首头重，足不能行，发为眴仆。阳明之厥……厥阴之厥，则少腹肿痛，腹胀泾溲不利，好卧屈膝，阴缩肿，胫内热。盛则泻之，虚则补之，不盛不虚，以经取之。（《素问·厥论》）
>
> 足太阳有入頄遍齿者，名曰角孙，上齿龋取之，在鼻与頄前。方病之时其脉盛，盛则泻之，虚则补之。（《灵枢·寒热病》）

以上六经之厥候多与相应经脉的“是动”病吻合，是典型的标本脉法的

---

〔1〕　根据标本诊法的临床应用专篇《灵枢·邪气脏腑病形第四》所述的标本诊法操作，其审察内容包括：标本处的寒与热，脉的坚实与陷下，据此在“不动则热”下补“若寒”二字，以与下文“不坚则陷且空”对应。

脉候，其下明明白白地记有"盛则泻之，虚则补之，不盛不虚，以经取之"；而《寒热病》所记载的标本脉诊法的临床应用说得更清楚。

由此可见，贯穿《经脉》篇十二脉的诊法是标本诊法，其"是动"病是标本诊法特有的"诊独"法的脉候，其下的治则"为此诸病，盛则泻之，虚则补之，热则疾之，寒则留之，陷下则灸之，不盛不虚，以经取之"，则是针对标本诊法的诊候而言。而在《内经》已经可见基于这一治则的针灸治疗规范——例如对于"脉陷"者的治疗，除了《经脉》篇"陷下则灸之"的治则，以及《邪气脏腑病形》等具体的临床应用外，还可据"泻有余补不足"的原则，采用针刺补虚的治法。这在《内经》已有了专用的名称——刺脉之坚实者谓之"解结"，刺脉之陷下者谓之"引而下之"。足以说明这样的治则治法曾经有过非常广泛的临床应用。

可是，为什么《经脉》篇的编者在原有的标本诊法贴上"人迎寸口"的标牌，死死遮挡其本来面目呢？如果真要插入一种脉法，为什么不是"冲阳寸口脉法"？毕竟"冲阳"脉诊法的临床应用要比人迎脉更广。或者为什么不选当时临床应用较广的"独取寸口"脉法？为什么《经脉》编者会做出这样令人费解的选择呢？这里面深藏着一环又一环、环环相扣的设计，必须一环环地解开。

既然是构建如环无端的十二脉连环，那么原先建立于十二脉独立性基础之上的标本诊法便失去了理论支点，需要寻找一种新的脉法形成新的平衡。"独取寸口"脉法是当时现成的、临床广泛应用的脉法，且与十二脉环周如一脉的新理念正相合，似乎是最佳选择。然而十二脉病候中的"是动"病源出于标本诊法——通过"诊独"以诊病之所在，病候下的治则也是针对标本诊法的特有诊候，根本无法被以"决死生"为主要功能的独取寸口脉法所容纳。更重要的是，"经脉连环"的设计者深受当时血脉理论"阴入阳出"气血循环说的影响，需要妥善处理该学说中的一对重要关系——胃与肺。也就是说，《经脉》编者寻找的脉法既要能装下基于标本诊法的经脉病候及治则的"旧酒"，又要能与新的血脉理论"对接"。

当时最新的血脉理论循环说以"胃"为气血的源泉——气血之海，而以"肺"作为行气血的动力之源——肺朝百脉。构建"人迎寸口"脉法取代标本脉法的目的也正是为处理胃与肺的关系提供一个"理论支点"。

> 黄帝曰：愿卒闻之。岐伯曰：人之所受气者，谷也。谷之所注者，胃也。胃者，水谷气血之海也。海之所行云气者，天下也。胃之

所出气血者，经隧也。经隧者，五脏六腑之大络也，迎而夺之而已矣。（《灵枢·玉版》）

胃为五脏六腑之海，其清气上注于肺，肺气从太阴而行之，其行也，以息往来，故人一呼脉再动，一吸脉亦再动，呼吸不已，故动而不止……胃气上注于肺，其悍气上冲头者，循咽，上走空窍，循眼系，入络脑，出颃，下客主人，循牙车，合阳明，并下人迎，此胃气别走于阳明者也。故阴阳上下，其动也若一。（《灵枢·动输》）

岐伯曰：五脏者皆禀气于胃，胃者五脏之本也，脏气者，不能自致于手太阴，必因于胃气，乃至于手太阴也，故五脏各以其时，自为而至于手太阴也。（《素问·玉机真藏论》）

由以上经文可知：第一，胃为气血之海，其依赖于肺气的推动由经隧输注周身；第二，五味入胃，经消化吸收，生成胃气，包括宗气、营气、卫气。其中，宗气注于肺，在出肺时有两条分支，一条"从太阴而行之"，即走肺经，突出表现于寸口脉，另一条"别走于阳明"，即入胃经，突出表现于人迎脉，而且由于此二脉一源二歧，息息相关，所以"故阴阳上下，其动也若一"，这就是产生人迎寸口诊法的内在机理；第三，五脏之气，也需要借助于胃气才能至于手太阴。寸口，为手太阴脉口，为脉之大会；人迎，作为胃脉，不仅诊胃气，而且还是胃气出入头面的通道。一为阴，一为阳；一为本，一为标，不仅连接肺、胃以候肺、胃之气，而且可"以知阴阳有余不足，平与不平"。这样一来，"人迎寸口"脉法既与标本诊法在形式上不相冲突，又成为新的血脉理论——阳入阴出气血循环说的一个落脚点，很好满足了设计者的需求。至于这一脉法是否具有指导临床的实用性，能否在临床上广泛应用，则不是设计者关注的重点——对他而言，最重要是保证新理论形式上的圆满。

这一切都是为了处理好肺与胃的关系，协调好气血循环学说的"气血之源"与"行血之气"的关系。为了给寸口与人迎的联系提供理论依据，古人除了"阴阳上下，其动也若一"角度说明之外，还给出了以下更有力的解释：

胃者，水谷之海，六腑之大源也。五味入口，藏于胃以养五脏气，气口亦太阴也。是以五脏六腑之气味，皆出于胃，变见于气口。（《素问·五脏别论》）

注意这里的"气口亦太阴也"的说法，实际上基于"胃，太阴也"这一潜台词而来。如果这里没有这个潜台词，"气口亦太阴也"就说不通，正以其太阴肺、胃上下同气，"故阴阳上下，其动也若一"。考察扁鹊医学中的藏象学说发现：在早期与足太阴相关联的是胃，而不是我们今天所熟悉的脾，《灵枢·终始》篇所说"太阴[1]主胃，大富于谷气"正是这一学说的遗存。后来经过一个"脾胃"共主的过渡期，才完成"足太阴与脾"的关联。

只有理清了人迎寸口脉法产生的大背景，才能理解为什么"经脉连环"始于手太阴？为什么手太阴脉在启动之前先要来一个大折返——"环循胃口"？为什么足太阴脉结于"太仓"（胃），而不是"舌本"，与其他脉所结规律不合？

第5节 "经脉连环"设计者面对的难题及解题失误

《经脉》篇构建的"经脉连环"看似很完美，实则漏洞很多。之所以如此，是因为编者当时面临着许多难题，其中有些难题是其无法解决的。

难题一，选择或构造一种脉法既能支持新的血脉理论，又能包容原有的标本诊法。为了达到这一双重目的，在具体做法上不惜牺牲脉法的临床有效性。从而使得其新构建的"人迎寸口"脉法仅仅用作"理论补丁"，故没有体现出临床应用的价值。

难题二，构建"经脉连环"的初衷是实现二十八脉如环无端之环，而在当时的学术背景下，这只能是一个理想之环，无法在现实中实现。最终实际构建的是两个环——十二脉连环（左右则为"二十四脉连环"）和十四脉连环（左右则为"二十六脉连环"），尚欠二脉，如果加上蹻脉进入循环，又势必出现男女不同脉的情形。两难之下只好放弃，而最终没有出现经脉"三连环"的奇事。可是，营气之行"以应刻数"是基于周身之脉长"十六丈二尺"这一前提，而周身之脉的长度又是二十八脉的长度之和，缺了两脉，所有这一切皆不能成立。结果《五十营》、《营气》、《脉度》诸篇所做的层层铺垫都变得毫无意义。

难题三，在《经脉》篇之前，阳经不与六腑关联。要确立阳经与六腑间的关系，也应当像经脉与五脏的关联一样，先经历了脉诊实践经验的积累，确立诊法层面的关联。而这种诊法上的关联已见于《灵枢·邪气脏腑病形》，并

---

〔1〕 传世本《灵枢》误作"太阳"，据《太素·人迎脉口诊》卷十四改。

且已经为三焦合输与三焦腑之间的关联建立了经脉循行上的联系。可是，如果基于诊法实践建立经脉与六腑的关联，则手三阳脉没有相关联的腑，就会出现明显的理论形式上的"破缺"，这是《经脉》编者所不能容忍的，于是为了维护理论形式上的圆满，依据脏腑的表里关系，通过"经别"的介导完成了十二经脉与五脏六腑形式完美的"属络"联系。也正由于阳经与六腑之间关系的建立主要通过理论推导实现，因而在六阳经的病候层面留下大片的六腑病症的空白，表现出经脉循行与病候间的不同步，理论与实践形成了明显的冲突。

最明显也最难看的漏洞是，为构建"经脉连环"，《经脉》编者将原先向心性走行的十二脉中的六脉的循行方向改为离心方向，可是却忘了调整相应的经脉循行方向性术语，使得经脉循行方向相互冲撞，造成许多失误，引起极大的混乱与误解。

结语：解链

基于树型隐喻构建的关于联系之脉的理论假说——**经脉学说，其循行方向必然是自下而上——从根本到末梢，这是经脉学说立说之本，也是识别经脉学说的"标识码"。**而当十二经脉被连接成周而复始之环后，经脉的"标本"便无立足之地，换言之，经脉学说的"根"被拔起。《经脉》篇编者通过添加11个"链环"所构建的"经脉连环"，环中套环，包括了"十二脉连环"和"十四脉连环"两个环，并且在"十二脉连环"中更隐藏有复杂的"侧支循环"——嵌入了"经别"和"络脉"两个"侧支"，实际构建了一个复杂的理论体系。

今人对于古典经脉理论的理解与评价，之所以从一开始到今天始终存在着极大的分歧，攻击者无情地将其打下地狱，崇拜者则将其捧上云端，所有这一切只是因为争论的双方都没能看清经脉的真面目。之所以这么长时间都无人识别经脉真容，主要因为传世的经脉理论被整合于另一种不同的理论——血脉理论之中，就像两个美女的照片被合成为一张照片，有人看着像是 A 女，有些则认为是 B 女，直到有一天有人突然发现这是一张合成照片，一个个谜团才能解开，一切争论才能理性地终结。

【总结】

1. 之所以要构建"经脉连环"，是因为扁鹊医学中的血脉理论在汉代提出了"气血循环"学说，要想获得较之"气血运行潮汐说"的理论优位，就必须补上"循行路线"这一理论缺环,这便是"经脉连环"诞生的大背景。

2. 之所以"经脉连环"始于手太阴,是因为当时人们选择了"胸中宗气说"作为气血运行的动力之源,气血生于胃而行于肺,故十二经脉循行始于手太阴肺之脉。之所以手太阴脉始行要有一个大折返——"环循胃口",也是突出胃为气血生化之源之义。

3. 之所以在"经脉连环"中嵌入十二经别,是为了实现阳经与六腑的关联,从而建立起完整的十二经脉与五脏六腑之间的"属络"联系。

4. 之所以"二十八连环"最终没有建成,是因为最终确定的二十八脉为:三阴三阳十二脉,加上任脉、督脉、阴跷、阳跷,脉的总数为三十,超出"二十八",不合经数,而当时的学术背景下无法解决这一难题,因而二十八脉循行最终没能建立,成了一个"理想之脉",徒有"经脉"之名。当人们读到"经脉"——从经数之脉的角度,多会默认地理解为"十二经脉",而不是"二十八脉"。

5. 血脉理论和经脉理论两种不同理论的交织,为后人对经脉理论的正确理解铺设了重重屏蔽,导致实验研究者持续几十年的"经络是什么"的追问,也使得流行了半个多世纪的当代针灸学教材至今仍不能对"经脉"及"经脉学说"给出一个科学定义。

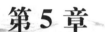

第5章

标本与根结似而非
——习非胜是终不悟

问题1：经脉理论基于一种什么样的隐喻或模型构建？

问题2：传世本《灵枢》"根结"篇是否脱失了手六经之根结？

问题3：标本与根结究竟有没有不同，不同之处在哪里？

理论是人们创造出来的一种隐喻，创造它的目的，就是要根据我们所熟悉的、已得到完善处理的现有文化，或根据新创造的、我们现有的文化资源能使我们领会和把握的陈述或模型来理解新的、令人困惑的或反常的现象。

——［英］巴里·巴恩斯（Barry Barnes）著，鲁旭东译，《科学知识与社会理论》

能知六经标本者，可以无惑于天下。

——《灵枢·卫气第五十二》

"本"、"末"的字面意义很简单，《说文》曰："木下曰本"，"木上曰末"；王阳明《大学问》则说得更清楚："夫木之干谓之本，木之梢谓之末，惟其一物也，是以谓之本末"。

可见，"本末"观念来自于"木"。古人对树木的各部分——"根"、"本"、"末"、"枝"、"叶"进行了区分和命名，了解到各个部分对树木所起的不同作用，更为重要的是通过对树木各部分的应用而获得了直观的经验，一棵树的各个部分相关，本末相应："辟若伐树而引其本，千枝万叶则莫得弗从也"（《淮南子·缪称训》）。从逻辑关系上讲，是先有"本"而后才有"末"，

"末"是"本"的延伸，"本"可以包含"末"。

进而，古人又在直观经验的基础上，将对"本末"的认识上升到哲学的层面，提出"物有本末，事有终始，知所先后，则近道矣"（《礼记·大学》）；"物类相感，本标相应"（《淮南子·天文训》）。

这些从春秋、战国、秦汉时期关于"本末"持续而广泛的议论，不论是来自直观经验的，还是哲学层面的，都对当时的医家构建医学理论产生了深刻的影响。我们看到：在《灵枢》中有"卫气"篇专论经脉标本，《素问》有"标本病传论"论病之标本；《灵枢》"终始"专篇论述经脉、刺法、诊法之终始；"辨先后"也是《灵枢》、《素问》广泛论述的关于针灸诊疗上的重要法则。

"标本"、"根结"、"本输"、"标输"是经脉之树的根与枝叶，也是经脉理论的立足点和生发点。"本末"（标本）、"终始"、"先后"已经成为构建古典针灸学理论、指导针灸诊疗的重要概念。

为什么基于同样的树形隐喻，古人构建出"标本"与"根结"二说，二者的关系如何？以往学术界都认为二者的意义是相同的，只是后者脱失了手六经根结的文本而已，而笔者最新的研究却发现：二者的意义大不同，且传世本《灵枢·根结》并无脱文。"标本"是构建马王堆帛书《十一脉》的胚胎，而"根结"则是构建《灵枢·经脉》"经脉连环"的基础。

第1节 标本乃"十一脉"胚胎

关于经脉标本的论述，见于《灵枢·卫气》、《甲乙经》、《太素》、《脉经》、《千金要方》，笔者曾据上述各篇对"标本"的文本做过考证，以《太素》、《千金要方》文字为主，参照其他传本新校正文本如下：

足太阳之本，在跟以上五寸中（《千金》曰：同会于手太阴），标在两络命门。命门者，目也。

足少阳之本，在窍阴之间，标在窗笼之前。窗笼者，耳也（《千金》曰：耳前上下脉，以手按之动者是也）。

足阳明之本，在厉兑（《千金》曰：足跗上大指间上三寸骨解中也。同会于手太阴），标在人迎颊下，上夹颃颡。

足太阴之本，在中封前上四寸之中，标在背俞与舌本。

足少阴之本，在内踝下二寸中，标在背俞与舌下两脉（《千金》无

"背俞与"三字）。

足厥阴之本，在行间上五寸所，标在背俞（《千金》曰：同会于手太阴）。

手太阳之本，在外踝之后，标在命门之上三寸（三寸，《灵枢》、《甲乙经》作"一寸"）。

手少阳之本，在小指次指之间上二寸，标在耳后上角下外眦。

手阳明之本，在肘（歧）骨中上至别阳（《千金》曰：同会于手太阴），标在颊下合于钳上。

手太阴之本，在寸口之中，标在腋内动脉。

手少阴之本，在兑骨之端（《千金》曰：同会于手太阴），标在背俞。

手心主之本，在掌后两筋之间二寸中（古宋本《千金》曰：厥阴本在两筋之间三寸中是，同会手太阴），标在腋下三寸。

凡候此者，下虚则厥，下盛则热痛；上虚则眩，上盛则热痛。故实者绝而止之，虚者引而起之。

关于标本之输的系统论述见于《灵枢·本输》，"本输"即手太阴、手心主、手阳明、手少阳、手太阳、足太阴、足厥阴、足少阴、足阳明、足少阳、足太阳十一脉之五输穴，而标输则只记述了颈项部的手足六阳经、手太阴、手心主八脉之标输。

本输与标输的发展至少经历了两个阶段：第一个阶段本输位于相应的脉口处——即"经脉穴"，仓公关于经脉病候的针灸治疗即反映了这一阶段的典型特征；第二阶段，将一穴的"本输"概念扩展为五穴本输，但仍为初始的本输概念留下特殊的地位——五输之外另设一"原"（源）穴。原穴有二：一为五脏之原，一为经脉之原。没有相应的六腑之原，并非经文的脱失，而是秉承了早期脉口诊脉的属性——诊五脏而不诊六腑，故有诊五脏之原而无诊六腑之原。六腑之诊法见于《灵枢·邪气脏腑病形》，与之相应的"六腑合输"的概念建立，并为足三焦合输与三焦腑之间建立了经脉联系，其余五腑则通过"经别"与相应的腑输相连。

《灵枢·本输》经脉之原只有十一，缺"手少阴之原"，在《邪客》篇对此做了解释。之后《难经》一书补充了"手少阴之原"，而成经脉"十二原"。这也为本输的概念从一穴演为五穴提供了一个极佳的实例——在《内经》中手少阴脉只有"手少阴兑骨"一穴（相当于后来的阴郄、神门穴），与早期经脉本输的概念相合。也就是说，手少阴本输依然保留着早期本输的特征——一

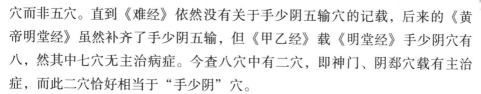

穴而非五穴。直到《难经》依然没有关于手少阴五输穴的记载，后来的《黄帝明堂经》虽然补齐了手少阴五输，但《甲乙经》载《明堂经》手少阴穴有八，然其中七穴无主治病症。今查八穴中有二穴，即神门、阴郄穴载有主治症，而此二穴恰好相当于"手少阴"穴。

《本输》所载之标输只有颈项部，而没有头面及背俞之标输，具体分析详见第 6 章"十五络脉的脉络——整合与重生"。

一、标本的本义

不论从《灵枢·卫气》所述十二经标本的位置，还是《邪气脏腑病形》的本末诊法的部位来看，经脉理论所引入的"本末"概念是基于"木下曰本，木上曰末"，是用"树干"与"树枝"的本义，而不是引申义"根"与"梢"。

正因为"本末"的本义是指树下（干）、树上（枝），故有一定的长度而不是一个点，学术史研究的成果也表明经脉之本与末皆有一个延伸的过程。

认识到这一点，不仅有助于正确理解经脉标本，以及标本与根结的联系与区别，而且会对马王堆出土帛书两种《十一脉》以及张家山出土汉简《脉书》所论十一脉有新的认识。这两种版本，特别是《阴阳十一脉》所记载的十一条经脉循行的起止点与《灵枢·经脉》的描述出入很大，而与相关十一脉的标本位置非常接近[1]。

标本，原本是针灸诊法"标本诊法"的部位。标本之诊上下相应，受当时"务本"、"重本"观念的影响，古人于"本"和"标"二者，也更看重于"本"，《千金要方》更明确指出经脉之"标"为"本之应"[2]。从《内经》关于标本诊法的论述以及《灵枢·邪气脏腑病形》所载该法的临床应用，都可明显看出，标本诊法从诊察体表经脉之病进而诊候相关的脏腑之病，所谓"必审察其本末之寒温，以验其藏府之病"。

二、标本之输及其演变

根据针灸诊-疗一体的理念——某处所诊之病即于该处针灸以治疗该病，这样**"本"部所取之穴即为"本输"，"标"部所取之穴即为"标输"**。

---

〔1〕 黄龙祥. 中国针灸学术史大纲［M］. 北京：华夏出版社，2001：201–208.

〔2〕 黄龙祥. 中国针灸学术史大纲［M］. 北京：华夏出版社，2001：186–193.

由于"标本"不是一个点，而是一个具有一定范围的部位，这样相应的本输、标输也就不是一个穴，不同时期其本输、标输的数目并不相同。例如，最初的本输即本脉脉口处，穴名与脉口同名，笔者称之为"经脉穴"[1]，被视为一个穴——尽管穴的部位可以比较宽泛，可相当于后来"腧穴"概念的二、三个穴。而在《灵枢·本输》，本输延伸为五穴，正如传世本《灵枢》史崧序曰："井荥输经合者，本输也"。本输从一穴演为五穴，就不能再用一个穴名统称，因而被赋予不同的穴名及不同的类穴名——井、荥、输、经、合。这样，在传世本《内经》中，"本输"就有两种不同的内涵：一穴之本输和五穴之本输。结集年代在《本输》之前的各篇仍沿用早期的"经脉穴"本输概念，而《本输》篇之后的各篇则用"五输穴"的本输概念，因而在读《内经》一定要注意区别这两种不同的本输概念：

1. 气在于肠胃者，取之足太阴、阳明，不下者，取之三里。（《灵枢·五乱》）

2. 衄而不衃，血流，取足太阳；衃，取手太阳；不已，刺腕骨下；不已，刺膕中出血。（《太素·衄血》卷三十）

3. 痛不知所，按之不应手，乍来乍已，刺手太阴旁三……霍乱，刺输旁五、足阳明及上旁三。（《素问·通评虚实论》）

以上针灸方采用的都是《本输》篇成篇之前的"本输"，而用"五输穴"的本输概念根本无法理解。

需要指出的是，虽然在《本输》篇中本输从一扩延至五，但直接源出于早期"本输"概念的穴——原穴，依然保持着特殊的地位，仍然是连接内脏与经脉的枢纽。所谓"五脏有疾也，应出十二原……凡此十二原者，主治五脏六腑之有疾者也"（《灵枢·九针十二原》）。同时五输之中最常用者为"荥输"，以至于在《内经》中可见有以"荥输"指代五输之例。而"荥输"所在又恰好近于早期本输——"经脉穴"之所在，这也许不是一个偶然的巧合。

笔者对汉以前腧穴发展轨迹的考察，发现这样一个规律：每一条脉或络——除去纯粹用作"理论补丁"者（如《经脉》篇为构建"经脉连环"人为添加的 11 条"链接"之脉），都有一个只有一穴的阶段，对于十一，或十二经脉而言，即为脉口"经脉穴"；对于与经脉相对应的十一或十二络脉而

---

〔1〕　黄龙祥. 中国针灸学术史大纲〔M〕. 北京：华夏出版社，2001：209 - 223.

言，则是"所别"之处的络穴；对于阴跷、阳跷脉而言，则为与脉同名的"阴跷"、"阳跷"穴。正是这些穴决定着相关脉或络生成与延伸的方向和路线，它们是脉或络发生和发展的原点，从这个意义上称其为"原"或"源"穴是非常恰当的。这些经脉发生之源及发展之根腧穴的地位与性质不随之后腧穴数目的变动而改变。例如在《本输》篇中，十二脉中的十一脉之本输已经从一穴演为五穴，而且部分标输也已归经，而手少阴脉却在相当长的时间保持着只有一穴的状态——即手少阴兑骨，后被《难经》确定为手少阴之原。十五络脉一直到今天仍保持着一络一穴的情形，而阴跷、阳跷脉则连唯一的一穴也丢失了——被归入足少阴经和足太阳经。但这些巨大的变化都丝毫改变不了这些穴作为脉或络初始穴的地位和属性。

本输从最初的一穴演为五穴，很可能与四时诊法、四时刺法有关，《本输》论五输与四时刺法于一篇也提示了二者的关联。后受五行影响，与五季刺法有关，所谓"刺有五变，以主五俞……藏主冬，冬刺井；色主春，春刺荥；时主夏，夏刺俞；音主长夏，长夏刺经；味主秋，秋刺合。是谓五变，以主五俞"（《灵枢·顺气一日分为四时》）是也。

标输在《内经》中没有专篇论述，《本输》只提到颈项部八穴和腋胁部二穴，共十穴。其中颈项部八输为手足六阳经和任督脉，之所以没有阴经之标输，是因为阴经与五脏的关联先建立，故阴经之标及其标输多在相应的五脏背腧，而阳经主要体现的是躯体上下的关联，故其标和相应的标输在头面形藏，而颈项部标输则是其上达头面的"中继站"。在传世本《内经》论述标本诊法临床应用的专篇《灵枢·邪气脏腑病形》篇中犹可见阳经颈项及头面这两处标部临床应用的情形，例如论手太阳病标本诊法为"当耳前热若寒甚，若独肩上热甚，及手小指次指之间热若脉陷者，此其候也，手太阳病也"。

此外，**颈项部标输的意义还有：第一，作为"本之应"，与本输共属于"经俞"**——经脉之穴。为区别本输、标输这两类不同的经俞，《内经》中又将本输称作"下俞"；**第二，作为手足六阳经脉"根溜注入"之上"入"穴；第三，作为六阳经经别所"出"之穴。**作为论述本输的专篇《本输》之所以在本输之外，还专门记述了标输中的颈项部八穴，与该部标输的前二项意义有关。

至于**原本属于经脉之"标"的背腧穴，后来被归于足太阳一脉，主要是因为后人的误解所导致的理论整合的失误。**详见第16章第1节"《气府论》新解"，以及笔者《中国针灸学术史大纲》、《中国古典针灸学大纲》相关论述。参见表5-1。

表5-1 十二经标本与本输、标输

经脉	本部	一穴本输	五穴本输	标部	标输
足太阳	跟以上五寸中	足太阳	至阴、通谷、束骨、京骨、昆仑、委中	目	天柱
足少阳	在窍阴之间	足少阳	窍阴、侠溪、临泣、丘墟、阳辅、阳陵泉	耳中	天容
足阳明	在厉兑	足阳明	厉兑、内庭、陷谷、冲阳、解溪、足三里	人迎颊下上夹颃颡	人迎
足太阴	在中封前上四寸之中	足太阴	隐白、大都、太白、商丘、阴陵泉	标在背腧与舌本也	脾俞
足少阴	在内踝下二寸中	足少阴	涌泉、然谷、太溪、复留、阴谷	标在背俞与舌下两脉	肾俞、廉泉[1]
足厥阴	在行间上五寸所	足厥阴	大敦、行间、太冲、中封、曲泉	标在背俞	肝俞、急脉
手太阳	在外踝之后	手太阳	少泽、前谷、后溪、腕骨、阳谷、小海	在命门之上一寸	天窗
手少阳	在小指次指之间上二寸	手少阳	关冲、液门、中渚、阳池、支沟、天井	在耳后上角下外眦	天牖
手阳明	在肘（歧）骨中上至别阳	手阳明	商阳、二间、三间、合谷、阳溪、曲池	在颊下合于钳上	扶突
手太阴	在寸口	手太阴	少商、鱼际、太渊、经渠、尺泽	在腋内动脉	天府、肺俞
手少阴	在兑骨之端	手少阴	少冲、少府、神门、灵道、少海	标在背俞	心俞
手厥阴	在掌后两筋之间二寸中	手心主	中冲、劳宫、大陵、间使、曲泽	在腋下三寸	天池

――――――――――

[1] 廉泉：此指舌下两脉，非任脉"廉泉"穴。

三、标本与经脉、经穴命名

早期的经脉命名主要有两种：第一，以"本"为名："手太阴"、"手阳明"，"足太阴"、"足阳明"……；第二，以"标"命脉："齿脉"、"耳脉"、"肩脉"。其中第一种以三阴三阳命名的经脉名称，同时也用作相应的脉口和本输的名称，例如"手太阴"既是从手至胸整条手太阴经脉的名称，又是手太阴脉口的名称——寸口脉，以及早期手太阴本输的名称——即脉口处，相当于后来的太渊、经渠穴所在。因此，"手太阴"之名若见于经脉循行文本中，为经脉名；见于诊法文本中，为脉口名；见于针灸方中，表本输名。切不可一见"手太阴"这类三阴三阳名，就想当然地认定为经脉名。

当本输由一穴演变为五穴时，则采用如下两种方式表达：第一，用"脉名＋井荥输经合"表达，如"（手）太阴之经"——经渠；第二，直接用五输穴的穴名，如少商、鱼际、太渊、经渠、尺泽。

提及标俞时，则指明具体的穴（脉）名，例如"天府"、"天池"等；或采用"脉名＋部位"的方式，例如"足少阴舌下"，"厥阴毛中急脉"；或采用"部位＋脉名"的方式，如"项太阳"等。

四、本输与循经取穴

在不同的时期，"循经取穴"有不同的内涵。在早期，针灸治疗经脉病候，直接针或灸相应的脉口，在这一时期的针灸方中出现"手太阴（脉）"、"手阳明（脉）"、"足阳明（脉）"等三阴三阳名，即本输穴名，而不是相应的经脉名。马王堆帛书《足臂十一脉》十一条经脉病候下的灸方"诸病此物者，皆灸××脉"，以及《五十二病候》治颓病灸方"灸其泰阴、泰阳□□，令"，皆是这一时期针灸脉口以治疗经脉病候的实例。更详细而明确的典型实例见于仓公"诊籍"中治疗经脉病候的针灸医案，而在传世本《内经》仍可见这类典型案例的遗存。详见第 3 章第 1 节"扁鹊医学的特征"。

及至《灵枢·本输》十一脉之本输由早先的脉口一处演变为五输，这样"循经取穴"就表现为循经取相关的五输穴，反映在针灸方中就需要指明五输中哪一穴或哪几穴，或直接标注具体的穴名：

> 气在于心者，取之手少阴、心主之输。气在于肺者，取之手太阴荥、足少阴输。气在于肠胃者，取之足太阴，阳明（不）下者，取之三里。气在于头者，取之天柱、大杼；不知，取足太阳荥输。

气在于臂足，取之先去血脉，后取其阳明、少阳之荥输。(《灵枢·五乱》)

风逆暴四肢肿，身漯漯，唏然时寒，饥则烦，饱则善变，取手太阴表里，足少阴、阳明之经，肉清取荥，骨清取井、经也。厥逆为病也，足暴清，胸若将裂，肠若将以刀切之，烦而不能食，脉大小皆涩，暖取足少阴，清取足阳明，清则补之，温则泻之。(《灵枢·癫狂》)

热病而汗且出，及脉顺可汗者，取之鱼际、太渊、大都、太白，泻之则热去，补之则汗出。(《灵枢·热病》)

厥心痛，腹胀胸满，心尤痛甚，胃心痛也，取之大都、太白。厥心痛，痛如以锥针刺其心，心痛甚者，脾心痛也，取之然谷、太溪。厥心痛，色苍苍如死状，终日不得太息，肝心痛也，取之行间、太冲。厥心痛，卧若徒居，心痛间，动作痛益甚，色不变，肺心痛也，取之鱼际、太渊。(《灵枢·厥病》)

从以上经文可以看出，五输穴中最常用的是荥、输穴。进一步的考察还发现，**五输穴不仅仅用于经脉、五脏病候的治疗，《内经》中的四时刺法、补泻刺法，以及刺外经病而关乎到腧穴者，皆在本腧——且多为《本输》成篇之后的"本输"概念。刺脏腑者则兼取本输、背俞。可见，经脉的特性与功用主要由本输来体现；而脏腑病症的诊疗则由本输与背俞——本与标共同体现。**

经言气之盛衰，左右倾移，以上调下，以左调右，有余不足，补泻于荥输，余知之矣。(《素问·离合真邪论》)

明于五输，徐疾所在，屈伸出入，皆有条理。(《灵枢·官能》)

这两条经文明确传达了这样的信息：《内经》大量论述的补泻刺法并非用于任意穴，而是在五输穴上实施，五输乃"徐疾所在"——在《内经》中"徐疾"常用作"补泻"的代名词。

黄帝曰：愿闻五脏六腑所出之处。岐伯曰：五脏五腧，五五二十五腧；六腑六腧，六六三十六腧。经脉十二，络脉十五，凡二十七气以上下，所出为井，所溜为荥，所注为腧，所行为经，所入为合，二十七气所行，皆在五腧也。(《灵枢·九针十二原》)

是谓五脏六腑之腧，五五二十五腧，六六三十六腧也。六腑皆出

足之三阳，上合于手者也。(《灵枢·本输》)

治脏者治其俞，治腑者治其合，浮肿者治其经。(《素问·咳论》)

治脏腑之疾所以取本输，乃因本输为"五脏六腑所出之处"、"是谓五脏六腑之腧"，而背腧穴为"五脏之腧出于背者"，故治脏腑之病取本输和背腧。

春取络脉，夏取分腠，秋取气口，冬取经输，凡此四时，各以时为齐。络脉治皮肤，分腠治肌肉，气口治筋脉，经输治骨髓、五脏。(《灵枢·寒热病》)

春取络脉诸荥大经分肉之间，甚者深取之，间者浅取之。夏取诸腧孙络肌肉皮肤之上。秋取诸合，余如春法。冬取诸井诸腧之分，欲深而留之。此四时之序，气之所处，病之所舍，藏之所宜。(《灵枢·本输》)

四时之气，各有所在，灸刺之道，得气穴为定。故春取经血脉分肉之间，甚者深刺之，间者浅刺之；夏取盛经孙络，取分间绝皮肤；秋取经腧，邪在府，取之合；冬取井荥，必深以留之。(《灵枢·四时气》)

黄帝曰：以主五俞奈何？岐伯曰：藏主冬，冬刺井；色主春，春刺荥；时主夏，夏刺俞；音主长夏，长夏刺经；味主秋，秋刺合。是谓五变，以主五俞。(《灵枢·顺气一日分为四时》)

"四时刺法"本是扁鹊针法的鲜明特征。在传世本《内经》可见大量有关四时诊法和四时刺法的论述——后受五行的影响表述为"五时刺法"，从这类刺法前后表述不尽相同的情形，反映了其在不同时期从"五体"刺法向"五输"刺法演变的轨迹——在所有论述四时刺法的经文中，凡涉及到腧穴者，皆为五输之穴。

进一步考察《素问》针灸治疗专篇"刺疟"、"刺腰痛论"等，以及《灵枢》治疗专卷——第五卷第二十至第二十八篇所论各病凡以经脉辨症者，其针灸取穴也主在本输，辅以标输。因为当时除了本输之外，标输也归于经脉，也主治相应的经脉病候"是动"病，也可归于循经取穴的范畴。只是由于标输不以三阴三阳经脉命名法命名，人们多不留意其主治经脉病候的属性。这时，你会对《灵枢·卫气》所言"能知六经标本者，可以无惑于天下"有更真切的认识。

最后再看当时流行的刺法，《灵枢·官针》是《内经》时代的针术刺法规范，所载刺法实际可分为两大类：其一，按病变部位及深浅刺病所；其二，刺腧穴：

> 病在脉，气少当补之者，取以鍉针于井荥分输。
>
> 病在五脏固居者，取以锋针，泻于井荥分输，取以四时。
>
> 一曰输刺；输刺者，刺诸经荥输脏腧也。二曰远道刺；远道刺者，病在上，取之下，刺府腧也。
>
> ——《灵枢·官针》

可见，《官针》诸刺法中涉及腧穴者皆为五输穴，且都是补泻刺法，治疗范畴一为"病在脉"，一为"病在五脏"。至于为何针灸治病主取本输，古人给出了这样的回答

> 黄帝曰：病形何如，取之奈何？伯高曰：夫百病变化，不可胜数，然皮有部，肉有柱，血气有输，骨有属。黄帝曰：愿闻其故。伯高曰：皮之部，输于四末。肉之柱，在臂胫诸阳分肉之间，与足少阴分间。血气之输，输于诸络，气血留居，则盛而起。筋部无阴无阳，无左无右，候病所在。骨之属者，骨空之所以受益而益脑髓者也。（《灵枢·卫气失常》）
>
> 夫四末阴阳之会者，此气之大络也。四街者，气之径路也。故络绝则径通，四末解则气从合，相输如环。（《灵枢·动输》）

以上经文告诉我们，针灸治百病有四途：皮之部、肉之柱、血气之输、骨之属，而前三者皆重在四末，并谓四末为"阴阳之会者，此气之大络也"。

与古代的情形形成鲜明对照的是，**当今流行的关于"循经取穴"的理解则为"循经取宋以后归经的所有361穴"，这与古代"循经取穴"有着本质的不同。"经脉"的理论意义就在于说明经穴的远隔诊疗作用，"以痛为输"的局部和邻近取穴，无需经脉理论，用不着"循经取穴"的概念。**

今人对于"循行取穴"的误解还造成了对"宁失其穴，勿失其经"古训的曲解，引起了认识上的极大的混乱，例如"照海"本属阴跷穴，宋以后归属于足少阴经，若按今人对"循经取穴"的理解，则循足少阴经取照海穴以治目疾，这如何说得通？如何指导临床实践？再如《内经》手少阴经、十五络脉、阴跷、阳跷皆只一穴，失其穴则失其一切，穴可失乎？

五、标本的关系

本决定标，标为本之应，故经脉病候取本输治疗，头面躯干之病取标输不效者，也取本输治疗。《灵枢·禁服》曰："通其营输，乃可传于《大数》。《大数》曰盛则徒泻之，虚则徒补之，紧则灸刺且饮药，陷下则徒灸之，不盛不虚，以经取之"，而此条治疗原则被《经脉》篇编者置于十二经脉病候之下，说明在其眼中，经脉病候的针灸治疗之要在于荥输——本输也。《邪客》又进一步强调了这一观点：

> 故本腧者，皆因其气之虚实疾徐以取之，是谓因冲而泻，因衰而补，如是者，邪气得去，真气坚固，是谓因天之序。（《灵枢·邪客第七十一》）

可见，《经脉》篇十二经脉病候之下所说"为此诸病，盛则泻之，虚则补之，热则疾之，寒则留之，陷下则灸之，不盛不虚，以经取之"的针灸取穴为"本输"穴，这与仓公针灸治疗经脉"是动"病的案例一脉相承。只是在仓公时代，"本输"限于脉口处，还没有扩延为五输。之所以经脉病候取本输主治，是因为经脉"是动"病源于脉口诊脉病候，**基于古人"诊-疗一体"的信念，所诊之病，即取所诊之处以治之。这样诊病之"本"即演为治病之"输"——本输**。而对这一诊疗病候所表现出的人体远隔部位纵向关联的解释——经脉，也由"本"脉处出发，走向诊疗病症指向的最远端部位。这就是"经脉学说"从孕育到分娩全过程的浓缩回放！

《灵枢》有"本输"专篇，而无相应的"标输"专篇，只将相关的标输并于"本输"篇，恐怕也与当时"重本"、"务本"的观念影响有关——以本统标，在《千金要方》中更是明确将"标"脉视为"本"脉之"应"。

第 2 节　根结为"经脉连环"根基

关于根结，在《内经》有这样的论述：

> 凡刺之道，必通十二经络之所终始。（《灵枢·本输》）
>
> 凡刺之道，毕于终始。（《灵枢·终始》）
>
> 九针之玄，要在终始，故能知终始，一言而毕，不知终始，针道

咸绝。太阳根于至阴，结于命门……（《灵枢·根结》）

《根结》开篇即论"终始"对针道的重要性，杨上善注曰：终始，根结也（《太素·经脉根结》卷十）；马蒔也明言："脉气所起为根，所归为结"（《黄帝内经灵枢注证发微·根结第五》卷之一）。

于此不难看出古人对"终始"的重视，甚至在非医籍《汉书·王莽传》也有类似的说法："使太医、尚方与巧屠共刳剥之。量度五脏，以竹筵导其脉，**知所终始，云可以治病**"。

如果说根结为经脉起止，为何《根结》只言足六经？涉及根结的《素问·阴阳离合论》同样也没有手六经之根结。早在三国时期，吕广就给出了这样的解释："上系手三阴三阳为支，下系足三阴三阳为根，故圣人引树以设喻也"（《难经集注·八难》），可以看出这是吕氏对于经脉树形隐喻的另一种理解与解说。假设这一解释能够成立，那么应当同样适用于"标本"，而手足十二经皆有"标"和"本"。于是有人认为传世本《根结》篇有脱简，并尝试着为手六经补齐相应的根结[1]。

细细考察却发现，传世本《根结》所述"三阴三阳"之根结实际已经涵盖了手足六经：

> 太阳根于至阴，结于命门，命门者目也。阳明根于厉兑，结于颡大，颡大者钳耳也。少阳根于窍阴，结于窗笼，窗笼者耳中也。太阳为开，阳明为阖，少阳为枢。故开折则肉节渎而暴病起矣，故暴病者取之大阳，视有余不足，渎者皮肉宛膲而弱也。阖折则气无所止息而痿疾起矣，故痿疾者，取之阳明，视有余不足，无所止息者，真气稽留，邪气居之也。枢折即骨繇而不安于地，故骨繇者取之少阳，视有余不足，骨繇者，节缓而不收也，所谓骨繇者摇故也，当穷其本也。
>
> 太阴根于隐白，结于太仓。少阴根于涌泉，结于廉泉。厥阴根于大敦，结于玉英，络于膻中。太阴为开，厥阴为阖，少阴为枢。故开折则仓廪无所输膈洞，膈洞者取之太阴，视有余不足，故开折者气不足而生病也。阖折即气绝而喜悲，悲者取之厥阴，视有余不足。枢折则脉有所结而不通，不通者取之少阴，视有余不足，有结者皆取之不足。（《灵枢·根结》）

---

〔1〕　谷世喆. 根结理论与应用 [J]. 北京中医药大学学报，1994，17（2）：14－16.

如果单看三阴三阳所根之处，似乎只能与足六经井穴联系起来，并得出"根结只言足六经而无手六经"的结论。然而三阴三阳"开合枢"的病候却明显地透露出手六经的信息：

> 手少阴气绝则脉不通，脉不通则血不流，血不流则髦色不泽，故其面黑如漆柴者，血先死，壬笃癸死，水胜火也。（《灵枢·经脉》）
>
> 小肠，外在于手太阳脉，脉绝则溢，脉闭则结不通，善暴死。（《灵枢·九宫八风》）
>
> 邪在心，则病心痛喜悲，时眩仆，视有余不足而调之其输也。（《灵枢·五邪》）

从以上经文至少可明显看出：《根结》所说"暴病者取之大阳"包括了手太阳；"悲者取之厥阴，视有余不足"更多的是指手心主（即后来的"手厥阴"）；"枢折则脉有所结而不通，不通者取之少阴，视有余不足，有结者皆取之不足"更多是指手少阴。

而**最能说明问题的在于"厥阴根于大敦，结于玉英，络于膻中"，这里所说的厥阴之"结"有两处，与其余五"结"迥异。**为什么会出现这一奇特现象？答案很简单：手厥阴与足厥阴所"结"之处相距太远，难以牵就，必须分别说明，故以"玉英"（即前阴）为足厥阴之"结"，而以"膻中"为手厥阴之"结"[1]。其余手足二阴和手足三阳所"结"之处相同或相合，故无需分述，例如手足太阳结"命门"（目）；手足少阳结"窗笼"（耳），手足阳明结"颡大"（颊下夹咽）；手足少阴结"廉泉"（舌）。还需要特别指出的是**"太阴之结"，《内经》中多处明言足太阴脉至"舌"，而《根结》太阴之结仍是"太仓"**[2]，**并非其时尚未发现太阴脉至"舌本"，主要是为使手、足太阴所"结"相合。也正因此，"经脉连环"中之手太阴脉必须起于"中焦循胃口"（太仓），也就是说，"太阴结于太仓"是一颗预设的"棋子"，不能更改。如果这一设计者与《经脉》、《营气》编者为同一人，则提示"根结"说远较"标本"说晚出。**

顺便说，关于古人处理手、足厥阴不相应难题时的纠结还明显地反映在于《素问·皮部论》，只是这一次古人面对相同的难题采取了不同的解决方案，

---

[1] 之所以手足厥阴之结表现出与其他五对手足经脉所结格格不入的特征，主要在于二脉之中有一脉较为晚出，无法预先共"结"一处。

[2] 张志聪《黄帝内经灵枢集注》将"太仓"直接注作"舌本"，实不解设计者背后的深意。

而结果却是同样的——难圆其说：

> 阳明之阳，名曰害蜚，上下同法，视其部中有浮络者，皆阳明之络也。
>
> 少阳之阳，名曰枢持，上下同法，视其部中有浮络者，皆少阳之络也。
>
> 太阳之阳，名曰关枢，上下同法，视其部中有浮络者，皆太阳之络也。
>
> 少阴之阴，名曰枢儒，上下同法，视其部中有浮络者，皆少阴之络也。
>
> 心主之阴，名曰害肩，上下同法，视其部中有浮络者，皆心主之络也。
>
> 太阴之阴，名曰关蛰，上下同法，视其部中有浮络者，皆太阴之络也。
>
> ——《素问·皮部论》

与《根结》篇的情形一样，古人这里同样想直接用三阴三阳统括手足十二皮部，可是当时只有"足厥阴"之名，没有相应的"手厥阴"之名，无法像其他手足同名皮部那样用统一的名词共称，无奈之下古人便采取了取手部而舍足部的做法，然而"心主之阴"只能指手部而不能统足部，却依然仿照其他五对手足共称之例，写上"上下同法"，显然不能成立，又与下文"皆心主之络也"自相矛盾。

从表面上看，"根结"与"标本"的部位有相同或相近之处，实则有本质的差异——二者论述的不是同一个问题：首先，正如字面意义所提示："本"可以包含"根"，而"根"却不能统括"本"；第二，"标本"用于诊法，其部位乃诊病部位；第三，"标本"具有一定范围的区域，且有一个扩延的动态过程，而"根结"则多为局限的、固定的位置，特别是"根"更是一个局限的点；第四，最根本的区别在于："标本"的概念渗透到经脉理论、经脉之穴、诊断、治疗的每一个环节，而"根结"的概念则没有体现出对实践的直接指导作用。

可以看出：**根结，更多受到当时"终始论"的影响，言脉之终始；其构建的手足同名经脉"所根相应、所结相同或相邻"的理论预设为后来《经脉》构建的十二"经脉连环"铺平了道路，这是其最大意义所在。没有这个预先**

的铺垫，十二脉要形成"阴阳相接，如环无端"的经脉连环将无从入手。

第3节　"根溜注入"系气血运行"潮汐说"的产物

有关"根溜注入"的内容，也见于传世本《灵枢·根结》：

足太阳根于至阴，溜于京骨，注于昆仑，入于天柱、飞扬也。
足少阳根于窍阴，溜于丘墟，注于阳辅，入于天容、光明也。
足阳明根于厉兑，溜于冲阳，注于下陵，入于人迎、丰隆也。
手太阳根于少泽，溜于阳谷，注于少海，入于天窗、支正也。
手少阳根于关冲，溜于阳池，注于支沟，入于天牖、外关也。
手阳明根于商阳，溜于合谷，注于阳溪，入于扶突、偏历也。此

所谓十二经者，盛络皆当取之。

以往学术界多将这部分内容与"根结"联系在一起，认为二者的意义是相同的，并认为经文中之所以没有手足三阴的根溜注入内容，是由于脱简所导致的缺失。王玉川先生是极少数持不同意见者之一，且是唯一给出完整证据的人。他指出：手足六阳经之"根溜注入"是当时"阳入阴出"气血循环学说的反映。由于阳经主入不主出，其气血源始于四末，故手足六阳经脉皆有根、溜、注、入；阴经主出不主入，其气血原始于五脏，五脏居中不得称根，肢端为末不得称入，故手足六阴经脉并无根、溜、注、入之可言[1]。王先生之见有确凿的、完整的证据链的支撑，手足阳经"根溜注入"与三阴三阳之根结所论非同一问题。

"根溜注入"文本中可见很晚才出现的络穴——在《内经》中除《经脉》篇之外，仅见于此，并且反映了"阳入阴出"观念的影响——阴脉从五脏出于四末，再经阳脉上达头面后，经颈项"入"于五脏，完成循环。而下"入"穴则反映了从五脏所出之气血，再从四末由小到大，经孙脉、络脉进入大的经脉。再结合下段"五十投"文字则可判定，其反映的是血脉循环理论的内容，与标本根结的"树型"模式的意义完全不同。

"根溜注入"文本中最令人困惑的是所"入"有二穴，其中之一相当于《灵枢·经脉》十五络穴中手足三阳之"络"穴，那么另一穴的意义如何？我

---

〔1〕　王玉川. 运气探秘［M］. 北京：华夏出版社，1993：69-70.

们首先在《经脉》足阳明之络经文中发现了同样的疑点，并在《动输》找到了问题的答案：气血从中焦一道外出下行于四肢，一道上行于头面；下行之气血经下"入"穴回归中焦，上行气血经上"入"穴回归中焦，这是当时气血运行"潮汐说"的反映。考证详见第1章"经脉、络脉与营、卫——古代血脉理论的新概念"。

最后，还可从《根结》"一日一夜五十营"一段文字中更清楚地看出其气血循环的本来面目：

> 一日一夜五十营，以营五脏之精，不应数者，名曰狂生。所谓五十营者，五脏皆受气。持其脉口，数其至也，五十动而不一代者，五脏皆受气；四十动一代者，一脏无气；三十动一代者，二脏无气；二十动一代者，三脏无气；十动一代者，四脏无气；不满十动一代者，五脏无气。予之短期，要在终始。所谓五十动而不一代者，以为常也，以知五脏之期。予之短期者，乍数乍踈也。（《灵枢·根结》）

这段文字从字面上看不出与"根溜注入"有何关联，故不少《内经》注家如杨上善、林亿、张介宾等都视为错简文字而移出。经考察，这段文字改编自扁鹊医书关于气血循环学说的内容，详见第1章第3节"'营卫'与气血运行'循环说'"。

由此可见，**"根溜注入"与"根结"是不同时代关于不同问题的阐述**，《根结》篇编者不明源流，误将二者捆绑在一起，同辑于《根结》篇下，引发了今人许多无谓的纷争。

结语：解惑

经脉之"标"的分布呈现出如下规律：①阴经以神藏为标，从背俞延伸至舌；阳经以形藏为标，从颈项延伸至头面；②手足同名阳经之标部位相同或相邻接。

标本的意义在于：①表示诊断的部位，特别是诊脉部位；②标基于本，为本之应。"标本相应"是经脉理论产生的原点，马王堆出土文献两种《十一脉》以及张家山汉简《脉书》所描述的十一脉循行反映的是标本连线，而不是脉的起止循行；③本部之穴名"本输"，标部之穴名"标输"，在《内经》中只有"本输"、"标输"才与经脉相关；④不论是本输还是标输，都有一个扩延的过程：本输从一到五，标俞阴经从背俞至舌；阳经从颈项到头面。直到这个阶段，经脉与内脏的关联仍然只限于阴经，并且通过五脏的介导，使得原本属于两个理论框架的四肢腕踝部原穴与背俞穴形成了关联，从而为后来建立的经脉-脏腑相关迈出了关键的一步。

【总结】

1. 脉口是诊察经脉虚实盛衰的窗口，本输、标输则是治疗经脉病候的"经俞"。在《内经》时代以经脉分类的穴只有本输与标输，而且明显体现在经脉循行中的也是本输和标输的定位，其他穴则几乎不在循行线上体现出来。经脉循行的描述从笼统到具体的途径，主要是因为本输、标输的扩延和增加。

2. 在传世本《内经》中，"本输"有两种不同的内涵：第一，一穴之本输"经脉穴"；第二，五穴之本输"五输穴"。结集年代在《本输》之前的《灵枢》、《素问》各篇仍沿用早期的"经脉穴"本输概念，而《本输》篇之后的各篇则用"五输穴"的本输概念。

3. 《内经》刺法规范专篇《灵枢·官针》凡涉及腧穴的刺法，皆在于本输，临床用于经脉及脏腑病的治疗。"循经取穴"即辨经脉之病取本输之穴。今人将"循经取穴"的理解则为"循经取宋以后归经的所有 361 穴"。今人对于"循行取穴"的误解还造成了对"宁失其穴，勿失其经"古训的曲解，引起了认识上的极大的混乱。

4. 标本是《十一脉》的胚胎，根结则是《经脉》"经脉连环"的基础。"根结说"构建的手足同名经脉"所根相应、所结相同或相邻"的理论结构为后来《经脉》构建的十二"经脉连环"铺平了道路，这是其最大意义所在。传世本《灵枢·根结》并无脱简，其所述"三阴三阳"之根结实际已经涵盖了手足六经。

5. "根溜注入"反映的是血脉循环理论的内容，与标本根结的"树型"模式的意义完全不同，是不同时代关于不同问题的阐述。

6. 早期的经脉命名法主要有两种：第一，以"本"为名：如"手太阴"、"手阳明"、"足太阴"、"足阳明"……；第二，以"标"为脉之名：如"齿脉"、"耳脉"、"肩脉"。其中第一种以三阴三阳命名的经脉名称，同时也用作相应的脉口和本输的名称，例如"手太阴"既是从手至胸整条手太阴经脉的名称，又是手太阴脉口的名称——寸口脉，以及早期手太阴本输的名称——即脉口处，相当于后来的太渊、经渠穴所在。

7. 每一条脉或络都曾经有一个只有一穴的阶段，对于十一脉，或十二脉而言，即为脉口"经脉穴"；对于与经脉相对应的十一或十二络脉而言，则是"所别"之处的络穴；对于阴跷、阳跷脉而言，则为与脉同名的"阴跷"、"阳跷"穴。正是这些穴决定着相关脉或络生成与延伸的方向和路线，它们是脉或络发生和发展的原点，从这个意义称其为"原"或"源"穴是非常恰当的。

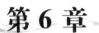

第6章

十五络脉的脉络
——整合与重生

问题1：十五络有脉有穴有病候，在今人构建的"经络系统"框架中占有十分重要的地位，可为什么在传世本《灵枢》、《素问》中很少见明确的临床应用？它的意义究竟体现在何处？

问题2：《内经》记载腧穴的专篇"气府论"、"气穴论"皆缺络穴，其中"气穴论"记有在《素问·缪刺论》归入络脉的阴跷、阳跷四穴，独缺在今人眼中十分重要的十五络穴，如何解释此现象？

问题3：为什么当今针灸学教材所说十五络"沟通表里两经"的作用仅仅在足少阴这一条络脉中体现，其余十四络皆没有"别走"他经的循行路线，而是循本经而行，其循行和主病与相应的经脉几乎看不出区别，这又如何解释？

传世本《灵枢·经脉》记载的"十五络脉"文本中，藏着一个个令人费解的谜团：如果络脉是经脉的补充，它究竟补充了什么新内容？真像针灸学教材认为的那样，加强了相表里经脉之间的联系吗？为什么今人看重的十五络，除了在《灵枢·经脉》有系统描述外，只有《九针十二原》提及"络脉十五"，《本输》提及"络脉之所别处"；十五络穴，除《经脉》外，也只有《根结》提及六阳经之络穴。而**根本的问题在于：如果将十五络理解为经脉的别络，那怎么可能诊疗与经脉不同的病候？如果说诊疗病候相同，又有什么必要将这十五条络脉从其所属的经脉分离出来，别为一说？**

第 1 节 极不相称的临床应用

判断一种理论意义的很有效的途径是考察其实际的临床应用。《内经》集中论述络脉诊疗的为《素问·缪刺论》，而从该篇经文不难看出，其所论邪客诸"络"之病症几乎悉见于相应的经脉病候，故王冰、杨上善也是用经脉循行而不是络脉循行解释该篇所述病候。由此可得出如下判断：《缪刺论》成篇时，"十五络脉"的概念尚未出现，十五络穴更未出现——《素问》腧穴专篇"气穴论"、"气府论"也皆未载络穴，整部《内经》，除《灵枢·经脉》外，只《灵枢·根结》载有六阳经之络穴——而且还不是以"络穴"的名义出现。

进一步的考察表明，十五络脉及其络穴，不仅在《缪刺论》没有应用，而且在《内经》其他篇也没有明确的应用。大量所见之诊络、刺络皆为气血之络，《素问·诊要经终论》所言之"络俞"也不是指十五络穴，而是"孙络之俞"，也即《灵枢·官针》所载络刺法"络刺者刺小络之血脉也"（详见第16章）。也就是说，在《内经》中，见不到十五络明确用于诊断与治疗的记载。

既然在临床上没有明确的应用，古人又为什么要煞费苦心地构建十五络学说？背后定有非同一般的玄机。

第 2 节 相冲突的文本特征

首先需要确认的是，十五络脉的性质是联系之络，还是血脉之络？为此，需要把握其基本特征：

1. 其诊络之处即"所别"之处，也即络穴之所在；其络脉病候也即络穴之主治，且主治多表现为对头面或内脏的远隔治疗作用；络脉所止之处为相应络穴主治病症部位的最远端，如果远端不止一处，则络脉以分支支配。这些皆与经脉的发生与演变的规律完全相同。

2. 十五络脉中的手足三阴三阳之络，通行多个"大节"，其循行路线多与相应的十二经脉重叠。这些皆与血脉之络分布特征"诸络脉皆不能经大节之间，必行绝道而出，入复合于皮中，其会皆见于外"明显不同。

根据以上特征可以确定：**十五络，至少与十二经相对应的手、足三阴三阳之络，属于联系之络而不是血络。**

然而，深入研究《灵枢·经脉》篇所载十五络脉文本，却发现了其呈现出的许多相互矛盾的特征——有些文本非常古老，甚至比马王堆帛书《十一脉》更古，而有些文字中却见有很晚才出现的术语或提法，例如：

> 足厥阴之别，名曰蠡沟，去内踝五寸，别走少阳；其别者，径（循）胫[1]上睾，结于茎。其病气逆则睾肿卒疝，实则挺长，虚则暴痒，取之所别也。

关于足厥阴脉的循行与病候，从马王堆帛书《阴阳十一脉》，一直到《灵枢·经脉》，都是统说男女两性的，而以上"足厥阴之别"，不论是循行还是病候，分明只针对男性而不及女性。学术史研究表明：起初"足厥阴"的确基于男性，之后才推延到女性的。这与任脉的情形正好相反：任脉最初只针对女性，之后才被"复制"到男性的[2]。赶巧的是，《经脉》篇所载之"任脉之别"同样也是只针对女性，同样表现出早期经脉文献的特征，而《内经》其他篇卷所述任脉多已统指男女两性，而不再专指女性。详见第14章"十五络脉——于无疑处寻破绽"。

进一步的研究还发现，十五络中的足少阴之别的循行已经明显被整合进了《灵枢·经脉》相应的经脉循行之中，甚至还被整合于足少阴之筋循行之中。说明至少十五络的部分内容不仅早于《经脉》，也早于《灵枢·经筋》的成篇年代。

而另一方面，十五络脉循行文本中也可见明显晚于十二经脉的文字，例如手足三阴之别的循行中见有诸如"并太阴之经"、"并经"、"循经"这样的提法，说明其出现于"经脉"——经数之脉的概念形成之后。甚至还能发现与《经脉》成篇年代相近的内容：

> 手少阳之别，名曰外关，去腕二寸。[其别者]外绕臂，注胸中，合心主。病实则肘挛，虚则不收，取之所别也。（《灵枢·经脉》）

在《灵枢·经脉》篇之前，手足阳经皆行于躯体上下而不入行于内脏，而这里的"手少阳之别"不仅入行于体内"注胸中"，甚至还出现了"合心

---

〔1〕 径胫：《太素·十五络脉》作"循胫"；《脉经》卷六第一、《甲乙经》卷二第一下作"循经"，考之其他手足三阴之络例，作"循经"义长。

〔2〕 黄龙祥. 中国针灸学术史大纲［M］. 北京：华夏出版社，2001：461.

主"这类表达经脉-脏腑表里相合这一很晚才建立的关联。进一步考察还发现，此手少阳之络循行与其他阳经之络循行体例皆不合，且循行与病候也完全不对应，却与《营气》手少阳之行如出一辙：

> 从肾注心，外散于胸中，循心主脉，出腋下臂，出两筋之间，入掌中，出中指之端，还注小指次指之端，合手少阳，上行注膻中，散于三焦，从三焦注胆，出胁注足少阳。（《灵枢·营气》）

《营气》篇六阳脉流注规律为：手三阳脉上行头面与同名之足三阳交接，足三阳脉则下行与相表里的阴经交接。唯独手少阳脉循行与此规律格格不入——入行于腑"三焦"及表里脏"膻中"。可见，十五络中的手少阳络，至少其部分内容，当出现于《营气》之后。而又知整篇《营气》是为《经脉》构建如环无端之"经脉连环"所做的理论铺垫，结集年代应当与《经脉》相当。从这个时间段上看，十五络的定型版本很可能出自《经脉》编者——十五络与十二脉同置于一篇也暗示了这一点。

可见，《经脉》十五络说至少可分为两个部分：第一个部分为古老的旧文本——脉的循行与病候，第二部分为后人添加或改编的部分——络穴与络之"别走"。

进一步考察还发现，《经脉》十五络至少还可被分为两个不同的层次——其任脉、督脉之别，以及脾之大络，与手足十二络性质不同。特别是脾之大络，是脏腑之络，与《灵枢·玉版》所说"胃之所出气血者，经隧也。经隧者，五脏六腑之大络也"的概念相同。并且脾之大络的病候"实则身尽痛，虚则百节尽皆纵"也没有体现出脾的病候，而是更多地反映了其所"出"之处——胆经的病候"少阳终者，耳聋，百节尽纵"（《灵枢·终始》）。

第3节　移花接木以应经数

十五络的名称，除《经脉》篇外不见于《内经》其他篇，临床应用看不出与经脉的明显区别。除《经脉》外，可以确定提及十五络脉者只有《九针十二原》和《本输》：

> 经脉十二，络脉十五，凡二十七气以上下，所出为井，所溜为荥，所注为腧，所行为经，所入为合，二十七气所行，皆在五腧也。

（《灵枢·九针十二原》）

　　凡刺之道，必通十二经络之所终始，络脉之所别处。（《灵枢·本输》）

　　从《本输》篇能得到两个重要信息：第一，只言"络脉之所别处"，未言络有"十五"，提示这时"二十七"这一经数可能尚未被提出，络脉也不必硬凑足"十五"，最大的可能此时的络脉只有十一，与该篇的十一经脉相对应。因为从《经脉》篇所载十五络中之手少阳、任脉、督脉、脾之大络这四络中带有明显的后来添加的痕迹，与其他十一络的体例或意义皆不同；第二，络脉的特征是要有"所别"之处——可作为辨识络脉的依据，据此可以判定《经脉》篇所载十五络中脾之大络、任脉之络，以及手厥阴与手少阳二络中至少有一络系新增之络，以凑足"十五"之数。

　　从《经脉》篇中仍可见到络脉与经脉对接的痕迹——十五络中的手足三阴之络，在"所别"之前有自身通道，之后则并于经脉而行，即表现为"并经"而行的特征。这实际上是有意或无意、不知不觉地变换了概念——从联系之络转换到血络。在血脉理论的框架中，脉由小到大被分为三级：孙脉、络脉、经脉，中焦胃气生之气血，通过经脉、络脉、孙脉向外灌注于周身头面、四末，体表气血再经孙脉、络脉、经脉回到体内，周而复始地运行。

　　古人于"十一脉"或"十二脉"之外另设"十一络"或"十二络"的概念有双重意义：第一，当"十二"这一经数确立后，进入"经脉"框架的只能有十二脉，其余的脉要想生存就只能进入"络脉"这一框架；第二，更重要的是，与"经脉"共同实现气血循环——实际上是一种不自觉地对联系之脉的"血脉化"过程。十五络脉的本质是联系之脉，而与血脉理论中的"络脉"不同。作为联系之脉属性的"络脉"概念之所以先见于《灵枢·本输》，别有深意：该篇所载之井、荥、输、经、合之"五输"明显套用了血脉理论的隐喻——水，除本输之外，该篇还记载了颈项部的标输——之所以只记载此部标输，其背后的深意在于这些标输同时也是"根溜注入"的上"入"穴所在，与手足三阴三阳十二络穴——下"入"穴共同实现血脉理论中"潮汐式"气血运行：

　　　　胃所生之气血经心脉上注于肺，于此分为两支而潮百脉：一支由
　　内而外至四末阴阳脉交会，再折返经孙脉、络脉——即通过井、荥、
　　输、经、合，于近于肘膝处并于经脉再回到心肺；另一支经颈项部标

127

输——上达头面，再经"入"穴返回，完成一次气血循环，实现"潮汐式"气血运行的"阳入阴出"的模式。正如《素问·皮部论》所说："故在阳者主内，在阴者主出，以渗于内，诸经皆然"。

这时，再回过头来读《本输》篇，就会有新的认识与理解——传世本《内经》关于联系之脉的"络脉"特征的唯一一次论述出现在《本输》绝不是偶然的，"络脉"、颈项标输这些看似与"本输"无关的内容出现在《本输》篇，乃出于编者的精心设计，目的在于为当时流行的血脉理论"气血运行潮汐说"提供理论支撑，描绘出"潮汐式气血运行图"的细节。

若基于血脉理论的框架，以上气血运行已经构成了一个完整的气血循环，然而《本输》编者显然明了构建这一循环的主体——络脉、经脉皆来自联系之脉，而在联系之脉的理论框架中，阳脉只行于躯体上下而不入行于内府，也就是说，**即使让所有的手足阳络皆与相应的阳脉"并经"而行，气血也不能返回内脏。为此古人又设计了两条路径：其一，六阳之络上行头面与从颈项部直接上达的气血汇合，再由颈项部"入"穴返回；其二，六腑之络皆从下肢近膝处的六腑合输通往相应的六腑，即《灵枢·邪气脏腑病形》所谓"此阳脉之别入于内，属于腑者也"。**可以看出《本输》篇编者设计该篇的目的是明确的——构建"潮汐式气血运行图"的细节，然而在实现目标的路径与做法上却表现出矛盾的心态——既借用了联系之脉的概念与素材，又没有彻底地将其"血脉化"，最终呈现出的气血运行图像兼有了血脉与联系之脉的双重属性，这样的做法也许在当时古人眼中并无不妥之处，毫无违和之感，然而这种"亦此亦彼"而又"非此非彼"的画面，对今人的辨识与理解造成了极大的障碍——这是千百年来无人看懂这一并不十分复杂画面的根本原因所在。

《本输》篇编者上述设计的理论依据在《内经》的其他篇章也有所体现：

> 六经络手阳明少阳之大络，起于五指间，上合肘中。（《灵枢·经脉》）
> 夫四末阴阳之会者，此气之大络也。（《灵枢·动输》）
> 皮之部，输于四末。（《灵枢·卫气失常》）
> 夫邪客大络者，左注右，右注左，上下左右，与经相干，而布于四末。（《素问·缪刺论》）

结合以上经文，就能更深刻地理解《灵枢·本输》气血运行模式的总体设计；理解《灵枢·经脉》所载之手足十二络起于四末，且阴经之络在近于肘膝处"并经"而行；以及真正领会《九针十二原》关于"经脉十二，络脉十五，凡二十七气以上下，所出为井，所溜为荥，所注为腧，所行为经，所入为合，二十七气所行，皆在五腧也"之论的真实含义。也正因为五输为经脉、络脉所"共轭"，"经脉"与"络脉"，"标输"与"六府合输"，以及"阳脉之别"，这些在我们看来与"本输"并不相关的内容会被设计在同一篇——《本输》之中。

在这里，"络脉"的功能只是气血出入的一个"中继站"，是十二经脉的"延伸"，因而不可能具有独立于经脉之外的循行与病候，更多地表现为一种理论上的意义，这便是我们在《内经》见不到络脉及络穴临床应用的根本原因所在。

面对这幅有着一层层理论支撑和一环环技术连接的"潮汐式气血运行图"，新生的"气血运行循环说"要想与之竞争，并最终取得理论结构形式上的优势，就必须也像"潮汐说"一样，补出具体的气血运行路线，这也正是《经脉》篇编者构建"经脉连环"的学术背景。

只是要特别指出的是，《灵枢·经脉》篇手足十二络脉对接的不是《经脉》篇的"十二经脉"版本，而是非常古老的一种经脉学说中的"经脉"，因而表现出不仅早于《经脉》，而且早于《经筋》，甚至比马王堆帛书"十一脉"更古的经脉循行的特征。至于文本中所呈现出的某些很晚才出现的内容特征，则是不同时期不同人的续编和改编的结果。

由于在"十二"这一经数确定后，任何十二脉之外的脉都不能再称"脉"或"经脉"，只能以"络"的形式存在。而之所以这里络脉之数定为"十五"，是因为当时除了"十二"这个经数之外，还有"二十七"这个术数：

> 经脉十二，络脉十五，凡二十七气以上下，所出为井，所溜为荥，所注为腧，所行为经，所入为合，二十七气所行，皆在五腧也。（《灵枢·九针十二原》）

为凑足"二十七"之数，古人在当时一种非主流或已经过气的早期的"十一脉"的经脉学说版本的基础上，又添加了四条络脉，并作适当改编后名曰"十五别"，与十二经脉构成"二十七气"。从《灵枢·经脉》十五络中可见手少阳、任脉、督脉和脾之大络与其余十一络格格不入的特征，留下了明显的后人续编或改编的痕迹。

随着这一谜团的破解，本章一开始提出的关于在今人眼中十分重要的"十五络脉"没有相应临床应用的重大疑问也随之而解：正因为《经脉》手足十二络是基于当时已经非主流的、濒于淘汰的一种经脉学说的早期版本改编而成，也就不可能体现出超越经脉学说的临床应用。

事实上，《灵枢·经脉》篇编者是非常清楚构成十五络的主体——十一或十二络的"经脉"本来面目，不然绝不会将其编于同一篇，更不会将其循行和病候整合于相应的经脉之中。至于将十五络内容整合于十二经脉之后，又将其文本完整地附于十二经脉之下的做法，与其将六阳经别的内容完整植入手足六阳经循行之中，又另设一专篇《经别》盛装"经别"文本的做法如出一辙。

应当看到，任、督、脾之大络与手足十二络性质不同，特别是脾之大络属于脏腑之络，之所以归入十五络中，主要是为与十二经脉一道凑足"二十七"这一具有特殊意义的数字。古人也意识到如此处理的牵强，例如唐代杨上善就已经指出："任冲及脾所出散络而已，余十三络从经而出，行散络已别走余经，以为交通"（《太素·十五络脉》卷九）。在《难经》也提出了不同的解决方案，其二十六难曰："经有十二，络有十五，余三络者是何等络也？然。有阳络，有阴络，有脾之大络。阳络者，阳跷之络也；阴络者，阴跷之络也。故络有十五焉"。

最后以一个并非多余的问题作为本节的结束：如果在一张绘有十二经脉的图上再绘出相对应的手足三阴三阳十二条络脉，画面会呈现出什么样的变化？答案超出你想象——几乎看不出变化——如果你用相同的色彩以同样粗细的线条绘制的话。为什么所有人在所有时间内都不曾想过亲手做一做这个简单的实验，一次次错失发现真相的机会？是成见？对权威的盲从？对教科书的轻信？还是自己内心的先见？我们还会多少次地错失多少这样纠正谬误，发现真相的机会？

结语：解蔽

若论"经脉理论还原与解读"，本章可视为这一条主线的"大结局"，只有读过这一章，你才能从总体上认识经脉理论是如何构建，以及在什么样的背景下构建的；才能把握古典经脉理论的总体画面，并对该画面产生与以往大不一样的理解。而且这时你再回过头来重读前面的章节，也一定会有新的认识与理解。这时——也只有这时，你才真正走进了《内经》世界，看到一幅与我们以往所见大不一样的古典针灸世界。

【总结】

1. 为凑足"二十七"之数，古人在当时一种非主流或已经过气的早期的"十一脉"的经脉学说版本的基础上，又添加了四条络脉，并作适当改编后名曰"十五别"，与十二经脉构成"二十七气"。从《灵枢·经脉》十五络中可见手少阳、任脉、督脉和脾之大络与其余十一络格格不入的特征，犹可见明显的后人续编或改编的痕迹。

2. 《经脉》十五络，根据其性质至少可分为两个部分：其任脉、督脉之别，以及脾之大络，与手足十二络性质不同，特别是脾之大络属于脏腑之络，之所以归入十五络中，主要是为与十二经脉一道凑足"二十七"这一具有特殊意义的数字；此外，根据文本的内容也可分为两部分：第一个部分为古老的旧文本——脉的循行与病候，第二部分为后人添加或改编的部分——络穴与络之"别走"。《内经》记载腧穴专篇"气府论"、"气穴论"，以及"热俞"、"水俞"、"灸寒热病俞"等类穴皆不见络穴的影子，也提示其出现较晚，当是"经数之脉"概念形成之后的产物——很可能出自《经脉》编辑之手，故腧穴专篇无以载其穴，诊疗篇无以引其脉，临床应用一片空白。

3. 《经脉》篇手足三阴三阳十二络脉对接的不是《经脉》篇的版本"十二经脉"，而是非常古老的一种经脉学说中的"经脉"，因而表现出不仅早于《经脉》，而且早于《经筋》，甚至比马王堆帛书"十一脉"更古的经脉循行的特征。至于文本中所呈现出的某些很晚才出现的内容特征，则是不同时期不同人的续编和改编的结果。

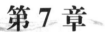

第 7 章

奇经之奇
——八脉谜网冲脉为纲

问题 1：冲脉，一个连"二十八脉"都没进入的脉，却成了"十二经脉之海"，非但如此，而且还是任脉、督脉、跷脉之海，这是如何做到的？究竟是什么赋予了冲脉如此大的操纵力？

问题 2：跷脉独特的循行方式，对于理解经脉循行线的意义有何启示？

问题 3：奇经与十二经的根本区别是什么？

奇经八脉是经络研究中的一大难题。若以《灵枢》、《素问》为依据，除冲、任、督和阴跷脉外，其余四脉，无循行，无病候，或只言其名。若以《难经》为依据，八脉与病候皆备，但过于简略，难窥全貌。

——梅健寒《奇经八脉与临床应用——图考、组合、验证》自序

长期以来，"八脉"向我们呈现的只是一道道谜：在今人构建的"经络系统"框架中，奇经八脉归属于"经脉"范畴，而《难经·二十七难》却谓其"独不拘于经"。既不拘于经，冲脉何以为"十二经脉之海"？奇经究竟"奇"在何处？

当"经数之脉"的概念出现之后，"十二脉"之外的脉或进入"络"这个大筐，或作为相应经脉的附属存在，或者被淘汰。就奇经八脉而言，《难经》将其归属于"络"；《内经》则将其归于"经脉之别"——也是"络脉"的一种，例如阴跷附于足少阴经，督脉、阳跷附于足太阳经。

如前所述，在联系之脉的理论框架中，"络"的意义有二：其一，解释十

二经脉循行所不能解释的人体远隔部位间的关联；其二，进入十二经脉被"禁入"的区域。因而八脉之中能够确认的、真正符合"络"定义的只有阴跷、阳跷二脉；若以气血之络论，其中的督脉、任脉、维脉、跷脉、带脉也难以被包容。同样，带脉、冲脉、任脉也难以作为经脉的附属，即使是那些已经归属于经脉"之别"者，也有牵强之处，例如**所有的别脉都归属于足经，而不见于手经，这样仅从膝以下归入的别脉就有：阴跷、阳跷、阴维、阳维、足三焦别脉，再加足六经脉、六经别、六络脉，在一个小腿上排列二十三条脉，如何能确定其分野？**

为什么"八脉"的归属如此难以确定？深入考察的结果表明：奇经之"八脉"本不是一家人，也不是一代人。有的一人多面，扮演多种角色，有的则没有明确而独立的身份。八脉之中的任脉、督脉、阴跷、阳跷四脉已经进入"二十八脉"经脉之列，同时腧穴专篇《素问·气府论》也载有此四脉之穴，说明在当时此四脉成熟度与共识度皆高。也就是说，虽然都盛装在"奇经八脉"框架下，而此八脉并不是在同一时间，按同一理论范式构建的统一理论，有不同的属性，不同的生长模式并处于不同的发展阶段；从文本本身来看，也可看出，有的脉有完整而成熟的文本，并有多个版本并存，已经进入成熟阶段；有的则只有文本片断，或者只是"前文本"或"草稿"性质，尚未形成正式文本，表现为"萌芽"的特征。

第 1 节 冲　脉

在八脉之中，最"奇"之脉当数"冲脉"，厘清冲脉的脉络则八脉之谜也将随之冰释。

冲脉特别之处在于：第一，在"冲脉"名称下却包含着不同的内涵，具有多重属性与功能；第二，同一脉有诸多不同的名称；第三，与少阴脉、阳明脉、任脉、督脉之间有着难解难分的离合关系。如果不能清醒地认识这一点，并将冲脉在不同语境下的不同面目——厘清，那么冲脉就会成为无处不在而又无从捉摸的"奇经"。

一、不同的名称

在《内经》的不同传本中，冲脉又称作"伏膂之脉"、"伏冲之脉"、"太冲之脉"：

> 其出于风府，日下一节，二十五日下至骶骨，二十六日入于脊
> 内，注于伏脊之脉。新校正云："伏脊之脉"《甲乙经》作"太冲之脉"，巢
> 元方作"伏冲"。（《素问·疟论》）
>
> 寒气客于冲脉，冲脉起于关元，随腹直上，寒气客则脉不通，脉
> 不通则气因之，故喘动应手矣。（《素问·举痛论》）
>
> （积）其著于伏冲之脉者，揣之应手而动，发手则热气下于两
> 股，如汤沃之状。（《灵枢·百病始生》）

这里的"伏冲之脉"，在《举痛论》正作"冲脉"，足证二者是同义词，
可以互换使用。宋人《新校正》所举冲脉诸异称，正是当时流行的《内经》
不同传本中有关"冲脉"异名互用的情形。

> 二七而天癸至，任脉通，太冲脉盛，月事以时下，故有子。新校
> 正云：按全元起注本及《太素》、《甲乙经》俱作"伏冲"，下"太冲"同。
> （《素问·上古天真论》）

曰"伏脊之脉"、"伏冲之脉"者，因其脉伏行于"脊内"也；曰"太冲
之脉"者，以"圣人南面而立，前曰广明，后曰太冲"，脉行太冲之地，故曰
"太冲之脉"；"冲脉"又以其"脉动应手，气冲脉动"而得名。

二、与足少阴脉、足阳明脉、任脉之离合

（一）冲脉与足少阴脉

冲脉与足少阴之脉关联的密切程度甚至到了"难解难分"的地步，如此
紧密的联系来源于以下二方面的因素。

第一，循行部位的关联：

> 帝曰：愿闻三阴三阳之离合也。岐伯曰：圣人南面而立，前曰广
> 明，后曰太冲。王冰注曰……然在人身中，则心藏在南，故谓前曰广明，冲
> 脉在北，故谓后曰太冲，然太冲者肾脉，与冲脉合而盛大，故曰太冲。是以下
> 文云："太冲之地，名曰少阴"，此正明两脉相合，而为表里也。（《素问·阴
> 阳离合论》）

既曰"太冲之地，名曰少阴"，表现在经脉循行上，冲脉与足少阴脉
二者皆伏行于"脊内廉"，且冲脉又与"少阴之大络"同"起于肾下，出
于气街"，因而在《内经》中可见大量关于冲脉与肾脉"并行"的描述。

同时也正因为冲脉、肾脉皆行于脊内廉，后世《内经》注家常不能明辨，例如：

> 卫气之行风府，日下一节，二十一日下至尾底，二十二日入脊内，注于伏冲之脉。（《灵枢·岁露论》）
>
> 其出于风府，日下一节，二十五日下至骶骨，二十六日入于脊内，注于伏膂之脉。王冰注曰：以肾脉贯脊属肾，上入肺中。肺者，缺盆为之道，阴气之行速，故其气上行，九日出于缺盆之中。（《素问·疟论》）

以上《疟论》所说"伏膂之脉"，即《岁露论》之"伏冲之脉"，也即"冲脉"，而王冰却误注作"肾脉"。

其实，非但是后人不能明辨，即便《内经》时代的古人，也存在着辨认的困难，故《灵枢·逆顺肥瘦》才不厌其烦地细述辨识之法：

> 黄帝曰：少阴之脉独下行何也？岐伯曰：不然。夫冲脉者，五藏六府之海也，五脏六腑皆禀焉。其上者，出于颃颡，渗诸阳，灌诸精；其下者，注少阴之大络，出于气街，循阴股内廉，入腘中，伏行骭骨内，下至内踝之后属而别；其下者，并于少阴之经，渗三阴；其前者，伏行出跗属，下循跗入大指间，渗诸络而温肌肉。故别络结则跗上不动，不动则厥，厥则寒矣。黄帝曰：何以明之？岐伯曰：以言导之，切而验之，其非必动，然后乃可明逆顺之行也。（《灵枢·逆顺肥瘦》）

也正是依据此辨识之法，唐代杨玄操认定三国吕广注《难经》有误：

> 一难曰：十二经皆有动脉。吕曰：足少阴动内踝下；杨曰：太溪穴也。按此动脉非少阴脉也，斯乃冲脉动耳。冲脉与少阴并行，因谓少阴脉动，其实非也。亦吕氏之谬焉。（《难经集注·一难》）

第二，所属脏器的关联：

足少阴脉属于肾，冲脉源于肾间动气；肾有两脏，左肾右命门，男子以藏精，女子以系胞，故"胞络者系于肾"（《素问·奇病论》）。而冲脉起于胞中，为经络之海，主月事，与任脉共主胞胎；在男子则下荣宗筋，上主胡须。故冲脉与肾脉共与肾、胞宫、精室相关。

这样，冲脉与肾络所起之处相同——肾下，所行之处相同——脊内廉，所出之处相同——气街，所关联的脏器相同——肾、胞宫、精室，因而表现在循行与功能上有着紧密的联系。

（二）冲脉与足阳明脉

如果说，冲脉与足少阴的关联由于二者在位置上的天然联系，那么冲脉与足阳明脉的位置，一在前，一在后，二者正相对立，如何能发生关联呢？通过以下三条途径：第一，冲脉发出一分支出于腹表，并于足阳明之经；第二，与阳明合于宗筋；第三，与足阳明共用其俞。

> 冲脉者，起于气街，并少阴之经，夹脐上行，至胸中而散。（《素问·骨空论》）

> 冲脉者，起于气冲，并足阳明之经，挟脐上行，至胸中而散也。（《难经·二十八难》）

按：传世本《素问》此条中之"少阴"系后人所改，因为受阴阳法则的制约，躯干部的阴经只能行于体内而不能出行于体表。《难经》、宋本《甲乙经》及《太素》同作"阳明"，可证。

> 岐伯曰：阳明者，五脏六腑之海，主润宗筋，宗筋主束骨而利机关也。冲脉者，经脉之海也，主渗灌溪谷，与阳明合于宗筋，阴阳总宗筋之会，会于气街，而阳明为之长，皆属于带脉，而络于督脉。故阳明虚则宗筋纵，带脉不引，故足痿不用也。（《素问·痿论》）

> 冲脉者为十二经之海，其输上在于大杼，下出于巨虚之上下廉。（《灵枢·海论》）

> 气街，三里，巨虚上下廉，此八者，以泻胃中之热也。（《素问·水热穴论》）

《水热穴论》以"气街"、"三里"，"巨虚上、下廉"八穴皆足阳明穴，故取以泻胃热，冲脉则"起于气街"（又作"出于气街"），又以"巨虚上下廉"为其下输，而三里穴又是治疗冲脉病候"逆气"第一要穴。可见，从穴位的联系来看，已经分不开彼此。

冲脉与足少阴脉、足阳明脉之离合，实际上展现了两种不同观点由碰撞到融合的过程，它带给人们这样一个信息：虽然在"经脉连环"动力之源竞争中，"肾间动气说"没能胜出"胸间宗气说"，但却表现出了顽强的生命力，其学说不仅张扬于冲脉之中，而且还向"胸间宗气说"渗透，获得了与胃和

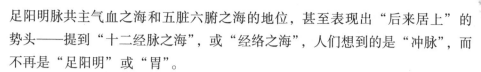

足阳明脉共主气血之海和五脏六腑之海的地位，甚至表现出"后来居上"的势头——提到"十二经脉之海"，或"经络之海"，人们想到的是"冲脉"，而不再是"足阳明"或"胃"。

（三）冲脉与任脉

任脉行于腹主胞胎，冲脉行脊里为经络之海，位置与功能皆不同，本是两支独立的脉。二者之所以发生紧密的联系，来源于古人对月经与胞胎关系的认识：

> 女子七岁，肾气盛，齿更发长。二七而天癸至，任脉通，太冲脉盛，月事以时下，故有子。（《素问·上古天真论》）
>
> 有娠之人，经水所以断者，壅之以养胎，而蓄之为乳汁。（《诸病源候论·妊娠漏胞候》卷四十一）

也就是说，古人已经明确认识到：女子所以能孕胎，需要肾气盛，以及主血海的冲脉盛，月事始能以时下，而胎之成又需冲脉之血的蓄积滋养。故王冰注曰："冲为血海，任主胞胎，二者相资，故能有子"（《素问·上古天真论》）；杨上善也认为："胞者，任冲之脉起于胞中，为经络海，故曰胞脉也"（《太素·风水论》卷二十九）。

冲脉所以能与"胞胎"密切相关，主要基于其两个属性：第一，冲脉源出于"肾间动气"（《难经·八难》），而肾一名"胞门子户"（《脉经·平妊娠分别男女将产诸证第一》卷九），"胞络者系于肾"（《素问·奇病论》）；第二，冲为血海以资胎。于是，原本伏行于"脊里"的冲脉，又别起于胞中，循腹里上行，与行于腹表之任脉内外相应，形成了循行上的关联。或**由于二脉在功能上的密切相关，古人常将二者合称作"任冲之脉"**，在《内经》的古传本之一《太素》经文中，"任冲"常连称，例如传世本《灵枢·经脉》所载之"任脉之别"，《太素》作"任冲之别"，对此，杨上善的解释是："任冲二经此中合有一络者，以其营处是同，故合之也"（《太素·十五络脉》卷九）。**在十五络脉中，任冲之别成为唯一的二脉共一络的特例，说明至少在《经脉》成篇时期，古人认为"任冲"二脉是难以分开的**——但凡有任何可能，也不会以冲、任二脉共为一络，不至于为凑足"十五"之数，而加入"脾之大络"这条完全"异类"的络。

若据传世本《内经》经文，的确很难分清任脉与冲脉的循行，几乎是二脉合为一体了。关于《内经》不同传本中任、冲二脉相混的情形，《甲乙经》

古注，以及《太素》杨上善注皆有具体的描述。而王冰则干脆说任、冲、督三脉乃"一源三歧"，异名而同体，只是一脉也。

关于三脉交织，难分难辨背后的原因，详见下文分析。

三、百 变 一 宗

冲脉所以难以理解，是因其在不同的语境下呈现出不同的面孔，如果不能一层层分开，冲脉简直就成了一个怪物，根本无法理解。

"冲脉"纵有千姿百态，也必须确认其本态。催生"冲脉"这一新概念的第一推力来自一个著名的实验：

> 其著孙络之脉而成积者，其积往来上下……其著于伏冲之脉者，揣之应手而动，发手则热气下于两股，如汤沃之状。（《灵枢·百病始生》）

这是一个非常巧妙的动脉压迫实验——借助于积块的传导，深伏于脊里的脉动（实为腹主动脉搏动）强有力地应于指下。这一实验在汉代《黄帝明堂经》中也有多处明确记载[1]，而且在《素问·举痛论》中还可见关于这一现象的机制解释，足见这是一个影响很大，为当时人们所共知的著名实验。

基于这个在当时颇具影响的著名实验以及对此实验的层层解读，一幅全新的关于气血生化与运行的画卷一帧帧地呈现：

"肾间动气"被确定为气之源——原气，而不再是"胸间动气"——宗气；

生于肾间动气的"伏脊之脉"成为十二经之海、经络之海、五脏六腑之海，而不再是阳明脉所主；

"气街动脉"不再是胸中宗气下注而来，而是冲脉的分支，为其所出之处；

"厥在于足"，不再是"宗气不下，脉中之血，凝而留止"，而是冲脉之气不能下达以"渗诸络而温肌肉……"；

男子之宗筋、胡须不再由阳明脉血气"主润"，而由冲脉"所

---

[1]　例如阴陵泉穴主治："女子疝瘕，按之如以汤沃其股内至膝……"；曲泉穴主治："女子疝瘕，按之如以汤沃两股中……"等。

荣"。而且女子之胞胎、月事也由冲脉"主管"。

卫气也转而沿"伏脊之脉"上行。

至此，传统的气血生化、运行图景几乎被完全颠覆了，而所有这些巨变皆基于"伏脊之脉"的发现，及其与"肾间动气"的关联——只是由于理论"基点"的变换，或者说"视点"的变换，一点之移而满盘皆动，以下让我们一步步"回放"。

第一步：重定"气之源"

关于动气之源所在，有两种代表性的观点：其一，以"胸间动气"为宗气；其二，以"肾间动气"为原气。古人基于"胸中宗气"说，构建了"经脉连环"，同时也构建了整个气血运行的基本框架。在这个框架中，胃为血气生化之源，胃气上归于肺，积于胸中，命曰气海，而为宗气。宗气之行，上者走于息道以息往来；其下者注于气街以温胫足。而与胃相关的足阳明脉被视为"脉大血多气盛"的多血多气之脉，为五脏六腑之海也。

> 谷始入于胃，其精微者，先出于胃之两焦，以溉五脏，别出两行，营卫之道。其大气之抟而不行者，积于胸中，命曰气海，出于肺，循喉咽，故呼则出，吸则入。(《灵枢·五味》)
>
> 气积于胃，以通营卫，各行其道。宗气留于海，其下者注于气街，其上者走于息道。故厥在于足，宗气不下，脉中之血，凝而留止，弗之火调，弗能取之。(《灵枢·刺节真邪》)
>
> 宗气积于胸中，出于喉咙，以贯心脉，而行呼吸焉。(《灵枢·邪客》)
>
> 胃之大络，名曰虚里，贯鬲络肺，出于左乳下，其动应衣，脉宗气也。(《素问·平人气象论》)

在这里，以"胸间动气"为气之海，气之宗，上行呼吸，下注气街。因为气血之源在于胃，故古人构建的"十二经脉连环"的起始脉——手太阴肺脉需要"起于中焦"，目的在于"还循胃口"以取血气，然后再"上膈属肺"以为"脉宗气也"。也正因为气血之源在于胃，故胃以及与胃相关的阳明脉才被视为"气血之海"、"五脏六腑之海"：

> 胃者，五脏六腑之海也，水谷皆入于胃，五脏六腑皆禀气于胃。

（《灵枢·五味》）

胃者，水谷气血之海也。海之所行云气者，天下也。胃之所出气血者，经隧也。经隧者，五脏六腑之大络也。（《灵枢·玉版》）

胃为五脏六腑之海，其清气上注于肺，肺气从太阴而行之，其行也，以息往来，故人一呼脉再动，一吸脉亦再动，呼吸不已，故动而不止。（《灵枢·动输》）

阳明者表也，五脏六腑之海也，亦为之行气于三阳。（《素问·太阴阳明论》）

阳明者，五脏六腑之海，主润宗筋，宗筋主束骨而利机关也。冲脉者，经脉之海也，主渗灌溪谷，与阳明合于宗筋，阴阳揔宗筋之会，会于气街，而阳明为之长，皆属于带脉，而络于督脉。（《素问·痿论》）

足阳明，五脏六腑之海也，其脉大血多，气盛热壮。（《灵枢·经水》）

足阳明脉所以被视为"脉大血多气盛"，还在于其脉之所动处——大迎、人迎、气街、冲阳，特别是"人迎"与"气街"之脉动，明显较其他脉的脉动为大为强，故曰"脉大血多气盛"。然而这一基本点因为上面提及的新发现而动摇，这一著名的实验使古人认识到：此伏行于脊里的脉——"伏膂之脉"的脉动比包括阳明脉在内的其他诸脉都要大，都有力，这时**一个新的基本视点形成：气之源在"肾间"，而不是"胸间"；动气出于肾，而不是胃。这个基本点则由"冲脉"一层层地展现出来，直到形成一个完整的新画面：**

诸十二经脉者，皆系于生气之原。所谓生气之原者，谓十二经之根本也，谓肾间动气也，此五脏六腑之本、十二经脉之根、呼吸之门、三焦之原，一名守邪之神。吕曰：所谓生气之原者，为十二经本原也。夫气冲之脉者，起于两肾之间，主气，故言肾间动气。挟任脉上至喉咽，通喘息，故云呼吸之门。上系手三阴三阳为支，下系足三阴三阳为根，故圣人引树以设喻也。其三焦之原者，是三焦之府，宣行荣卫，邪不妄入，故曰守邪之神也。（《难经集注·八难》）

三焦者，何禀何生？何始何终？其治常在何许？可晓以不？然：

三焦者，水谷之道路，气之所终始也。上焦者，在心下，下膈，在胃上口，主内而不出。其治在膻中，玉堂下一寸六分，直两乳间陷者是。中焦者，在胃中脘，不上不下，主腐熟水谷。其治在脐傍。下焦者，当膀胱上口，主分别清浊，主出而不内，以传导也。其治在脐下一寸。故名曰三焦，其府在气街。(《难经·三十一难》)

宗气者，三焦归气也，有名无形，气之神使也，下荣玉茎，故宗筋聚缩之也。(《伤寒论·平脉法第二》)

冲脉者，起于气街，并少阴（阳明）之经，夹脐上行，至胸中而散。(《素问·骨空论》)

在这里，气之原不再是"胸间动气"，而是"肾间动气"（三焦之原），以冲脉起于"肾间"主气而得名。冲脉直上至咽而主呼吸，而不是宗气上行所主；原先的"气海"膻中则成为三焦之"治"；"气街"则成为三焦之府，而不再是宗气之下行也。所言冲脉"起于气街"、"至胸中而散"，也与主张"宗气积于胸中……下注于气街"的观点针锋相对。

第二步：重归脉动点

通过同样的触诊方法，古人又发现：此"伏冲之脉"——冲脉，从脐下肾间继续下行，于下腹部分出至腹股沟偏内侧处出于"气街"，并沿下肢内侧继续下行。而这一发现也体现在冲脉的循行与功能之中：

黄帝曰：少阴之脉独下行何也？岐伯曰：不然。夫冲脉者，五藏六府之海也，五脏六腑皆禀焉。其上者，出于颃颡，渗诸阳，灌诸精；其下者，注少阴之大络，出于气街，循阴股内廉，入腘中，伏行骭骨内，下至内踝之后属而别；其下者，并于少阴之经，渗三阴；其前者，伏行出跗属，下循跗入大指间，渗诸络而温肌肉。故别络结则跗上不动，不动则厥，厥则寒矣。黄帝曰：何以明之？岐伯曰：以言导之，切而验之，其非必动，然后乃可明逆顺之行也。(《灵枢·逆顺肥瘦》)

这里非常清晰地展示了由于基点的转换，而导致的对于同一现象（事实）的完全不同的解释。在"胸间宗气说"的理论框架中，"宗气留于海，其下者注于气街，其上者走于息道。故厥在于足，宗气不下，脉中之血，凝而留止"，而基于"肾间动气说"的新视点，则以冲脉为"五藏六府之海"，"其上者，出于颃颡，渗诸阳，灌诸精；其下者，注少阴之大络，出于气街……渗诸络而温肌肉。故别络结则跗上不动，不动则厥，厥则寒矣"（《灵枢·逆顺肥瘦》）。在传统理论框架中，"三脉动于足大指之间……其动也，阳明在上，厥阴在中，少阴在下"（《灵枢·终始》）；而在新的理论框架中，此三脉皆为冲脉之气所动也。

这样，不仅"气街动脉"，而且下肢脉动处如太溪、太冲、冲阳等，皆被视为冲脉之气所动。顺便说，"气街"在《难经》中被改作"气冲"（不同传本《黄帝明堂经》相应的穴名也多作"气冲"），与其身份从属于"阳明"到归于"冲脉"的重新认定当有关联。于是原本属于足阳明脉和胃的功能就被归于"冲脉"名下：

> 冲脉者，为十二经之海。（《灵枢·海论》）
> 冲脉者，十二经之海也。（《灵枢·动输》）
> 黄帝曰：妇人无须者，无血气乎？岐伯曰：冲脉、任脉，皆起于胞中，上循背里，为经络之海。其浮而外者，循腹右上行，会于咽喉，别而络唇口。血气盛则充肤热肉，血独盛则澹渗皮肤，生毫毛。今妇人之生，有余于气，不足于血，以其数脱血也，冲任之脉，不荣口唇，故须不生焉。黄帝曰：士中有伤于阴，阴气绝而不起，阴不用，然其须不去，其故何也？宦者独去何也，愿闻其故。岐伯曰：宦者去其宗筋，伤其冲脉，血泻不复，皮肤内结，唇口不荣，故须不生。（《灵枢·五音五味》）
> 冲脉者，经脉之海也，主渗灌溪谷，与阳明合于宗筋，阴阳揔宗筋之会，会于气街。（《素问·痿论》）

比起旧理论框架下"胃者，水谷气血之海也"，新说"冲为血海"还多一层含义——女子的"经血之海"。而冲脉的这一属性使其与任脉紧紧联系在一起，共主胞胎，并最终使得任脉不能脱离冲脉而独立存在。

还需要指出的是，一种新观点提出之后，旧观点不会马上退出，新旧观点往往会共存一段时期。我们看到，在《五音五味》以大量篇幅论述了冲脉与男子胡须的关系——冲脉上荣唇口而生胡须，若"伤其冲脉，血泻不复，皮肤内结，唇口不荣，故须不生"，而就在这同一篇，紧接着又说"美髯者阳明多血"，说明旧观点依然有很强的影响力。事实上，"冲为血海"的新说并没有最终取代"胃为血海"的传统观点而成为人们普遍遵从的新规范。没有像藏象学说中"脾主太阴"经过一个"脾胃共主"的过渡时期，最终取代"胃主太阴"那样，真正实现理论的更新。

第三步：行卫气之道兼卫气之用

在旧的理论框架中，卫气与营气是一对，同出于胃所化生之气血。而且，与营气共同沿二十八脉循行，也是卫气运行的模式之一：

> 黄帝曰：愿闻营卫之所行，皆何道从来？岐伯答曰：营出于中焦，卫出于下（上）焦。黄帝曰：愿闻三焦之所出。岐伯答曰：上焦出于胃上口，并咽以上贯膈而布胸中，走腋，循太阴之分而行，还至阳明，上至舌，下足阳明，常与营俱行于阳二十五度，行于阴亦二十五度一周也，故五十度而复大会于手太阴矣。（《灵枢·营卫生会》）

而在新理论框架中，关于卫气之行及其意义皆有不同：

> 卫气一日一夜大会于风府……其出于风府，日下一节，二十五日下至骶骨，二十六日入于脊内，注于伏膂之脉其气上行，九日出于缺盆之中……卫气之所在，与邪气相合，则病作……疟气随经络沉以内薄，故卫气应乃作……卫气相离，故病得休；卫气集，则复病也。（《素问·疟论》）

这里卫气从风府沿督脉下行至脊骶，入行脊内再沿冲脉上行。类似的文字又见于《灵枢·岁露论》。

旧理论关于卫气的功能，有如下描述：

> 上焦出气，以温分肉，而养骨节，通腠理。中焦出气如露，上注谿谷，而渗孙脉，津液和调，变化而赤为血，血和则孙脉先满溢，乃注于络脉，皆盈，乃注于经脉。（《灵枢·痈疽》）
>
> 卫气者，所以温分肉，充皮肤，肥腠理，司关合者也。（《灵枢·本藏》）
>
> 人有大谷十二分，小溪三百五十四名，少十二俞，此皆卫气之所留止，邪气之所客也，针石缘而去之。（《素问·五脏生成》）

而在新理论框架中，不仅卫气循冲脉之道而行，而且卫气的功能也由冲脉来体现：

冲脉者，经脉之海也，主渗灌溪谷。(《素问·痿论》)

夫冲脉者，五藏六府之海也，五脏六腑皆禀焉……其前者，伏行出跗属，下循跗入大指间，渗诸络而温肌肉。(《灵枢·逆顺肥瘦》)

冲脉者，十二经之海也……其别者，邪入踝，出属跗上，入大指之间，注诸络，以温足胫。(《灵枢·动输》)

冲脉、任脉，皆起于胞中，上循背（脊）里，为经络之海。其浮而外者，循腹右上行，会于咽喉，别而络唇口。血气盛则充肤热肉，血独盛则澹渗皮肤，生毫毛。(《灵枢·五音五味》)

以上经文所述"渗灌溪谷"、"渗诸络而温肌肉"、"澹渗皮肤，生毫毛"，这些原本属于典型的卫气之功用，皆转移至冲脉的名下。而杨上善干脆说："肉之大会为谷，小会为溪，肉分之间，溪谷之会，肾间动气为原气，在溪谷间"(《太素·阴阳杂说》卷三)，直接将原本属于卫气的功能归于原气名下。《金匮要略》也说："腠者，是三焦通会元真之处，为血气所注"。这是因为在"胸间宗气说"的框架中，卫气属于宗气，而在"肾间原气说"的新框架下，卫气自然就隶属于三焦之原气。

第四步：立命门学说

在旧理论框架中，关于女子胞宫的论述不清晰，而对于男子的性器官——阴茎与阴囊，以及性征胡须，是以阳明脉所主。

月事不来者，胞脉闭也，胞脉者属心而络于胞中。(《素问·评热病论》)

胞络者系于肾。(《素问·奇病论》)

阳明者，五脏六腑之海，主润宗筋，宗筋主束骨而利机关也。(《素问·痿论》)

而在新的理论框架中却建立了完整的"命门学说"，同时构建新的经脉循行以为理论支撑。"肾间动气"、"原气"、"三焦"、"命门"是该学说的基本概念。

脏各有一耳，肾独有两者，何也？然：肾两者，非皆肾也。其左者为肾，右者为命门。命门者，诸神精之所舍，原气之所系也；男子以藏精，女子以系胞。故知肾有一也。（《难经·三十六难》）

经言腑有五，脏有六者，何也？然：六腑者，正有五腑也。五脏亦有六脏者，谓肾有两脏也。其左为肾，右为命门。命门者，谓精神之所舍也；男子以藏精，女子以系胞，其气与肾通，故言脏有六也。（《难经·三十九难》）

十二经皆以俞为原者，何也？然：五脏俞者，三焦之所行，气之所留止也。

三焦所行之俞为原者，何也？然：脐下肾间动气者，人之生命也，十二经之根本也，故名曰原。三焦者，原气之别使也，主通行三气，经历于五脏六腑。原者，三焦之尊号也，故所止辄为原。五脏六腑之有病者，皆取其原也。（《难经·六十六难》）

所谓"肾间动气"，以左为肾，右为命门，二者之间乃"原气之所系也"；所谓"命门"，在女子"以系胞"，在男子"以藏精"，以为"生命之门也"。三焦主三元之气，以气街为府，故为原气之别使也。"肾"、"命门"、"三焦"在许多场合作为同义词使用。故《脉经》曰"肾名胞门子户"（《脉经·平妊娠分别男女将产诸证第一》），"左属肾，右为子户，名曰三焦"（《脉经·两手六脉所主五脏六腑阴阳逆顺第七》）。

第五步：集诸脏诸气之功于一身

冲脉生于肾间动气，通行原气，又脉通于胞宫、宗筋、气街，与任脉、督脉、带脉、阴跷脉、阳跷脉、少阴脉、足阳明脉都建立了直接的脉络联系，故肾、命门、三焦诸脏腑之功用皆属焉。在许多场合冲脉实际上扮演了"肾"、"三焦"、"命门"的替身，成了它们的代名词。或者说，由这些概念构建的"命门学说"是由通行原气的冲脉具体体现的。再由于理论基点的变换，基于"胸间宗气说"的宗气、卫气功能，以及原本由胃及足阳明脉承担的气血之海的功能，也都一一归属于冲脉名下；另一方面，冲脉与诸脏诸脉之间形成广泛的脉络联系，也为其拥有的众多功能提供了理论支撑，或者说为"命门学说"提供了理论支撑。这就使得冲脉成为一个无所不在、无所不能的"奇经"。

在传世本《内经》中犹可见"冲脉"表达不同概念的实例：

黄帝曰：定之奈何？岐伯曰：胃者水谷之海，其输上在气街，下至三里。冲脉者为十二经之海，其输上在于大杼，下出于巨虚之上下廉。膻中者为气之海，其输上在于柱骨之上下，前在于人迎。脑为髓之海，其输上在于其盖，下在风府。（《灵枢·海论》）

这里的"冲脉"实际是指代"三焦"或"命门"，与"胃"、"膻中"、"脑"一样，表达的都是"府"，而不是"脉"的概念。

岐伯曰：肾俞五十七穴，积阴之所聚也，水所从出入也。尻上五行行五者，此肾俞。故水病下为胕肿大腹，上为喘呼，不得卧者，标本俱病，故肺为喘呼，肾为水肿，肺为逆不得卧，分为相输，俱受者水气之所留也。伏兔上各二行行五者，此肾之街也。三阴之所交结于脚也。踝上各一行行六者，此肾脉之下行也，名曰太冲。凡五十七穴者，皆脏之阴络，水之所客也。（《素问·水热穴论》）

此又以肾脉之下行为"太冲"。尽管有如此多的功能，并为这些功能建立了相应的脉的联系，然而冲脉病候中体现的却依旧是其本体"伏膂之脉"异常的症状。这种循行与病候之间的巨大落差，难以完全用"循行"与"病候"形成的"时间差"解释，更大的可能是将构建"命门学说"各要素的各种功能人为地加载于"冲脉"名下，就像同一人扮演了多个不同的角色。

可见，**冲脉的本体只是"伏膂之脉"，当其与"肾间动气"发生关联后，便一步步充当了为构建"命门学说"铺路搭桥的角色，在这个过程中只因为替"肾命"行事，而被赋予种种"头衔"，生成了一张张不同的面孔，以至于人们很难再看清，或者说忘记了，其本来面目——"伏膂之脉"，而冲脉的病候依然是我们今天辨识其本体的"胎记"。**

四、错综复杂的循行

厘清了冲脉的不同内涵，错综复杂的冲脉循行便容易理出清晰的脉络。有关冲任督之脉的循行，《内经》、《难经》有如下描述：

1-1　任脉者，起于中极之下，以上毛际，循腹里上关元，至咽喉上颐循面入目。（《素问·骨空论》）

按："上颐循面入目"六字出自传世本《素问·骨空论》，而《新校正》谓《难经》、《甲乙经》无此六字，《太素·任脉》卷十杨上善引《甲乙经》之文也无。此乃王冰所添加。

1-2　任脉者，起于中极之下，以上毛际，循腹里，上关元，至

咽喉。(《难经·二十八难》)

1-3　杨曰：一本云冲脉者，起于关元，循腹里，直上于咽喉中。(《难经集注·二十九难》)

1-4　阴跷脉者，亦起于跟中，循内踝上行，至咽喉交贯冲脉。(《难经·二十八难》)

1-5　寒气客于冲脉，冲脉起于关元，随腹直上。(《素问·举痛论》)

1-6　杨曰：任脉者，起于胞门子户，挟脐上行，至胸中。(《难经集注·二十九难》)

1-7　任脉之别，名曰尾翳，下鸠尾，散于腹。(《灵枢·经脉》)

按：起于胞中，循于腹里，上至咽喉者，为冲脉；起于胞中，出于腹表，以上毛际者循腹上脐者为任脉。

2-1　卫气之行风府，日下一节，二十一日下至尾底，二十二日入脊内，注于伏冲之脉，其行九日，出于缺盆之中，其气上行。(《灵枢·岁露论》)

2-2　黄帝曰：妇人无须者，无血气乎？岐伯曰：冲脉、任脉，皆起于胞中，上循背(脊)里，为经络之海。其浮而外者，循腹右上行，会于咽喉，别而络唇口。血气盛则充肤热肉，血独盛则澹渗皮肤，生毫毛。今妇人之生，有余于气，不足于血，以其数脱血也，冲任之脉，不荣口唇，故须不生焉。(《灵枢·五音五味》)

按：只有冲脉才伏行于"脊里"，为"经络之海"，而任脉不言"血海"；下荣宗筋，上生胡须者也是冲脉，而非任脉；也只有一"里"一"外"，最后才能内外相"会"也。任脉也只有借冲脉之道才能上系"两目之下中央"。故本条经文描述的是冲脉的循行。

2-3　冲脉者，经脉之海也，主渗灌溪谷，与阳明合于宗筋，阴阳总宗筋之会，会于气街，而阳明为之长，皆属于带脉，而络于督脉。(《素问·痿论》)

2-4　督脉者，起于下极之俞，并于脊里，上至风府，入属于脑。(《难经·二十八难》)

按：行于"脊里"者为冲脉——伏膂之脉，出于背脊者为督脉，故得言"至风府，入于脑"。又传世本《甲乙经》卷二引《八十一难》曰："督脉者，起于下极之俞，并于脊里，上至风府，入属于脑，上巅循额至鼻柱"。其中续添文字"入属于脑，上巅循额至鼻柱"已见于《素问·骨空论》和《灵枢·营气》，亦当有所本。

2-5 督脉者，起于少腹以下骨中央，女子入系廷孔，其孔，溺孔之端也，其络循阴器合篡间，绕篡后，别绕臀，至少阴与巨阳中络者，合少阴上股内后廉，贯脊属肾，与太阳起于目内眦，上额交巅上，入络脑，还出别下项，循肩髆内，挟脊抵腰中，入循膂络肾；其男子循茎下至篡，与女子等；其少腹直上者，贯脐中央，上贯心入喉，上颐环唇，上系两目之下中央。（《素问·骨空论》）

2-6 督脉之别，名曰长强，挟膂上项，散头上，下当肩胛左右，别走太阳，入贯膂。（《灵枢·经脉》）

2-7 其支别者，上额循巅下项中，循脊入骶，是督脉也。（《灵枢·营气》）

3-1 冲脉者，五脏六腑之海也，五脏六腑皆禀焉。其上者，出于颃颡，渗诸阳，灌诸精；其下者，注少阴之大络，出于气街，循阴股内廉，入腘中，伏行骭骨内，下至内踝之后属而别；其下者，并于少阴之经，渗三阴；其前者，伏行出跗属，下循跗入大指间，渗诸络而温肌肉。（《灵枢·逆顺肥瘦》）

3-2 冲脉者，十二经之海也，与少阴之大络，起于肾下，出于气街，循阴股内廉，邪入腘中，循胫骨内廉，并少阴之经，下入内踝之后，入足下；其别者，邪入踝，出属、跗上，入大指之间，注诸络，以温足胫，此脉之常动者也。（《灵枢·动输》）

4-1 冲脉者，起于气街，并少阴之经，挟脐上行，至胸中而散。（《素问·骨空论》）

4-2 冲脉者，起于气冲，并足阳明之经，挟脐上行，至胸中而散也。（《难经·二十八难》）

以上任脉、冲脉、督脉三脉所起所行相互交织，甚至完全重叠，要想将三者剥离清楚，首先要明确几个确定的"基点"：第一，冲脉源于"肾间动气"，伏行于"脊里"，为经络之海；第二，冲脉源于"肾间动气"，在女子主胞宫，在男子荣宗筋生胡须；第三，"动气"——脉动，是"冲脉"的外在特征。

根据以上三个基本点，可以确定冲、任、督三脉循行如下：

冲脉：起于胞中——男子起于肾下（3-2），循腹里，直上于咽喉中（1-3，1-4，1-5），出于颃颡，上颐别而环唇（2-2，3-1）；其浮而外者，从胞中络于宗筋（2-2，2-3，出于气街，并足阳明之经，挟脐上行，至胸中而散也（4-1，4-2）；其后者，上循脊里，为经络之海（2-2；其下行者，下络宗筋，出于气街，循阴股内廉，邪入腘中，循胫骨内廉，并少阴之经，下入内踝之后，入足下；其前者，邪入踝，出属、跗上，下循跗入大指之间（2-2，3-1，3-2）。

任脉：起于胞中（1-6，2-2）——男子起于中极之下（1-1，1-2），下出尾翳，络阴器，以上毛际（1-1，1-2，1-7），循腹上行，入脐中（1-6，2-5），与冲脉会于咽喉，上颐，系两目之下中央（2-2，2-5）。

督脉：起于下极之俞（2-4），女子入系廷孔……其男子循茎下至篡（2-5）；从篡后，上骶，循脊，上项中（风府），入属于脑（2-4，2-5，2-7）；其别者，下当肩胛左右，别走太阳，入贯脊（2-5，2-6）；其直者，循巅，下额，至鼻柱（2-5，2-7）。

伏膂之脉及压迫实验皆表明古人明知冲脉在脊内，之所以另有一支行于"腹里"者，不是出于实验或经验，而是出于理论需要——需要支撑任脉，与任脉共主胞胎；需要上"环唇"，下荣"筋"也。冲脉出行于腹中者谓之任脉，即《素问·气府论》所谓"腹脉法也"；出行于脊中者谓之督脉，即《气府论》所言"脊椎法也"；其出气街上行者，并阳明之经，以示胸腹部脉动乃冲脉动气上注；其出于气街，与少阴之络下行的意义在于宣明下肢的脉动皆由冲脉之气下注。**要之，冲脉起于"肾间动气"，其本体为"伏冲之脉"，诚如杨上善所说"当知冲脉从动气注上下行者为冲脉也"**（《太素·冲脉》卷十）。

正由于冲脉与任脉、督脉，起处相同，循行上内外相接，古人常不能辨，久之在不同传本间出现异文——不仅是《内经》，《难经》古本同样如此。对于这种异文互见并存的情况，历代《内经》、《难经》注家皆有说明，但皆不能明辨。只有确立了以上三个基本点，这一千古难题才能迎刃而解。

五、与肾同源的病候

关于冲脉病候，《素问》、《难经》记载完全相同：

冲脉为病，逆气里急。（《素问·骨空论》）

冲之为病，逆气而里急。（《难经·二十九难》）

对于该病候，《素问·举痛论》有如下解释：

> 寒气客于冲脉，冲脉起于关元，随腹直上，寒气客则脉不通，脉不通则气因之，故喘动应手矣。（《素问·举痛论》）

据杨上善注，"冲脉起于关元，随腹直上"十字为古注文。与此对应的条文见于《灵枢·百病始生》作"（积）其著于伏冲之脉者，揣之应手而动，发手则热气下于两股，如汤沃之状"。

有意思的是，《难经》所载肾病证候：

> 假令得肾脉，其外证：面黑、喜恐欠；其内证：脐下有动气，按之牢若痛；其病逆气：少腹急痛，泄如下重，足胫寒而逆。有是者肾也，无是者非也。（《难经集注·十五难》）

所说"其病逆气，少腹急痛"与冲脉病候正吻合；而"足胫寒而逆"，亦见《灵枢·逆顺肥瘦》所述冲脉病症"夫冲脉者，五藏六府之海也……其前者，伏行出跗属，下循跗入大指间，渗诸络而温肌肉。故别络结则跗上不动，不动则厥，厥则寒矣"。而《难经》所说之肾病之内证"脐下有动气，按之牢若痛"，又恰好与《举痛论》和《百病始生》所述之"伏冲之脉"病症相合。再联系到《百病始生》所言乃"积"病之症状，与《难经》所述"肾之积"以及《金匮要略》的"贲豚"正可比对：

> 肾之积名曰贲豚，发于少腹，上至心下，若豚状，或上或下无时，久不已，令人喘逆骨痿，少气。（《难经集注·五十六难》）
>
> 师曰：奔豚病，从少腹起，上冲咽喉，发作欲死，复还止，皆从惊恐得之。奔豚气上冲胸，腹痛，往来寒热，奔豚汤主之。（《金匮要略·奔豚气病脉证治第八》）

《诸病源候论》对此病候机制的解释：

> 虚劳则肾气不足，伤于冲脉。冲脉为阴脉之海，起于关元，关元穴在脐下，随腹直上至咽喉。劳伤内损，故腹里拘急也。（《诸病源候论·虚劳里急候》卷之三）。

而虞庶注《难经·十五难》肾病病候时即依据这一观点，其曰："肾气不足，伤于冲脉，故气逆肾者。足少阴之脉循少腹与足厥阴、足太阴三阴交于脐下，今病，故少腹急痛也"。

现在再来重读《骨空论》关于督脉的病候描述：

任脉者，起于中极之下，以上毛际，循腹里上关元，至咽喉，上颐循面入目。冲脉者，起于气街，并少阴之经，挟脐上行，至胸中而散。任脉为病，男子内结七疝，女子带下瘕聚。冲脉为病，逆气里急。督脉为病，脊强反折。督脉者，起于少腹以下骨中央，女子入系廷孔，其孔，溺孔之端也，其络循阴器合篡间，绕篡后，别绕臀，至少阴与巨阳中络者，合少阴上股内后廉，贯脊属肾，与太阳起于目内眦，上额交巅上，入络脑，还出别下项，循肩髆内，挟脊抵腰中，入循膂络肾；其男子循茎下至篡，与女子等；其少腹直上者，贯脐中央，上贯心入喉，上颐环唇，上系两目之下中央。此生病，从少腹上冲心而痛，不得前后，为冲疝。其女子不孕，癃痔遗溺嗌干。督脉生病治督脉，治在骨上，甚者在脐下营。（《素问·骨空论》）

对于《骨空论》"督脉者"经文下的病候，王叔和《脉经》悉归于冲脉病候：

脉来中央坚实，径至关者，冲脉也。动，苦少腹痛上抢心，有瘕疝，绝孕，遗矢溺，胁支满烦也。（《脉经·平奇经八脉第四》）卷二）

而王冰将其归于任脉、冲脉之病，其曰："所以谓之任脉者，女子得之以任养也，故经云此病其女子不孕也。所以谓之冲脉者，以其气上冲也，故经云此生病从少腹上冲心而痛也"（《素问·骨空论》）。

之所以会出现理解上的分歧，根本的原因在于这段经文出现了明显的错简，其正确语序应如下作：

任脉者起于中极之下，以上毛际，循腹里上关元，至咽候上颐循面入目[1]；

冲脉者，起于气街，并少阴之经，挟脐上行，至胸中而散；

督脉者，起于少腹以下骨中央，女子入系廷孔，其孔，溺孔之端也，其络循阴器合篡间，绕篡后，别绕臀，至少阴与巨阳中络者，合少阴上股内后廉，贯脊属肾，与太阳起于目内眦，上额交巅上，入络脑，还出别下项，循肩髆内，挟脊抵腰中，入循膂络肾；其男子循茎下至篡，与女子等；其少腹直上者，贯脐中央，上贯心入喉，上颐环

---

〔1〕 校新正云：按《难经》、《甲乙经》无"上颐循面入目"六字。此乃王冰添加。

唇，上系两目之下中央。

　　任脉为病，男子内结七疝，女子带下瘕聚。冲脉为病，逆气里急。督脉为病，脊强反折。

　　此生病，从少腹上冲心而痛，不得前后，为冲疝，其上气有音者治其喉中央，在缺盆中者。其病上冲喉者治其渐，渐者上挟颐也；其女子不孕，癃，痔[1]，遗溺，嗌干，治在骨上，甚者在脐下营；督脉生病治督脉。

　　这样，先说任冲督三脉循行，接着是三脉的病候，最后是病候的治疗，前后呼应，相互发明，逻辑关系非常清楚。而由于传世本的错简，不仅任冲督三脉的针灸治疗脉络难以辨认，而且冲脉病候的治疗文字还被混入下一段"骨空"病诊疗之中。恢复了经文的本来面目之后，冲脉病候的意义便清楚地呈现出来：逆气里急，其气上冲或从少腹至心；或上冲喉；或上气喘息有声，可伴有气块筑动，拘急疼痛。要之，冲脉起于"肾间动气"，病候也表现为动气之变，诚如杨上善所说"当知冲脉从动气注上下行者为冲脉也"（《太素·冲脉》卷十）。

　　在临床上发现，间歇性腹主动脉异常搏动症可见以上冲脉病候的典型症状：腹痛，脐下筑动，呈条索状波动，患者常感觉腹中有"块儿"、有"条索状物"。此症候群的患者多系青壮年，尤以女性多见，疼痛发作时均有腹主动脉强烈搏动的征象，且呈间歇性发作，可持续数分钟、数小时乃至数天，病程数天至数年不等。90%的患者其心电图有轻度异常表现，而劳累、精神刺激多为诱发因素。

　　由此可推知，《灵枢·百病始生》论冲脉之"积"，非真有积也，气聚而已。掌握了冲脉病候的特征及其意义，有助于对于早期文献中关于冲脉病的诊疗论述的理解：

　　尺寸脉俱牢，直上直下，此为冲脉。胸中有寒疝也。（《脉经·平奇经八脉第四》卷二）

　　喉痹，胸中暴逆，先取冲脉，后取三里、云门，皆泻之。（《黄帝明堂经》）

　　《脉经》文字没有提到气上冲的症状，但既言冲脉病候，当如下文所说有

────────

[1] 杨上善注曰：有本无"痔"字。义长。

"暴逆"的症状。二条文字虽然都没有提及"里急"的症状，但既言"疝"、言"暴逆"，痛也就在其中了。《黄帝明堂经》的针灸方中"冲脉"应是"气冲"穴。

更耐人寻味的是《灵枢·杂病》的一首针方：

> 气逆上，刺膺中陷者，与下胸动脉；腹痛，刺脐左右动脉，已刺，按之立已。不已，刺气街。已刺，按之立已。此论阳明之气上冲于头而走空窍，出颅，循牙车而下合阳明之经，并下人迎，循膺胸而下出于脐之气街。是阳明之气，出入于经脉之外内，环转无端，少有留滞，则为痛为逆矣。
>
> 沈亮宸曰：阳明之气，从人迎而直下于足跗，通贯于十二经脉，故上之人迎，与下之冲阳，其动也若一。（《黄帝内经灵枢集注·杂病》）

此针方所治之"气逆上"、"腹痛"乃典型的冲脉病候，取穴皆为动脉穴——当代针灸治疗腹主动脉异常搏动之气逆、腹痛，也直接针刺腹主动脉[1]，可谓殊途同归。按传统的理论框架，这些穴皆归足阳明脉，故《内经》注家皆从足阳明解说此方。然而在《灵枢·卫气》又有不同的表述：

> 气在腹者，止之背腧与冲脉于脐左右之动脉者。（《灵枢·卫气》）

这里明确将"脐左右动脉"归之于冲脉，而不再是足阳明脉。这说明，基于不同的理论框架，从不同的基点出现，对于同样的经验会有完全不同的解释。由此可得到两点启示：第一，胸腹部脉动乃冲脉之动气，冲脉出气街，循腹并阳明之经，其用意正是宣明这一点；第二，腹主动脉在脐左右皆可触及，故阳明脉、冲脉皆"夹脐而行"——这里不要受足阳明经穴连线脐旁2寸的干扰。

冲脉之循行不论有千变万化，然其本体"伏膂之脉"不变——万变不离其宗，而此脉又生于"肾间动气"，这样冲脉的病候与肾的病候就紧紧联系在了一起。

第2节　任脉、督脉

古人对于"任脉"命名的解释较为一致，皆与妊娠、胞胎有关，"任"即

---

〔1〕　马占松. 针刺腹主动脉案［J］. 中国针灸，2008，28（12）：917.

"妊"之古字，所谓"任脉"即"妊脉"也。笔者曾进行实际调查，发现妇女在妊娠期间，腹白线颜色变深，宽度增粗，长度变长，这很可能是古人提出任脉循行路线的重要根据[1]，基于这种观察，古人将腹正中这条线称作"任脉"是再自然不过的事了，《难经》谓"任脉起于胞门、子户，夹脐上行至胸中"也正是对这条线的描述。所以，**最初任脉只针对女子，而不及男子**。更**多保存了任脉古文本的"任脉之别"病候描述的只是孕妇的病症，而不言男子病候**。

后来古人认识到月经与孕胎的关联，而月经为冲脉所主，于是原本独立"主胞胎"的任脉，便与冲脉共主，体现在循行上，二脉同起于胞中，一内一外相呼应，且二脉交于咽喉，终始相关。

关于任脉循行，王冰注本《素问·骨空论》作"任脉者，起于中极之下，以上毛际，循腹里上关元，至咽喉，上颐循面入目"，其中"上颐循面入目"六字，《新校正》谓《难经》、《甲乙经》无此六字，《太素·任脉》卷十杨上善引《甲乙经》之文也无。有意思的是，传世本《素问·气府论》所载之任脉气所发之穴也较《太素》多出一段文字：

> 任脉之气所发者二十八穴：喉中央二，膺中骨陷中各一，鸠尾下三寸，胃脘五寸，胃脘以下至横骨六寸半一，腹脉法也。下阴别一，目下各一，下唇一，龈交一。（《素问·气府论》）

任脉循行多出的六字，以及此处任脉之气所发多出的文字皆系王冰添补，但《内经》时代应有一种关于任脉上行面部的说法，只是传世本没有载录而已。不然，《灵枢·脉度》怎么会有"督脉任脉各四尺五寸，二四八尺，二五一尺，合九尺"之说；《明堂经》所载之面部穴中又怎么会有"任脉气所发"之穴呢？可是，为什么早期文本所述任脉循行皆无面部这一支？因为任脉属于阴脉，而"阴脉不上头"法则无论是在经脉、络脉，还是经筋中都充分体现了。要想将面部的这一支加入到任脉中，有两种选择：或者与阳经相合而上行于面，或者与没有阴阳属性的冲脉合而上行。

关于《素问·骨空论》所述"督脉"循行的考辨已于上一节"冲脉"论述，这里需要补充说明的是，此段循行经文中有一大段与《灵枢·经脉》所载之"督脉之别"的循行相重叠：

---

〔1〕　黄龙祥. 中国针灸学术史大纲［M］. 北京：华夏出版社，2001：461.

督脉者，起于少腹以下骨中央，女子入系廷孔，其孔，溺孔之端也，其络循阴器合篡间，绕篡后，别绕臀，至少阴与巨阳中络者，合少阴上股内后廉，贯脊属肾，与太阳起于目内眦，上额交巅上，入络脑，还出别下项，循肩髆内，挟脊抵腰中，入循膂络肾。(《素问·骨空论》)

　　其中"与太阳起于目内眦，上额交巅上，入络脑，还出别下项，循肩髆内，挟脊抵腰中，入循膂络肾"一节文字尽是督脉之络也。又知**手足十二络是由当时尚存的某种经脉学说古本改编而来，而任督之络同样如此，而且改编的成分更少**。因而任督之别的循行、病候与其脉相重便不足怪。相反，如果不相重倒是奇怪了。

　　此外，关于"督脉之别"，值得关注的还有一点：**总览十二经之络循行，都是相表里的阴阳经相互"别走"，而督脉与足太阳皆为阳经，与此规律不合，而且督脉与足太阳相配，任脉之络再也无脉可"别走"，成了孤脉，暴露出新的理论缺陷**。或正因此，汉代《黄帝明堂经》于督脉络穴"长强"下作"督脉别络，少阴所结"；宋代《铜人腧穴针灸图经》作"督脉络别，足少阴、少阳所结会"；而明代《针灸聚英》则明言"督脉别走任脉"，此后的《针灸大成》、《针方六集》、《类经图翼》、《针灸逢源》等书皆从之。然而这一理论缺陷并不是简单地换个说法就能弥补的，因为督脉"别走太阳"与具体的循行路线相吻合，简单地换个说法，不仅于事无补，反而更多一层逻辑错误——越描越黑。因此，明代高武的这一改良方案没有为现代针灸学所采纳。

第 3 节　跷脉、维脉、带脉

一、跷　脉

关于跷脉的循行与病候，《内经》、《难经》的描述如下：

　　跷脉从足至目，七尺五寸，二七一丈四尺。二五一尺，合一丈五尺……黄帝曰：跷脉安起安止？何气荣水？岐伯答曰：跷脉者，少阴之别，起于然骨之后，上内踝之上，直上循阴股入阴，上循胸里入缺盆，上出人迎之前，入頄，属目内眦，合于太阳、阳跷而上行，气并相还，则为濡目，气不荣则目不合。(《灵枢·脉度》)

　　足太阳有通项入于脑者，正属目本，名曰眼系，头目苦痛取之，在项中两筋间，入脑乃别阴跷、阳跷，阴阳相交，阳入阴，阴出阳，交于目锐眦，阳气盛则瞋目，阴气盛则瞑目。（《灵枢·寒热病》）

足少阳之筋……上过右角，并跷脉而行。（《灵枢·经筋》）

邪客于足阳跷之脉，令人目痛从内眦始，刺外踝之下半寸所各二痏，左刺右，右刺左，如行十里顷而已。（《素问·缪刺论》）

目中赤痛，从内眦始，取之阴跷……癃，取之阴跷及三毛上及血络出血。（《灵枢·热病》）

阳气满则阳跷盛，不得入于阴则阴气虚，故目不瞑矣……阴气盛则阴跷满，不得入于阳则阳气虚，故目闭也。（《灵枢·大惑论》）

阳跷脉者，起于跟中，循外踝上行入风池。阴跷脉者，亦起于跟中，循内踝上行至咽喉，交贯冲脉。（《难经·二十八难》）

阴跷为病，阳缓而阴急。阳跷为病，阴缓而阳急。（《难经·二十九难》）

关于跷脉的循行与病候，《内经》与《难经》的记载皆有不同，其中《内经》只记载了阴跷脉的循行，附于足少阴脉；关于阳跷脉的具体循行全程，《内经》虽未记载，但明确指出，阳跷与阴跷脉交会于目内眦，病候也主目疾。阴跷、阳跷二脉皆与冲脉不相交，这提示：在《内经》中，八脉作为一个有机整体的概念尚未形成，因而没有体现出各脉之间的交叉关联的特征。而在《难经》中，"奇经八脉"的概念明确提出，因而对于八脉按统一的理论框架进行整合则不仅是可能的，而且是必须的。

有意思的是，《灵枢》描述的分明是"阴跷"脉，却名曰"跷脉"——甚至《经筋》篇也说"跷脉"，而不说"阴跷"；更有甚者，之后的腧穴经典《黄帝明堂经》所载跷脉穴，凡阳跷脉所发之穴或交会穴，皆明言"阳跷"，而阴跷脉穴，却只说"跷脉"，而不言"阴跷"。例如：

地仓，一名胃维。夹口旁四分。跷脉、手足阳明之会。

巨骨，在肩端上行两叉骨间陷者中，手阳明、跷脉之会。

肩髃，在肩端两骨间，手阳明、跷脉之会。

——《黄帝明堂经》

之所以用这种奇特的方式处理，原因有二：其一，《灵枢·脉度》所定脉度为二十八脉的长度，如果跷脉分作阴阳，则脉数为三十，与总脉数不合；其二，若作"阴跷"之脉，根据"阴脉不上头"法则，其不能直接"入頄，属目内眦"，须"借道"才能上行面部。具体借何道而行，有两种选择：其一，依据《灵枢》、《黄帝明堂经》，合于阳明脉而上行面部；若据《难经》，则合于冲脉而上行于面。从实际的面部阴跷穴的交会经脉来看——《黄帝明堂经》所载之頄部"跷脉交会穴"皆会于足阳明，当选择"合于阳明"；而从"八脉"为一个有机的整体着眼，则选择"合于冲脉"更合理。

杨上善不明《内经》、《明堂》编者的良苦用心，在注《黄帝内经明堂》时，将四肢、躯干部的"跷脉"穴改成了"阴跷"；又受"阴脉不上头面"影响，将面部的"跷脉"穴皆改作"阳跷"，更是大误。

> 阳跷从风池□□至口边会地仓、承泣，与阴跷于目兑眦相交已，别行入□至目内眦，阴跷与太阳、阳跷三脉合而上行之也。（《太素·阴阳跷脉》卷十）

> 又《明堂》言目下巨、承泣左右四穴有跷脉、任脉之会。（《太素·任脉》卷十）

随后王冰注解头面所有跷脉交会穴时，也改作"阳跷脉、××脉之会"，将阴跷脉排除在外，也许在他们的观念中，阴跷脉也像其他阴经一样，不能上行于头面部，行至头面部的只能是阳跷脉，或者阴跷脉的别络。

在病候方面，从与循行路线的关联度来看，《内经》的文本更合理，且各篇文字描述相呼应，理论与临床应用相吻合。

综合以上文献，确定跷脉循行与病候如下：

> 阴跷脉者，起于然骨之后，行于跟中，至内踝之下，沿踝直上循阴股入阴，上循胸里入缺盆，上出人迎之前，入頄，属目内眦，合于太阳、阳跷。

> 阳跷脉者，起于跟中，至外踝之下，循外踝，太阳前，少阳后，而上行于项中；其支者，从项中入络脑，其直者，上行至巅，下额，属目内眦，合于太阳、阴跷。

> 阴跷、阳跷皆主目疾，阳跷病拘急，阴跷病缓。

跷脉的启示：第一，作为脉名，"跷脉"与"耳脉"、"齿脉"、"肩脉"、"厥脉"相类；第二，同一个器官可由内外阴阳两条脉共轭；第三，脉的起点和终点都可以相同——同起于跟中，同终于目内眦。

二、维脉、带脉

这两脉在《内经》与《难经》中的描述都极简略，说明在当时的成熟度还不够，临床应用也不广；而且这两脉也与冲脉没有关联，看不出其作为"八脉"中一员的内在关联性。

对于维脉而言，很难将其与《素问·刺腰痛论》所载之诸脉区别开来。之所以能入选"八脉"，很可能是沾了名称的光——阴维、阳维，与阴跷、阳跷正对应。然而其成熟度却根本无法与后者比拟。

虽然关于维脉的循行与病候，在《内经》与《难经》中都极简略，但借助于汉代腧穴经典《黄帝明堂经》，犹可考知一二。而对于带脉而言，即使在《黄帝明堂经》也只记述了一个交会穴"维道"和一个与带脉同名的穴"带脉"，并不能提供比《内经》、《难经》更多的信息。

《难经》带脉病候，与《内经》之应用及《明堂》带脉穴主治皆不同。

第4节 八脉与十二经脉的本质区别

虽然八脉中之冲脉与足少阴脉、足阳明脉；督脉与足太阳脉；阴跷与足少阴脉，阳跷与足太阳脉有着难解难分的关联，而实际上八脉与十二经脉有着本质的不同：

第一，在经脉，手足同名经"共轭"同一个器官（标或结），例如手太阴脉"循胃口"，足太阴"被胃"；手阳明脉"入下齿中"，足阳明脉"入上齿中"……而在跷脉，则由阴跷、阳跷不同名之脉共轭同一器官——"目"。

第二，阴跷、阳跷不同的脉可以出于同一起点，止于同一终点；任脉、督脉甚至首尾相连形成"环"。

第三，对于十二经脉而言，其在躯干部的循行分布：阴经行于内而不出表，阳经行于表而不入内；冲脉则既深伏于内又行腹表；既上达头面，又下行至足。经脉之行，阴脉不上头，不行于躯干；而阴跷脉上行于头。

第四，八脉没有诊脉之脉口，没有标本以及相应的本输、标输，没有"是动"病。

第五，与十二经脉最大不同在于：十二经脉有共同的经验基础——脉诊和共同理论原点——标本，八脉没有共通的基础，没有共同的科学问题，没有统一的理论范式，是不同学派构建的、具有不同意义和不同发展阶段（成熟度）脉的拼凑。

总之，奇经八脉没有一个统一的理论模型和共通的经验事实，所以称作"奇经"，虽曰"不拘于经"，实也不同于经。

结语：解谜

　　"冲脉"概念的孕育，基于古人对"伏膂之脉"的发现以及对其意义的层层认识。第一层认识的第一步，直接来源于对这条"揣之应手而动"大脉的感知——大而有力，因而推知此处的脉气最大，比"胸间动气"更大更强，于是以此脐下"肾间动气"为气之源——原气，又名"三焦"，而视"胸间动气"为原气上冲所致；第二步，确认"气街动脉"为"伏膂之脉"的分支，同为"肾间动气"所动，于是冲脉循行向下"出于气街"，并足阳明之经，挟脐上行，至胸中而散。这样，原先归属于"足阳明"和"胃"之输"气街"，以及"巨虚上廉"、"巨虚下廉"就被视为冲脉下输，为"冲脉"脉气所动。原本属于胃与足阳明功能的"血海"、"五脏六腑之海"和主"宗筋"的功能就被顺势"转移"至"冲脉"名下，并为之建立了相关脉的联系——冲脉下行与阳明合于"宗筋"，会于"气街"。

　　对于此"伏膂之脉"的第二层认识，基于此脉与肾位置上的关联——二者在纵坐标上皆在"脐下"，在矢坐标上皆在"脊内廉"，于是"后曰太冲，太冲之地，名曰少阴"的认识形成，并在这一方向上步步深入：第一步，基于"肾有两脏也，其左为肾，右为命门。命门者，谓精神之所舍也，男子以藏精，女子以系胞，其气与肾通"的认识，既以冲脉生于"肾间动气"，遂将肾主胞胎主藏精的功能"转移"至"冲脉"名下，并为之建立脉的联系，在女子"起于胞中"、"入系廷孔"；在男子与督脉"循茎下至篡"、与阳明"合于宗筋"。又与"肾之大络"出于气街下行至足；第二步，随着古人对女子月经与胎孕关系的认识，则于冲脉为血海之外，更为"经血之海"，主月事，与任脉共主胞胎，并为二者建立紧密的脉的联系：二脉皆起于胞中，冲脉循行腹里上行，而任脉下行出于屏翳（会阴），循腹表上行，至咽喉与"冲脉"交会。正由于二脉起处相同，行处相合，当时的人们已难以分辨，故二脉共享一络——任冲之别，成为十五络脉中的唯一特例。

　　第三层的认识，既以"胸间动气"为"肾间动气"上冲所致，则冲脉自然也就成为卫气敷布运行的通道，于是原本属于"胸中宗气"分支之一的"卫气"的功能也被顺势"转移"至此"伏膂之脉"，卫气之行沿风府而下至脊骶转沿此伏膂之脉上行。邪气侵入之后，卫气能否沿此通道聚集与迁移，以及迁移的速度，决定着是否发病和发病的早晚。另一方面，还发挥着卫气

"注谿谷"；"渗孙脉"、"温分肉"的作用——这些都超出了传统意义"脉"的功能范畴。

经过这样多层面多步骤的功能"转移"，最终使得"血海"与"气海"，"原气"、"卫气"，"先天之本"与"后天之本"集于冲脉一身，远远超出了一条脉所能承载的内容，不仅成为八脉之纲，成为十二脉之源，而且成为气血之本，生命之根。而为了与这些功能一一呼应，古人有针对性地构建出了一条条脉或脉的分支以提供理论支撑，从而使得冲脉衍生出许多分支，形成非常复杂的脉络，正如金元李东垣所描述的那样："上至脑耳上角，下至足内踝，络跗上，若搐如引绳之状，上下动之若一贯，诸经之脉无所不到"[1]。显然，这与十二经脉以四肢为本为根的取义不同。

这时，我们才能将冲脉本身的循行及其与其他诸脉之间错综复杂的关系理出头绪，并对其意义形成新的认识：**隐藏于冲脉之中的是一个完整的关于气血生成与运行规律的新理论。**

通过以上"冲脉"概念形成过程的回溯，可以看出**叠加在冲脉的功能都不是新发现的功能，而是将已有脉与脏腑已知的功能，一步步地转移到"冲脉"之中。整个过程的起点立于坚实的"经验"之上，而在一步步推进的过程中，便有意无意地超越了"经验"的边界，这实际上也是古典中医针灸理论所共有的特性——理论生长于经验之上，而其发展又不受经验的约束。**

如果八脉中的带脉、阴维脉、阳维脉出于同一设计者的统一设计，一定也会与冲脉发生关联，从而构成一个有机联系的整体。

【总结】

1. 相比十二经脉文本，奇经八脉还不是一个严格意义的确定文本，而更像是定稿前草稿，而且不同脉的成熟度也不同，有的甚至留下的只是一些文本碎片。

2. 八脉中的冲脉承载了发生在汉代的一次气血理论革命的系统成果——基于原气说重构的血脉理论。采用三个关键的概念——"脐下肾间动气"、"三焦"、"原气"，以冲脉为载体来完整地体现出来，或者说冲脉是"肾间动气"、"三焦"、"原气"的代名词，故得以此为气之源血之海，十二经脉皆由此发动。如果给由"冲脉"负载的这一系列新概念以足够的时间和土壤，谁又能说它不能最终取代旧说，成为新的规范！

---

〔1〕 楼英. 医学纲目［M］. 北京：人民卫生出版社，1987：9.

3. 冲脉的本体只是"伏膂之脉",当其与"肾间动气"发生关联后,便一步步充当了为构建"命门学说"铺路搭桥的角色,在这个过程中只因为替"肾命"行事,而被赋予种种"头衔",生成了一张张不同的面孔,而冲脉的病候依然是我们今天辨识其本体的"胎记"。

4. 跷脉的循行反映了"人体三阴三阳分部"学说确立之前,关于脉的循行描述方式——同一条脉可以经不同的路径,甚至从相对的方向终始相连。这进一步明晰了经脉循行的意义:重要的不是具体的循行路线,而是起止、所"出"之处。

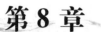

第8章

经脉学说的发展
——内外因素合力的作用

问题1：为什么手太阳脉"从肩至目"段循行的描述会出现"背道而驰"的相反路径？

问题2：古人的实验研究在什么情形下、多大程度上决定了经脉循行的路线？

问题3：十二经脉体表循行路线是如何确定的？《灵枢·经脉》手三阴脉循行路径发生了什么重大变化？

经脉理论既然基于树型隐喻构建，那就意味着其发展变化多表现在"标"部，实际考察的结果也正是如此，其演变主要表现为以下几种不同模式，也反映出不同发展阶段的特征：

其一，"从无线到有线"。在早期曾有一个阶段，经脉只有脉口点的描述而没有循行线的描述，只有"是动"病而没有"所生病"。在传世本《内经》中还能找到这样只有两端而无中间连线的形式遗存：例如五脏之原与五脏的关联就只有相关联的两点——五脏之原与相关之内脏，而没有连线的描述；也能见到"有线"与"无线"中间的过渡形式：例如六腑合输与相关六腑的关联，只有三焦合输与三焦的关联有循行线、有病候、有治则、有取穴，构成经脉学说的各要素皆备，而其他五腑之合与五腑的关联皆无循行线的描述。详见第2章第4节"联系之脉的描述模式"；

其二，"从简略到具体，从特殊到一般"。早期经脉理论文本即使有关于循行路线的描述，也非常简略，更没有关于脉行的深浅出入的立体描述。经脉病候常常是某一具体的病症，或某一类病的症状描述。之后，循行路线的描述由简单到具体，从平面到立体；经脉病候也从特殊到一般——出现独立于诊法而基于经脉循行部位的"所生病"；

其三，从体表到内脏。在早期，经脉的循行主要表现为手足与头面躯干的体表上下联系，没有建立与相关内脏之间的关联。而在马王堆帛书两种《十一脉》中已经显示出体表与内脏关联的萌芽。

以下试以足厥阴脉、足太阳脉作为阴经、阳经的代表展示经脉在不同生长期中的发展过程：

一、足厥阴脉

第一步：从特指男子到统括男女

足厥阴络脉的循行及病候皆特指男子，至马王堆《阴阳十一脉》足厥阴脉已统括男女两性。然而受《足臂十一脉》影响较大的《灵枢·经筋》依然保持着只针对男子的特征。顺便说，任脉则与足厥阴脉正好相反，最初特指女子，之后才包括男子。

第二步：从体表上下联系延伸到体表-内脏的内外联系

这个过程最复杂也最艰难，特别是足厥阴与肝的关联在六阴经与五脏的关联中尤为艰难，凸显了阴阳"支架"对"经脉树"强大的影响。在马王堆帛书两种《十一脉》中，足厥阴脉表现的都是厥阴脉口与少腹前阴部的体表上下的关联，虽然在《灵枢·经脉》确立了足厥阴脉与肝的关联，然而在足厥阴病候中依然缺乏典型的肝的病症——尽管经文已明言"是主肝所生病者"。

二、足太阳脉

第一步：上下关联的不断延伸

在足太阳脉所概括的"头目-项-腰背-腘-外踝"关联中，"目-项关联"是古人很早积累的经验，"项中"作为足太阳"标"脉之一，也提示"目-项关联"规律在古典针灸学中应用的广泛性。随着经验的不断积累，古人发现除了项部腧穴具有治疗眼部病症外，外踝部的穴位也同样具有治疗目疾的作用：

目眩头倾，补足外踝下留之。（《灵枢·口问》）

昆仑：主痉，脊强，头眩痛，脚如结，踹如裂。疟，多汗，腰痛不能俯仰，目如脱，项如拔。寒热。大风，头多汗，腰尻腹痛，踹跟肿，上齿痛，脊背尻重不欲起，闻食臭，恶闻人音，泄风从头至足。狂易。癫疾，目䀮䀮，衄衊。女子字难，若胞衣不出。痫，瘛，口闭不能开，每大便腹暴满，按之不下，噫，悲，喘。（《黄帝明堂经》）

气在于头者，取之天柱、大杼；不知，取足太阳荥输。（《灵枢·五乱》）

厥头痛，项先痛，腰脊为应，先取天柱，后取足太阳（昆仑穴处）。（《灵枢·绝病》）

新经验需要新的解释，于是从"外踝经项中至目"的足太阳脉循行得以建立。

第二步：内外关联的建立

接着，经验的积累又向另一个方向延伸——从体表与体表的上下关联到体表与体内的内外关联：

黄帝曰：治内府奈何？岐伯曰：取之于合。黄帝曰：合各有名乎？岐伯答曰：胃合于三里，大肠合入于巨虚上廉，小肠合入于巨虚下廉，三焦合入于委阳，膀胱合入于委中央，胆合入于阳陵泉。（《灵枢·邪气脏腑病形》）

膀胱病者，小腹偏肿而痛，以手按之，即欲小便而不得，肩上热若脉陷，及足小指外廉及胫踝后皆热若脉陷，取委中央。（《灵枢·邪气脏腑病形》）

同样，当这样的经验成为一种共识时，也需要理论解释，于是古人给出了这样的解释：

足太阳之正，别入于腘中，其一道下尻五寸，别入于肛，属于膀胱，散之肾。（《灵枢·经别》）

不难看出，足太阳脉形成的整个过程从"项中与目"关联，到"外踝-项中-目"的关联，再到"委中-膀胱"，表达了：目、项、腰、外踝之间的上下联系，以及委中与膀胱之间的内外关联。

古典经脉理论吸引当代实验研究者的更多是十二脉的循行，而同是联系之脉，为何经脉循行远比络脉循行详细？若按经文所言"经脉深而不见"，理应比络脉更难观察与把握，其体表循行路线是如何确定的？其中一个路径便是实证研究所得，主要通过尸体解剖和表面解剖学的方法，特别是对脉动点的体表触诊。

第1节 解剖新发现——以足太阳脉、手太阴脉为例

古人在尸体解剖这一路径上的种种努力，虽然从整体上没有获得成功[1]，也始终没能对古人构建中医理论产生实质性的、整体性的影响，但这并不妨碍某些细节上的发现被加载到经脉循行之中。

一、尸体解剖——以足太阳经为例

试以足太阳经为例再现经脉理论的发展演变过程。在这一具体实例中，可以真切地感受到古人的解剖学实践活动对经脉循行的影响。

与马王堆帛书两种足太阳脉循行相比较，《灵枢·经脉》足太阳脉循行明显多出一段与脑关联的循行描述，而且同样的文字又见于《素问·骨空论》关于督脉并行于足太阳脉的描述：

> 膀胱足太阳之脉，起于目内眦，上额，交巅……其直者，从巅入络脑，还出别下项。（《灵枢·经脉》）

> 督脉者……与太阳起于目内眦，上额，交巅上，入络脑，还出别下项。（《素问·骨空论》）

为什么足太阳会突然多出一段"入脑"的循行？乃出自当时的解剖新发现：

> 足太阳有通项入于脑者，正属目本，名曰眼系，头目苦痛取之，在项中两筋间，入脑乃别。（《灵枢·寒热病》）

> 五藏六府之精气，皆上注于目而为之精。精之窠为眼，骨之精为瞳子，筋之精为黑眼，血之精为络，其窠气之精为白眼，肌肉之精为约束，裹撷筋骨血气之精而与脉并为系，上属于脑，后出于项中。故邪中于项，因逢其身之虚，其入深，则随眼系以入于脑，入于脑则脑转，脑转则引目系急，目系急则目眩以转矣。（《灵枢·大惑论》）

"系"用来说明人体远隔部位间的关联很少见，在《内经》用作说明人体远隔部位联系的"系"，最典型的是联系"目"与"项中"的"目系"——

---

〔1〕 中医史上两次有组织且以医学为目的的解剖活动发生在汉代和宋代，特别是宋代的这一次有详细的文献记载，其中关于内脏解剖留下的非常详细的观察报告，但对于经脉，没留下实验报告，依然按《甲乙经》绘制，而没有按解剖实验绘制，这说明用尸体解剖方法检验经脉循行的路走不通。

又称"眼系"。像《大惑论》关于"目系"如此细致的描述，显然不是通过人体表面解剖路径可以获得的，只能通过尸体解剖。而发生在马王堆帛书《十一脉》之后、《灵枢·经脉》之前的这次解剖发现的"目系"，被整合到足太阳脉的循行之中——多出一条入脑的循行，而且不是支脉，是直脉。从而在所有十二脉中，足太阳脉成为唯一与脑直接关联的脉，与这次解剖新发现分不开。

甚至在当时的腧穴经典《黄帝明堂经》中也留下了记录这一发现的深深印迹：

> 络却，一名强阳，一名脑盖，一名反行。在通天后一寸五分，足太阳脉气所发。（《黄帝明堂经》）

足太阳经脉循行"其直行者从巅入络脑，还出别下项"，本穴处正是入络脑还出之处，因名"络却"，又名"反行"（即返行，与"络却"义相同），而"一名脑盖"，则与下列经文相合：

> 脑为髓之海，其输上在于其盖，下在风府。（《灵枢·海论》）

按：这里的上输即"络却"穴，正与其别名"一名脑盖"相呼应；其下输"风府"又与经文"出于项中"相吻合，皆与新添补的足太阳脉循行相互印证。

通过这些重要旁证的发现，使得我们对于《经脉》新增补的足太阳循行获知更多的细节。《灵枢·经脉》与《素问·骨空论》经文都只提到"从巅入络脑，还出别下项"，而不详具体从何处"入"，又从何处而"出"，《明堂》这一重要旁证提示：其"入"和"出"脑的部位皆在"络却"穴处，而该穴的穴名（包括别名）都成为当时这一解剖新发现的见证。

究竟是什么引导古人对"目系"的发现？是古人关于目与项中关联的经验。早在张家山汉简《引书》中就记载着："引目痛……压两目内脉而上循之至项"，这一经验不仅起源早，而且应用很广泛：

> 精不灌则目无所见矣，故命曰夺精。补天柱经侠颈……泣出，补天柱经侠颈，侠颈者，头中分也。（《灵枢·口问》）

这时古人需要有个说法——理，所谓"物无妄然，必由其理（《周易略例·明象》）。"正是这种对"理"的渴求促成了这次解剖新发现，并基于这一发现对"目-项中关联"，以及取项部穴以治目疾的针灸治疗经验给出了全新的解释。

这一古老的经验不仅是在当时获得了广泛的应用，而且还对后世针灸临床产生了深远的影响，因而引起后人持续不断地关注，并为此经验构建了一个又一个新的解释，特别是现代，不仅是中国医家，而且有外国医生；不仅仅是中医领域，而且现代医学也观察到"目-项中关联"现象，都分别从不同角度提出了解释这一经验的机制。详见第 11 章第 3 节"研究路径选择"。

然而，通过解剖发现获得对针灸诊疗经验的解释毕竟是极其有限的，"系"最终也没能在联系之脉中，继"脉"、"络"之后占据一席之地。

二、表面解剖——以手太阴经为例

现代人在许多方面超越了古人，但在有些方面却远不如古人，触觉的敏感性方面即是其一。虽然古人关于尸体解剖的理论与实践在今天已经不再有任何现实意义，而在依赖于敏感触觉的表面解剖学方面的探索与发现却价值不衰。古人虽然没有构建出"表面解剖学"的系统理论，但有丰富的表面解剖学的实践与经验。**中国古人对于脉的感知更是细致入微，针灸学应当是最早应用表面解剖学的领域**，这方面丰富的经验总结集中在汉代腧穴经典《黄帝明堂经》，而传世本《内经》也有古人应用表面解剖学的经典案例，可以这样说，没有相关的表面解剖学知识，我们甚至读不懂这两部书。然而，二书中表面解剖学的应用多集中于腧穴的体表定位，似乎与经脉循行的确定关系不大。而对不同时期有关经脉循行文本的系统比对发现，经脉循行的描述由简略到详细的演变，与相关本输、标输、络穴等脉穴的发现密切相关。

以下以手太阴经脉为例，考察经脉循行从简单到具体，从平面至立体的过程，为便于比较，特将《经脉》的手太阴脉循行方向改为自下而上的向心性描述，与其他三篇文献一致：

臂泰阴脉：循筋上廉以凑臑内，出腋内廉，之心。（马王堆帛书《足臂十一脉》）

臂钜阴：在于手掌中，出内阴两骨之间，上骨下廉，筋之上，出臂内阴，入心中。（马王堆帛书《阴阳十一脉》）

肺手太阴之脉：出大指之端，循鱼际上鱼，入寸口，循臂内上骨下廉，上肘中，行少阴心主之前，上循臑内，横入腋下，从肺系属肺，下膈还循胃口，下络大肠。（《灵枢·经脉》）

手太阴之脉，出于大指之端，内屈，循白肉际，至本节之后太渊留以澹，外屈，上于本节下，内屈，与阴诸络会于鱼际，数脉并注，其气滑利，伏行壅骨之下，外屈，出于寸口而行，上至于肘内廉，入于大筋之下，内屈，上行臑阴，入腋下，内屈走肺，此顺行逆数之屈折也。（《灵枢·邪客》）

以上马王堆帛书两种《十一脉》所描述的手太阴脉循行主要是躯体部分，文字描述非常简略，几乎都是起止点之间的"两点连一线"，而《灵枢·经脉》和《邪客》的描述则详细得多。然而熟悉腧穴定位的人则不难发现，这些多出的细节部分都是《本输》篇所载之手太阴五输穴的部位描述，也就是说，手太阴脉本输从一穴演为五输，为经脉循行的描述添加了更多的坐标点。特别是《邪客》篇的文字更表现为有"出"有"入"的立体描述，这表明《邪客》篇的编者显然知晓早期文献关于十一脉描述文字"出"字的初始意义——只诊脉处言"出"——"外屈"，别处则"内屈"而"入"行。古人正是通过其灵敏的触觉在体表发现更多"脉出"点——脉动或诊络处，从而使得体表经脉循行的描述越来越具体，并从平面描述到达立体描述。

表面解剖学有用也有限——对于视觉和触觉不能到达的体内经脉循行便无以为力，这也是采用表面解剖学方法确定经脉循行的《邪客》篇，对于经脉内行线依旧是一片空白的根本原因——《经脉》篇所描述的经脉内行线也不是通过实证的方法确定的。

这里还要特别指出的是，以往不论是古代《内经》注家还是现代研究者都认为《邪客》篇手太阴、手心主二脉的走行分布与《经脉》篇相应经脉的循行意义相同，只是方向相反而已。二者表面上看来是有不少相似之处，但意义已经发生很大的——或者说实质性的变化：首先，《邪客》所论二脉走行分布，其"出"、"入"节点都依据表面解剖学实验确定，而十二经脉体表循行虽然最初也依据触诊经验，但到了《经脉》篇，其"出"、"入"的初始意义已经模糊不清了；最大的改变在于：《经脉》描述的手三阴脉循行在上臂部表现为三条并行的路线，这已经明显突破了依据表面解剖学的方法确定脉行路线的限制。《邪客》所论二脉在上臂部的走行尚未"并行"，而更早的马王堆出土的两种《十一脉》中两条手阴脉在上臂部的走行则显然并为一脉，甚至在汉代的针灸腧穴经典《黄帝明堂经》所载上臂部穴也只有手太阴一脉[1]，这与《内经》将"腋内动脉"、"腋下动脉"皆归于手太阴的做法是一致的。而

---

〔1〕　极泉归入"手少阴脉气所发"欠妥，《内经》明言手少阴只"兑骨"一穴。"腋下动脉"乃手太阴之标所在。

《灵枢·经脉》手三阴经脉在上臂部井然并行,完全突破了"以脉动点确定脉行轨迹"的限制。

手少阴脉、阴跷阳跷脉与穴、十五络脉循行之所以皆简略,以其皆只有一穴,故表现为诊脉处与脉、穴诊疗病症部位最远端的直接连线,而没有中间过程的描述。换言之,标本脉的变化,特别是更多的与本脉相应的体表诊脉处的发现(即马王堆帛书《十一脉》所言脉所"出"之处,以及《灵枢·邪客》所谓脉"外屈"之处),是经脉循行从简略到具体的内在驱动。

第 2 节 标本诊法的内驱力——以手少阳脉为例

对于体表脉动的触诊不仅可以发现更多的诊脉部位——脉穴,还发现更多的针灸部位——经穴,并由此确定相关经脉的体表循行路径,这成为经脉循行演变的内在驱动和主要模式。"伏冲之脉"——冲脉循行路线的确定,即是这一模式的典型实例。详见第 7 章第 1 节"冲脉"。

对于经脉循行影响最大的是起点与终点(即"本末"或"标本"),起止点的变化决定了整条经脉循行的方向和路径。经脉之"本"的变化较简单,而"末"的变化普遍经历由一点至多点的变化,更多地影响了经脉循行的走向和行程。可见,选取"标"这一节点的演变,来考察经脉循行的演变规律,最具代表性和说服力。

笔者新近的研究发现:在十二经脉中,手少阳经是考察经脉循行演变过程的一个绝佳实例,因为:第一,其向心性循行方向与早期文献可直接比较;第二,由于阴差阳错的失误,不同时期、不同学派关于手少阳经行的文本,被奇迹般地保存在传世本《灵枢》中,从而为考察手少阳经循行演变的动态过程提供了足够多的难得的宝贵素材。故以下特以手少阳经终末段循行为切入点考察经脉循行的演变过程及规律:

1. 臂少阳脉:出中指,循臂上骨下廉,凑耳。(马王堆帛书《足臂十一脉》)

2. 耳脉:起于手背,出臂外两骨之间,上骨下廉,出肘中,入耳中。(马王堆帛书《阴阳十一脉》)

3. 次脉手少阳也,名曰天牖。手少阳出耳后,上加完骨之上。(《灵枢·本输》)

4. 手少阳之正,指天,别于巅,入缺盆,下走三焦,散于胸中

也。手心主之正，别下渊腋三寸，入胸中，别属三焦，出循喉咙，出耳后，合少阳完骨之下。(《灵枢·经别》)

5. 手少阳之本，在小指次指之间上二寸，标在耳后，上角，下外眦也。(《灵枢·卫气》)

6. 手少阳之筋：起于小指次指之端……其支者，上曲牙，循耳前，属目外眦，上乘颔（额），结于角。(《灵枢·经筋》)

7. 手太阳之筋……其支者，上曲牙，循耳前，属目外眦，上颔，结于角。(《灵枢·经筋》)

8. 手太阳之筋……循颈出走（足）太阳之前，结于耳后完骨；其支者，入耳中；直者，出耳上，下结于颔，上属目外眦。(《灵枢·经筋》)

9. 三焦手少阳之脉：起于小指次指之端……其支者，从膻中上出缺盆，上项，系耳后直上，出耳上角，以屈下颊至𬼘；其支者，从耳后入耳中，出走耳前，过客主人前，交颊，至目锐眦。(《灵枢·经脉》)

10. 胆足少阳之脉：起于目锐眦，上抵头角，下耳后，循颈行手少阳之前，至肩上，却交出手少阳之后，入缺盆；其支者，从耳后入耳中，出走耳前，至目锐眦后；其支者，别锐眦，下大迎，合于手少阳，抵于𬼘，下加颊车，下颈合缺盆以下胸……(《灵枢·经脉》)

以上 10 条关于手少阳经终点的循行路线可以归纳为 8 说，其中前两条马王堆两种《十一脉》文献，终点均为耳：一作"耳中"，一作"耳"，故当时手少阳脉又称作"耳脉"；而第 3、第 4 条，《灵枢》"本输"、"经别"均为"耳后"（相当于"天牖"脉穴处）；第 5 条《卫气》又多出两个部位，很像是经脉循行的描述，杨上善正以经脉循行解释："末在耳后完骨，枕骨下，发际上，出耳上角，下至外眦也"（《太素·经脉标本》）。已知《阴阳十一脉》耳脉"所产病"中已见有"目外眦痛"症而无相应的经脉循行分布，脉之行处与主病不合；而在《经筋》中明确记有行于"目外眦"的分支，说明当时确有一种经脉文献所载之手少阳脉行于"目外眦"；第 6 条则反其道而行之，从耳前上行，而且至目锐眦后，还至"颔"。按，"颔"在目之下，至目锐眦后，只能"下走"而不能"上乘"，而《太素》"手太阳之筋"同条文字，"颔"字正作"额"，可知第 6 条原文"上乘颔"为"上乘额"之形误。然而"额角"、"头角"系足少阳经行处，查《黄帝明堂经》额角部穴也无"手少阳脉气所发"之说，疑此处将足少阳循行文字混入手少阳经；第 7 条文字与第 6 条同，显系手少阳循行文字的错入；第 8 条文字也是手少阳循行文字的错入，因为：第一，《本输》明言："手太阳当曲颊；手少阳出耳后，上加完骨之上"，而传世本《经筋》手太阳"结于耳后"，手少阳"当曲颊"，正好相反。第二，不论是足太阳筋，还是足太阳经，皆不行于颈部，故"循颈出足太阳之前"不成立。手少阳筋原文当作"循经出手太阳之前"，错入手太阳筋下则于理不通，故后人改"手"为"足"字；第 9 条循行部位虽与第 8 条相同，但连接次序与方式却明显不同；第 10 条"其支者，从耳后入耳中，出走耳前，至目锐眦后"仍是手少阳经循行文字的错入，理由是：第一，如果是足少阳经的原文，它的循行方向只能是从"目锐眦"到"耳后"，而不可能相反；第二，如果是足少阳经的原文，那么此后的"其支者，别锐眦"便成了完全多余的文字。

　　以上 10 条文字中，最为合理的是第 8 条，关于手少阳之终末的不同学派的不同学说在此方案中得到完整而合理的体现：第一，《卫气》篇所述手少阳之标脉各点"耳后、耳角、外眦"均出现于手少阳主干上；第二，《阴阳十一脉》的终点"耳中"则以分支形式体现；第三，从耳上先下"颔"，再上至"目外眦"，这样的处理，既使经脉的终点很清晰，也使得循行路线显得简明。然而，这一相对合理的解决方案却保存于《经筋》篇的手太阳经筋[1]，而不是《经脉》篇的手少阳经脉。《经脉》篇的解决方案有以下几点不妥：第一，主干上没有体现出明确的终点，容易使人将面颊误解为手少阳的终点；第二，以分支的形式引出终点"目锐眦"，但这一分支形式酷似"经脉连环"的分支[2]，实际上金代刘完素《素问要旨论》、元代的滑伯仁《十四经发挥》均将此分支理解为"流注足少阳"的流注分支；第三，也是最大的问题在于重复。根据其文字描述，很难在面部画出两条不相互重叠的独立的循行路线。基于以上证据，《经脉》篇手少阳经头面部循行文字应作如下调整：

　　　　……其支（直）者，从膻中上出缺盆，上项，系（出）耳后；
　　其支者，入耳中；其直者，从耳后直上，出耳上角，循耳前，过客主

---

　　〔1〕　考察经脉循行之所以要注重十二经筋循行文本的利用，主要是笔者早年针灸学术史研究就已发现：十二经筋循行的厘定也明显参照了比《经脉》篇更早的经脉学说十二经脉循行路线，可为考察经脉循行演变提供极为宝贵的早期文献的旁证。详见《中国针灸学术史大纲》。

　　〔2〕　《经脉》篇与早期经脉学说的最大不同在于，为构建如环无端的"经脉连环"，人为增加了一些两经交接的分支。这类分支与经脉原有分支的意义完全不同，切不可混淆。

人前，下颊，上至目锐眦。

传世文献所载手少阳循行之所以已多达8种说法，实际曾出现的不同说法应当更多，这一方面是因为手少阳新的标脉点的增加，自然导致循行的延伸或改变；而另一个重要因素在于：多个标脉点的发现，特别是当这些点不在一条直线上时，例如手少阳经的"耳后"、"耳上角"、"耳中"、"颔"、"目外眦"诸点之间，如何连接便有多种可能性，自然是见仁见智，各不相同，可以明显看出，其中第8条、第9条都是对相同点的不同连接方案，反映了两种完全不同的连接思路。

另外上述10条文字中，第7、8、10条均系手少阳、太阳，或手足少阳相混所造成的错简，这些一经点破，一目了然的错误，千百年来，有多少《灵枢》的注家多少次的研究，为之做了多少发挥、注解、阐释，为什么谁都不曾有一丝的质疑？很简单，因为谁也不知这些循行路线究竟是如何构造的，岂敢质疑！

毫无疑问，这些循行演变完全可排除经脉循行路线是依据针感路线或循经感传现象，或所谓的"特异功能者"内视反观厘定的可能性。换句话说，**将十二经脉循行线都用虚线来表示，经脉学说的价值不减！**

从手少阳经终点循行路线演变不难看出：**只有当决定经脉走向及行程的标脉点发生变化时，经脉循行的变化才有意义**；如果标脉点没变，无论中间循行路线有多少、多大的变化，也只是表明当时不同学派、不同医家对于相同标脉点连接方式的不同理解，其实质内容并没有改变。

由于《灵枢·经脉》是一次综合各家经脉学说的集大成式的重构，对当时以及后世的影响最大，以至于一提到经脉，人们首先或唯一想到的就是《经脉》，似乎经脉理论是从天上掉下来的，或圣人创建的，所谓"圣人之为道也，明于日月，微于毫厘，其非夫子，孰能道之也"（《灵枢·逆顺肥瘦》）；"非大圣上智，孰能知之"（宋臣新校正《黄帝针灸甲乙经》序），因而字字珠玑，不敢也不知如何动一字。而目睹了手少阳终点循行层层演变的再现，恐怕人们不敢相信：一直视为精确奇妙的"运行气血通道"的经脉结构竟是如此"构造"出来的，特别是其中还混杂着许多明显的失误。在所有的"构造"中，我们一直遵奉的《经脉》方案还不是最合理的——至少从理论结构衡量。更不敢相信的是，**知道了经脉循行是如何"构造"的，我们今天也可以再"构造"出新的或更合理的关于手少阳经的循行路线**。恐怕人们很难接受这样的真相，特别是那些执着地为经脉循行寻找解剖学证据的实验人员。

对于传世的经脉理论产生重大影响——或者说根本性影响的因素，是理论模型的转换，我们在《灵枢·经脉》所见之十二经脉的循行方面的诸多变化，绝大多数为了将经脉理论从"树型"模型转为"环型"模型所做的针对性的改动：改变六条经脉的循行方向；整体性地"植入"经别学说的内容，建立相表里经脉的脏腑属络关系；整合了十五络脉的内容；添加 11 条分支以实现"十二脉"和"十四脉"两个循行。详见第 4 章"经脉连环——联系之脉串连的血脉之环"。

第 3 节 "阴阳法则"的无形之力——以手足太阳脉为例

影响经脉循行的另一不可忽略的因素来自阴阳藏象学说，特别是"三阴三阳分部"的阴阳法则。

古人对于人体曾从不同角度进行区域划分，其中有一种是关于人体纵向六部的划分，以三阴三阳命名。其划分的原则——笔者称之为"阴阳法则"：

　　四肢以内、外侧分阴阳；躯干以表、里分阴阳；头面无内外表里
　之分故而只有三阳之分部。

这一法则不仅决定了人体纵向六部的划分，而且对于十二经脉、十五络脉、十二经筋、乃至奇经八脉的循行都产生了深刻的影响。

基于这一原则，古人对人体进行了三阴三阳的纵向区域划分：

　　阳明之部：正面部、躯干前面、下肢前面；

　　太阳之部：正头部、躯干背面、下肢背面；

　　少阳之部：侧头面部、躯干侧面、下肢外侧面；

　　太阴之部：躯干前面之里、下肢内侧面前部；

　　少阴之部：躯干背面之里、下肢内侧面后部；

　　厥阴之部：躯干侧面之里、下肢内侧面中部。

关于头面躯干的三阴三阳分部，在《灵枢·邪气脏腑病形》有概要论述：

　　（邪）中于面则下阳明，中于项则下太阳，中于颊则下少阳，其
　中于膺背两胁亦中其经。

这里言头面较详，而论躯干则言略，如依照头面之例展开则当作"其中于膺则下阳明，中于背而下太阳，中于两胁则下少阳"。而《阴阳离合论》则具体论述了躯干部三阴三阳分部：

　　帝曰：愿闻三阴三阳之离合也。岐伯曰：圣人南面而立，前曰广
　明，后曰太冲，太冲之地，名曰少阴，少阴之上，名曰太阳，太阳根

起于至阴，结于命门，名曰阴中之阳。中身而上，名曰广明，广明之下，名曰太阴，太阴之前，名曰阳明，阳明根起于厉兑，名曰阴中之阳。厥阴之表，名曰少阳，少阳根起于窍阴，名曰阴中之少阳。是故三阳之离合也，太阳为开，阳明为阖，少阳为枢。三经者，不得相失也，搏而勿浮，命曰一阳。（《素问·阴阳离合论》）

帝曰：愿闻三阴。岐伯曰：外者为阳，内者为阴，然则中为阴，其冲在下，名曰太阴，太阴根起于隐白，名曰阴中之阴。太阴之后，名曰少阴，少阴根起于涌泉，名曰阴中之少阴。少阴之前，名曰厥阴，厥阴根起于大敦，阴之绝阳，名曰阴之绝阴。是故三阴之离合也，太阴为开，厥阴为阖，少阴为枢。三经者，不得相失也，搏而勿沉，名曰一阴。（《素问·阴阳离合论》）

这里论述的是躯干部的三阴三阳分部，而下肢是躯干部的自然延伸，其"前"、"后"，"表"、"里"的阴阳分部关系一脉相承，且下肢经脉通贯人体上下，直接行于躯干内外，故也一并论述。

人体的三阴三阳分部之所以没有涉及上肢部，主要因为上肢与躯干之间不表现为直接的"前"、"后"，"表"、"里"对应关系，且早期文献中上肢经脉，特别是手三阳脉，不直接走行于躯干部，因而其三阴三阳划分应是间接比照下肢而定，而不是直接套用躯干部的三阴三阳区划。

一、三阴三阳分部的应用

三阴三阳纵向分部实际提供了一个空间位置的坐标系，凡需要确定空间位置者都可以此为纪进行定位并命名。例如，正面部、躯干前面、下肢前面为"阳明之部"，行于面部、躯干和下肢前面的脉则为"阳明脉"，位于此部的皮腠则为"阳明皮部"，名曰"害蜚"；循于此部的筋肉则为"阳明之筋"；而"心部于表"在前（南）广明位（《素问·刺禁论》），故心为"阳明藏"（又称"广明藏"）。

这一"人体三阴三阳纵向分部"或由于在《内经》没有专篇系统论述，或因为没有赋予其专用的术语，故长期以来除了极个别学者外[1]，人们都忽

---

〔1〕　例如清代柯琴曰："夫仲景之六经，是分六区地面所该者广，虽以脉为经络，而不专在经络上立说"（《伤寒论翼·六经正义第二》卷上）；又周学海也说："三阴三阳之在身也，有一定之部分……部位既定，由是经络血气之行于太阳之部者，命曰太阳经；行于少阳、阳明之部者，命曰少阳、阳明经；行于三阴之部者，命曰太阴、少阴、厥阴经……（《读医随笔·三阴三阳名义一》卷二上）

略了它的存在。然而，它却无处不在，就像一只无形而强有力的手塑造着古典针灸学的理论形态，特别是采用三阴三阳命名十二经脉之后，对经脉循行分布产生了深刻的影响：三阴之脉、之络、之别皆不上头，不行躯干之表，甚至奇经八脉之阴脉——任脉也不得上行头面；三阳之脉不入体内——须借阴经之道而入；独以"阳明"主于面部：十二脉中只有手足阳明脉左右交叉以"环颜"、"面热者足阳明病"（《灵枢·邪气脏腑病形》）、"五七阳明脉衰，面始焦"（《素问·上古天真论》）、"热上则熏阳明"（《史记·扁鹊仓公列传》）；冲脉与少阴脉的千丝万缕的联系等等，也都是对基于"阴阳法则"的三阴三阳分部的顽强表征。

二、经脉循行描述规范化

经脉之标可有多处，当标有多处且不在同一方向，不止于同一脏器时，关于经脉循行的描述便有多种不同方式和中间过程，这些不同循行路线在今人眼中就是完全不同的脉，而在古人眼中则是完全等值的。如果没有一个确定的参照系，便无法确定哪一种循行描述是标准的，应当遵循的，而哪些循行描述是不规范的，可以淘汰的，经脉循行描述的各家各说便很难统一。**"三阴三阳分部"的出现，便为三阴三阳之脉划分了明确的脉道，从而为经脉循行描述的规范化提供了依据。**

足六经先完成三阴三阳的命名，手六经的三阴三阳命名是比照足六经而来。当手足十二脉都统一采用三阴三阳命名之后，便无时不受到"阴阳法则"的制约。如果没有人体"三阴三阳分部"法则，经脉循行的不同连接次序及不同走向的中间路线意义是等同的；或者说联系之脉不采用三阴三阳命名，例**如手太阳脉如果一直沿用"肩脉"之名，从"颈部上面至目"，与从"项部经后头部至目"，其意义是完全相同的。或者"足跟-目"关联之脉一直沿用"跷脉"之名，则其沿"足跟内侧、膝股内侧、沿腹部、上面部至目"，与从"足跟外侧、膝股外侧、顺背部上头至目"两种不同的连接法，其意义也是相同的——实际上，《内经》中的跷脉反映的正是"三阴三阳分部"之前"足跟-目"关联描述方式的遗存。**

随着"三阴三阳分部"法则确立，以及联系之脉的三阴三阳命名的确立，之前肩脉、跷脉等脉循行描述的多种不同连接方式就不合法了，不能再同时存在了——如果同时存在，就会被视为不同脉，性质就完全变了。于是经脉循行的描述很快实现了统一，在理论形式规范化的同时，也给后人，特别是给当今的经脉理论实验研究者对经脉理论的正确理解造成了极大的障碍，在他们眼中只看到一条条线，而忽略了这些线指示的部位关联；在他们眼中，这些线是某些实体结构的体表投影，是不可移易的。正是基于这样的认识，人们根据这些线的描述在实验室找寻相对应的实体结构，这完全偏离了古人的初衷，也完全误解了经脉理论的意义，深陷其间而不能自拔！**经脉理论自《经脉》后很快停止了发展，成为了一种凝固的理论，正与"三阴三阳分部"框架下的经脉循行描述的规范化密切相关。**

经过这番"规范化"，原本说明"足跟-目"关联的足太阳脉、跷脉变成了三条完全不同的脉——足太阳脉、阴跷脉、阳跷脉。古人很快也意识到：以三条不同的脉说明相同的"足跟-目"关联，解释完全相同的脉候，显然是"画蛇添足"。于是，又提出了两种整合方案：第一，将阴跷脉视为足少阴脉的别脉，阳跷脉视为足太阳脉的别脉（《内经》、《明堂》）；第二，修改阴跷、阳跷脉的循行和病候——实际上等于另立了两条新脉，除了脉名之外，与《内经》的跷脉实无关。如果实验研究者不明来龙去脉，执着地照着古典描述，在足跟-目之间找寻三种不同的实体结构，结局如何？

规范化是一把双刃剑，欲突破"阴阳法则"的制约，需要经过极为复杂的理论铺垫或形式转换，主要有三种方式：第一，以"络"的名义建立临时通道；第二，以"经别"的名义借道而行；第三，不采用三阴三阳命名法。例如《灵枢·经脉》编者构建"经脉循行"遇到的一个难题便是：如何让手足六阳经入行于内实现"属腑络脏"？为此，先构建了复杂的"经别学说"，之后《经脉》编者才得以借"经别"的介导实现手足六阳经入行体内与相关的六腑建立脉的联系，然而六阴经却并未借"经别"出行于躯干之表。可见，古人将这种"突破"控制在最低限度，而不越位太远。

那些没有采用三阴三阳命名的脉则可以不受"阴阳法则"的影响，如冲脉、跷脉，则表现为另一种生长模式：冲脉有"内行支"、"外行支"、"上行支"、"下行支"，完全不受"阴阳法则"的限制，只因为其没有阴阳属性；跷脉，在"三阴三阳分部"法则确立之前，既可沿"足跟内侧、膝股内侧、沿腹部、上面部至目"，也可从"足跟外侧、膝股外侧、顺背部上头至目"，只是两种不同的连接法，其意义是相同的。随着"阴阳法则"的确立，原本一脉两种不同的连接法变成了两条不同的脉——阴跷和阳跷。《内经》描述的"跷脉"之循行实相当于《难经》所述的阴跷脉，之所以不明说"阴跷"，最主要还是为能上行面部至目内眦而又不触犯"阴阳法则"。

结语：树与支架

"阴阳法则"对于经脉学说的影响是双向的，一方面它提供了经脉学说快速发展的"脚手架"，同时又不幸地成为了约束其"任性"发展的框框。"三阴三阳分部"法则就像葡萄树的"支架"，没有这个支架之前，经脉之树千姿百态，自有了支架后，经脉之树虽变得整齐划一，美观好看，然而却失去了旺盛的生命力，最终变成了以观赏价值为重的"盆景"。

作为经脉理论的实验研究者，在进入实验室进行"经脉的本质"研究之前，应当有意识、有能力首先准确地区分出古典经脉理论的"树"与"支架"——透过那一条条经脉循行线，看到具有诊疗关联的节点，是什么决定了这些节点之间的相互联系，以及在什么条件下，呈现出这样的关联规律，才是我们真正应当关注和致力研究的。以手少阳经为例，应当关注耳、目、颊三者之间，以及三者与手少阳之本、本输之间是否存在确定的特异联系？关联程度的高低如何？其中是否有哪个或哪些节点同时又与相关内脏存在内在的联系？相关程度如何？这些节点中有没有不相关，或相关度很低的，应当去除的？有没有相关度很高的节点古人或前人没有发现，需要增补的？待这些问题得到明确回答时，令当代研究者魂牵梦绕的"经脉的本质"的答案就等在不远处了。

【总结】

1. 经脉之标的延伸或增加，是导致经脉循行路线发生改变的主要内驱力，例如足太阳曾终于"天柱脉"，故有"中于项者下太阳"，以及大量出现的"项太阳"、"项大经"的说法，而无"头太阳"、"目太阳"之说。后来发现天柱治目，解剖也发现目系出于项，故太阳脉的循行延伸"入脑，至目"，遂有"气在于头者，取之天柱、大杼；不知，取足太阳荥输。故气在头者，止之于脑"之方。

2. 如果经脉之标没有变化——没有新的关联部位的发现，而经脉循行发生了明显的变化，这并不意味着经脉理论发生了变化，而只是经脉循行新的描述方式的出现而已。

3. 对于同一条脉的循行路线的描述主要有两种不同的模式：第一，以主干和分支的形式连接所关联的各点；第二，仅以一条线串联各关联点。这两种模式，特别是第二种模式，当各关联点不在一条直线上时，存在着多种不同的描述方式，甚至可从阴阳相反的路径，以不同的方式连接相关联各点，都是允许的，也是正常的，并没有一个标准判定哪一种说法更好，或更不好，因为同一模式下的不同的描述方式的意义是相同的——指示相关联的部位，这也是经脉循行线的本来意义！随着"三阴三阳分部"确立，十二脉也统一以三阴三阳命名，经脉循行描述便有法可依，有章可循。那些合乎"阴阳法则"的经脉循行方案被普遍接受成为规范，其余的方案除了极少数残缺文本侥幸流传下来外，大多都很快散佚了。然而，必须指出的是，经脉理论定型化文本《灵枢·经脉》篇传承的并不都是合乎"规范"的文本——至少我们可以确定其"手太阳脉"、"手少阳脉"颈项以上的循行文本就不是历史上曾经出现的所有关于此二脉循行描述中最合乎"阴阳法则"的。可见，选择的并不一定都是"珍珠"，抛弃的也不一定都是"鱼目"。

4. 今天所见的经脉之"树"的形态已不知经过了多少人、多少次的"修剪"，而不是自然长成的，而且在所经过的"修剪"中，有些是自觉的、有意的，有些则是无意的、阴差阳错的。之所以阴经内连五脏，而阳经上达头面，躯干部无阴经分布；之所以说"中于面则下阳明，中于项则下太阳，中于颊则下少阳，其中于膺背两胁亦中其经"（《灵枢·邪气脏腑病形》）；十二脉中只有手足阳明脉左右交叉以"环颜"、"面热者足阳明病"（《灵枢·邪气脏腑病形》）、"五七阳明脉衰，面始焦"（《素问·上古天真论》）、"热上则熏阳明"（《史记·扁鹊仓公列传》）；冲脉与少阴脉的千丝万缕的联系等等，背后都有"阴阳法则"的三阴三阳分部无形之手的操纵。

5. 古人曾尝试不同的方式突破阴阳法则的负面影响，而"络"的概念设立，是其中最有效且应用最多的一种方式——在联系之脉的框架中，以三阴三阳命名的"经脉"严格地循"阴阳法则"延伸，而"络"却完全不受其限制——诊疗经验指向哪里，理论解释需要在何处出现，络便可通向哪里。而阴脉、阳脉则须按阴阳学说规定的阴阳之道循行，不得越轨。也就是说，阴脉、阳脉在人体的走行各有其不能进入的"禁区"。要进入这些禁区，或者借道而行，或者以"络"脉的形式进入。例如阳脉欲由表入属内脏便是通过"络"——经别实现的。

第二篇
理论重构：从结构到内容

　　经脉学说解构的目的在于重构，拟分两步走：第一步，理论文本重构；第二步，理论本身重构。对于前者，当今中医界还没有自觉意识和分析工具；而对于后者，中医人似乎有一种莫名的反感或抵触，好像一提"重构"，就是改造中医，瓦解中医。其实，传世的经脉理论本身就是不断重构的产物。

——黄龙祥

引言

经脉学说怎么说
——明事求理

问题：古典经脉理论中哪些描述是"事"？哪些陈述是"理"？理是否皆有所依，事是否皆有实据？

古人未尝离事而言理；事有实据，而理无定形。

——章学诚著，叶瑛校注：《文史通义校注》

提出假说，构建理论，目的在于为某些不熟悉的事寻求一种解释。当代经脉实验研究存在的最大问题在于：不知古典经脉学说解释的是何"事"——不知要研究什么。因此，要理解经脉理论的科学内涵，首要工作便是理论的结构分析，分清"事"和"理"，并在此基础上提炼出科学问题，对其价值进行科学评价，确定明确的研究目标，才能形成正确的研究方案，得到明确的答案。

第1节 "理"如方解"事"如方

一种理论或学说总是包括"经验"和"解释"这两种不同的成分，在十二经脉理论形成之前，古人曾构建了许许多多的"脉"，这些"脉"大多为解释一组表现为远隔关联部位的症状，或者为解释一个治疗关联症状的针灸方，这些"脉"都很具体，其"经验"与"解释"的成分很容易辨识。而这些一条条具体的脉经过一次次推演而成"十二经脉"时，常常"解释"与"事实"交织，难以别白，当代人经过百年的考察却依然看不透古典经脉理论中的这两种成分。然而对于下面这段文本中这两种成分，相信今人一眼即可看出"理论解释"是什么时候，以什么样的方式，附载渗透于"经验事实"之中的：

> 腰痛，引少腹控**䏚**，不可以仰，刺腰尻交者，两髁胛上，以月生死为痏数，发针立已，左取右，右取左。王冰注曰：髁下尻骨两傍四骨空，左右八穴，俗呼此骨为八髎骨也。此腰痛取腰髁下第四髎，即下髎穴也。（《素问·刺腰痛论》）

这首针方取"腰尻交者，两髁胛上"——即《黄帝明堂经》所载之"八髎"穴，这里古人想知道：为什么针刺此穴能够消除腰、少腹、䏚的病痛？——想得到一个理论解释。于是我们在《素问·缪刺论》见到这样的理论解释：

> 邪客于足太阴之络，令人腰痛，引少腹控**䏚**，不可以仰息，刺腰尻之解，两胛之上，以月死生为痏数，发针立已，左刺右，右刺左。

在这里将《刺腰痛论》的腰痛症归于足太阴络之病，增加这一络同样也仅仅是对针灸八髎治疗腰痛引少腹、胁这一临床经验的理论解释而已。

因此，关于经脉学说中哪些是经验事实，哪些是理论假说的难题，可以得到一个简单判断：经脉学说中的"事"相当于针灸方，其"理"相当于方解。事实上，汉以前人们正是为了解释具体病症的针灸诊疗而特设新的经脉循行路线，理论上说，只要临床病症表现出远隔部位的关联，或者治疗的穴位是远端取穴（表现出穴位的远隔治疗作用），古人就会用一条特定的脉作解释——以脉连接关联的病变部位及治疗穴位。有多少这样的诊疗经验，便会有多少相应的脉（或络）。参见第 2 章"脉、络——'经脉'理论的术语"。

如果这些脉都不被淘汰而完整流传下来，今天的实验研究者一定会对经脉学说两种不同的构成成分以及二者的不同意义与价值更容易做出正确的判断，而不会年复一年，一遍遍地追问：经络是什么？

此外，从药物归经的分析入手颇有助于理解古典经脉理论的"事"与"理"及其相互关系。麻黄的功效为"解表发汗，止咳平喘"，为手太阴肺经、足太阳经药。要知道：麻黄清肺解表的功效不是因为其为手太阴肺经、足太阳膀胱经药，而恰恰相反，是因为它具有这样的功效，所以被归入相应的经脉。同样的道理，手太阴经脉之所以循行至肺，是因为手太阴本输穴主治肺的病候，换言之：**所谓"手太阴肺经"是古人对手太阴五输穴治肺病作用机制提出的一种假说，简言之："本输主治所及，则经脉循行所至"。**

可见，对于一种几千年前的古典理论，有时仅仅是换一种说法，变一种表达方式，也会给人们大不一样的感觉。当代研究经络问题的实验研究者之所以为"经脉线"所绊、所缚了半个多世纪，关键在于我们从未进行过经脉理论的结构分析，没有澄清问题，在研究对象和研究目标上做出了完全错误的选择。而实际在对经脉问题做有意义的实验研究的少数人也都是一种不自觉无意识的行为，即使做出有意义的研究结果，也完全不明其在解决经脉问题上的意义。

第2节 事有实据而理无定形

关于古人对于同一经验给出的多种不同的理论解释的典型实例，在之前的章节中已经列举了很多，这里借前一节关于"事"与"理"关系的实例再作进一步引申：

> 腰痛，引少腹控**䏚**，不可以仰，刺腰尻交者，两髁胂上，以月生死为痏数，发针立已，左取右，右取左。王冰注曰：髁下尻骨两傍四骨空，左右八穴，俗呼此骨为八髎骨也。此腰痛取腰髁下第四髎，即下髎穴也。足太阴厥阴少阳三脉，左右交结于中，故曰腰尻交者也。（《素问·刺腰痛论》）
>
> 邪客于足太阴之络，令人腰痛，引少腹控**䏚**，不可以仰息，刺腰尻之解，两胂之上，以月死生为痏数，发针立已，左刺右，右刺左。（《素问·缪刺论》）

可以清楚地看到：《缪刺论》所述的病症和针方与《刺腰痛论》完全相同，所不同的是对这一病症所表现出的远隔部位间的关联及针方的作用机制给出了一种理论解释——经脉假说。**这里还要特别提请注意的是，在不同时期不同学派构建经脉学说有不同的特征，即使是同一学派的经脉学说在不同的发展阶段也表现出不同的特点**，我们今天所熟悉的只是经过标准化处理的经脉理论的定型文本，根据经脉理论的范本，腰痛引少腹及胁是典型的足厥阴脉病症，应当用足厥阴脉循行解释，可能正是出于这一考虑，之后的《黄帝明堂经》（敦煌本残页）在八髎穴的中髎穴中注明"厥阴、少阴所结"，下髎穴作"□阴、少阴所结"（其中所缺一字也当是"厥"字），王冰注作"足太阴、厥阴、少阳三脉，左右交结于中"，可以看出这是一种兼容经脉理论新、旧之说的折衷处理。而最终八髎穴既没有归属旧说"足太阴脉"，也没有归属新说"足厥阴脉"，而被归入了更新的学说——足太阳脉。而这更新学说也反映在《黄帝明堂经》的"上髎穴"的脉气所发中——"足太阳、少阳之络"，这样在《内经》被视为同一穴或同一整体的"八髎"穴在《黄帝明堂经》中被分作不同的穴以承载不同时期的不同的经脉学说。

特别要提醒的是，八髎穴作为骨空之一，原本在骨空理论指导下应用，随着经脉理论的诞生及其应用域的不断扩张，骨空被整合于"黄帝明堂"腧穴系统，接受经脉理论的指导。

如果我们不知道古人的这一针方，也完全不知道古人关于这一针方的种种理论解释（包括经脉理论在内的不同解释），而是我们自身独立发现了同样的针灸治疗经验，以及基于这一经验所认识到的"腰-少腹-胁"关联规律，我们会依据实证研究的证据建立理论假说，而这个理论或假说必定与几千年前的经脉假说、骨空假说不同！同样若干年后，人们再度研究这一关联规律的本质，还会提出新的不同的理论或假说！所谓"事有实据而理无定形"便是对这一理论不断更新特征的精辟概括。

如果今天的经脉理论的实验研究还是执着于古人对相同的关联规律所给出的不同经脉解释的那一条条不同的循行线，并执意要在实验室中为这些不断更新、无定形的线寻找相对应的实体结构，恐怕连古人都会笑话。

一种理论"如何说"对于人们正确把握其"说什么"有时会产生非常大的影响。如果经脉循行的描述方式没有经过《灵枢·经脉》的规范化处理，像第2章第4节"联系之脉的描述模式"所列举各种不同描述模式都完整流传下来，或者像《灵枢·九针十二原》五脏之原与五脏的关联只言"出"和"应"，完全没有线的描述模式成为标准说法，那么今天人们对于经脉理论的认识和理解一定不一样。**"有线"与"无线"，古人传达的意义完全相同，可是为什么这种不同表述形式会造成今人理解的巨大差异？**区分一个理论中的事实与解释部位，并提炼出其指向的科学问题，本来不应当是一件十分困难的事，关键在于我们缺乏对理论结构分析的意识和有效工具。结构明则"事""理"清，只有明晰经脉理论的各构成要素以及要素间的关系，才能为提高"解释"与"事实"间的契合度而不断修正理论，或构建新理论取代旧理论，从而不断逼近"理"之真，而不会出现千百年的停滞，今人也就不会发出千万次的问——经络是什么？

诚如章学诚所言"古人未尝离事而言理"，经脉理论也由"事"而得"理"，再以理说事。然而，人们一直将"经络现象"（循经感传现象）当作

"事"，能够圆满解释此事的"理"自然就被当作"经络的实质"，可是人们从未想过：如果《经脉》篇只是关于感传线的描述，又如何能称作"理论"或"学说"？

相比于"理"，"事"更重要，对同一事，古人曾给出不同的理，我们今天看到的未必是当时最合理的"理"，更不能代表当今的理论水平。应当将更多的精力用于确认"事"是否实与全。任何理论都是事实的理论化，正如著名科学哲学家迪昂所说："认为说明部分是描述部分存在的理由远非为真，描述部分才是说明部分得以成长的种子和滋养它发展的根"[1]。

没有理论的捆绑，经验可能难以传承——正如没有酒瓶，酒或早已不存。而一旦经验得以继承，可能需要做的是松绑，是打开瓶盖倒出瓶中酒，然后立于新时代的科技发展新高度，重新品酒鉴酒，为经验构建新的理论载体。

---

〔1〕［法］皮埃尔·迪昂著，李醒民译. 物理学理论的目的和结构［M］. 北京：华夏出版社，1999：35-36.

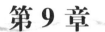

第9章

理论结构与科学内涵
——照"镜子"与过"筛子"

他山之石，可以攻玉。

——《诗经·小雅·鹤鸣》

思维按其本性来说遵循形式逻辑规律，遵循"以得自现实之道还治现实之身"的接受总则，这是科学知识之所以具有普遍有效性的保证或前提。

和西方相比，中国传统哲学在逻辑思维方面的特点，是较早地发展了朴素的辩证逻辑，而形式逻辑一直较受冷落。

——冯契：《认识世界和认识自己》

要正确把握经脉学说的科学内涵，首先须知经脉学说探讨的科学问题是什么？欲行"理论重构"自然要先从旧理论的结构分析入手：考察其构成要素是什么？薄弱环节有哪些？薄弱之处即为重构的突破点。

中医理论研究最薄弱的环节，恰恰在于理论结构的分析，其原因：第一，较之其他近现代科学理论，中医理论结构的完整性与逻辑性显得明显不足；第二，在方法学层面，也缺乏相应的分析工具和方法——中国古人长于辩证逻辑而短于形式逻辑；第三，研究者对于理论结构分析的重要性缺乏足够的认识。

第1节 结构分析

经脉理论是关于人体远隔部位间纵向关联系规律的解释，该规律最初揭示的是体表与体表的上下关联，且表现为一种自下而上的"本末"关联，之后发展到体表与内脏的表里关联，完整的表述为"体表-体表本末关联及体表-内脏表里关联"，可简称"体表-体表-内脏关联律"，或更普适的概括——"人体远隔部位纵向关联律"。

经脉学说，如果完整地说，包括：病候、诊法、治则、治疗、循行五项。这五部分究竟哪些是假说？哪些是事实和规律？如何明察秋毫，一眼看穿？即使是对专门研究古典经脉理论的专业研究者来说，也每有"山重水复疑无路"之叹，为了对经脉理论的结构及其意义有准确地把握，特选取结构清晰且今人非常熟悉的科学理论经典案例——门捷列夫（D. M. Mendeleev）"元素周期律理论"作为参照分析。

以下主要根据戴志松等《化学基石史略——化学概念、定律、学说的形成和发展》一书，简述"元素"概念的演变轨迹：

关于元素概念，有一个基本思想：认为元素是组成各种各样物体的本原或基本要素。严格来说，这样的元素概念，只是一种哲学上的概念，还不能视之为化学概念。

1869 年，门捷列夫发现了元素同期律，并将元素组成了周期表。每种元素在周期表中占有一个"位置"，元素被定义为"在周期表中占据一定位置的一类原子"。

1913—1914 年间，年轻的英国科学家莫斯莱（Moseley, H. G. J.，1887—1915）揭示了元素原子序数和原子核电荷之间的关系，发现周期表中元素的原子序数就是该元素的原子核电荷数。这时的元素再也不是以简单的、不可分的物质微粒的形式出现，而是以由核和核外电子组成的复杂结构的形式出现。

基于这些事实，国际原子量委员会于 1923 年确定：化学元素是根据原子核电荷数的多寡对原子进行分类的一种方法，把核电荷数相同的一类原子称为一种元素。这就是现代化学元素概念。

然而，人们对化学元素的认识并没有完结。化学中关于分子结构的研究，物理学中关于核粒子的研究，仍在发展中。它们的研究成果都将促进对化学元素的认识[1]。

在解决了"是什么？"问题之后，人们开始进入"为什么"的探索：为什么元素的性质会随着原子核电荷的增加呈周期性的变化？对原子结构的深入研

---

〔1〕 戴志松等. 化学基石史略——化学概念、定律、学说的形成和发展［M］. 北京：科学出版社，1992：2-18.

究解决了这一问题。丹麦科学家玻尔（Bohr, N. H., 1895-1962）等人所建立的量子力学揭示：元素性质呈周期性变化的原因是由于原子的电子层结构呈周期性的变化。于是通过原子的电子层结构揭示了元素周期律的本质：元素的性质随着原子序数（核电荷数）的增加，呈现周期性变化，是因为核外电子（主要是最外层电子）排布的周期性变化的结果，即元素的性质是核外电子层结构的周期函数。

以量子力学的原子模型为出发点，形成了现代化学元素理论的新观念，即原子可分与元素可变的观念，产生了现代元素周期律理论，使得化学元素理论取得了对近代化学理论的巨大突破。

如今元素周期律的发展，又呈现出既有联系又有区别的另一个方向：随着核素概念的提出，人们又试图寻找元素与核素之间的联系规律。如果说，建立在原子核结构（初级的）和电子壳层结构基础上的现代化学元素周期系理论是对门捷列夫周期律理论（建立在原子量基础上的）的第一次革命，那么建立在高级的、深入的、精细的原子核结构基础上的核素周期律理论的确立，将是第二次革命。

从以上元素周期律的发现、元素概念的演进、元素周期律本质的揭示，这一步步激动人心的发展历程中，当代针灸人应当得到以下的启示：

"元素"这个术语虽然没有变，但内涵却一直在变，从哲学到科学，从抽象到具体，从宏观到微观。而"经脉"概念则走了一条完全相反的路：从血脉这一具体的实体概念出发，保留了其"营养"功能，赋予其"联系"的新功能。新的抽象的"脉"的概念形成后，旧概念并没有退出，这样在不同的语境中"脉"和"络"表达完全不同的概念，这对于置身于现代术语概念逻辑之中的现代人来说，简直就无法理解。

"元素"概念的演化虽然复杂，而且至今还依然处于发展变化之中，但它的整个演变过程是显而易见，而经脉理论的"脉"、"络"概念的演变却表现为一种极其隐蔽的"隐性"特征，以至于人们难以察觉它在什么时候发生了什么样的重大变革，致使半个多世纪当代实验研究者如"刻舟求剑"一般地寻找"经脉"，结局也就可想而知了。

以上对元素周期律理论的发展最简要的回放，已足以让人对其旺盛的生命力感到惊叹：它的每一次发展都从发现理论"反常"开始，不断发现问题，不断消除反常，不仅一步步地推动现代化学的发展，而且还催生了量子力学的诞生，引发了物理学的革命，远远超出了发现者的预期，至今仍显示出强大的生命力，仍处于理论的快速发展期。

总之，不论是元素周期表的发展还是元素周期律本质的揭示，往往都是由于发现原有理论中的反常、矛盾和问题而开始，再借助新技术的支撑和新理论的引入，解决问题，消除反常，使得理论不断丰富和发展。此时，当代针灸人不禁要生出另一种感叹：为什么千百年来人们不能发现经脉理论的"反常"，不断进步呢？是否该理论就没有蕴涵着重大科学价值，本身不具有强大的生命力呢？还是因为该理论的假说不正确，影响了人们的理解和评价呢？经脉理论这一"奇特现象"主要是由于其奇特的理论结构所致，故正确地解析经脉理论的结构，是促使其"复活"的第一步也是最关键的一步。我们今天在经脉理论实验研究上所遇到的种种困境也正是研究者有意或无意地略过了这最关键的一步。

关于科学理论的结构，二十世纪美国著名科学哲学家欧内斯特·内格尔（Ernest Nagel）在其享有盛名的《科学的结构》一书中指出科学理论包括三个主要成分：①一种抽象的演算；②一套规则；③对抽象演算的解释或模型。其中特别强调了"对应规则"的重要性，他认为抽象演算并没有为理论概念提供明确的定义，正是对应规则为理论概念提供显式定义的。它把理论概念和观察对象联系起来，对应规则赋予理论概念以经验内容，以便人们能从理论中推出观察陈述或实验定律。因此，一种科学理论的应用范围，很大程度上受其相应的对应规则这一基本成分决定，并且决定了该科学理论的生命[1]。

吴蜀江根据内格尔科学理论结构的解析框架，对元素周期律理论进行了如下简表式的结构分析[2]：

假说	按照元素原子量大小排列起来的元素，呈现出明显的性质上的周期性。
对应规则	元素周期表
经验内容	①原子量的大小决定元素的特征；②人们应该预料到未知单质的发现；③当我们知道了某元素的同类元素以后，有时可以纠正该元素的原子量；④元素的某些同类元素将按它们的原子量大小而被发现。

以此为参照，我们得到经脉理论相对应的结构如下：

【理论假说】机体的远距离的联系是通过"脉"和"络"的直接联系实现

---

〔1〕［美］欧内斯特·内格尔. 科学的结构［M］. 徐向东译，上海：上海译文出版社，2005：100.

〔2〕 吴蜀江. 门捷列夫元素周期律的科学哲学研究［J］. 科技进步与对策，2003（12）：96-98

的。这一基本假设由以下两个重要信念支撑：第一，普遍联系的信念：人体是一个有机的整体，每一部分都存在着与之相关联的部分；第二，诊-疗一体的信念：机体远隔部位间的关联可以通过诊断与治疗上的双重联系加以认定，如果两个部位存在着诊断上的关联，则存在着治疗上的关联，具有诊-疗关联的部位即被视为同一分部——不论其相隔多远。

【经验事实】手足本输对远隔部位的诊断与治疗作用。第一，脉诊实践——标本诊法，五脏脉诊、六腑脉诊；第二，十二原对五脏病的诊疗；六腑下合输与六病候诊疗；本输——"经脉穴"、五输穴、络穴的诊疗经验；第三，某些病症所表现的有规律性的特定部位间关联——是动病，例如足太阳脉是动病"头痛，目似脱，项如拔，脊痛，腰似折，髀不可以曲，腘如结，踹如裂，是为踝厥"所表现的"头"、"目"、"项"、"腰脊"、"腘"、"踝"多个部位间的关联；又如"头痛，项先痛，腰脊为应"的头痛症所表现出的"头"、"项"、"腰脊"三者之间的关联等。

【对应规则】其一，关联的条件：如果头面躯干特定区域 A 部的病症在四肢特定区域 B 部出现特定的反应（脉象、脉色、脉形，以及皮肤温度及干湿度的变化），且根据 B 部这些反应能有效地诊候 A 部的病症，则 AB 之间存在上下关联；如果某一内脏（C）的病症也在 B 部出现特定的反应，且 B 部的反应能有效地诊断内脏 C 的病症，则 C 与 B 存在内外的关联，但不能类推出 A 与 C 之间也存在相互关联；两部位（A 和 B 或 C 和 B）间的关联度取决于 A 部病症在 B 部出现反应的频度与强度＋B 部诊察 A 部病症的准确度＋B 部穴位治疗 A 部病症的有效度和特异性；其二，关联律的可移植性：在男女任一性别中观察到的关联规律，可以类推应用于另一性别中，例如在男子发现的足大指与前阴、少腹部的关联规律类推于女子；在足部观察到的与头面关联可以类推到手部，例如足小趾、外踝与项、目的关联可类推于手小指、手踝（尺骨髁）与项、目的关联；其三，关联的方向性：四肢与头面部的关联表现为由下而上的方向性，即以四肢为本，诊、疗头面躯干部病症。

通过以元素周期律理论为参照，对古典经脉理论的结构进行了解析（见下表 9-1），不难看出，该理论有假说有经验事实，并且通过病候和治则将理论与实践联系起来，通过总结规律、抽象、类推，将原本一个个孤立的、特设性的解释归结为十二类型，完成了从"一脉释一病一方"到"一脉释数十病"的提升——用最少的假设解释最多的经验事实。所以从结构上看，可以说经脉学说具备了科学理论的要素。但同时也应当看到，较之元素周期律理论，经脉理论还存在着明显欠缺或薄弱的环节以及突出的问题：

第一，核心概念"脉"、"络"直接借用了血脉理论的术语，却未作明确的定义，以便与原有概念明确区分开来；

第二，支撑经脉理论的"经验事实"，还不是像支撑"元素周期律"那样经过实践和实验严格检验的"科学事实"；

第三，在理论的某些环节，特别是手三阳脉与内脏之间的关联还缺乏经验事实的支撑。

在完成了对经脉理论的结构分析之后，也为接下来对经脉理论进行"逻辑检验"和"价值评估"奠定了基础。

表9-1 经脉理论与元素周期律理论

	元素周期律	人体远隔部位关联律
核心概念	元素	脉、络
基本假说	按照元素原子量大小排列起来的元素，呈现出明显的性质上的周期性。	机体远隔部位间的关联可以通过诊断与治疗上的双重联系加以认定；机体的这种远距离的联系是通过"脉"和"络"的直接联系实现的。
对应规则	元素周期表	①关联条件（是动、所生病）；②关联律的可移植性；③关联的方向性。
经验事实	①原子量的大小决定元素的特征；②人们应该预料到未知单质的发现；③当我们知道了某元素的同类元素以后，有时可以纠正该元素的原子量；④元素的某些同类元素将按它们的原子量大小而被发现。	①标本诊法；②本输（"经脉穴"，五输穴）对远隔部位病症的诊断与治疗作用；③原穴对五脏病的诊疗经验；六腑下合输与六病候诊疗经验；④某些病症所表现的有规律性的特定部位间的关联。
本质	元素的性质随着原子序数（核电荷数）的增加，呈现周期性变化，是因为核外电子（主要是最外层电子）排布的周期性变化的结果，即元素的性质是核外电子层结构的周期函数。	尚未确立明确的方向和研究思路，迄今依然停留在假说阶段。

在前面第4章曾用整章的篇幅论证了《灵枢·经脉》"经脉连环"的性质，如果采用结构分析法，则无须复杂的论证，结果一目了然，见表9-2：

表 9-2 两种不同范式的经脉学说

	"经脉本末说"	"经脉连环说"
概念	脉-主联系	脉-行血气
假说	从本至末的连接	如环无端的循环往复
经验事实:	标本诊法；本输（"经脉穴"、五输穴）	脉度、脉行速度（以脉搏和呼吸的关系推导）
推论	四肢为本，头面为标的本末关系	气血运行模式，病邪传注路径

可见，《经脉》篇的 "经脉连环" 虽然术语与之前的经脉学说差别不大，但内容与性质已截然不同了，其中最关键的是变换了完全不同的理论模型和核心概念的内涵。

通过这样的分析，我们还可得出这样的结论："经脉连环说" 不是在原经脉理论基础上延伸，而是用旧理论的元素构建了新理论。其构建的假说已经完全偏离了它原本的主题——人体体表-体表-内脏关联律，成了另一种理论的假说，这种新旧交织，亦此亦彼的理论结构，令人困惑不解，更为后人研究经脉学说本质设置了难以逾越的屏障。因此，在对经脉理论进行任何实验研究之前，必须首先进行理论重构，澄清研究对象。详见第 10 章 "重构思路与方案——三步两阶段"。

第 2 节　概念与假说

理解一种理论首先要理解它的概念术语，特别要小心那些以相同的术语表达不同概念的情形，即厘清概念在不同时期、不同语境下的不同内涵。

一、核 心 概 念

"元素" 是化学的第一个也是最重要的一个概念，化学的理论在很大程度上可以说是关于 "元素的学说"。门捷列夫曾说过：化学理论学说的全部实质就在于抽象的元素概念。化学……可以称为关于元素的学说[1]。门捷列夫的元素概念中，对作为基质和作为单质的两种意义作出了明晰的区分。随着对元

---

〔1〕 中国自然辩证法研究会化学化工专业组《化学哲学基础》编委会. 化学哲学基础 [M]. 北京：科学出版社，1986：159.

素周期律本质的一步步深入揭示，元素的概念也在不断更新。

中国与西方理论概念的演化，呈现出朝向不同方向的鲜明对照：在西方科学理论中，概念的演化是从抽象到具体，从宏观到微观——在医学领域中，遗传学说的概念从"遗传因子到基因"的演变即为典型实例，而中医理论概念的演变则表现出"从具体到抽象"的特征，不论是五行学说，还是藏象学说的概念演变都是如此。经脉理论中的"脉"和"络"术语直接来源于血脉理论的同名术语，最初也是一个具体的实体概念。然而经脉理论毕竟是关于人体远隔部位间纵向关联规律的解释，表达是一种"联系"功能，而不是"行血气"，特别是当古人发现许多人体远隔部位间的联系，用基于观察所获得的血脉知识难以解释时，本应根据新的经验和事实对"脉"、"络"进行重新定义，或者干脆剪断其连接血脉理论的"脐带"，用全新的术语表达新的概念。显然古人没有走这条路，而是对"脉"与"络"进行了重新分工——将猜测的、预设的、缺乏血脉实体走向的路径皆由"络"负载，这样旧概念"行血气"的功能便得以继续保全，实体概念与表达"联系"功能的抽象概念并行。

这一情形与古典化学"元素"概念也颇有几分相似：在门捷列夫之前，人们对于"元素"和"单质"这两个不同的概念都用"元素"这同一个术语表达，而且非常有意思的是，1923 年，国际原子量委员会对元素给出明确定义之后，仍然有科学家对化学概念的意义作了哲学上的分析。放射化学的创始人 Paneth 仍然支持化学元素的双重内涵，在他看来，区分化学元素概念所表达的两种意义非常有用，并将这两种意义仍然称为基质（basic substance）和单质（simple substance）。由此可见，Paneth 与门捷列夫关于元素概念的哲学理解是相似的。随着现代科学的发展，元素概念仍然蕴含两个方面的意义，一个是作为不可观察的形而上学的基质，一个是作为化学家可感知的单质[1]。

这样看来，经脉理论的"脉"与"络"也是一个语境依赖性的概念——在不同语境下表达不同的内涵。虽然最终也没变成说明人体远隔联系的、纯粹的抽象符号。从整个经脉理论的发展过程来看，早期文献中的"脉"、"络"更偏重于实体概念，晚期文献则更多表现出抽象概念的倾向。而经脉理论的定型文本《经脉》篇在某种程度上是一种不同时期经脉理论文本整合的产物，"脉"、"络"的双重概念在这一篇中皆有体现，这对后人，特别是今人的理解造成了极大的障碍。

---

〔1〕 邢如萍. 超越还原——化学理论的语境化研究［D］. 山西大学，2012：77-78.

之所以经脉理论中"脉"、"络"始终保持着实体与抽象的双重概念，主要是因为在古人的观念中，人体远隔部位之间的关联需要某种连续的实体结构的直接联系——事实上二三千年前的古人也无法想像出其他的联系方式，而古人当时所认识到的所有相接续的、条带样结构中，血脉是人体分布最广的、古人经验最多的实体结构，而且人体远隔部位间关联现象最初也是在脉诊实践中所发现和总结的，于是古人便以此作为联系人体上下内外的实体结构。**随着针灸诊疗经验的不断积累，发现了越多越多的人体远隔部位间的关联难以用血脉的直接连接解释，这时一种纯粹表达联系功能的"脉"、"络"抽象概念生长出来。正是基于这样的抽象概念，手足三阴脉在四肢近端的循行才能由基于表面解剖学实证的三脉合一的实线，演变为《经脉》篇三脉并行的虚拟之线；而作为"络"的一种，"经别"则完全是抽象的概念，其功能就是说明六阳脉与相应的六腑之间的联系。**

门捷列夫在构建元素周期律理论时，首先对"元素"的概念作了明确的定义和阐述，我们进行经脉理论重构，首先要解决的也应当是：对"脉"和"络"给出一个恰当而明确的定义。没有这个前提和基础，便不可能着手有意义的理论研究，更不用说进入实验室进行实验研究。

二、基本假设

理论都是在一系列假设的基础上形成的，经脉理论建立在这样的假设之上：人体上下内外存在着某种特定的关联，而这种远隔部位之间的纵向关联是通过"脉"和"络"的直接联系实现的。

借助于"脉"、"络"的联系，在四肢腕踝部"脉口"处可以诊察相关联的头面躯干部病症，且于"脉口"部针或灸又能治疗相关联部位的病症；内脏有病可在相关联的体表部位出现反应，根据这些反应可以诊断并治疗相关联内脏病变。此外，病邪也通过"脉"、"络"入侵，引起特定部位或脏腑的病症。

关于机体远隔部位间联系的本质，古人曾先后提出多种假说，从最初的阴阳五行的哲学层面的解释，进而到医学层面"脉"的解释。而自经脉学说之后的诸学说都表现出一个共同的特征——用相接续的实体结构直接连接解释，各种学说都没有超出这个"定式"——以经脉为纪。可以看出古人有一个坚定的信念：两个远隔部位间的联系一定通过某种连续实体结构的介导：或"脉"，或"络"，或"筋"，或"系"，或"皮"。那个时代的科学技术水平决定着当时的人们只能想到有形可见、有质可稽的联系形式，而不可能生出

"无形可见有质难稽"的联系方式。这一点也不奇怪，甚至一直到 17 世纪，在现代解剖学已经诞生的西方世界，亲自做过解剖实验、奠定现代医学分析还原论哲学基础的笛卡尔所提出的人体神经反射联系的观念依然没有超出"连续结构直接联系"的认识模式——他虽然已将神经与血管作为两个不同概念，但依然按照哈维血液循环的模式来设想神经运动过程的方式，在他那里，**神经依附于血管，是中空的管道，从体表以不间断的直线方式直接与大脑连接产生感觉**："这些神经就像绳子一样从脚上一直通到大脑里……因为这些神经要从脚上通到大脑里，就一定经过腿、臀部、腰部、背和颈[1]。"（见图 9-1）：

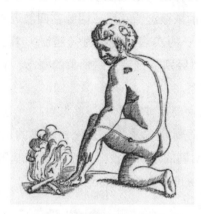

图 9-1 连续结构直接联系

如果是一个中国人不借助图注看此图，

一定会将此图理解为经脉图中的足太阳脉图——体表循行路线几乎完全重叠。

可见，**任何时代的科学理论无不深深地留下那个时代的特征，科学家不可能提出超越其所处的那个时代的科学假说**，正如 X 射线发现之前，在对原子结构进行有效的研究之前，门捷列夫只能从当时唯一所知的原子量着手构建假说，不可能提出"原子序数"这样的假说，这不是门氏个人的局限而是那个时代的局限。二千多年前的中国古人也不可能通过观察感知神经、淋巴、免疫、体液等联系方式，只能依据肉眼可辨识的实体结构——脉、络、筋、皮等构建人体远隔部位纵向关联机制的假说。

元素周期律的本质所以能被揭示，是因为门捷列夫的假说还不能解释全部事实，这促使后来的科学家不断探索新的解释力更强的理论。也像其他科学理论一样，元素周期律理论的发展告诉我们这样一个规律：如果依据假说导出的

---

〔1〕 〔法〕笛卡尔. 第一哲学沉思集：反驳和答辩［M］. 北京：商务印书馆，1986：91

推论与经验事实冲突，或者不能解释新的事实，便说明理论需要修正或调整。科学理论的进步表现为不同假说的提出、争论、修订、淘汰或被重新认识的一个过程，其实质是新假说替代旧假说，更简单的假说替代原先较复杂的假说，更全面的假说替代或包容原先较片面的假说。同样，经脉学说要发展，也要从揭示现有理论的"反常"与"矛盾"入手。关于经脉假说所不能解释的经验事实，详见第 10 章第 1 节"发现问题"。

从已经发现的古典经脉理论中的逻辑漏洞以及理论与经验事实之间的矛盾来看，要比当年门捷列夫元素周期律理论多很多，这表明：该理论的假说没有反映出人体"体表-体表-内脏关联律"的本质，我们今天的理论和实验研究目标是探索更好的假说，重构解释力更强，逻辑性更高的理论，而绝不是去试图证明几千年前古人提出而今天看来存在明显漏洞的假说！

第3节 价值判定

元素周期律理论不仅成为了现代化学大厦的基石，而且催生了量子力学的诞生，引发了物理学的革命，为自然科学的发展做出了巨大贡献。那么，经脉理论是否也蕴涵着这样的科学价值，可望为生命科学做出重大贡献呢？

解析了经脉理论的结构，加深了对该理论的理解之后，便为判定其价值提供了便利条件——至少可以自觉而清晰地提出这样的问题：如果经脉理论有重大科学价值，这一价值最有可能体现在哪一部分？

要理解经脉理论的科学内涵，首先要了解经脉理论研究与探讨的科学问题是什么？这一科学问题是如何提出来的？又是如何论证的？

一、科 学 问 题

经脉理论隐含的科学问题：人体特定远隔部位——体表-体表、体表-内脏之间存在特定的联系。

由于这一命题隐含在理论之中，没有专门阐述，更没有以命题的形式提出来，以至于人们至今也搞不清古典经脉学说指向的科学问题是什么。这样一来，对于当代研究者而言，古典经脉理论成了一个缺失了问题的"答案"，而一个没有了"问题"的"答案"是没有意义的，或者说有无穷的意义，无法理解，也无法评价，于是研究者们只好年复一年地执着地追问"经络是什么？"并以此作为实验研究的目标。

二、论证逻辑

要正确理解经脉理论，认识其科学内涵，还必须考察其论证逻辑，包括推理方式、研究模式、基本规则。

第一，**"本末相应"** 的理念：在头面与四肢各诊脉处，如果上下某对诊脉处在疾病状态下总是表现为同步的异常反应，则可推断此上下两部存在着关联；如果刺灸四肢腕踝诊脉处又能有效地治疗相对应的头面疾病，则上下两部的关联得到进一步确认，并以下部之脉为本，相对应的上部之脉为末，本末相应也。这便是构建经脉理论的基本逻辑。上部（头面躯干标部所在）病症可反应于下部（四肢肘膝以下本输所在）；内脏病症的体表反应有两个区域——后背部背俞和四肢肘膝以下的本输。"本"部皮肤、脉象、脉形异常可诊察标部及相关内脏的病症；

第二，**"诊-疗一体"** 的理念：疾病的反应部位也即治疗部位，所诊之病即所治之病。例如：前臂屈面桡侧手太阴之本与肺相关，寸口脉异常提示肺部病症；直接于手太阴脉口（太渊脉）异常反应部位针或灸，则可治疗相应的肺部病症。

第三，**从个别到一般的类推模式**：将从某一性别、某一状态、某种一病症所得之关联规律类推至另一性别、其他状态、其他病症；从一脉释一病一方到解百方数十病。例如厥阴脉，最初只是针对男子阴疝病所表现出的前阴、少腹部症状关联规律的解释，由此类推：不论何病凡表现为前阴、少腹、下肢内侧症状关联者，皆诊为厥阴脉病，皆以"厥阴"穴治之；再进一步类推至女子。又如任脉，最初只是在妇人妊娠状态下观察到的腹正中线部位与子宫之间的关联现象，之后用于说明各种状态下腹表正中与子宫的关联，再进一步类推至男子。

第四，**从功能到结构的推理方式**：依据脉、穴诊疗功用推导其相应的形态结构，具体而言，即以脉的连接来说明脉口及本输的远隔诊疗作用。简言之，即**"脉穴诊疗所及，经脉终始所过"**。

以下以手足阳明脉上下关联为例展示经脉理论的建构过程及论证逻辑：

第一步，当牙痛颊肿时，观察到手阳明脉口（合谷-阳溪穴）脉象、脉形以及皮肤温度出现异常变化；

第二步，针或灸手阳明脉口特定反应处，或相应的五输穴，可以有效地治疗牙痛颊肿；

第三步，确定口面部与手阳明本部存在关联；

第四步，如果牙痛颊肿时，观察到与合谷穴相对应的足部冲阳脉脉象异常，针或灸该脉口或反应点，可有效地治疗牙痛颊肿。则确定足阳明本部与口齿部也存在着关联，手足同名脉共轭同一形藏——口齿；

第五步，类推：口面部的任何病症，凡见手或足阳明脉口脉象异常者，皆诊为阳明病，手阳明脉异常者为手阳明病，取"手阳明"穴治之；足阳明脉象异常者即为足阳明脉病，取"足阳明"穴治之；

第六步，建立假说：口面与手足通过脉的连接而实现关联，由于手足之脉穴可诊、治口面之疾，故推知脉的方向为自下而上的向心性走行。

通过以上六步确认关联规律，完成从具体病症的关联到一般病症关联的推演，手、足阳明脉便得到了非常广泛的临床应用，从一病一方特定之脉演变为解说百病众方的经脉，贯穿于疾病的发生、诊断、治疗、疗效评价与预后判定的整个过程。

以现代医学的思维逻辑来看，可以引起牙痛的疾病有许多种，对于某种牙痛诊疗有效，不能保证对其他牙痛同样有效——即使是一般的针灸医生也能凭经验判定有不少牙痛针灸合谷穴或手阳明五输穴无效，或疗效不明显，更不用说通过牙痛这一具体病症获得的诊疗规律可以直接类推于其他各类病症。由此看来，古人在构建经脉理论时省略了太多的中间步骤。那么，古人又是如何依据很有限的经验事实，通过最简单的推导步骤，而又最大限度地保证推导结论的正确性以及临床应用的有效性呢？借助于脉诊！

在整个推导过程中，**诊-疗一体的双重论证规则，成为保障建立在最少经验事实和最简推导过程之上的人体远隔部位纵向关联规律确定性的关键步骤；而贯穿于诊断、治疗、预后全过程的脉象审察，则成为关联规律从具体病症到一般病症的直接类推而不失其有效性和准确性的关键一步。**在完成经脉理论构建的全过程中，这关键的两步极具想像力和创造力，是最有智慧的两步，也是对现代医学启示最大的两步。

"诊-疗一体"的模式不仅成为古人发现"关联"简单而有效的捷径，而且可以将所发现的关联规律立即、直接应用于临床。例如古人观察到孕妇的腹白线色素沉着现象，即以此判断是否怀孕，同时即于此色素沉着带上针灸以治疗妊娠病、子宫病；再通过"五色诊"对应关系——女子子宫对应男子睾丸，则延伸到治疗男子阴前、生殖系统病。从诊-疗-确立关联-诊-疗，一气呵成，无缝连接。

再回过头来看现代医学，不论从多少不同角度观察到了多少手-面-足关联现象，如果不能获得形态学上的证据，就不能确认关联；从诊断层面发现的关联就只用于诊断，不会类推至治疗层面；具体从某一病发现的关联，就限定于这类病，不会类推于其他病诊断；对于不同情形下发现的相同部位间的关联会给予不同的解释，且不论是何种解释，都从神经联系的维度考虑，如果解释不通，便笼统说"神经反射"，这决定于西医的理论范式，与古代针灸人认定一切联系都由"脉"相连的信念性质是一样的。西医发现那么多原因不详的综合征，不能诊断也不能治疗，暴露出现有理论的大片盲区。参见表9-3。

表9-3　古典针灸学与神经解剖学的论证逻辑

	古典针灸学	神经解剖生理学
焦点所在	关系	结构
推理方式	从功能到结构	从结构到功能
研究模式	从病理到生理	从生理到病理
规则	诊-疗一体	诊-疗分隔
理论模型	正立树型	倒立树型

三、科学价值

基于人类现有的知识背景，今天或许还看不出经脉理论能像元素周期律理论那样对科学进步产生巨大和深远的影响，但有足够的理由相信，至少在以下几个方面，经脉理论蕴涵着可能对未来系统医学产生重大影响的科学价值。

第一，观察生命的视角与方式

建立在分析还原论哲学基础之上的现代医学在对人体微观认识方面获得了巨大的成功，然而随着系统科学的兴起，长期以来被还原论方法的成功掩盖着的巨大的理论盲区也充分显露——整体论路径的缺失。

如果说人们必须戴着"有色眼镜"观察世界，那么现代医学范式与古典针灸学范式提供的是两种不同的观察人体奥秘的眼镜，戴上它们看到的生命世界图景存在着巨大差异：

例一，小儿高热，西医的诊断常用耳背采血化验，如果感染性发热治疗则抗菌退热。如果应用抗生素后患儿热退，血象正常，于是断定是抗生素杀灭了细菌，消除了病因而治愈发热，这类病例也就成为证明西医病因和治疗理论科学性的典型实例。然而完全相同的病例在古典经脉理论的框架下却呈现出完全不同图景：针灸医生通过观察小儿耳后脉静形态、色泽，诊断小儿发热的程

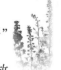

度，并对是否出现抽搐做出判断；接着直接于充盈、紫红的耳后静脉上点刺放血一二滴——与西医的耳背采血操作几乎完全相同。对此不仅古代积累了大量的临床经验（此脉因其诊疗小儿高热抽搐特效而被称作"惊痫脉"），现代也有大量临床观察数据，不仅来自民间，也来自医院；不仅出自中医院，也出自西医院，都证明此脉是诊断和治疗小儿高热惊厥的特异脉[1]。同样的操作西医医生也做了，但目的为了诊断，而将治疗的作用全归于抗生素，浑然不知其采血本身就是对该病最有效的治疗，而且其注射抗生素时，注射本身就有一种有效的刺激。此外，对于发热患者，西医也常在指尖采血化验诊断，而于指尖放血同样是针灸医生治疗发热的常用针术。同样的对象在不同的理论框架下，呈现出的差异竟是如此之大。

例二，神经阻滞是西医治疗疼痛的利器，一直以来西医都认为其治疗作用是由于麻醉剂阻断传入神经的结果。直到有一天，西方人偶然发现注射生理盐水同样有效，对传统神经阻滞的认识提出了挑战。而且，在中国水针疗法的应用范围很广，早已不局限于痛证的治疗。再后来，西方人又发现，不用注射针不注射任何物质，只用实心细针刺激也获得同样的疗效，于是"干针疗法"（Dry needling）很快在西方盛行，目前已经成为现代西方医学针灸（WMA）的象征。从药针到水针，再到干针，西方人转了一大圈终于走进了古典针灸学的田地，尽管其主体部分，其理论"硬核"依然与古典针灸学理论遥相对峙——而且在现阶段双方不可能也不应当汇合。

例三，如果神经阻滞不效，西医还有进一步的治疗手段——对神经的手术毁损。建立在"人是机器"理念之上的外科手术是现代医学的杀手锏，长期以来一直是不证自明的"公理"——不受循证医学的检验。阻滞不效则以手术切断（或用化学方式毁损），然而效果却不如预期，有的有效，有的无效，有的当时有效，很快又复发，且可能症状较术前更甚。最出乎意料的，在切断神经时出现失误，误将健侧的神经切断，疼痛竟然消失，而且多年未再复发[2]。接着，西方人又设计了一系列的假手术，结果竟然与真手术一样有效[3]；这一个个"意外"和"反常"对于西医外科手术的传统理论形成越来越多的挑

〔1〕 杜玉梅，李瑞玲. 耳后静脉穿刺治疗小儿高热症［J］. 现代中西医结合杂志，1997，6（5）：832.

〔2〕 石崇俭. 疼痛·阻滞与解剖彩色图谱［M］. 北京：人民卫生出版社：2006：3.

〔3〕 ［美］曼尼可夫等著，时占祥译. 医生难言的事实——治疗与研究抉择［M］. 北京：科学出版社，2013：75-79.

战，本可以成为现代医学更新观念、修正理论的契机，然而置身于现代医学理论范式中的西医医生看不到也想不到范式规定的视域之外的对象存在，于是他们轻易地将这一个个"失误"或"假手术"获得的"奇效"归结于安慰剂效应后，便停止了本可以引发新发现的有价值的一切思考。然而苦恼却没有因此而停止，在他们眼中那些有意义有价值的真手术常常出现令其苦恼的并发症，术后并发症像幽灵一样如影死缠，特别是那些让他们莫名其妙的并发症，例如牙痛患者拔牙术后，在手一二指间的合谷穴处出现疼痛[1]，真是百思不得其解，茫然不知所措。所有这些在现行西医理论框架下无法解释、无法处理的事实，用经脉理论却能圆满地解释，更重要的是能够有效地指导临床针灸治疗（详见笔者另一部《大纲》——《中国新针灸学大纲》），有力地证明人不是机器，而是一个整体，而中医整体观、关系论的理论支撑正是经脉理论。

尽管受到越来越多的冲击，现代医学陷入了深深的困惑之中，却无法回头，因为现代医学的大厦就是建立在"实体结构"的基石之上，触及基石便危及整个大厦。在现有的理论范式下，西医只能按照既定的模式寻找病灶病因，然而直捣病灶，直对病因治疗；而针灸追求的却是"以本治末"、"以表治里"、"以左治右"，至于具体临床上何时局部治疗，何时远隔部位治疗，何时整体治疗，主要以脉诊为依据，而对于治疗方案的有效性的检验以及疾病的预后，同样也以脉象为据，所谓"以平为期"。

两种"眼镜"、两种视角、两种方式、两种理念，如此不同，并不存在高下是非之别。在中医针灸的眼镜下看不到细菌、细胞、基因，分不清血管、神经、淋巴管；同样在西医的眼镜下，只能看到实体结构，而看不到结构间的关系；看不到口齿与手足一二指间，心与胸背、小指的关联；只能理解心源性牙痛，却无法理解牙源性心痛；看不到机体自稳系统巨大的调节功能。如果没有古典经脉理论的对照，西医现有的基于分析还原论理论的合理性与科学性将会被反复证明，分析还原的路径也会被视为认识生命世界的唯一正确路径。

人们渐渐清醒地意识到：只有戴上两副不同的"眼镜"，从两个不同的维度观察，才能获得关于生命世界的完整、真实的图景。由此可见，在创建未来系统医学的过程中，以经脉理论为特征的古典针灸学应当且能够做出至少与现代医学同样的贡献。然而迄今为止，经脉理论的科学价值还远远没有被人们正

---

〔1〕 刘尚义. 南方医话 [M]. 北京：科学技术出版社，1996：483.

确认识——不仅没有被西医群体认识,也没有被中医针灸人自己认识。

从系统科学描绘的诱人发展前景,人们看到了未来生命科学的发展方向——系统医学,而**古典经脉理论在把握人体这个复杂系统各要素之间的复杂关系方面,其理念之先进、方法之巧妙、应用之高效,都是已知其他任何一门学科理论所无法比拟的。应当清醒地看到:现代医学不借助于中医针灸却转而从系统科学获取观念启示和方法支撑,以实现从分析医学到系统医学的跃迁,犹如中医学发展绕开现代医学而直接从现代科学汲取营养的想法一样,都是不切实际的事倍功半的下策。**

同时,作为当代针灸人还要认识到:要使经脉理论的价值最大化地体现出来,还需要找到一种合适的呈现方式。**在中医针灸学与现代医学相比还处于明显弱势的今天,中国针灸人应当且能够做的是:更新理论的形式和语言,以便于在西方文化土壤中成长起来的人士真正可理解,只要我们有能力说清其基本原理与论证逻辑,完全可以借助于系统科学或系统生物学这个中介,直接对现代医学或生命科学产生影响,就一定能走出以往的怪圈——中医理论的科学依据依赖现代医学诠释,科学内涵需要西医发掘,从而对未来系统医学这一中西医共同期待的事业做出中国针灸人的应有贡献。**

第二,重新认识血管

如果用一句话表述血管的重要性和独特性,可以这样说:**没有血管的衔接与支撑,"神经-内分泌-免疫"根本就不能成为一个有机联系的网络!**正因为没能意识到这一点,从20世纪70年代末"神经-内分泌-免疫网络"(neuro-endocrine-immune network)概念框架提出之后,逐渐引起医学界的广泛关注,甚至出现了"神经免疫内分泌学"(neuro-immuno-endocrinology)这样的边缘学科的提法,然而几十年过后依然还是一个理论框架,神经、内分泌、免疫还是被当作独立的元素对待,没有真正成为一个有机的整体。而且,作为三个独立的要素,现代医学明显强调了神经的调控作用;而在神经系统方面,又更注重躯体神经,而恰恰又忽略了与血管密不可分的自主神经的结构与功能的研究。

与现代医学形成鲜明对照的是,古典针灸学以极大的热情和创造力,对于血管尽其思维和感官所及进行了细密的观察和深入的研究,越来越多的证据表明:经脉理论的诞生与脉诊密切相关,而其发展又与刺脉针术的演变相呼应。世界上没有哪个民族像中国人那样对于血脉观察之细微,也没有哪个学科像古典中国针灸学对于脉象思考之深刻。脉象究竟能给我们提供什么关于健康与疾病的信息?

如果把人体看作一个复杂系统，寻找度量系统状态的合适指标极其复杂和困难，几千年前的中国医家不可能认识并选择微观参量，他们走了一条与现代医学完全不同的路，依靠手指和肉眼巧妙而有效地解决了这一难题，即脉诊和色诊的发现与应用。越来越多的证据表明，脉诊和色诊是反映人体自稳系统状态的极佳而又至简的指标。

相应地，从刺脉针术的演变也清楚地看到中国古人对于脉的认识深化：早期的刺脉特点是刺脉出血，关注的焦点更多的在于血，对于血管壁的刺激只是一个不自觉的、附带的操作；后来演变为刺脉不出血，对于针具和手法的要求明显提高，要求操作者自觉地、接触面尽可能大地对血管壁（包括外壁和内壁，但主要针对外壁）给予准确而持续的刺激。考察古典中国针灸学，可以理出一条清晰的发展主线：诊脉-刺脉（调经）-平脉，万变不离其脉。古人究竟发现了什么？血管壁（血管内皮、中膜、外膜）及血管周究竟有什么特殊的结构？在针刺或艾灸不同术式的刺激下会发现什么样的改变？其变化有没有规律，而这些特殊结构单元的规律性变化对于治疗又有什么特殊的意义？又为什么古代针灸人诊脉、刺脉聚集在头面、脊柱旁和四肢肘膝以下，经脉理论尤其注重四末之脉——以此为脉之本？这些部位的血管壁及血管周结构单元有什么特殊性？

直到20世纪80年代，现代医学才提出血管活动个性化（Vaseular individualities）研究的理念，并促进了血管生物学的构建。然而至今仍停留在概念和图纸阶段，还没有进入实质性地"破土动工"阶段；血管再一次进入现代医学的研究视野，是一位亚裔美国科学家的功劳。当采用传统的现代医学理论指导缺血性脑卒中治疗一再受挫，一再碰壁的背景下，现代医学开始对其病理生理学理论进行反思，2003年亚裔美国科学家Lo首次提出了"神经血管单元"（Neuro vascular Unit，NVU）的概念框架[1]，这个新概念虽然跳出了"唯神经论"的束缚，但神经依然处于中心地位，还没走出"神经中心论"惯性思维。不久，"神经血管单元"的概念就更新为"血管神经网络"（Vascular Neural Network）的新概念，而这一新概念的提出，据称是受中医理论逻辑的启发[2]。

〔1〕 Lo EH, Dalkara T, Moskowitz MA. Mechanisms, challenges and opportunities in stroke. Nat Rev Neurosci. 2003；4：399-414.

〔2〕 Qian Li & Nikan Khatibi & John H. Zhang. Vascular Neural Network：the Importance of VeinDrainage in Stroke. Transl. Stroke Res. 2014（5）：163-166.

这一次，血管终于走到了中心地带，而且从现代医学传统的还原论的结构分析走向了功能和整体，然而几年过去，这个新概念却没走多远。要想让概念变成现实，思考须先行：血管的重要意义不应当只在脑缺血卒中及相关病症中体现，而应当有更普遍的意义和更广泛的应用。当我们认识到"血管神经网络"是一个结构功能单元时，就应当意识到它可能是一个系统，理清构成该系统的要素，特别是要素之间的关系，以及该系统与其他系统的关联，还有漫长的路要走，需要系统论、整体观的理念和方法支撑，而古典经脉理论及其指导下的千百年积累的丰富的针灸诊疗实践，正可以为构建血管生物学大厦，特别是血管活动个性化研究，为"血管神经网络"的新概念再往前跨出非同寻常的一步，提供极有启迪意义的研究思路和研究模式。这也是古典经脉理论超越针灸学自身的科学价值所在。因此，当代中医针灸人一定要重拾自信，如果你坚信经脉理论是一块"和氏璧"，那么就应当致力于将其雕琢成传世玉玺。令人欣喜的，我们已经看到具有这样知识结构的中国医学工作者在老一辈开辟的研究领域里，经多年的思考、探索之后，终于坚定地迈出了一小步，提出了"免疫-血管-神经交互联系网络"假说[1]——尽管这一假说在细节上还有不少需要完善和衔接之处。

　　经脉理论孕育于血脉而最后又回归于血脉，从刺脉到调经，始终没有离开血脉。会不会是不自觉地发现了血脉的秘密——一个现代医学尚未发现的秘密？古人刺脉时那样小心翼翼操作，正是在于给血管壁以更多更准确地刺激。血管壁有什么？至少交感神经是一个不可忽略的重要结构，扮演了连接神经-内分泌-免疫的一个重要角色，一定有重要的功能。在过去的半个世纪，正是受现代西方医学传统观念的影响，在经脉理论实验研究中，将兵力和希望都投向了躯体神经系统，而忽略了对内脏功能、对免疫、内分泌系统直接相关的自主神经系统。

　　同时，当代针灸人还要有一种清醒：试图用现代医学现行的、存在明显盲区，甚至是误区的理论和方法对经脉理论本质的探索也注定是走不通的。只有基于这份自信和清醒，我们才能不仅解决本学科的科学问题，更能对未来的系统医学做出不可替代的重大贡献，而不是一次次地坐等别人来发掘中医针灸的意义和价值，永远充当别人盖楼的"脚手架"和"建筑材料"。

---

　　[1] 罗明富，免疫＋血管＋神经交互联系网络及与针刺效应的相关性 [J]. 中国针灸，2015，35 (2)：155-159.

第三，从"实体论"到"关系论"的转向

建立在分析还原论哲学基础之上的现代医学采用分析方法和分析手段在对机体一切可还原的实体结构的研究方面获得了巨大的成功，然而近年来在对某些复杂性疾病的诊疗及药物研发的接连受挫，迫使其冲破传统理论的束缚，寻找新思路，提出新概念，基于对缺血性脑卒中的病理生理学所提出的"神经血管单元"、"血管神经网络"的新概念框架，即是现代医学向系统和整体迈出的一步。但由于世界观和方法论的先天缺陷，这些朝向系统论和整体观的新概念提出之后，在现代医学现有的理论框架中却难以进一步推进。因为在现代医学的理论范式下，看到的是实体，而新概念要想不断生长，需要看到的是关系，因此，必然引起现代医学的世界观从实体论向关系论转变。而研究关系需要有效的工具和手段的支撑，这时现代医学习惯的，或本能的选择是求助于、期待于与其文体背景相同的系统科学或系统生物学。可是当人们走近系统生物学时，却发现这座未来的大楼还在打地基，他们同样也在期待，期待着其他应用学科为其提供"脚手架"和"建筑材料"。

在现有与生命科学相关的所有学科中，中医针灸对于关系认识之深刻、研究方法手段之丰富、理论与实践连接之紧密，是其他任何一个学科都不能比拟的。完全可以这样说，古典经脉理论是研究人体特定部位间纵向关联规律的理论。在经脉理论指导下的古典针灸学通过诊-疗一体的研究模式来研究人体上下内外各部的关系及其规律，为我们提出了一幅新的生命图景。

对于针灸学而言，几乎所有的诊断部位，同时又是针灸治疗部位，而且通过这种诊断与治疗的双重效应，最后将该部位与其诊断、治疗的效应区进行关联，从而构成一个从病理、生理、诊断到治疗的有关人体结构功能关联。例如，古人发现小儿高热时，其耳后静脉充血变粗，色泽变深，于是便用针刺该静脉放出一二滴血，小儿的高热抽搐病症很快消失，于是这条原本用作诊断部位的静脉渐渐成为专门治疗小儿高热的专门针灸腧穴。西医也常在小儿的耳后静脉采血，但只为诊断。它绝不会将每一次采血与病儿病情的变化联系起来。再如古人观察到妇女妊娠期，腹白线色素沉着，并且在这条线上的腧穴治疗妇科病症有明显疗效，于是推测这条线与女子子宫存在关联。由此可见，中医解剖实践与人的生理、病理、诊断、治疗紧密联系在一起，形成一个综合的、不可分割的知识体系。

西医当然也注意到妊娠期色素沉着现象，其解释：妊娠期脑垂体促黑色素细胞分泌增加所致。可是却不思考：为什么只在乳房、乳头、腹白线、外阴这

些特定部位？如果说乳、外阴是雌激素的靶器官，那么腹白线呢？妊娠色素沉着对于西医而言是无意义的，无法进入其现有的理论框架，也不可能获得任何诊疗层面的实际意义和具体应用。

诊-疗一体的另一层含义在于：根据各种异常反应（脉象脉形、皮温、硬结）诊断疾病，以异常反应消失作为判定疗效的指标，治疗点可以是局部反应点，也可以是远隔反应点。这样诊、疗、预后三位一体，所谓大道至简。以极简单方式有效地处理各种复杂病例，体现出大智慧。

虽然不同血管以及相同血管的不同节段的结构差异非常明显，但如果发现两处血管对相同刺激的反应相同，就表明这两处血管的功能相同或相近，进而可推断这两个部位存在着某种关联！这便是几千年前古人构建经脉理论时的论证逻辑。

这是基于实体结构和基于结构间关系的两种不同的理念之间的鲜明对照。**只有从不同的视角观察才能获得一幅完整和真实的生命图景，从这个意义上说，中医和西医都恰好为发现彼此的盲区提供了一面镜子，双方在未来生命科学的贡献大小，或者说最终由谁给出完整、真实的生命图景，取决于谁最先意识到这一点，发现并正视自身的盲区，或修正理论，或建立新说，不断逼近真理。**

西医在那些可以拆分研究的方面做到了极致，而那些不可拆分的生命现象正好被中医针灸研究了。多伊恩·法默（J. Doyne Farmer）和贝林（Aletta d′A Belin）曾说：生命是时空中的一种模式（pattern），而不是特殊的物质客体。对生命来说，重要的是模式和各种关系的集合，而不是特殊的原子实体；生命的组成部分之间相互依赖，这种相互依赖维持了生物体的统一性[1]。传统西医解剖学在对人体的实体结构进行数百年的分析研究之后，是不是到了研究各种结构间相互关系的时候了？而中医针灸正可为未来朝向系统科学的生命科学新范式的建立，提供思路、方法与工具，以及研究模式，经脉理论则是这些研究理念、研究模式，以及相关方法与工具巧妙应用的经典范例，为研究关系提供极有价值的借鉴和启迪。

现代医学在从"实体"向"关系"拓展的尝试中，绕过古典针灸经脉理论，而求诸于系统科学或系统生物学的想法，是一种舍近求远的不明智的

〔1〕　Farmer D F, Belin A d′A. Artificial Life：the Coming EvolutionA.［In Artificial LifeC］．edited by C G Langton, C Taylor J D Farmer S. Rasmussen. SFI Studies in the Sciences of Complexity, Proc. Vol. X. Redwood City, CA：Addison - Wesley, 1991. 818, 819.

选择。

　　另一方面，中医针灸理论在引领未来医学从实体论向关系论的历史转变中真正体现出其应有的价值，并做出不可替代的贡献，还需要尽早完成其理论重构，使得不熟悉中医理论的其他学科的研究者更容易接近、理解和正确应用。当代针灸人一定要有这样的自觉和理论重构的紧迫感，通过我们这一代人的重塑，让古典经脉理论焕发新的生命力，为未来系统医学的创建做出不可替代的贡献。

结语：从对照中找回迷失的自我

　　将"经脉理论"与"元素周期律理论"比较，不只是想借助元素周期律这面"明镜"，看清经脉理论错综复杂的结构，更是为"经脉理论"这一说法找到合适的位置——这正是我设计这本小书三年之中天天苦思而不得妙解的"烧脑"难题。

　　"经脉理论"的性质是"假说"，而假说的提出不是无缘无故的，它是用来回答特定的问题、解释特定的事实或规律的。所以，一个假说必定是关于特定问题的解释，"经脉假说"是古人关于"人体远隔部位纵向关联律"的解释之一，是所有假说中发展最充分的一种假说，但不是最终的假说——"人体远隔部位间纵向关联"的机制还远没阐明。它不能涵盖古代关于"人体远隔部位间纵向关联规律"的其他假说，不能构成一个假说体系——"经络系统"！

　　关于理论的命名主要有两种思路：一种是直接以科学问题作为理论的名称，例如"生物进化理论"；另一种是以具体的解释科学问题的假说作为理论的名称，例如针对生物进化问题的假说有："物种不变学说"、"物种创变学说"、"物种进化学说"、"生物进化论"、"中性突变学说"、"间断平衡学说"等。这两种命名法的意义是不同的，以科学问题作为理论名称者可以涵盖曾经出现以及未来将出现的解释该问题的各种假说；而以假说作为理论名称者只能特指该假说本身，最多涵盖一组有关联的"假说集"。

　　可见，"经脉理论"与"元素周期律理论"采用的是两种不同的命名法，"经脉理论"采用的是假说命名法，它只表达该假说本身；而"元素周期律理论"采用的是科学问题命名法，涵盖解释元素周期律的各种假说——包括未来将出现的新假说。

　　本来采用不同的理论命名法，对于学术研究并不会产生不一样的影响，而问题在于长期以来没有人意识到："经脉理论"与"元素周期律理论"采用的是两种不同的命名法，有着本质不同的意义。**在人们的习惯思维中，一直以为"经脉理论"（或"经脉学说"）是关于"人体远隔部位纵向关联律"的所有假说，或唯一假说，换言之，该表述与"人体远隔部位纵向关联理论"等值。而正是这一人们完全无意识，至今还蒙在鼓里的错误认识最终成了经脉理论研究的种种失误、困惑、混乱的根源。**

在理论和文献研究中，虽然一直没能给"经脉"或"经络"下一个明确的定义，却很早就构建出了涵盖古人解释"人体远隔部位纵向关联"的各种假说（"学说"）的"经络系统"**——把古典中国针灸学之林中的"一棵树"当作了整个"树林"！**

在临床上，针灸医生更是将"经脉理论（假说）"当成了解释人体远隔部位纵向关联——甚至是一切关联的唯一假说（"学说"），在针灸诊疗中，凡遇表现为"表里"、"上下"、"左右"、"交叉"关联（不论是邻近还是远隔）的**一切病症及其选穴治疗，皆不加思考地、自然而然地、理所当然地套用"经脉理论"解释——不论能否解释得通！**

在实验研究中，今天的人们所提出的以"经脉"或"经络"为名的各种假说，实际上是在缺乏明确目标——经脉理论所指向的问题的情形下，提出的种种新假说[1]，**而研究者却坚信：他们是在证明古人二千多年前提出的"经脉假说"**——百折不挠地为古人的假说寻找实验的证据或实体的结构，并且强调最终找到的"结构"还必须与古人描述的"线"吻合！

元素周期律理论的发展给我们的另一方面的启迪在于对"事有实据而理无定型"有更深刻、更真切的理解。门捷列夫发现了元素周期律，而给出的理论解释——假说却是不正确的，然而这并没有影响人们对他伟大发现的评价——在漫长的黑夜中为现代化学的建立点亮了一盏明灯。**这给经脉理论的正确理解和科学评价以绝佳的启示，使我们看清了对于经脉理论理解与研究上的偏差与失误：**元素周期律本质的研究是以更新门捷列夫的假说为目的，不断用新的理论揭示周期律的本质，**而元素周期律却被一再证明，几乎被完整地保留在新体系之中，并不断地引导新的发现，创建新的学科领域；"经脉理论"的**实验研究则是以证明几千年前古人的假说为目的——而且是古人诸多假说中

---

[1]　本来发现旧理论的矛盾，提出新假说，是促进理论进步的基本模式。然而必然牢记的是："只有通过旧理论才能超越它"——如果连旧理论所解释的问题都不清楚，"超越"何从谈起！

的一种。在整个元素周期律本质研究过程中，经验事实不断地被检验，特别是基于新技术新方法所获得新事实中，捕捉到"规律"不能涵盖，理论不能解释的"反常"，并在其指引下，获得新发现，建立新假说，使理论不断进步；而经脉理论，一方面本身就存在用想像或哲学的思辨填充欠缺的事实，规律的总结也还只是初步的，距离真实和完整呈现还有不小的距离。另一方面，后人，特别是今人也没有对支撑经脉理论的经验事实进行严格、完整的检验，迄今还没有成为科学事实。

通过比较可以使实验研究者看清：**当代经脉理论是关于人体远隔部位间纵向联系规律的解释，其对于当代乃至于未来生命科学的价值在于其发现的规律，而不是古人提出的假说。未来的经脉本质的研究也应当是通过发现旧理论的问题，提出新假说，而不是试图证明旧假说**；科学理论发展的历史就是一部假说不断更替或被修订的历史，如果当年人们执意证明门捷列夫的"原子量假说"，元素周期律理论永远不会进步，也就不会有现代化学乃至量子力学的诞生了，元素周期律的科学价值也不可能为人们所认识。

【总结】

1. 经脉理论的"脉"与"络"是一个语境依赖性的概念——在不同语境下表达不同的内涵。从整个经脉理论的发展过程来看，早期文献中的"脉"、"络"更偏重于实体概念，晚期文献则表现出更多抽象概念的倾向。正是基于这样的抽象概念，手足三阴脉在四肢近端的循行才能由基于表面解剖学实证的三脉合一的实线，演变为《经脉》篇三脉并行的虚拟之线；而作为"络"的一种，"经别"则完全是抽象的概念，其功能就是说明六阳脉与相应的六腑之间的联系。

2. "经脉理论"或"经脉学说"只是古人解释"人体远隔部位纵向关联律"的假说之一，而一直以来我们却将其视为这一关联规律的"假说集"，甚至整个"假说体系"。

3. 关于机体远隔部位间联系的本质，古人曾先后提出多种假说，从最初的阴阳五行的哲学层面的解释，进而到医学层面"脉"的解释。而自经脉学说之后的诸学说都表现出一个共同的特征——用相接续的实体结构直接连接解释，各种学说都没有超出这个"定式"。可见，任何时代的科学理论无不深深地留下那个时代的特征，理论构建者不可能提出超越其所处的那个时代的科学假说。

4. 古典经脉理论的价值在于它提出的问题，在于它看问题的特殊视角，在于它解决问题的模式，而不在于它给出的具体答案。经脉理论是基于以四末为本、头面为标的树型模型构建的，并指导着几千年的针灸临床实践。只要能通过有力的证据证明支撑这一理论的经验事实坚实可靠，将意味着中西医发现了不同的"生命之树"，或者说同一棵树在不同条件下的不同特征的呈现。这一意义远远超出针灸学本身，这对创建未来生命科学的重大启迪意义不论给出多高的评价都不过分。

5. 通过与元素周期律理论"照镜子"可看清经脉理论欠缺的是：对事实的鉴别与检验、概念的明确定义、基于基本假说的推论，因此未来的研究应注重检验经验，明确规律——去伪存真，拾遗补缺。

6. 通过与现代医学"照镜子"，还让当代针灸人找回了这样的自信：在研究"关系"，寻找规律，以及有效地利用关联规律上，古典针灸学有非常明显的优势，特别是经脉理论提供了非常有效的研究工具和研究素材。

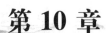

第 10 章

重构思路与方案
——三步两阶段

科学理论由两部分构成：描述部分和解释部分。

——［法］皮埃尔·迪昂著，李醒民译：《物理学理论的目的和结构》

这次重构的艰难探索，如果能使人们不再为辨识经脉理论的"事实"和"解释"而困惑，不再不停地问"经络是什么"？我的主要目的便达到了。

——黄龙祥

经脉理论的第一次系统重构发生在汉代，其重构的成果集中体现在《灵枢·经脉》，那一次的重构面临着重重难题和选择、纠结与无奈。今天提出再次重构，需具备以下几个前提：第一，"解构"——完成《经脉》重构的"经脉连环"的解构；第二，"发现问题"——梳理旧理论存在的主要问题；第三，"发现事实"——旧事实的再发现和新事实的新发现。

哪些是第一次重构者面对的问题但没有解决或解决不当的；哪些是当时人们没有意识到的问题，影响了理论的科学性。找准了关键问题也就找到了突破之道。

关于"经脉连环"的解构已于第 4 章专门阐述，以下着重论后两个前提。

整个重构拟分两阶段三个步骤实施：

第一步：统一术语，规范概念，确立框架。

第二步：理论的结构化。

第三步：理论的修正与创新。

第一阶段的主要任务是完成前二步，重构的目的主要在于：使古典经脉理论易于理解，便于应用。通过结构化的理论文本重构，明确该理论的可修改性、可检验性，以及理论更新的依据和形式，有章可循，有法可依，从而使其重新获得继续发展的方向和动力；而第三步为第二阶段的目标，需要随着临床与实验的新发现而进行的一个不间断的过程，经脉理论的意义和价值将在这个过程中得到不断的发掘和体现，并不断地超越针灸学科本身，进而对朝向系统科学的未来生命科学做出直接的贡献。此次重构仅仅是为进入这一阶段迈一小步。

第 1 节　发现问题

如果古典经脉理论没有问题，没有逻辑漏洞，临床诊疗实践也没有新事实的发现，那么旧理论也就没有重构的必要。

古典经脉理论存在的问题主要包括两类：第一，理论本身的逻辑漏洞和结构错乱；第二，理论所依据的事实的可靠性与完整性还缺乏严格的检验。本节主要论述第一类问题。

一、概念术语不统一

古典经脉理论中用相同的术语表达不同的概念，或者用诸多不同的术语表达相同概念的现象普遍存在。

关于以相同术语表达不同内涵的典型实例是与手少阳脉和足太阳别脉相关的"三焦"：前者是指胸腹腔上、中、下区位的划分，后者则是指下焦之府，是两个完全不同的概念，而采用完全相同的术语表达。为了区别这两个不同的"三焦"，《内经》将与足太阳别脉相关，与肾相合的"三焦"称作"足三焦"，足三焦候脉部位、病候内容均与膀胱相同，治疗也取足太阳之络，实际是"膀胱"的影子，是一个虚拟的概念，所以于膀胱之外别设"三焦"一府，只是为了解决肾有二，膀胱为孤府，不能悉配的理论难题。《黄帝明堂经》所载之背穴"三焦俞"，紧邻肾俞穴，与《灵枢·本藏》"肾合三焦膀胱"之说正相呼应，显然采用的也是足"三焦"的概念。

关于用不同的术语表达相同概念的典型实例为"心主"、"心包"、"心包络"，此三者原本有不同的含义："心主"的本义是指"心为五脏六腑之大主"，即指心脏而言，《史记·扁鹊仓公列传》所言"荡心主"即是此用例。

《灵枢·本输》明确以"手心主经"合于"心"，所举五输之穴也悉为手心主经之穴也[1]，《灵枢·九针十二原》也以心之原为手心主脉之输"大陵"。一脏分属于二脉，终归不妥，故古人将心归属一脉，将心之脉络"包络"归于另一脉，并从理论上加以阐述（《灵枢·邪客》）。这样区分仍难避牵强，于是又将心分为心和心包两脏以应两脉，《灵枢·经水》明确将手心主与心包关联。而值得注意的是，这两种说法又同时见于《灵枢·经脉》，说明当时人们对"心主"、"心包"、"包络"已不作，或已不能明确区分，而皆视为与手厥阴脉相关之脏的同义词。《灵枢·经脉》已明确以手心主之脉属于心包。

如果说将"三焦"一分为二，为了解决"二肾与一膀胱"的不匹配难题，那么将"心"一分为二，则是为解决"五脏"与"六经"的不匹配难题。然而，这一难题的解决远比三焦难题复杂得多，后人不明其中复杂的演变过程，引发了许多无谓的争论和认识上的混乱，至今难以消除。

至于"太阴"、"少阴"、"厥阴"、"太阳"、"少阳"、"阳明"三阴三阳之名的一词多用，对于后人正确理解经脉理论，乃至整个汉以前针灸文献都造成了更大的困难。在很长一段时期内，经脉、脉口、经脉穴，皆以三阴三阳命名。当一条经脉只有一处诊脉部位——脉口，以及一个针灸部位——经脉穴时，例如手太阴经，只有寸口脉，并且其"经脉穴"也即脉口处（相当于后来的"经渠"、"太渊"二穴）时，这种一名三实的表达在特定的语境下不至于造成误解，然而当传世本《灵枢》、《素问》成书时，情况已经大不一样，"手太阴"有经脉与络脉之分，脉口有太渊、尺泽、天府三处，本输也一变为五，标输有一，如果表达这种种不同概念仍径用"手太阴"一词，即便是当时的人们也难以判定；另一方面，即便是早期一脉一穴阶段，今天的人们读来依然不知所云。

对后人正确理解古典经脉理论造成最大障碍的术语混用当数"经脉"一词，该词在血脉理论中是指"大的主干血管"，而在经脉理论中是指"经数之脉"，不同理论不同内涵的概念采用了完全相同的术语表达，这类问题普遍存在，对今人正确理解古典经脉理论造成了极大的障碍。因此要进行理论重构，首先需要澄清概念，规范术语，明确定义，这一步绕不过去。

二、理论与经验不对应

较之概念不严谨、术语不规范更严重的问题是理论与经验的不对应，主要

---

[1] 传世本《灵枢》作"合手少阴也"，当据《太素·本输》作"合手心主经也"。

表现为两个方面：第一，理论与经验的错位；第二，理论与经验的脱节，发展不同步。由于这两类问题，特别是后一类问题的存在，给古典经脉理论的重构带来了极大的困难。

关于理论与经验的错位，前面提及的"手心主脉"与"手少阴脉"的名实纷争就是一个典型的实例——前面主要从概念术语的规范性角度论述，但问题远非概念混乱这么简单。如果以《灵枢·经脉》的术语规范化成果为正统，即以"手厥阴之脉"属于"心包络"；以"手少阴之脉"属于"心"，就必须首先确定：此二脉与"心"关联的程度有没有差别？如果有差别，究竟哪一脉与"心"相关度更高？我们看到在《内经》时代，不论从经脉病候，还是从本输穴的主治病症看，都可以明显看出：较之手少阴脉，手心主脉（手厥阴脉）与心相关度要高得多，即使是《内经》之后的文献，如《脉经》，其卷二对于心病的诊断与治疗皆取"手心主之脉"，其卷六"心病症第三"篇下也只述手心主之脉；六朝时《产经》"十脉图"也明言"手心主心脉"，且心之俞募也皆属于手心主脉，这一情形一直到唐代《孙真人千金要方》（未经宋人校改本）依然如此——以心出于手厥阴脉，以心包络出手少阴脉。如果《经脉》编者是基于新发现的经验事实，认定手少阴脉与心更相关，那么他所需要做的，就绝不仅仅是经脉名称及其关联内脏的标准化工作，而必须还对二脉的经脉病候及五输穴的主治病症进行相应的调整，以使名实相合；如果所做的改动根本就没有临床诊疗实践的依据，那么这个改动就是极端错误的，同样的道理，将"心之原"与"手少阴之原"互换也绝不是只换一个标签那么简单。这类名实分离的错误也给现代经脉理论的实验研究带来很大的困惑，例如现代关于"经脉-脏腑相关"的实验研究，是以手厥阴脉之内关、大陵与心相关的研究为主，似乎实验研究的数据也更支持手厥阴脉与心相关，如果实验结果可靠、完整，则进一步说明《经脉》篇编者关于手厥阴、手少阴二脉名称及其关联内脏的改动是错误的，而《灵枢·九针十二原》、《本输》的说法更贴近临床，更符合实验。

关于理论与经验脱节的典型实例，见于手三阳经与内府的关联缺乏经验的支撑。古人继发现经脉与五脏关联之后，又发现了阳经与六腑关联的诊疗规律，与阴经与五脏关联不同的是，位于膈以下的六腑与足六阳经相关，而不与手经相关。然而《灵枢·经脉》编者要构建十二经脉"内连脏腑，外络肢节"如环无端的"经脉连环"，十二经脉与五脏六腑必须一一对应关联，遂将"大肠"、"小肠"归属于手阳明脉和手太阳脉，又将表示上、中、下位置的"三焦"概念与手少阳脉相关。这样一来，虽然从理论形式上构建了气血如环无端运行的"经脉连环"，但却完全失去了经验事实的支撑：不仅与《灵枢·本输》"六腑合输说"背离，也与《灵枢·邪气脏腑病形》六腑病诊疗的临床应用背离；不仅与《黄帝明堂经》手三阳脉五输穴主治不合，而且与背腧穴在腰背部的分布规律不合——腑俞中**大肠俞、小肠俞、三焦俞皆与其表里的脏俞"肺俞"、"心俞"、"厥阴俞"相去甚远，完全体现不出脏腑的表里关系。**同时，古人只是人为添加了手三阳脉与大肠、小肠、三焦的经脉循行上的联系，然而在这三条经脉的病候中却不见相关的腑病症候，又造成了这三条经脉循行与病候不对应的逻辑漏洞。

三、病候与循行不同步

从"主治所及，经脉所至"来看，不难理解循行滞后于病候不时会发生，如果只是在一个短时期内表现为二者的不同步，也是正常的，考察汉以前经脉理论的演变过程，可见有这种从不同步到同步的发展过程的典型实例。而在《灵枢·经脉》篇新出现的循行与病候的不同步现象则永远定格在历史的坐标点上，使得这一版本的经脉理论的自洽性大为降低。例如：足厥阴之络的循行与病候完全是针对男子而言，至足厥阴经脉病候已可见有明确的女子病症，而循行却没有及时调整，依然只针对男子。

至于《灵枢·经脉》十二经脉病候本身的问题在于每一经脉下皆有"是动"和"所生"两类不同的病候，而对这两类病候的性质与意义没有任何的说明。这对于经脉理论的正确理解以及临床上实际应用都带来不便。

"是动"病是关于某一具体病证的典型症状描述——这也是经脉理论在长期的演变过程中，这类病症却很少有变化的原因。然而一条脉如果停留在解释一种具体的病或证上，就不可能成为"经脉"，它必须经过从特殊到一般的抽象和推演，而"所生"病则是这种理论抽象的具体成果，正如《灵枢·刺节真邪》所言"一脉生数十病者，或痛、或痈、或热、或寒、或痒、或痹、或不仁，变化无穷"，这时的病候已经不是针对具体的病证，可以是各种病证的各种症状，这是一次认识上的飞跃，经过这样的质变，那些在历史上曾经大量出现的联系之脉中的一部分成为了"经脉"，上升到理论的层面。然而我们从《灵枢·经脉》篇看到的"所生病"抽象程度还不够，还需要一次新的飞跃。既然已经认识到经脉病候"变化无穷"，就不应当列举具体的病症，而应当概括出能够反映该脉病症的特定形式，或出现的特征部位，这些特定类型的病症，或在特征部位上出现的"或痛、或痈、或热、或寒、或痒、或痹、或不仁"任何病症——严格说，还应当加上相应的体征，皆属于该脉病候，即可诊断为该经之病，这才是真正意义上的"经脉病候"。显然《经脉》篇所概括的"所生病"距离这样的目标还有很大的距离，在很大程度上仍带有"举例"的性质，远没有达到"变化无穷"的抽象程度。

第2节　发现事实

如果没有旧事实的再发现，今人难以理解和接受古典经脉理论；如果没有新事实的新发现，旧的理论便不会产生实质性的进步。

一、重　发　现

当代关于疾病体表反应点（区）的临床观察与实验研究[1]都可视为对古典经脉理论"体表-内脏关联律"的再发现，例如当代孙惠卿先生"刺激神经疗法"的体表反应点诊察法，以及在此基础上发展形成的新针疗法"经络疗法"、"有效点疗法"、"经络反应点疗法"；张氏腕踝针疗法，包括日本的良导络疗法、赤羽氏知热感度等，都是自觉或不自觉地对古典经脉学说所表述的人体上下内外联系规律的重新发现和补充。现举观察系统程度与再现的典型程度俱高的实例如下：

【手足阳明脉与齿关联】

病案一：1974 年上海第二医学院附属第九人民医院口腔颌面外科正在进行一台在针刺麻醉下行颞颌关节成形术，当在合谷穴行针刺麻醉时，一个从未在手术台观察到的现象出现——病人的嘴可以张开了。于是手术临时取消，后经几次针灸治疗痊愈出院。

——上海第二医学院附属第九人民医院口腔颌面外科报道[2]

病案二：日本某医院中一位日本老妇人，原因不明，不能张口，

〔1〕　盖国才. 穴位压痛诊断法［M］. 北京：科学技术文献出版社，1978；陈松，严洁，朱文锋，等. 胃俞与足三里穴区红外辐射检测应用于慢性胃痛辨证的初步研究［J］. 湖南中医学院学报，2001，23（1）：52-53；吴焕淦，姚怡，沈学勇，等. 溃疡性结肠炎患者大肠经原穴与下合穴红外光谱的比较研究［J］. 中国针灸，2008，28（1）：49-55；姚军，王居易，杨会道. 中医瘿病经络诊察的临床研究［J］. 中国针灸，2000，（10）：607-610

〔2〕　上海第二医学院附属第九人民医院口腔颌面外科. 口腔颌面部手术中的经络现象［J］. 新医药杂志，1974，（12）：21

无法进食，多种治疗无效。试着针刺右合谷穴，一针下去，病人口开。

——日本梅田玄胜博士报道〔1〕

病案三：一位右基底节区出血的 70 岁男性，于发病 2 月后接受针灸治疗。在治疗中，每次针刺合谷穴，患者都能感觉到左面颊部有非常明显而且强烈的酸胀感和麻木感，这种现象在以后的针灸治疗中都能重复出现。

——中国张建斌博士报道〔2〕

一男性牙痛患者，3 日前拔除一下牙龋齿后，出现一侧食指疼痛现象。检查时患侧食指活动自如，无任何异常。遂据"经脉所过，主治所及"的原则，循经针手阳明大肠经之原合谷穴，采用平补平泻手法，治疗 3 次，疼痛消失。

——刘尚义医生报道〔3〕

手-齿关联现象，一再被中国和外国的中医和西医所发现，其真实性毋庸置疑，而且随着脑科学研究的进步，这一现象对于现代医学而言，也不再是不可理解的现象——尽管在现有的现代医学理论框架中，此关联规律的意义无法体现，也还不能应用于诊疗实践。然而，根据经脉理论，齿是手、足阳明脉共轭的器官，仅仅发现了"手-齿关联"现象还不能完整体现经脉理论的实践基础。很巧的是，与"手-齿关联"相对应的"足-齿关联"，乃至于"手-齿-足三联"现象都被观察到，这一现象，连同"手-口-足综合征"的机制用现有的现代医学知识都还无法解释——这也正是古典经脉理论的最大价值和新的生命力所在。

病案四：某患者在做扩展手拇指与食指这个动作时，总是引起同侧足背部不可忍耐的疼痛。试着在足背疼痛处注射 10ml 的局部麻醉药，使该处失去痛觉，这时再做扩展拇指与食指这个动作时，依然会引起足背部的疼痛。这种现象用西医学无法解释，只好从中医学理论考虑：食指是大肠经行处，足背是胃经行处。考虑到大肠经与胃经共通的器官是齿，于是便问患者："你是否牙痛"，患者答道：确实牙

〔1〕 梅田玄胜. 诊断点、治疗点としての压痛点 [J]. 医道の日本, 1986, (4): 249-255.
〔2〕 张建斌. "面口合谷收"现象的临床分析 [J]. 中国针灸, 1998, (10): 636-637.
〔3〕 刘尚义. 南方医话 [M]. 北京：科学技术出版社, 1996: 483.

痛。于是试着治疗牙齿，患者动食指而致足背痛的奇怪现象消失了。

——日本山下九三夫、竹之内诊佐夫教授报道[1]

病案五：患者，女，49 岁，半年前右上后牙痛同时左侧足踇趾痛，服止痛药无效就诊，诊断为牙髓炎，开放后患牙疼痛缓解，足踇趾痛消失。2 个月后，患牙再次疼痛，同时足踇趾也开始疼痛，患牙拔除后，足踇趾痛消失。

——吕建清等报道[2]

西医也在临床上发现药物引起足趾-口齿关联痛的病例，例如：头孢他啶3.0g 静脉滴注 1 小时后，患者出现双足趾胀痛、牙痛、口周麻木症状[3]。

【任脉与子宫关联】

笔者曾进行实际调查，发现妇女妊娠时有一个极其明显的身体变化——腹白线色素沉着的现象，又结合文献考察，以多重证据证明，妊娠过程中腹白线色素沉着正是古人形成"任脉"概念的经验基础[4]。后来的调查还发现，这种现象普遍存在于世界不同的种族。杜广中医生进一步更大范围的调查也证实：腹中线色素沉着带呈暗褐色，其发生有性别差异。在女性均起于阴蒂，自下而上走行，下部粗大、上部短小、末梢颜色逐渐消失，末端在妊娠期终于剑突下方、青春期终于肚脐下。这一现象在孕妇中的出现率为100%，青春期女性为83.67%，男性只有 7.07%[5]。

【目-项中关联】

在足太阳脉所概括的"头目-项-腰背-腘-外踝"关联中，"目-项关联"是古人很早积累的经验，早在张家山汉简《引书》中就记载着："引目痛……压两目内脉而上循之至项"，而且至今在临床上还有着十分广泛的应用——不仅用于针灸临床，而且用于按摩实践。

日本文化五年（1808）成书的《校定引经诀》记载了当时针灸家通过临

[1] 山下九三夫，竹之内诊佐夫. 东洋医学の基础と临床 [M]. 日本：マグブロス出版社，1979：11.

[2] 吕建清，时术兰，刘春洲等. 牙痛引起同侧足趾痛 1 例 [J]. 口腔医学，2003，23（3）：150.

[3] 成睿珍，殷安宁. 头孢他啶引起足趾痛、牙痛和口周麻木 [J]. 药物不良反应杂志，2007，9（5）：328.

[4] 黄龙祥. 中国针灸学术史大纲 [M]. 北京：华夏出版社，2001：461.

[5] 杜广中，马颜玲，王淑香等. "任脉色素沉着带"现象的调查 [J]. 针刺研究，2006，31（4）：239-242.

床实践中重发现的项部"天柱"穴与目关联的经验，以此穴治疗风眼、湿眼之病。日本现代针灸家泽田键先生也将此穴用作治疗眼病的要穴。中国学者通过临床与实验的方法发现：针刺上天柱、风池穴，其针感至眼区以治疗眼疾，疗效确切，其针感的产生与特定针刺方向、深度下的神经分布的支配区域是吻合的[1]。

二、新 发 现

【乳房-子宫关联】

早在 20 世纪 30 年代，Fox 等发现，性器官被刺激时会引起子宫收缩。性高潮后，在血液中可测出催产素。1941 年 Ely 等首先阐述了作为性器官的乳房被刺激后产生催产素的事实。50 年代，前苏联学者普遍强调新生儿娩出后，立即使之吸吮产妇的乳头，目的是促进宫缩，减少出血。1983 年 Flliott 和 Elahert 等研究了刺激乳房所发生的生理过程，即激发子宫收缩，促进泌乳的临床现象。并倡行乳房按摩催产引产[2]。

而近年来中医针灸医生则对乳房与子宫的关系做了更全面的观察以及临床诊疗实践中更广泛的应用，例如从生理至病理，从经脉的联系到治疗上的关联；从乳腺增生和子宫肌瘤的发病机理、雌激素受体在乳腺及生殖系统疾病中的表达等方面，系统论述了乳房与子宫的关联，明确提出了"子宫与乳房相表里"的观点[3]。

【心-齿关联】

由于在现代医学现行的理论框架下，心与牙风马牛不相及，以前心血管科医生根本不会想到检查牙齿，口腔科医生自然根本不会想检查心电图，于是误诊为牙病便成为心绞痛误诊中最常见的现象。

当代流行病学调查证实了牙周病与冠心病之间存在着相关性，据国外报道，约有 18% 的冠心病患者，疼痛多表现在颌骨和牙齿上，此与急性牙髓炎

〔1〕 吴泽森. 上天柱、风池穴"气至病所"形态结构的研究 [J]. 上海针灸杂志, 1987（2）：27-30.

〔2〕 丁继莲，程志厚. 乳房按摩催产引产 [J]. 实用妇产科杂志, 1999, 15（5）：234.

〔3〕 段予. 子宫肌瘤与乳腺增生病病因相关性 [J]. 辽宁中医杂志, 2010 年增刊：37-38；马秀芬. 子宫肌瘤不同术式与乳腺增生症发生的相关关系分析 [J]. 中国初级卫生保健, 2010, 24（1）：58-59；郭文君，张伟栋，郭爱华，等. 雌激素受体在乳腺癌及生殖系统疾病中的表达 [J]. 潍坊医学院学报, 1992, 14（1）：16-17；王惠珍. 试论子宫与乳房相表里 [J]. 福建中医学院学报, 2000, 10（1）：39-40.

牙痛颇为相似。由于心源性牙痛可以是不典型急性心肌梗死或心绞痛的一个特殊类型，此类患者多以牙痛或牙颌痛为首发症状，故极易误诊，国内报道显示其误诊率竟高达76%，死亡率为24%。由于很高的误诊率，临床已建议四十五岁以上牙痛患者做心电图。

如果说这样的牙痛是由于冠心病引起的，称作"心源性牙痛"，那么由牙病引起的心绞痛则可称作"牙源性心绞痛"：

> 64 岁男性患者，3 年前左上第 5 牙痛经治已愈，5 天前 5 牙突然阵发性痛，每日 2-3 次。左上第 5 牙先开始疼痛，随后心里难受，胸前发闷，左胸有压迫感，同时心跳加快，肩背痛症状，与冠心病发作一样，患者马上口服消心痛，长效硝酸甘油等，效果不显，牙痛不止，改为口服止痛药，牙痛止，心绞痛发作症状迅速消失。既往史：有高血压、冠心病。
>
> 检查：左上第 5 牙原充填物脱落，深龋，冷热温度刺激敏感，探针探入穿髓孔中突然引起牙痛，马上出现心里难受，胸前闷压感，心跳加快等心绞痛发作现象。心电图显示S-T 低垂下移，Q-T 延长。
>
> 诊断：左上第 5 牙慢性牙髓炎急性发作，牙源性心绞痛诱发。
>
> 治疗：左上第 5 牙根管治疗，CP + 碘仿牙胶暂封，口服抗生素及止痛药，经 3d 治疗，左上第 5 牙不痛，冠心病症状完全消失，后经根管充填治疗，半月后随诊痊愈[1]。

只是上述这些病例能够进入西医观察视野的还很少，这是因为观察者能看到什么取决于他佩戴的是什么样的理论"眼镜"，由于这类关联现象在西医学理论框架中是没有意义的，它不能通过西医理论之"筛"而被积淀下来，即使偶尔发现也会被忽视被丢弃。例如冠心病心绞痛引起的下肢、足部疼痛在临床上并不少见，然而西医只能看到心绞痛引起的上肢牵涉痛——因其在现有的理论框架能够得到解释。如果现代医学能够从古典经脉理论的视角看待这些在现代医学理论中"反常"现象，在临床中自觉有意识地观察，一定会发现越来越多的这样的"反常"，到那时这些经常出现的"反常"就不仅成为经脉理论发展的经验基础，而且成为重构现代医学理论的经验基础。

〔1〕 冯伟星，等. 牙痛与心绞痛关系临床观察 [J]. 实用口腔医学杂志，2003，19（1）：80-81.

第3节　重构思路

经脉理论是一种非结构化（形式化）的理论形式，这也是造成它难以被习惯于现代科学理论结构的现代人正确理解的因素之一。因此，在着手理论重构之前，先要完成理论文本结构化重构。

一、文本结构化思路

1. 经脉理论完整的内容包括："经脉诊察"、"经脉病候"、"治则与选穴"、"经脉循行"四部分，其中"选穴"的内容不见于《灵枢·经脉》篇而散见于《内经》的其他篇，为便于临床应用，此次重构一并辑入于"治则"之下。这四部分内容在《灵枢·经脉》篇的排列次序是：经脉循行、经脉病候、经脉诊察、针灸治则。基于经脉理论产生的逻辑次序——从脉诊-本输的远隔治疗作用-经脉病候-经脉循行，故此次文本重构特作以上调整，以便正确理解；

2. 在经脉循行的表述上，删除《经脉》篇编者为构建"经脉连环"而添加的11条链接分支，恢复从本到末的十二经脉"树型模型"；厘清经脉循行干、支关系，规范"其直者"、"其别者"、"其支者"术语的用法；

3. 经脉辨证的诊察部位恢复为标本诊法；

4. 调整、重组的文本凡直接引用原文者，以简略形式注明原文出处：**以字母 L 表示《灵枢》，S 表示《素问》，以阿拉伯数字表示篇数，例如《灵枢·九针十二原》则记作 L1。**

5. 十二经脉的排列，采用《太素·经脉标本》篇十二标本的次序：足太阳、足少阳、足阳明、足太阴、足少阴、足厥阴，手太阳、手少阳、手阳明、手太阴、手少阴、手厥阴。

二、理论重构思路

不仅着眼于具体内容的修订和完善，更着力于在准确、完整把握古典经脉理论演化规律的基础上，形成一种操作性强的重构模式，凸显经脉理论的可检验性，从而使得后人能够比较容易地发现其中的错误——哪怕暂时不能修正，为接下来的第三次、第四次……重构预备方便而有效的"脚手架"。

【修订原则】

1. 同样的内容有不同表达者，或整合或择其善者以为规范。

2. 有可靠经验事实而理论中没有表达者予以补充。

3. 现有理论中凡缺乏经验事实支撑的部分暂时空缺。

【修订内容】

根据这一原则，确定本次重构的内容修订主要聚集于经脉病候和经脉循行（包括经脉-脏腑相关）两部分：

1. 经脉病候的重整与重表达

经脉病候是经脉学说的核心，是临床经脉辨症的主要依据，也是体现"经脉"与其他脉根本区别的特征所在，十二脉之所以能成为"经脉"主要在于其经过抽象从"一脉解一病一方"上升为"一脉释诸病众方"，能够诊疗"变化无穷"之病。要做到这一点，经脉病候应当包括两部分："常"与"变"。所谓"常"是指该脉所主之特征性的典型证型（pattern），相当于古典经脉理论中的"是动"病——在经脉病候的演变过程中，"是动"病极少变化，保持了极高的稳定性；所谓"变"是指涵盖尽可能多的千变万化的病候，本来"所生病"应当很好地完成这一功能——即所谓"一脉生数十病者，或痛、或痈、或热、或寒、或痒、或痹、或不仁，变化无穷"。既然已经认识到经脉病候的"变化无穷"，就不应当局限于具体病症列举，而应当概括出能够反映该脉的特征部位——用当下的时髦的词话"找出经脉辨症的指纹图谱"，只要见到该特征性部位的任何病症，即可诊断为该经之病。这才是真正意义上的经脉病候的"所生病"，这是一次认识上的飞跃——通过抽象缩小内涵而扩大外延。如何提取出经脉辨症的最本质的特征，既能最大限度地解释以往的经验，又可为未来发展留下足够大的空间，便成为经脉理论重构面临的重要一环。其实这样的抽象概括，《素问·热论》已经给出了示范，以厥阴为例，其整个循行路径涉及许多部位，而在《素问·热论》将其特征部位概括为"少腹"、"前阴"，有了这样的概括，临床辨证，则可将此关联部位上出现的各种病症皆诊为足厥阴之病。这也充分体现出针灸取穴设方区别于方药的特征——主要依据部位，辨经脉的实质也是辨部位。此次重构将借鉴《素问·热论》思路和方法，并参照《内经》其他篇章提供的其他相关素材，力求准确、完整地概括出十二经脉典型病候的特征部位，将特征性的关联部位出现的任何病症都视为该经脉的病候。

最后，通过提取经脉辨症的特征性部位而使其"所生病"变化无穷，还要能做到"万变不离其宗"——这需要特定部位的脉象和体征加以保障。例如口齿是手阳明脉特征部位，"齿痛颊肿"是其典型病症，但如果手阳明脉上下标本处诊无异常，则不属于手阳明之病，取手阳明穴无效或效不显。如此辨位、辨形、辨脉三位一体方能形成完整而具特异性的经脉病候。

对于经脉辨症有意义的还有一类病症——危绝病候，对于疾病的预后判断很有价值——"诊生死"也是扁鹊脉法的一个重要特征。特别是对于某些经脉危绝病候，现代医学还曾做过临床观察，结果发现足厥阴脉绝候"舌卷卵缩"的确是疾病濒危的信号，说明古人的观察细致入微[1]。对这类经脉危绝病候虽然在传世本《灵枢》、《素问》有多篇论述，但却没能概括在经脉病候下，成为经脉理论的组成部位。此次重构将完成此项工作。

2. 经脉循行的重构

经脉循行是经脉理论中的"假说"部分，古人曾提出过多种不同的假说，"经脉假说"只是其中的一种，并且同是经脉假说，其循行描述也有不同的方式和类型，特别是在"人体三阴三阳纵向分部"确立之前，这种不同的循行描述方案更多，差异更大。除了"经脉假说"之外，还有"络脉假说"和"经筋假说"。此次重构，将经脉假说和络脉假说同时列出。

关于经脉循行描述的具体修订主要包括：其一，重新厘定经脉与脏腑的关系；其二，六阳经在合穴分支至相关联的六腑；其三，去掉膀胱经的背部分支线，经脉皆以络脉的形式发出一分支至相应的背俞。

经脉之义重在标本，犹如树之本末，一本而有多末（标），经脉标本也同样如此，标可有多处。既然背俞乃五脏所出之处，又为阴经之标所在，则经脉与脏腑关联之后，就必须有分支所至，而不应当皆归于膀胱一脉也。事实上，早在《内经》时期，已为心俞穴直通于心的脉。这不是一个特例，而是一个普遍现象。《素问·痹论》也已明言："六腑亦各有俞，风寒湿气中其俞，而食饮应之，循俞而入，各舍其腑也"。因此，合理的处理方式是：十二脉从所属之内脏发出分支至相关的背俞。

【修订依据】

基于文献（同时期文献），结合临床，合乎逻辑。

1. 以"人体三阴三阳分部"裁断循行之分歧：当同一条经脉的循行存在着多种不同方案且其所依据的经验事实相同时，则以"三阴三阳分部"法则选择。

2. 脉诊和色诊文献互补合参：脉诊和色诊是古人认识人体远隔部位关联

---

〔1〕　刘士怡. 疾病濒危期间阴囊睾丸上缩（卵缩）的观察分析［J］. 山东医刊，1963（3）：3.

规律的两个重要手段，二者可相互补充，相互印证，例如足厥阴之脉，不论是经脉、络脉、还是经筋，其循行只针对男性，而未涉及女子，是一个明显的逻辑漏洞，而这个漏洞可以依据《灵枢·五色》色诊完美补缺。

3. 十五络、经别、经筋文献的准确利用：十五络脉中手足十二络实为某种经脉学说的早期版本，经别、十二经筋也是参照了不同时期不同版本的经脉学说，因而在重构经脉学说的主体部分——循行与病候时，应当充分而准确地利用这些素材。

4. 汉代腧穴经典《黄帝明堂经》的利用：既然是"主治所及，经脉所至"，掌握准确、完整的腧穴主治，特别是五输主治规律便成为确定和检验经脉循行和病候的重要依据。而汉代腧穴经典《黄帝明堂经》撰用了包括《黄帝内经》在内的汉以前针灸文献，不同版本的经脉文献在该书中都有不同程度的体现，是考察"主治所及"的最重要的文献。

5. 概括十二经脉特征部位或典型证型的素材主要有：经脉之厥、"是动"病、《素问·热论》、《灵枢·邪气脏腑病形》等。此外，早期经脉名称本身提示了其特征部位的信息，例如"肩脉"、"齿脉"、"耳脉"即是。

6. 对于文本的错误直接依据附篇的文本学研究的最新成果修订。

【基本构成】

主体部分包括："经脉诊察"、"经脉病候"、"治则与选穴"、"代表假说"，其中"经脉病候"先抽提出该脉的特征部位，再依次按"常见病症"（以"所生病"为主体内容）、"典型证型"（"是动"病）、"危绝病候"归纳；"代表假说"下列出"经脉假说"和"络脉假说"，其中"经脉假说"、"络脉假说"如有多种学说者，则以"假说一"、"假说二"的形式表述。为便于临床应用，特将传世本《灵枢》、《素问》中经脉理论的诊疗应用的典型实例辑出，以"附：诊疗范例"为题附于最后。

第4节 重构方案

根据前述重构原则、方法、依据，形成以下三个层次的重构草案。

一、理论框架重构方案

在确立新的理论框架之前，先要规范概念，需知旧框架的由来与性质。20世纪50年代，为编纂中医高等院校针灸学教材，经脉学说被表述成"经络系统"，下面考察这个系统是以何种形式存在以及如何运作的：

> 经络系统是由十二经脉、奇经八脉、十五络脉和十二经别、十二经筋、十二皮部以及难以数计的孙络等所组成。（《针灸学》[1]）

要构建一个脉络清晰的理论体系，首先要在系统考察各系统要素关系的基础上，给出一个关于该理论系统及其要素的明确定义。而上述这个理论框架以及构成要素均缺乏明确的定义，人们无法判断构成要素是否都有共同的理论原点和论证逻辑。因而这样的框架实际上只是一个古典经络文献的分类框架——只是为传世的经脉文献找一个存放空间，还不是一个理论体系本身的框架。

《针灸学》教材归属于"经络系统"之下的"十二皮部"、"十二经筋"、"十二经脉"及"十五络脉"、"孙络"诸要素，实际上是从古代"皮、肉、脉、筋、骨"五体学说延伸而来，只不过是其中"脉"演化得更充分、应用得更广泛而已——经脉、络脉、孙脉只是"脉"的演化。用五体之一的分化产物——"经络"去统括其他"四体"，不仅从逻辑上很难成立，从临床应用上也有各自不同的应用域，难以统归于"经络系统"之下，或者说系统的名称定为"经络"是不合适的。

构建一个有明确边界且逻辑自洽的理论框架，有两种处理方案：第一，是以"人体远隔部位纵向关联理论"作为系统的名称，涵盖所有表现为人体纵向区域划分的学说——十二经脉及经别、十五络脉、十二皮部、十二经筋等。这一方案将在笔者另一部《大纲》——《中国古典针灸学大纲》中以"纵向分部理论"为题专门讨论；第二，将"人体远隔部位纵向关联理论"体系中，与脉有关的假说抽出形成一个小的系统——"脉络系统"，涵盖各种以脉为支撑的学说，包括：十二经脉及经别、标本、根结、本输、十二原、六腑合输，十五络脉、奇经八脉等。

关于以脉为基点，区分血脉理论和经脉理论的必要性和可行性，已于第1章和第2章作了充分的论证。如果不能将血脉理论与经脉理论分开，二者的理论自洽都将损伤：血脉理论中，气血生于中焦，出于上焦；经脉理论则十二脉及相应的十二络皆出于四末；前者以脏腑背俞为本，后者则以四末五输为本；前者如环无端犹如一脉，故独取寸口以候气血虚实，后者十二脉独立各有诊处，各有诊候及主治病候；前者指导"以砭启脉"和处方用药，后者指导刺

脉调经和穴位诊疗。更何况二种理论的核心概念"经脉"、"络脉"有着完全不同的内涵，如果捆绑在一起，相互对立的属性和特征的冲突，相同的术语完全不同的内涵的困惑，使得逻辑漏洞暴露无遗，不仅学科外的研究者无法理解和接受，针灸学科的专家也常有"山重水复疑无路"之叹。本书只讨论该系统中的"经脉理论"。

可见，**将基于树型模型构建的十二经脉理论与基于环形模型构建的血脉理论分开，不仅仅是为了保证理论框架的逻辑性，也为明确各自的应用域，有针对性地指导临床诊疗实践，同时也有助于消除长期以来的人们认识分歧与争端。**

【术语与定义】

血脉理论：是关于气血的生成、运行、功能，并注重研究气血相互关系，以及气血功能状态的诊察及调整的系统理论。

因本书不展开论述血脉理论，故该理论的核心概念及相关定义从略。

经脉理论：是关于人体远隔部位间纵向关联规律的解释，这种关联包括体表与体表之间的上下联系，以及体表与内脏之间的内外联系。古人认为特定部位间的远隔联系是通过特定的"脉"直接连接实现的。这一理论假说基于树型隐喻构建：即四肢末端为根本，头面躯干为末梢，本末相应，故脉皆从四末向头面躯干方向循行。四肢腕踝本部之脉可诊上部标部及相关联内脏之疾，针灸本部之穴——本输可治疗标部及相关联内脏疾病。

脉：连接人体远隔关联部位的通路。

经脉：是指脉中的常规之脉，在不同的时期确定的常规之数——经数不同：主要有六脉、十一脉、十二脉和二十八脉，其中定型化的经数之脉为十二经脉，具有以下基本特征：有明确的标本诊察部位、明确的诊疗病候和循行路线。

络脉：在"经数之脉"概念确立之前，"络"常用作说明那些临时的、过渡性的、尚未被共认的远隔部位间的关联；而在经数之脉概念流行之后，"络"又用作经脉之外所有各类脉的总称，主要包括：十二络脉、经别、奇经八脉。

基于这样的理解，"脉"——联系之脉的英译宜作 pathway，"经脉"的英译宜作 regular pathway，"络脉"为 irregular pathway。无论将来的实验研究发现这个 pathway "运行什么或传输什么"，也不论这个 pathway 是直接的，还是九曲十八弯间接的；不管它是单行道，还是立体交叉的多通道，都不出其界。最重要的是，采用这个术语对于实验研究者的研究思路不会限制也不会误导。

基于上述核心概念的定义，确定脉络理论框架如下：

血脉理论：经脉、络脉、孙脉；营卫学说，气血运行学说

经脉理论：十二经脉、十二络脉、经别；标本、根结、本输、五脏十二原、六腑下合输；二十八脉

其中"十二络脉"、"经别"；"标本"、"根结"、"本输"、"五脏十二原"、"六腑下合输"又作为附属成分与十二经脉整合，构建完整的十二经脉学说。此外，奇经八脉中的"任脉"、"督脉"和"跷脉"之一与十二经脉合并构成"二十八经脉"，但并没有形成一个有机联系的完整体系。

将经脉理论从血脉理论中分出，且重新明确其在整个古典针灸学理论中的位置，是为了使其能在系统中发挥更大的作用，体现出其特有的的应用价值，这对于经脉理论的未来发展至关重要。此外，在整个古典中国针灸学的"分部理论体系"中，经脉理论又是三大分部理论之一"纵向分部理论"的一个要素。如果像以往那样经脉理论从整体理论体系中独立出来，其作用和功能反而会大大降低，而且生命力也将因失去适宜的"生长土壤"而得不到延续。

二、文本结构化方案

（一）足太阳之脉

【经脉诊察】

部位：肩上、项、外踝后、足小指外廉；飞扬络、委中络、委阳络。

诊法：皮表滑、涩、寒、热；脉形的坚实与陷下，脉象的虚实与其他脉口不同而见异常者。

【经脉病候】

所生病：痔，疟，狂癫疾，头囟项痛，目黄，泪出，［耳聋］，衄血，项背腰尻腘踹脚皆痛，小指不用。

是动病：冲头痛，目似脱，项如拔，脊痛，腰似折，髀不可以曲（回），腘如结，踹如裂，是为踝厥。

【治则与选穴】

治疗原则：脉结者解之，脉陷者灸之或针补之，肤热脉实者泻之，肤寒脉

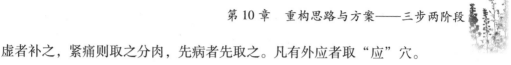

虚者补之，紧痛则取之分肉，先病者先取之。凡有外应者取"应"穴。

选穴原则：经病者取荥输、标输；经病而脉不变者缪刺之。病在脏者上取背俞，下取原（俞）穴；病在腑者上取背俞，下取之六腑合输。

按："补虚泻实"是针灸治疗总则，除此之外，还有以下若干细则：

第一，凡见有脉结者，则先去其血脉而后行补虚泻实之法。所谓"必先度其形之肥瘦，以调其气之虚实，实则泻之，虚则补之。必先去其血脉而后调之，无问其病，以平为期"（S20）；"凡治病必先去其血，乃去其所苦，伺之所欲，然后泻有余，补不足"（S24），是也。

第二，凡揣按而见应病处者，则以"应穴"为腧。古典针灸非常重视以"应穴"治病，"察其所痛，以知其应，有余不足，当补则补，当泻则泻"（L66），此之谓也。《内经》时代常用之"应穴"有两类：其一，按之应手而痛者，例如"厌之令病者呼譩譆，譩譆应手"（S60）；"疾按之应手如痛"（S63）。这类应穴后世有称之为"天应穴"；其二，相关联部位出现异常反应（例如五脏之外应——十二原的皮肤温度或脉象异常；小儿高热惊痫时耳后青脉充盈紫黑），或按其处而病痛消失，所谓"按其处，应在中而痛解，乃其腧也"（L51）；"五脏有疾也，应出十二原，而原各有所出，明知其原，睹其应，而知五脏之害矣"（L1）是也。关于应穴所在部位，古今针灸人皆总结出一些基本规律：例如"前后相应"、"左右相应"、"上下相应"、"交叉相应"等。

第三，先病者先取之。早在张家山出土《脉书》就确立了这一重要针灸治则。察先后包括两层含义：其一，辨有过经脉之先后，在用本标脉法诊经脉之病时，先病之脉先取之，所谓"治病之法，视先发者而治之。数脉俱发病，则择其甚者而先治之"（张家山《脉书》）是也；其二，辨病变部位之先后，所谓"治病者先刺其病所从生者也……病先起阴者，先治其阴而后治其阳；病先起阳者，先治其阳而后治其阴"（L9）；"病始手臂者，先取手阳明，太阴而汗出；病始头首者，先取项太阳而汗出；病始足胫者，先取足阳明而汗出"（L21）是也。

【经脉假说】足太阳之脉，起于小指外侧，循京骨，出外踝之后，上贯腨内，出腘中，［其别者，从腘中入络膀胱，其支者］，从腘中上循髀外过髀枢，上贯胂至肩髆内侧，［其直者，从腘中］上贯臀，抵腰中，夹脊上循肩髆内，出项，上巅入脑，其支者，从巅至耳上角，［其直者］从脑还出上额，至目内眦。

（二）足少阳之脉

【经脉诊察】

部位：足四、五指间、耳前后（《千金》曰：耳前上下脉，以手按之动者是也）；阳陵泉、光明。

诊法：皮表滑、涩、寒、热；脉形的坚实与陷下，脉象的虚实与其他脉口不同而见异常者。

【经脉病候】

所生病：头痛，颔痛，目锐眦痛，［耳聋］，缺盆中肿痛，腋下肿，马刀侠瘿，汗出振寒，疟，胸胁肋髀膝外至胫绝骨外髁前及诸节皆痛，小指次指不用。

是动病：口苦，善太息，心胁痛不能转侧，甚则面尘，体无膏泽，足外反，是为阳厥。

【治则与选穴】

治疗原则：脉结者解之，脉陷者灸之或针补之，肤热脉实者泻之，肤寒脉虚者补之，紧痛则取之分肉，先病者先取之。凡有外应者取"应"穴。

选穴原则：经病者取荥输、标输；经病而脉不变者缪刺之。病在脏者上取背俞，下取原穴；病在腑者上取背俞，下取之六腑合输。

【经脉假说】足少阳之脉，起于小指次指之间，循足跗上，出外踝之前，直上抵绝骨之端，上外辅骨之前，出膝外廉，［其别者，从膝外廉入络胆；其直者，从膝外廉］上循髀阳，入髀厌中，过（出）季胁，循胸上腋，至缺盆；其支者，从缺盆上颈，上加颊车，抵于顿，合于手少阳，上大迎，别锐眦；其直者，从缺盆交手少阳之后，至肩上行手少阳之前，循颈上耳后，抵头角，至目锐眦。

（三）足阳明之脉

【经脉诊察】

部位：足跗、人迎、颜面（颔脉-"悬颅"脉）；足三里、上巨虚、下巨虚；丰隆。

诊法：皮表滑、涩、寒、热；脉形的坚实与陷下，脉象的虚实与其他脉口不同而见异常者。

【经脉病候】

所生病：狂疟，温淫汗出，衄衊，口喝唇胗，颈肿喉痹，大腹水肿，膝膑肿痛，循膺、乳、气街、股、伏兔、骭外廉、足跗上皆痛，中指不用。气盛则身以前皆热，其有余于胃，则消谷善饥，溺色黄。气不足则身以前皆寒栗胃中寒则胀满。

是动病：洒洒振寒，善呻（伸）数欠，颜黑，病至则恶人与火，闻木声则惕然而惊，心欲动，独闭户塞牖而处；甚则欲上高而歌，弃衣而走，贲响腹胀，是为骭厥。

【治则与选穴】

治疗原则：脉结者解之，脉陷者灸之或针补之，肤热脉实者泻之，肤寒脉虚者补之，紧痛则取之分肉，先病者先取之。凡有外应者取"应"穴。

选穴原则：经病者取荥输、标输；经病而脉不变者缪刺之。病在脏者上取背俞，下取原穴；病在腑者上取背俞，下取之六腑合输。

【经脉假说】足阳明之脉，起于中指内间，其支者，从中指外间至膝下三寸；［其别者，从膝下三寸入络胃；其直者］从中指内间上足跗，循胫外廉，上膝髌中，抵伏兔，以上髀关，入气街中，夹脐上乳内廉，从缺盆循喉咙，上人迎，出大迎；其支者，从大迎循夹车，上耳前，过客主人，循发际，至额颅；［其直者从大迎］循颐后下廉上交承浆，夹口环唇入上齿中，还出循鼻外，旁纳太阳之脉，交頞中，之鼻。

（四）足太阴之脉

【经脉诊察】

部位：足大指内侧、太白、冲阳脉、箕门脉、公孙络；脾俞、胃俞。

诊法：皮表滑、涩、寒、热；脉形的坚实与陷下，脉象的虚实与其他脉口不同而见异常者。

【经脉病候】

所生病：舌本痛，体不能动摇，食不下，烦心，心下急痛，溏、瘕、泄、水闭、黄疸，不能卧，强立（欠），股膝内肿厥，足大指不用。

是动病：舌本强，食则呕，胃脘痛，腹胀善噫，得后与气，则快然如衰，身体皆重。

【治则与选穴】

治疗原则：脉结者解之，脉陷者灸之或针补之，肤热脉实者泻之，肤寒脉虚者补之，紧痛则取之分肉，先病者先取之。凡有外应者取"应"穴。

选穴原则：经病者取荥输、标输；经病而脉不变者缪刺之。病在脏者上取背俞，下取原（俞）穴；病在腑者上取背俞，下取之六腑合输。

【经脉假说】足太阴之脉，起于大指之端，循指内侧白肉际，过核骨后，上内踝前廉，上腨内，循胫骨后，交出厥阴之前，上膝，［出］股内前廉，入腹属脾络胃，上膈，夹咽，连舌本，散舌下。

（五）足少阴之脉

【经脉诊察】

部位：太溪脉、肾俞；大钟络。

诊法：皮表滑、涩、寒、热；脉形的坚实与陷下，脉象的虚实与其他脉口不同而见异常者。

【经脉病候】

所生病：口热舌干，咽肿上气，嗌干及痛，烦心心痛，黄疸，肠澼，脊股内后廉痛，痿厥嗜卧，足下热而痛。

是动病：饥不欲食，面如漆柴，咳唾则有血，喝喝而喘，坐而欲起，目𥉋𥉋如无所见，心如悬若饥状，气不足则善恐，心惕惕如人将捕之，是为骨厥。

【治则与选穴】

治疗原则：脉结者解之，脉陷者灸之或针补之，肤热脉实者泻之，肤寒脉虚者补之，紧痛则取之分肉，先病者先取之。凡有外应者取"应"穴。

选穴原则：经病者取荥输、标输；经病而脉不变者缪刺之。病在脏者上取背俞，下取原（俞）穴；病在腑者上取背俞，下取之六腑合输。

【经脉假说】足少阴之脉，起于小指之下，斜走足心，出于然谷之下，循内踝之后，别入跟中，以上腨内，出腘内廉，上股内后廉，贯脊属肾，络膀胱；其直者，从肾上贯肝膈，入肺中，循喉咙，夹舌本。

（六）足厥阴之脉

【经脉诊察】

部位：足大指丛毛、太冲脉、急脉、肝俞；蠡沟络。

诊法：皮表滑、涩、寒、热；脉形的坚实与陷下，脉象的虚实与其他脉口不同而见异常者。

【经脉病候】

所生病：胸满，呕逆，飧泄，狐（孤）疝，遗溺，闭癃。

是动病：腰痛不可仰，丈夫㿉疝，妇人少腹肿，甚则嗌干，面尘脱色。

【治则与选穴】

治疗原则：脉结者解之，脉陷者灸之或针补之，肤热脉实者泻之，肤寒脉虚者补之，紧痛则取之分肉，先病者先取之。凡有外应者取"应"穴。

选穴原则：经病者取荥输、标输；经病而脉不变者缪刺之。病在脏者上取背俞，下取原（俞）穴；病在腑者上取背俞，下取之六腑合输。

【经脉假说】足厥阴之脉，起于大指丛毛之际，上循足跗上廉，去内踝一寸，上踝八寸，交出太阴之后，上腘内廉，循股阴入毛中，过（环）阴器，抵小腹，夹胃属肝络胆，上贯膈，布胁肋，循喉咙之后，上入颃颡，连目系，上出额，与督脉会于巅。

（七）手太阳之脉

【经脉诊察】

部位：耳前、肩、手小指外侧；支正络。

诊法：皮表滑、涩、寒、热；脉形的坚实与陷下，脉象的虚实与其他脉口不同而见异常者。

【经脉病候】

所生病：耳聋，目黄，颊肿，［喉痹］，颈颔肩臑肘臂外后廉痛。

是动病：嗌痛，颔肿不可以顾，肩似拔，臑似折。

【治则与选穴】

治疗原则：脉结者解之，脉陷者灸之或针补之，肤热脉实者泻之，肤寒脉虚者补之，紧痛则取之分肉，先病者先取之。凡有外应者取"应"穴。

选穴原则：经病者取荥输、标输；经病而脉不变者缪刺之。病在脏者上取背俞，下取原（俞）穴；病在腑者上取背俞，下取之六腑合输。

【经脉假说】手太阳之脉，起于小指之端，循手外侧上腕，出踝中，直上循臂骨下廉，出肘内侧两筋（骨）之间，上循臑外后廉，出肩解，绕肩胛，交肩上；其别者，入缺盆向腋络心，循咽下膈，抵胃属小肠；其支（直）者，从缺盆循颈上颊，至目锐眦，［其支者］从目锐眦却入耳中。

（八）手少阳之脉

【经脉诊察】

部位：耳（耳前之动脉）、手小指次指间；外关。

诊法：皮表滑、涩、寒、热；脉形的坚实与陷下，脉象的虚实与其他脉口不同而见异常者。

【经脉病候】

所生病：汗出，目锐眦痛，颊痛，耳后肩臑肘臂外皆痛，小指次指不用。

是动病：耳聋浑浑焞焞，嗌肿喉痹。

【治则与选穴】

治疗原则：脉结者解之，脉陷者灸之或针补之，肤热脉实者泻之，肤寒脉虚者补之，紧痛则取之分肉，先病者先取之。凡有外应者取"应"穴。

选穴原则：经病者取荥输、标输；经病而脉不变者缪刺之。病在脏者上取背俞，下取原（俞）穴；病在腑者上取背俞，下取之六腑合输。

【经脉假说】手少阳之脉，起于小指次指之端，上出两指之间，循手表腕，出臂外两骨之间，上贯肘，循臑外上肩，而交出足少阳之后；［其别者］，入缺盆，布膻中，散落心包，下膈，循（遍）属三焦；其支（直）者，从膻中上出缺盆，上项，系［出］耳后，其支者，入耳中；其直者，从耳后直上，出耳上角，循耳前，过客主人前，下颊，上［至目锐眦］。

（九）手阳明之脉

【经脉诊察】

部位：手阳明脉（合谷-阳溪间）、面颊（大迎脉）；偏历。

诊法：皮表滑、涩、寒、热；脉形的坚实与陷下，脉象的虚实与其他脉口不同而见异常者。

【经脉病候】

所生病：目黄口干，鼽衄，喉痹，肩前臑痛，大指次指痛不用。

是动病：齿痛，颈颔肿。

【治则与选穴】

治疗原则：脉结者解之，脉陷者灸之或针补之，肤热脉实者泻之，肤寒脉虚者补之，紧痛则取之分肉，先病者先取之。凡有外应者取"应"穴。

选穴原则：经病者取荥输、标输；经病而脉不变者缪刺之。病在脏者上取背俞，下取原（俞）穴；病在腑者上取背俞，下取之六腑合输。

【经脉假说】手阳明之脉，起于大指次指之端，循指上廉，出合谷两骨之间，上入两筋之中，循臂上廉，入肘外廉，上臑外前廉，上肩，出髃骨之前廉，上出于柱骨之会上；其别者，下入缺盆络肺，下膈属大肠；其支（直）者，从缺盆上颈贯颊，入下齿中，还出夹口，交人中，左之右，右之左，上夹鼻。

（十）手太阴之脉

【经脉诊察】

部位：寸口、尺泽、天府、肺俞；列缺。

诊法：皮表滑、涩、寒、热；脉形的坚实与陷下，脉象的虚实与其他脉口不同而见异常者。

【经脉病候】

所生病：咳，上气喘渴，烦心胸满，臑臂内前廉痛厥，掌中热。气盛有余，则肩背痛，风寒，汗出中风，小便数而欠。气虚则肩背痛寒，少气不足以息，溺色变。

是动病：肺胀满，膨膨而喘咳，缺盆中痛，甚则交两手而瞀，此为臂厥。

【治则与选穴】

治疗原则：脉结者解之，脉陷者灸之或针补之，肤热脉实者泻之，肤寒脉虚者补之，紧痛则取之分肉，先病者先取之。凡有外应者取"应"穴。

选穴原则：经病者取荥输、标输；经病而脉不变者缪刺之。病在脏者上取背俞，下取原（俞）穴；病在腑者上取背俞，下取之六腑合输。

【经脉假说】手太阴之脉：出大指之端，循鱼际上鱼，出寸口，循臂内上骨下廉，上［出］肘中，行少阴心主之前，上循［出］臑内，横入腋下，从肺系属肺，下膈还循胃口。

（十一）手少阴之脉

【经脉诊察】

部位：神门脉、心俞、膈俞；通里。

诊法：皮表滑、涩、寒、热；脉形的坚实与陷下，脉象的虚实与其他脉口不同而见异常者。

【经脉病候】

所生病：目黄胁痛，臑臂内后廉痛厥，掌中热痛。

是动病：嗌干心痛，渴而欲饮，是为臂厥。

【治则与选穴】

治疗原则：脉结者解之，脉陷者灸之或针补之，肤热脉实者泻之，肤寒脉虚者补之，紧痛则取之分肉，先病者先取之。凡有外应者取"应"穴。

选穴原则：经病者取荥输、标输；经病而脉不变者缪刺之。病在脏者上取背俞，下取原（俞）穴；病在腑者上取背俞，下取之六腑合输。

【经脉假说】手少阴之脉，出小指内侧端，入掌内后廉，抵（出）掌后锐骨之端，循臂内后廉，上肘内，行手太阴、心主之后，上循臑内后廉，入腋下，属心系上肺；其支者，从心系上夹咽，系目系。

（十二）手厥阴之脉

【经脉诊察】

部位：大陵、间使、天池、心俞、厥阴俞；内关络。

诊法：皮表滑、涩、寒、热；脉形的坚实与陷下，脉象的虚实与其他脉口不同而见异常者。

【经脉病候】

所生病：烦心，心痛，掌中热。

是动病：手心热，臂肘挛急，腋肿，甚则胸胁支满，心中憺憺大动，面赤目黄，喜笑不休。

【治则与选穴】

治疗原则：脉结者解之，脉陷者灸之或针补之，肤热脉实者泻之，肤寒脉虚者补之，紧痛则取之分肉，先病者先取之。凡有外应者取"应"穴。

选穴原则：经病者取荥输、标输；经病而脉不变者缪刺之。病在脏者上取背俞，下取原（俞）穴；病在腑者上取背俞，下取之六腑合输。

【经脉假说】手厥阴之脉，出于中指之端，入掌中，上臂行（出）两筋之间，入（出）肘中，行太阴、少阴之间，循臑内，上抵腋下，下腋三寸，循胸入胁，属心。

三、理论重构方案

总思路：纠错补缺。在文本重构的基础上，先完成理论的逻辑检验；重构的重点在于十二经脉的病候与循行，包括经脉-内脏相关的重审重订。

重构的主要内容及具体思路如下：

【经脉循行】

按照第 8 章第 2 节"标本诊法的内驱力——以手少阳脉为例"的思路与方法重新厘定十二经脉的循行，主要修订如下：

1. 足太阳脉背部循行，以早期的一行循行为规范文本。

2. 足厥阴脉循行，依据《灵枢·五色》关于男女生殖器官的对应关系，补上相应的女子循行路线，以使经脉循行与病候相对应。

3. 手太阳脉颈项至头面的循行，以《足臂十一脉》"从项循耳后上头至目内眦"的循行方案为规范文本，而以《灵枢·经脉》篇"从颈上颊至目内眦"方案为另说。

4. 手少阳脉颈项至目外眦的循行，以《灵枢·经筋》篇的方案为规范文本，以《经脉》篇的说法为另说。

【经脉病候】

将病候与循行的呼应和同步化，作为不同文献关于经脉病候的不同记载的判定、取舍和增补的重要依据。

【关联内脏】

综合考察"修订依据"所提出的相关文献，重新确定经脉所关联的脏腑如下：

1. 手太阴脉-肺、胸中[1]，手厥阴脉-心、膻中，手少阴脉-心、膈中；足太阴脉-脾、胃，足厥阴脉-肝，足少阴脉-肾。

2. 足太阳脉-膀胱、三焦[2]，足少阳脉-胆，足阳明脉-胃、大肠、小肠。

3. 手足三阴经皆从其关联的内脏发出一条分支至相对应的背俞穴，具体而言：手太阴脉至肺俞、大杼；手厥阴脉至心俞、厥阴俞；手少阴脉至心俞、膈俞；足太阴脉至脾俞、胃俞；足厥阴脉至肝俞；足少阴脉至肾俞。

4. 足三阳脉与内脏的关联方式，依照《灵枢·本输》足三焦脉从六腑合输与相关内腑直接连接的方式重构，并从所关联的腑发出分支至相关联的背部俞穴，具体而言，足阳明脉由“足三里”入内至胃，再从胃外络胃俞；从上巨虚入内至大肠，再从大肠外络大肠输；从下巨虚入内至小肠，再从小肠外络小肠俞。足太阳脉从委中至膀胱，再从膀胱外络膀胱俞；从委阳入内到三焦，再从三焦外络三焦俞。足少阳脉从阳陵泉入内至胆，再从胆外络胆俞。

5. 手三阳脉与内腑的关联因欠缺的经验事实较多，暂时空缺。

（一）足太阳之脉

关于足太阳脉背部的循行有两种不同的学说，早期为一行，而《灵枢·经脉》已经明确为两行，而且在此之前的《灵枢·经别》篇也能看出两行说的影响。从经脉病候和本输主治决定经脉循行的规律来看，足太阳脉背部一行说更合理。

在表里经脏腑相合说中，足太阳脉与足少阴脉相表里，相关联的脏腑为膀胱和肾，肾左右有二，而膀胱只一，故古人另设“三焦”一腑以应之，而有“肾合三焦膀胱”之说，并有专门的合穴以及专门的连接三焦腑与三焦合的脉，而这里“三焦”实为下焦，其功能与膀胱的功能完全相同，其脉也被视为“足太阳之别”，其作用就像膀胱的影子一样，目的在于使得一膀胱得以应两肾也。故将相关“足三焦”的内容整合于足太阳脉之中。

---

[1] “胸中”、“膈中”在《内经》有特指为“脏”的概念，例如：“上附上，右外以候肺，内以候胸中；左外以候心，内以候膻中”（S17）；“天以候肺，地以候胸中之气，人以候心”（S20）；“热病气穴：三椎下间主胸中热，四椎下间主膈中热，五椎下间主肝热……”（S32）；“黄帝问于岐伯曰：愿闻五脏之腧，出于背者。岐伯曰：胸中大腧在杼骨之端，肺腧在三焦之间，心腧在五焦之间，膈腧在七焦之间……”（L51）

[2] 这里的“三焦”实指下焦，又称“足三焦”。

【本末与本输、标输】

足太阳之本，在跟以上五寸中，本输：膀胱出于至阴为井，溜于通谷为荥，注于束骨为腧，过于京骨为原，行于昆仑为经，入于委中为合，足太阳也；标在两络命门，目也。标输：次脉足太阳也，名曰天柱（L2）。太阳根于至阴，结于命门，命门者目也（L5）。

【关联内脏】膀胱、三焦，其腑上出于背俞"膀胱俞"、"三焦俞"，下出于腑合"委中"、足三焦合输"委阳"。

【经脉诊察】

部位：肩上、项、外踝后、足小指外廉；飞阳络、委中、委阳络。

诊法：皮表滑、涩、寒、热；脉形的坚实与陷下，脉象的虚实与其他脉口不同而见异常者。

【经脉病候】

特征病位：头项、腰背。凡表现为头项、腰背的各种病症，特别是表现为上述部位的病症关联出现者，且足太阳脉诊察部位出现异常征象者，皆属于足太阳脉之病。

常见病症：所生病者，痔，疟，狂癫疾，头囟项痛，目黄，泪出，［耳聋］，衄，项背腰尻腘踹脚皆痛，小指不用；［癃，遗溺］。（L10）

典型证型：是动则病冲头痛，目似脱，项如拔，脊痛，腰似折，髀不可以曲（回），腘如结，踹如裂，是为踝厥（L10）；巨阳之厥，则肿首头重，足不能行，发为眴仆（S45）；伤寒一日，巨阳受之，故头项痛腰脊强（S31）。

危绝症候：戴眼，反折，瘛疭，其色白，绝汗则终矣（L9、S16）；足太阳气绝者，其足不可屈伸，死必戴眼……戴眼者太阳已绝，此决死生之要，不可不察也（S20）。

【治则与选穴】

治疗原则：脉结者解之，脉陷者灸之或针补之，肤热脉实者泻之，肤寒脉虚者补之，紧痛则取之分肉，先病者先取之。凡有外应者取"应"穴。

选穴原则：经病者取荥输、标输；经病而脉不变者缪刺之。病在脏者上取背俞，下取原（俞）穴；病在腑者上取背俞，下取之六腑合输。

【代表假说】本末、表里一脉相连。

经脉假说之一：足太阳之脉，起于小指外侧，循京骨，出外踝之后，上贯踹内，入（出）腘中，上贯臀，抵腰中，夹脊循肩髆内，上［出］项上巅入脑，还出上额，至目内眦。

经脉假说之二：足太阳之脉，起于小指外侧，循京骨，出外踝之后，上贯腨内，出腘中，[其别者，从腘中入络膀胱，外络膀胱俞；其别者，从腘中外廉并太阳之正，入络膀胱，约下焦，外络三焦俞；其支者]，从腘中上循髀外过髀枢，上贯胂至肩髃内侧，[其直者，从腘中] 上贯臀，抵腰中，夹脊上循肩髃内，出项，上巅入脑，其支者，从巅至耳上角，[其直者] 从脑还出上额，至目内眦。(L10)

经脉假说之三：跷脉者，少阴之别，起于然骨之后，上内踝之上，直上循阴股入阴，上循胸里入缺盆，上出人迎之前，入𩩲，属目内眦，合于太阳、阳跷而上行，气并相还，则为濡目，气不荣则目不合 (L17)；阳跷脉者，起于跟中，至外踝之下，循外踝，太阳前，少阳后，而上行于项中；其支者，从项中入络脑，其直者，上行至巅，下额，属目内眦，合于太阳、阴跷 (据《内经》、《难经》重整)。

目系假说：足太阳有通项入于脑者，正属目本，名曰眼系，头目苦痛取之，在项中两筋间，入脑乃别阴跷、阳跷，阴阳相交，阳入阴，阴出阳，交于目锐眦，阳气盛则瞋目，阴气盛则瞑目。(L21)

络脉假说之一：足太阳之别，名曰飞阳，去踝七寸，别走少阴。[其别者，并经上行，循背上头]。实则鼽窒，头背痛，虚则鼽衄，取之所别也。(L10)

络脉假说之二：足太阳之正，别入于腘中，其一道下尻五寸，[其] 别 [者合于少阴]，入于肛，属于膀胱，散之肾，循脊当心入散；直者，从膂上出于项，复属于太阳。(L11)

络脉假说之三：三焦下腧，在于足大指 (太阳) 之前，少阳之后，出于腘中外廉，名曰委阳，是太阳络也。手少阳经也。[足] 三焦者，足少阳太阴 (一本作阳) 之所将，太阳之别也，上踝五寸，别入贯腨肠，出于委阳，并太阳之正，入络膀胱，约下焦，实则闭癃，虚则遗溺，遗溺则补之，闭癃则泻之。(L2)

按：在"人体三阴三阳分部说"确立之前，经脉假说一、三的性质相同，只是详略不同而已；经脉假说之二实际是腧穴归经误导下的产物；络脉假说实为早期某种经脉假说的变形。从某种意义上说，古人提出的假说越多，越有助于我们对"经脉"本质的正确理解——纵向远隔联系的通路。

附：诊疗范例

诊例：

1. 中于项则下太阳 (L4)；巨阳虚则腰背头项痛 (S35)；是以头痛巅疾，下虚上实，过在足少阴、巨阳，甚则入肾（S10）。

2. 膀胱病者，小腹偏肿而痛，以手按之，即欲小便而不得，肩上热，若脉陷，及足小指外廉及胫踝后皆热，若脉陷，取委中。（L4）

3. 三焦病者，腹气满，小腹尤坚，不得小便，窘急，溢则水，留即为胀，候在足太阳之外大络，大络在太阳少阳之间，亦见于脉，取委阳。（L4）

治例：

1. 气在于头者，取之天柱、大杼；不知，取足太阳荥输；（L34）

2. 厥，夹脊而痛者，至顶，头沉沉然，目䀮䀮然，腰脊强，取足太阳腘中血络（L26）；厥头痛，项先痛，腰脊为应，先取天柱，后取足太阳；（L24）

3. 风痉身反折，先取足太阳及腘中及血络出血；（L23）

4. 邪客于足太阳之络，令人头项肩痛，刺足小指爪甲上，与肉交者各一痏，立已，不已，刺外踝下三痏，左取右，右取左，如食顷已；（S63）

5. 足太阳之疟，令人腰痛头重，寒从背起，先寒后热，熇熇暍暍然，热止汗出，难已，刺郄中出血；刺疟者，必先问其病之所先发者，先刺之……先腰脊痛者，先刺郄中出血。（S36）

6. 足太阳脉令人腰痛，引项脊尻背如重状，刺其郄中太阳正经出血，春无见血。（S41）

按：从《灵枢》、《素问》足太阳脉的诊疗应用可以清楚地看到：不论什么病——厥、厥头痛、风痉、疟、腰痛，也不论是病在经，病在络，只要在其特征部位——头项腰背出现症状，特别是当症状表现为头项腰背关联特征时（如"头痛，项先痛，腰脊为应"，或"腰痛引项"等），即为典型的足太阳脉病症——所谓"中于项则下太阳；巨阳虚则腰背头项痛"是也，即取足太阳"经俞"治之——依据标本之诊，或取标输，或取本输，或取膀胱合输；或先取标输，后取本输，诊-疗一体，环环相扣。这正是经脉辨症施治的真谛——大道至简！至于如何执简御繁，举一反三活用经脉理论，详见笔者另一本《大纲》——《中国古典针灸学大纲》。

（二）足少阳之脉

【本末与本输、标输】

足少阳之本在窍阴之间，本输：胆出于窍阴为井，溜于侠溪为荥，注于临泣为腧，过于丘墟为原，行于阳辅为经，入于阳之陵泉为合，足少阳也。标在窗笼之前，耳也，标输：次脉足少阳也，名曰天容（L2）；少阳根于窍阴，结于窗笼，窗笼者耳中也。

【关联内脏】胆，其腑上出于背俞"胆俞"，下出于腑合"阳陵泉"。

【经脉诊察】

部位：足四、五指间、耳前后（《千金》曰：耳前上下脉，以手按之动者是也）；阳陵泉、光明。

诊法：皮表滑、涩、寒、热；脉形的坚实与陷下，脉象的虚实与其他脉口不同而见异常者。

【经脉病候】

特征病位：胁、耳。凡表现为胁、耳部的各种病症，且诊察部位出现异常征象者，皆属于足少阳脉之病

常见病症：所生病者，头痛，颌痛，目锐眦痛，［耳聋］，缺盆中肿痛，腋下肿，马刀侠瘿，汗出振寒，疟，胸胁肋髀膝外至胫绝骨外髁前及诸节皆痛，小指次指不用。(L10)

典型证型：是动则病口苦，善太息，心胁痛不能转侧，甚则面尘，体无膏泽，足外反，是为阳厥（L10）；少阳之厥，则暴聋颊肿而热，胁痛，胫不可以运（S45）；三日少阳受之，少阳主胆，其脉循胁络于耳，故胸胁痛而耳聋（S31）。

危绝症候：耳聋，百节尽纵，目系绝。(L9、S16)

【治则与选穴】

治疗原则：脉结者解之，脉陷者灸之或针补之，肤热脉实者泻之，肤寒脉虚者补之，紧痛则取之分肉，先病者先取之。凡有外应者取"应"穴。

选穴原则：经病者取荥输、标输；经病而脉不变者缪刺之。病在脏者上取背俞，下取原穴；病在腑者上取背俞，下取之六腑合输。

【代表假说】本末、表里一脉相连。

经脉假说：足少阳之脉，起于小指次指之间，循足跗上，出外踝之前，直上抵绝骨之端，上外辅骨之前，出膝外廉，［其别者，从膝外廉入络胆，外络胆俞；其直者，从膝外廉］上循髀阳，入髀厌中，过（出）季胁，循胸上腋，至缺盆；其支者，从缺盆上颈，上加颊车，抵于颐，合于手少阳，上大迎，别锐眦；其直者，从缺盆交手少阳之后，至肩上行手少阳之前，循颈上耳后，抵头角，至目锐眦。(L10)

络脉假说之一：足少阳之别，名曰光明，去踝五寸，别走厥阴。［其别者］下络足跗。实则厥，虚则痿躄，坐不能起，取之所别也。(L10)

络脉假说之二：足少阳之正，绕髀入毛际，合于厥阴；其别者，入季胁之间，循胸里属胆，散之肝，上贯心，［出缺盆］以上夹咽，［复属于少阳］。出颐颔中，散于面，系目系，至外眦也。(L11)

附：诊疗范例

诊例：

1. 中于颊则下少阳，其中于膺背两胁亦中其经（L4）；少阳气至则啮颊（L28）。

2. 徇蒙招尤，目冥耳聋，下实上虚，过在足少阳、厥阴，甚则入肝。（S10）

3. 胆病者，善太息，口苦，呕宿汁，心下澹澹，恐人将捕之，嗌中吤吤然，数唾，[候]在足少阳之本末，亦视其脉之陷下者灸之；其寒热者，取阳陵泉。（L4）

治例：

1. 邪客于足少阳之络，令人胁痛不得息，咳而汗出，刺足小指次指爪甲上，与肉交者各一痏，不得息立已，汗出立止，咳者温衣饮食，一日已，左刺右，右刺左，病立已，不已，复刺如法。（S63）

2. 厥头痛，头痛甚，耳前后脉涌有热（一本云有动脉），泻出其血，后取足少阳。（L24）

3. 耳聋，取手小指次指爪甲上与肉交者，先取手，后取足；聋而不痛者，取足少阳；聋而痛者，取手阳明。（L24）

4. 掖痈大热，刺足少阳五，刺而热不止，刺手心主三。（S28）

按：《灵枢》、《素问》足少阳脉的诊疗应用集中在耳、胁部病症，与其特症部位完全吻合，并与该脉之标、所结相应。此外，其诊例中提及的"颊"部病症，在治疗用例没有体现出来。

（三）足阳明之脉

【本末根结与本输、标输】

足阳明之本在厉兑（《千金》曰：足跗上大指间上三寸骨解中也），本输：胃出于厉兑为井，溜于内庭为荥，注于陷谷为腧，过于冲阳为原，行于解溪为经，入于下陵为合。标在人迎颊下，上夹颃颡，标输：次任脉侧之动脉，足阳明也，名曰人迎；阳明根于厉兑，结于颡大，颡大者钳耳也。

【关联内脏】胃肠，其腑上出于背俞"胃俞"，下出于腑合"足三里"。大肠属上，小肠属下，足阳明胃脉也，大肠小肠，皆属于胃，是足阳明也。（L2））

【经脉诊察】

部位：足跗、人迎、颜面（颌脉-"悬颅"脉）；足三里、上巨虚、下巨虚；丰隆络。

诊法：皮表滑、涩、寒、热；脉形的坚实与陷下，脉象的虚实与其他脉口不同而见异常者。

【经脉病候】

特征病位：颜面口齿；胃肠；心神。凡表现为特征部位的各种病症，特别是面赤大热，热扰心神而狂妄，且足阳明脉诊察部位出现异常征象者，皆属于足阳明脉之病。

常见病症：所生病者，狂疟，温淫汗出，鼽衄，口喎唇胗，颈肿喉痹，大腹水肿，膝膑肿痛，循膺、乳、气街、股、伏兔、骭外廉、足跗上皆痛，中指不用。气盛则身以前皆热，其有余于胃，则消谷善饥，溺色黄。气不足则身以前皆寒栗胃中寒则胀满。(L10)

典型证型：是动则病洒洒振寒，善呻（伸）数欠，颜黑，病至则恶人与火，闻木声则惕然而惊，心欲动，独闭户塞牖而处；甚则欲上高而歌，弃衣而走，贲响腹胀，是为骭厥（L10）；阳明之厥，则癫疾欲走呼，腹满不得卧，面赤而热，妄见而妄言（S45）；伤寒二日阳明受之，阳明主肉，其脉挟鼻络于目，故身热目疼而鼻干，不得卧也（S31）。

危绝症候：口目动作，善惊妄言，色黄，其上下经盛而不仁。(L4、S16)

【治则与选穴】

治疗原则：脉结者解之，脉陷者灸之或针补之，肤热脉实者泻之，肤寒脉虚者补之，紧痛则取之分肉，先病者先取之。凡有外应者取"应"穴。

选穴原则：经病者取荥输、标输；经病而脉不变者缪刺之。病在脏者上取背俞，下取原穴；病在腑者上取背俞，下取之六腑合输。

【代表假说】本末、表里一脉相连。

经脉假说之一：足阳明之脉，起于中指内间，其支者，从中指外间至膝下三寸；[其别者，从膝下三寸入络胃，外络胃俞；其别者从上巨虚入络大肠，外络大肠俞；其别者，从下巨虚入络小肠，外络小肠俞；其直者]从中指内间上足跗，循胫外廉，上膝膑中，抵伏兔，以上髀关，入气街中，夹脐上乳内廉，从缺盆循喉咙，上人迎，出大迎；其支者，从大迎循夹车，上耳前，过客主人，循发际，至额颅；[其直者从大迎]循颐后下廉上交承浆，夹口环唇入上齿中，还出循鼻外，旁纳太阳之脉，交頞中，之鼻。(L10)

经脉假说之二：足阳明有挟鼻入于面者，名曰悬颅，属口，对入系目本，视有过者取之，损有余，益不足，反者益其。(L21)

络脉假说之一：足阳明之别，名曰丰隆，去踝八寸，别走太阴；其别者，循胫骨外廉，上络头项，合诸经之气，下络喉嗌。其病气逆则喉痹瘁瘖，实则狂巅，虚则足不收，胫枯，取之所别也。(L10)

络脉假说之二：足阳明之正，上至髀，[其别者合于太阴]入于腹里，属胃，散之脾，上通于心，[出缺盆]，上循咽，[复属于阳明]。出于口，上頞颅，还系目系。(L11)

附：诊疗范例

诊例：

1. 中于面则下阳明（L4）；阳明虚则寒栗鼓颔也（S35）；阳明气至则啮唇矣（L28）。

2. 面热者足阳明病，两跗之上脉竖陷者足阳明病，此胃脉也。（L4）

3. 足阳明有挟鼻入于面者，名曰悬颅，属口，对入系目本，视有过者取之，损有余，益不足，反者益其。（L21）

4. 人迎者胃脉也，逆而盛，则热聚于胃口而不行。（S46）

5. 腹满䐜胀，支膈胠胁，下厥上冒，过在足太阴、阳明。（S10）

治例：

1. 齿痛，不恶清饮，取足阳明；恶清饮，取手阳明；邪客于足阳明之经，令人鼽衄上齿寒，刺足中指次指爪甲上，与肉交者各一痏，左刺右，右刺左；缪传引上齿，齿唇寒痛，视其手背脉血者去之，足阳明中指爪甲上一痏，手大指次指爪甲上各一痏，立已，左取右，右取左。（S63）

2. 大热遍身，狂而妄见、妄闻、妄言，视足阳明及大络取之，虚者补之，血而实者泻之。（L75）

3. 气在于肠胃者，取之足太阴，阳明，[不]下者，取之三里。（L34）

4. 胃病者，腹䐜胀，胃脘当心而痛，上支两胁，膈咽不通，食饮不下，取之三里也。（L4）

5. 腹中常鸣，气上冲胸，喘不能久立，邪在大肠，刺肓之原、巨虚上廉、三里。（L19）

6. 小腹控睾、引腰脊，上冲心，邪在小肠者，连睾系，属于脊，贯肝肺，络心系。气盛则厥逆，上冲肠胃，熏肝，散于肓，结于脐。故取之肓原以散之，刺太阴以予之，取厥阴以下之，取巨虚下廉以去之，按其所过之经以调之。（L19）

7. 邪在脾胃，则病肌肉痛。阳气有余，阴气不足，则热中善饥；阳气不足，阴气有余，则寒中肠鸣腹痛。阴阳俱有余，若俱不足，则有寒有热。皆调于三里。（L20）

8. 气街，三里，巨虚上下廉，此八者，以泻胃中之热也。（S61）

9. 蹶上为重，头痛身热，使人烦懑。臣意即以寒水拊其头，刺足阳明脉，左右各三所，病旋已。（《史记·扁鹊仓公列传》）

按：《灵枢》、《素问》足阳明脉的诊疗应用集中在以下几方面：经病在颜面口齿；腑病在胃肠；脏病在心神——大热狂妄。

（四）足太阴之脉

足太阴脉原本与胃关联，《灵枢·经脉》虽将脾与足太阴脉关联，然而最初建立的足太阴与胃的"脐带"并没有剪断，而且足太阴与脾关联的新纽带也始终没能建立。故此次重构，足太阴脉关联的内脏仍保留胃的内容。

【本末与本输、标输】

足太阴之本在中封前上四寸之中，本输：脾出于隐白为井，溜于大都为荥，注于太白为腧，行于商丘为经，入于阴之陵泉为合，足太阴也；标在背腧与舌本也，标输：脾俞、廉泉（舌下两脉也）。太阴根于隐白，结于太仓（L5）。

【关联内脏】脾胃，其腑上出于背俞"脾俞"、胃俞，下出于脾之原"太白"、足阳明之原"冲阳"。五脏有疾也，应出十二原，而原各有所出⋯⋯阴中之至阴，脾也，其原出于太白，太白二（L1）。

【经脉诊察】

部位：足大指内侧、太白、冲阳脉、箕门脉、公孙络；脾俞、胃俞。

诊法：皮表滑、涩、寒、热；脉形的坚实与陷下，脉象的虚实与其他脉口不同而见异常者。

【经脉病候】

特征病位：腹中（胃）、舌。凡表现为特征部位的各种病症，且足太阴脉诊察部位出现异常征象者，皆属于足太阴脉病候。

常见病症：所生病者，舌本痛，体不能动摇，食不下，烦心，心下急痛，溏、瘕、泄、水闭、黄疸，不能卧，强立（欠），股膝内肿厥，足大指不用。（L10）

典型证型：是动则病舌本强，食则呕，胃脘痛，腹胀善噫，得后与气，则快然如衰，身体皆重（L10）；太阴之厥，则腹满膜胀，后不利，不欲食，食则呕，不得卧（S45）；四日太阴受之，太阴脉布胃中络于嗌，故腹满而嗌干（S31）。

危绝症候：足太阴气绝者则舌萎人中满，人中满则唇反，唇反者肉先死。（L10）

【治则与选穴】

治疗原则：脉结者解之，脉陷者灸之或针补之，肤热脉实者泻之，肤寒脉虚者补之，紧痛则取之分肉，先病者先取之。凡有外应者取"应"穴。

选穴原则：经病者取荥输、标输；经病而脉不变者缪刺之。病在脏者上取背俞，下取原（俞）穴；病在腑者上取背俞，下取之六腑合输。

【代表假说】本末、表里一脉相连。

经脉假说：足太阴之脉，起于大指之端，循指内侧白肉际，过核骨后，上内踝前廉，上腨内，循胫骨后，交出厥阴之前，上膝，[出]股内前廉，入腹属脾络胃，上膈，夹咽，连舌本，散舌下；[其支者，从脾胃外络脾俞、胃俞]。（L10）

络脉假说：足太阴之别，名曰公孙，去本节之后一寸，别走阳明；其别者，入络肠胃。厥气上逆则霍乱，实则肠（腹）中切痛，虚则鼓胀，取之所别也。（L10）

附：诊疗范例

诊例：腹满膜胀，支膈胠胁，下厥上冒，过在足太阴、阳明。（S10）

治例：

1. 厥而腹向向然，多寒气，腹中榖榖，便溲难，取足太阴。（L26）

2. 腹满食不化，腹向向然，不能大便，取足太阴。（L26）

3. 心痛，腹胀啬啬然，大便不利，取足太阴。（L26）

4. 气在于肠胃者，取之足太阴，阳明；（不）下者，取之三里。（L34）

5. 邪客于足太阴之络，令人腰痛，引少腹控䏚，不可以仰息，刺腰尻之解，两胛之上，是腰俞，以月死生为痏数，发针立已，左刺右，右刺左。（S63）

按：《灵枢》、《素问》足太阴脉的诊疗应用集中在其关联之脏——太仓"腹中"（胃肠），与其特征部位吻合，并与足太阴脉、足太阴络病候相吻合。

（五）足少阴之脉

【本末与本输、标输】

足少阴之本，在内踝下二寸中，本输：肾出于涌泉为井，溜于然谷为荥，注于太溪为腧，行于复留为经，入于阴谷为合，足少阴经也；标在背俞与舌下两脉，标输：足少阴舌下（S59）、肾俞。少阴根于涌泉，结于廉泉（L5）。

【关联内脏】肾，其脏上出于背俞"肾俞"，下出于肾之原"太溪"。五脏有疾也，应出十二原，而原各有所出……阴中之太阴，肾也，其原出于太溪，太溪二（L1）。

【经脉诊察】

部位：太溪脉、肾俞；大钟络。

诊法：皮表滑、涩、寒、热；脉形的坚实与陷下，脉象的虚实与其他脉口不同而见异常者。

【经脉病候】

特征病位：舌、脊内廉。凡表现为特征部位的各种病症，且诊察部位出现异常征象者，皆属于足少阴脉之病。

常见病症：所生病者，口热舌干，咽肿上气，嗌干及痛，烦心心痛，黄疸，肠澼，脊股内后廉痛，痿厥嗜卧，足下热而痛。（L10）

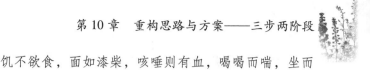

典型证型：是动则病饥不欲食，面如漆柴，咳唾则有血，喝喝而喘，坐而欲起，目䀮䀮如无所见，心如悬若饥状，气不足则善恐，心惕惕如人将捕之，是为骨厥（L10）；少阴之厥，则口干溺赤，腹满心痛（S45）；五日少阴受之，少阴脉贯肾络于肺，系舌本，故口燥舌干而渴（S31）。

危绝症候：面黑，齿长而垢，腹胀闭塞，上下不通。（L9、S16）

【治则与选穴】

治疗原则：脉结者解之，脉陷者灸之或针补之，肤热脉实者泻之，肤寒脉虚者补之，紧痛则取之分肉，先病者先取之。凡有外应者取"应"穴。

选穴原则：经病者取荥输、标输；经病而脉不变者缪刺之。病在脏者上取背俞，下取原（俞）穴；病在腑者上取背俞，下取之六腑合输。

【代表假说】 本末、表里一脉相连。

经脉假说：足少阴之脉，起于小指之下，斜走足心，出于然谷之下，循内踝之后，别入跟中，以上腨内，出腘内廉，上股内后廉，贯脊属肾，络膀胱；[其支者，从肾外络肾俞]；其直者，从肾上贯肝膈，入肺中，循喉咙，夹舌本。（L10）

络脉假说：足少阴之别，名曰大钟，当踝后绕跟，别走太阳；其别者，并经上走于心包，下外贯腰脊。其病气逆则烦闷，实则闭癃，虚则腰痛，取之所别者也。（L10）

附：诊疗范例

诊例：少阴气至则啮舌。（L28）

治例：舌纵涎下，烦悗，取足少阴。（L21）

1. 厥气走喉而不能言，手足清，大便不利，取足少阴。（L26）

2. 嗌干，口中热如胶，取足少阴。（L26）

3. 邪客于足少阴之络，令人嗌痛不可内食，无故善怒，气上走贲上，刺足下中央之脉各三痏，凡六刺，立已，左刺右，右刺左……嗌中肿，不能内唾，时不能出唾者，刺然骨之前，出血立已，左刺右，右刺左。（L63）

4. 腹满，大便不利，腹大，亦上走胸嗌，喘息喝喝然，取足少阴。（L26）

5. 心痛引腰脊，欲呕，取足少阴。（L26）

6. 足少阴令人腰痛，痛引脊内廉，刺少阴于内踝上二痏，春无见血，出血太多，不可复也。（S41）

按：《灵枢》、《素问》足少阴脉的诊疗应用集中在"舌咽"、"脊内廉"（"腰脊"），与足少阴脉标脉、所结之处，以及特征部位相吻合。

（六）足厥阴之脉

早期足厥阴脉只是针对男子，后来病候中出现了相应的女子病症，但经脉循行却一直没能补上有关女子的循行部分，此次重构根据《灵枢·五色》男女生殖器官的对应关系，补上相应的循行路线。关于男女生殖器官的对应关系，古人还有一种认识"盖卵与乳，乃男女之根蒂，坎离之分属也"，若基于这一认识，足厥阴脉在女子应当有分支至"乳"，然而在现有的足厥阴病候中，还没有明确的关于诊疗女子乳疾，故此次暂不补支配女子乳房或乳头的经脉分支。

【本末与本输、标输】

足厥阴之本，在行间上五寸所，本输：肝出于大敦为井，溜于行间为荥，注于太冲为腧，行于中封为经，入于曲泉为合，足厥阴也；标在背俞，标输：肝俞、厥阴毛中急脉（S59）。厥阴根于大敦，结于玉英（L5）。

【关联内脏】肝、睾、子宫。其脏上出于背俞"肝俞"，下出于肝之原"太冲"。五脏有疾也，应出十二原，而原各有所出……阴中之少阳，肝也，其原出于太冲，太冲二（L1）。

【经脉诊察】

部位：足大指丛毛、太冲脉、急脉、肝俞；蠡沟络。

诊法：皮表滑、涩、寒、热；脉形的坚实与陷下，脉象的虚实与其他脉口不同而见异常者。

【经脉病候】

特征病位：前阴、少腹、舌。特别是前阴与少腹或阴股关联者，且诊察部位出现异常征象者，皆属于足厥阴脉之病。

常见病症：所生病者，胸满，呕逆，飧泄，［热中］，狐疝，遗溺，闭癃。（L10）

典型证型：是动则病腰痛不可仰，丈夫㿉疝，妇人少腹肿，甚则嗌干，面尘脱色（L10）；厥阴之厥，则少腹肿痛，腹胀泾溲不利，好卧屈膝，阴缩肿，胫内热（S45）；六日厥阴受之，厥阴脉循阴器而络于肝，故（少腹）满而囊缩（S31）。

危绝症候：足厥阴气绝则筋绝，筋急则引舌与卵，故唇青舌卷卵缩则筋先死。（L10）

【治则与选穴】

治疗原则：脉结者解之，脉陷者灸之或针补之，肤热脉实者泻之，肤寒脉虚者补之，紧痛则取之分肉，先病者先取之。凡有外应者取"应"穴。

选穴原则：经病者取荥输、标输；经病而脉不变者缪刺之。病在脏者上取背俞，下取原（俞）穴；病在腑者上取背俞，下取之六腑合输。

【代表假说】本末、表里一脉相连。

经脉假说：足厥阴之脉，起于大指丛毛之际，上循足跗上廉，去内踝一寸，上踝八寸，交出太阴之后，上腘内廉，循股阴入毛中，过（环）阴器——［其男子上睾结于茎循阴器］；［女子上少腹入络胞中］，抵小腹，夹胃属肝络胆，［其支者，从肝外络肝俞］上贯膈，布胁肋，循喉咙之后，上入颃颡，连目系，上出额，与督脉会于巅。（L10）

络脉假说：足厥阴之别，名曰蠡沟，去内踝五寸，别走少阳；其别者，径（循）胫上睾，结于茎。其病气逆则睾肿卒疝，实则挺长，虚则暴痒，取之所别也。（L10）

附：诊疗范例

诊例：寒气客于厥阴之脉，厥阴之脉者，络阴器系于肝，寒气客于脉中，则血泣脉急，故胁肋与少腹相引痛矣。厥气客于阴股，寒气上及少腹，血泣在下相引，故腹痛引阴股。（S39）

治例：

1. 癃，取之阴蹻及三毛上及血络出血。（L23）

2. 心痛引小腹满，上下无常处，便溲难，刺足厥阴。（L26）

3. 小腹满大，上走胃，至心，淅淅身时寒热，小便不利，取足厥阴。（L26）

4. 足厥阴之疟，令人腰痛少腹满，小便不利如癃状，非癃也，数便，意恐惧气不足，腹中悒悒，刺足厥阴。（S36）

5. 邪客于足厥阴之络，令人卒疝暴痛，刺足大指爪甲上，与肉交者各一痏，男子立已，女子有顷已，左取右，右取左。（S63）

6. 足厥阴之疟，令人腰痛少腹满，小便不利如癃状，非癃也，数便，意恐惧，气不足，腹中悒悒，刺足厥阴。（S36）

7. 厥阴之脉令人腰痛，腰中如张弓弩弦，刺厥阴之脉，在腨踵鱼腹之外，循之累累然，乃刺之。其病令人善言，默默然不慧，刺之三痏。（S41）

8. 病气疝，客于膀胱，难于前后溲，而溺赤。病见寒气则遗溺，使人腹肿……臣意即灸其足蹶阴之脉，左右各一所，即不遗溺而溲清，小腹痛止。（《史记·扁鹊仓公列传》）

按：《灵枢》、《素问》足厥阴脉的诊疗应用集中在"少腹"、"前阴"，与足厥阴脉标俞、所结之处，以及特征部位相吻合。又，足厥阴腰痛的特征为"腰痛不能仰"，或"腰痛引少腹或前阴如张弓弦"。

（七）手太阳之脉

【本末与本输、标输】

手太阳之本，在外踝之后，本输：手太阳出于少泽为井，溜于前谷为荥，注于后溪为腧，过于腕骨为原，行于阳谷为经，入于小海为合，手太阳经也；标在命门之上一寸，标输：次脉手太阳也，名曰天窗。（L2）

【关联内脏】空缺。

【经脉诊察】

部位：耳前、肩、手小指外侧；支正络。

诊法：皮表滑、涩、寒、热；脉形的坚实与陷下，脉象的虚实与其他脉口不同而见异常者。

【经脉病候】

特征病位：肩、项、目。凡表现为特征部位的各种病症，且诊察部位出现异常征象者，皆属于手太阳脉之病。

常见病症：所生病者，耳聋，目黄，颊肿，[喉痹]，颈颔肩臑肘臂外后廉痛。（L10）

典型证型：是动则病嗌痛，颔肿不可以顾，肩似拔，臑似折（L10）；手太阳厥逆，耳聋泣出，项不可以顾，腰不可以俯仰，治主病者（S45）。

【治则与选穴】

治疗原则：脉结者解之，脉陷者灸之或针补之，肤热脉实者泻之，肤寒脉虚者补之，紧痛则取之分肉，先病者先取之。凡有外应者取"应"穴。

选穴原则：经病者取荥输、标输；经病而脉不变者缪刺之。病在脏者上取背俞，下取原（俞）穴；病在腑者上取背俞，下取之六腑合输。

【代表假说】本末、表里一脉相连。

经脉假说之一：手太阳脉：出小指，循骨下廉，出臑下廉，出肩外廉，出项，[出耳后]，出目外眦。（马王堆帛书《足臂十一脉》）

经脉假说之二：手太阳之脉，起于小指之端，循手外侧上腕，出踝中，直上循臂骨下廉，出肘内侧两筋（骨）之间，上循臑外后廉，出肩解，绕肩胛，交肩上；其别者，入缺盆向腋络心，循咽下膈，抵胃属小肠；其支（直）者，从缺盆循颈上颊，至目锐眦，[其支者]从目锐眦却入耳中。（L10）

络脉假说之一：手太阳之别，名曰支正，上腕五寸，内注少阴；其别者，上走肘，络肩髃。实则节弛肘废，虚则生肬，小者如指痂疥，取之所别也。（L10）

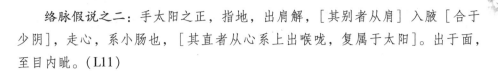

络脉假说之二：手太阳之正，指地，出肩解，［其别者从肩］入腋［合于少阴］，走心，系小肠也，［其直者从心系上出喉咙，复属于太阳］。出于面，至目内眦。（L11）

附：诊疗范例

诊例：

1. 中于项则下太阳。（L4）

2. 小肠病者，小腹痛，腰脊控睾而痛，时窘之后，当耳前热，若寒甚，若独肩上热甚，及手小指次指之间热，若脉陷者，此其候也，手太阳病也，取之巨虚下廉。（L4）

3. 心烦头痛，病在膈中，过在手巨阳、少阴。（S10）

治例：项痛不可俯仰，刺足太阳；不可以顾，刺手太阳也。

（八）手少阳之脉

【本末与本输、标输】

手少阳之本，在小指次指之间上二寸，本输：手少阳，出于关冲为井，溜于液门为荥，注于中渚为腧，过于阳池为原，行于支沟为经，入于天井为合，手少阳经也；标在耳后上角下外眦，标输：次脉手少阳也，名曰天牖。（L2）

【关联内脏】空缺。

【经脉诊察】

部位：耳（耳前之动脉）、手小指次指间；外关。

诊法：皮表滑、涩、寒、热；脉形的坚实与陷下，脉象的虚实与其他脉口不同而见异常者。

【经脉病候】

特征病位：耳。凡表现为耳部的各种病症，且诊察部位出现异常体征者，皆属于手少阳脉之病。

常见病症：所生病者，汗出，目锐眦痛，颊痛，耳后肩臑肘臂外皆痛，小指次指不用。（L10）

典型证型：是动则病耳聋浑浑焞焞，嗌肿喉痹。（L10）

【治则与选穴】

治疗原则：脉结者解之，脉陷者灸之或针补之，肤热脉实者泻之，肤寒脉虚者补之，紧痛则取之分肉，先病者先取之。凡有外应者取"应"穴。

选穴原则：经病者取荥输、标输；经病而脉不变者缪刺之。病在脏者上取背俞，下取原（俞）穴；病在腑者上取背俞，下取之六腑合输。

【代表假说】本末、表里一脉相连。

经脉假说之一：手少阳之脉，起于小指次指之端，上出两指之间，循手表腕，出臂外两骨之间，上贯肘，循臑外上肩，而交出足少阳之后；［其别者］，入缺盆，布膻中，散落心包，下膈，循（遍）属三焦；其支（直）者，从膻中上出缺盆，上项，系［出］耳后；其支者，从耳后入耳中；其直者，从耳后直上，出耳上角，循耳前，过客主人前，下颊，上［至目锐眦］。

经脉假说之二：手少阳之脉，起于小指次指之端，上出两指之间，循手表腕，出臂外两骨之间，上贯肘，循臑外上肩，而交出足少阳之后；［其别者］，入缺盆，布膻中，散落心包，下膈，循（遍）属三焦；其支（直）者，从膻中上出缺盆，上项，系耳后直上，出耳上角，以屈下颊至𬱟；其支者，从耳后入耳中，出走耳前，过客主人前，交颊，至目锐眦。(L10)

络脉假说之一：手少阳之别，名曰外关，去腕二寸。［其别者］外绕臂，注胸中，合心主。病实则肘挛，虚则不收，取之所别也。(L10)

络脉假说之二：手少阳之正，指天，别于肩，入缺盆，［向腋，合于心主］，下走三焦，散于胸中也，出循喉咙，出耳后完骨之下［复属于少阳］。(L11)

附：诊疗范例

治例：耳聋，取手小指次指爪甲上与肉交者，先取手，后取足。

（九）手阳明之脉

【本末与本输、标输】

手阳明之本，在肘（歧）骨中上至别阳，本输：手阳明出于商阳为井，溜于二间为荥，注于三间为腧，过于合谷为原，行于阳溪为经，入于曲池为合，手阳明也；标在颊下合于钳上，标输：次脉手阳明也，名曰扶突。(L2)

【关联内脏】空缺。

【经脉诊察】

部位：手阳明脉（合谷-阳溪间）、面颊（大迎脉）；偏历。

诊法：皮表滑、涩、寒、热；脉形的坚实与陷下，脉象的虚实与其他脉口不同而见异常者。

【经脉病候】

特征病位：口齿、耳。凡表现为特征部位的各种病症，且诊察部位出现异常征象者，皆属于手阳明脉之病。

常见病症：所生病者，目黄口干，鼽衄，喉痹，肩前臑痛，大指次指痛不

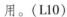

用。（L10）

典型证型：是动则病齿痛，颈颔肿。（L10）

【治则与选穴】

治疗原则：脉结者解之，脉陷者灸之或针补之，肤热脉实者泻之，肤寒脉虚者补之，紧痛则取之分肉，先病者先取之。凡有外应者取"应"穴。

选穴原则：经病者取荥输、标输；经病而脉不变者缪刺之。病在脏者上取背俞，下取原（俞）穴；病在腑者上取背俞，下取之六腑合输。

【代表假说】本末、表里一脉相连。

经脉假说：手阳明之脉，起于大指次指之端[1]，循指上廉，出合谷两骨之间，上入两筋之中，循臂上廉，入肘外廉，上臑外前廉，上肩，出髃骨之前廉，上出于柱骨之会上；其别者，下入缺盆络肺，下膈属大肠；其支（直）者，从缺盆上颈贯颊，入下齿中，还出夹口，交人中，左之右，右之左，上夹鼻。（L10）

络脉假说之一：手阳明之别，名曰偏历，去腕三寸，别入（走）太阴；其别者，上循臂，乘肩髃，上曲颊遍齿；其别者，入耳合于宗脉。实则龋聋，虚则齿寒痹隔，取之所别也。（L10）

络脉假说之二：臂阳明有入鼽遍齿者，名曰大迎，下齿龋取之。（L21）

络脉假说之三：手阳明之正，从手循膺乳，别于肩髃，[其别者]入柱骨[之会，向腋，合于太阴]，下走大肠，属于肺，出缺盆，[复属于]阳明也，上循喉咙。（L11）

附：诊疗范例

诊例：

1. 诊龋齿痛，按其阳[明]之[脉]来，有过者独热，在左左热，在右右热，在上上热，在下下热。（L74）

2. 臂阳明有入鼽遍齿者，名曰大迎，下齿龋取之。臂恶寒补之，不恶寒泻之……方病之时其脉盛，盛则泻之，虚则补之。（L21）

3. 中部地，手阳明也；地以候胸中之气。（S20）

4. 咳嗽上气，厥在胸中，过在手阳明、太阴。（S10）

治例：

1. 齿痛，不恶清饮，取足阳明；恶清饮，取手阳明（L26）。齿龋，刺手阳明，不已，

---

〔1〕　此下《甲乙经》、《环中图》有"外侧"二字。

刺其脉入齿中，立已（S63）。

2. 缪传引上齿，齿唇寒痛，视其手背脉血者去之，足阳明中指爪甲上一痏，手大指次指爪甲上各一痏，立已，左取右，右取左。（S63）

3. 聋而不痛者，取足少阳；聋而痛者，取手阳明（L26）。耳聋，刺手阳明，不已，刺其通脉出耳前者（S63）。

4. 颇痛，刺手阳明与颇之盛脉出血。（L26）

5. 邪客于手阳明之络，令人气满胸中，喘息而支胠，胸中热，刺手大指次指爪甲上，去端如韭叶各一痏，左取右，右取左，如食顷已。（S18）

6. 齐中大夫病龋齿，臣意灸其左大（手）阳明脉，即为苦参汤，日漱三升，出入五六日，病已。（《史记·扁鹊仓公列传》）

按：《灵枢》、《素问》手阳明脉的诊疗应用集中在口齿、耳，与其特征部位相吻合。

（十）手太阴之脉

【本末与本输、标输】

本在寸口（太渊），本输：肺出于少商为井，溜于鱼际为荥，注于太渊为腧，行于经渠为经，入于尺泽为合，手太阴经也；标在腋内动脉、［背俞］，标输：天府、［肺俞］腋内动脉，手太阴也，名曰天府。腋下动脉，臂太阴也，名曰天府（L21）。

【关联内脏】肺，其上出于背俞"肺俞"、胸中大俞"大杼"，下出于肺之原"太渊"。五脏有疾也，应出十二原，而原各有所出……阳中之少阴，肺也，其原出于太渊，太渊二（L1）。

【经脉诊察】

部位：寸口、尺泽、天府、肺俞；列缺。

诊法：皮表滑、涩、寒、热；脉形的坚实与陷下，脉象的虚实与其他脉口不同而见异常者。

【经脉病候】

特征病位：肺、胸。凡表现为胸、肺部的各种病症，且诊察部位出现异常征象者，皆属于手太阴脉之病。

常见病症：所生病者，咳，上气喘渴，烦心胸满，臑臂内前廉痛厥，掌中热。气盛有余，则肩背痛，风寒，汗出中风，小便数而欠。气虚则肩背痛寒，少气不足以息，溺色变。（L10）

典型证型：是动则病肺胀满，膨膨而喘咳，缺盆中痛，甚则交两手而瞀，此为臂厥（L10）；手太阴厥逆，虚满而咳，善呕沫，治主病者（S45）。

危绝症候：手太阴气绝则皮毛焦……皮毛焦则津液去皮节，津液去皮节

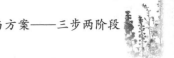

者，则爪枯毛折，毛折者则毛先死。(L10)

【治则与选穴】

治疗原则：脉结者解之，脉陷者灸之或针补之，肤热脉实者泻之，肤寒脉虚者补之，紧痛则取之分肉，先病者先取之。凡有外应者取"应"穴。

选穴原则：经病者取荥输、标输；经病而脉不变者缪刺之。病在脏者上取背俞，下取原（俞）穴；病在腑者上取背俞，下取之六腑合输。

【代表假说】本末、表里一脉相连：

经脉假说之一：手太阴之脉：出大指之端，循鱼际上鱼，出寸口，循臂内上骨下廉，上［出］肘中，行少阴心主之前，上循［出］臑内，横入腋下，从肺系属肺；［其支者，从肺外络肺俞］。下膈还循胃口。(L10)

经脉假说之二：手太阴之脉，出于大指之端，内屈，循白肉际，至本节之后太渊留以澹，外屈，上于本节下，内屈，与阴诸络会于鱼际，数脉并注，其气滑利，伏行壅骨之下，外屈，出于寸口而行，上至于肘内廉，入于大筋之下，内屈，上行臑阴，入腋下，内屈走肺。(L71)

络脉假说：手太阴之别，名曰列缺，起（出）于腋下分间，下至腕上一寸半，别走阳明也。其别者并太阴之经直入掌中，散入于鱼际。其病实则手锐掌热，虚则欠**呿**，小便遗数，取之所别。(L10)

附：诊疗范例

诊例：咳嗽上气，厥在胸中，过在手阳明、太阴。(S10)

治例：气在于肺者，取之手太阴荥、足少阴输。(L34)

（十一）手少阴之脉

【本末与本输、标输】

手少阴之本，在兑骨之端，本输：心出少冲为井，流于少府为荥，注于神门为输，行于灵道为经，入于少海为合；标在背俞，标输：［心俞］、［膈俞］。

【关联内脏】心，其脏上出于背俞"心俞、膈俞"，下出于手少阴之原"神门"。

【经脉诊察】

部位：神门脉、心俞、膈俞；通里。

诊法：皮表滑、涩、寒、热；脉形的坚实与陷下，脉象的虚实与其他脉口不同而见异常者。

【经脉病候】

特征病位：心、舌咽。凡表现为特征部位的各种病症，且诊察部位出现异常征象者，皆属于手少阴脉之病。

常见病症：所生病者，目黄胁痛，臑臂内后廉痛厥，掌中热痛。（L10）

典型证型：是动则病嗌干心痛，渴而欲饮，是为臂厥。（L10）

危绝症候：手少阴气绝则脉不通，脉不通则血不流，血不流则髦色不泽，故其面黑如漆柴者，血先死。（L10）

【治则与选穴】

治疗原则：脉结者解之，脉陷者灸之或针补之，肤热脉实者泻之，肤寒脉虚者补之，紧痛则取之分肉，先病者先取之。凡有外应者取"应"穴。

选穴原则：经病者取荥输、标输；经病而脉不变者缪刺之。病在脏者上取背俞，下取原（俞）穴；病在腑者上取背俞，下取之六腑合输。

【代表假说】本末、表里一脉相连。

经脉假说：手少阴之脉，出小指内侧端，入掌内后廉，抵（出）掌后锐骨之端，循臂内后廉，上肘内，行手太阴、心主之后，上循臑内后廉，入腋下，属心系上肺；其支者，从心系上夹咽，系目系；［其支者，从心系外络心俞、膈俞］。（L10）

络脉假说：手少阴之别，名曰通里，去腕一寸，别走太阳也。［其别者］，别而上行，循经入于心中，系舌本，属目系。其实则支膈，虚则不能言，取之（所别）。（L10）

附：诊疗范例

诊例：

1. 心烦头痛，病在膈中，过在手巨阳、少阴。（S10）

2. 手心主、少阴厥逆，心痛引喉，身热。死不可治。（S45）

治例：气在于心者，取之手少阴、心主之输。（L34）

（十二）手厥阴之脉

【本末与本输、标输】

手心主之本，在掌后两筋之间二寸中，本输：心出于中冲为井，溜于劳宫为荥，注于大陵为腧，行于间使为经，入于曲泽为合，手少阴也；标在腋下三寸、［背俞］，标输：［心俞、厥阴俞］、天池。腋下三寸，手心主也，名曰天池（L2）。［手］厥阴根于中冲，结于膻中。

【关联内脏】心、膈中，其脏上出于背俞"心俞"、"厥阴俞"，下出于心之原"大陵"。五脏有疾也，应出十二原，而原各有所出……阳中之太阳，心也，其原出于大陵，大陵二（L1）。

【经脉诊察】

部位：大陵、间使、天池、心俞、厥阴俞；内关络。

诊法：皮表滑、涩、寒、热；脉形的坚实与陷下，脉象的虚实与其他脉口不同而见异常者。

【经脉病候】

特征病位：掌中、心、胁。凡表现为特征部位的各种病症，且诊察部位出现异常征象者，皆属于手厥阴脉之病。

常见病症：所生病者，烦心，心痛，掌中热。（L10）

典型证型：是动则病手心热，臂肘挛急，腋肿，甚则胸胁支满，心中憺憺大动，面赤目黄，喜笑不休。（L10）

危绝症候：手心主少阴厥逆，心痛引喉，身热。死不可治。（S45）

【治则与选穴】

治疗原则：脉结者解之，脉陷者灸之或针补之，肤热脉实者泻之，肤寒脉虚者补之，紧痛则取之分肉，先病者先取之。凡有外应者取"应"穴。

选穴原则：经病者取荥输、标输；经病而脉不变者缪刺之。病在脏者上取背俞，下取原（俞）穴；病在腑者上取背俞，下取之六腑合输。

【经脉假说】本末、表里一脉相连。

经脉假说之一：手厥阴之脉，出于中指之端，入掌中，上臂行（出）两筋之间，入（出）肘中，行太阴、少阴之间，循臑内，上抵腋下，下腋三寸，循胸入胁，属心；［其支者从心外络心俞、厥阴俞］。

经脉假说之二：心主之脉，出于中指之端，内屈，循中指内廉以上留于掌中，伏行两骨之间，外屈，出两筋之间，骨肉之际，其气滑利，上二寸，外屈，出行两筋之间，上至肘内廉，入于小筋之下，留两骨之会，上入于胸中，内络于心脉。（L71）

络脉假说：手心主之别，名曰内关，去腕二寸，出于两筋之间。［其别者］循经以上系于心包，络心系。实则心痛，虚则为烦，取之所别也。（L10）

附：诊疗范例

诊例：手心主、少阴厥逆，心痛引喉，身热。死不可治。（S45）

治例：

1. 气在于心者，取之手少阴、心主之输。（L34）

2. 人之太息者……补手少阴、心主、足少阳留之也。（L28）

3. 掖痈大热，刺足少阳五，刺而热不止，刺手心主三。（S28）

第5节　待解决的问题

一、皮、脉、筋病的诊断与评价

从理论层面上看，既然有"十二皮部"、"十二经脉"、"十二经筋"三种不同的学说，三者某些共有的病症如何辨别就成了不可回避的问题。

经筋学说的出现并不是简单地对十二脉的复制，实际上反映了古人对于相同诊疗经验的不同认识。例如前阴病症、面瘫的诊疗机制，究竟是用经脉解释，还是用"经筋"解释？以下是《灵枢·经筋》篇的回答：

> 足阳明之筋……聚于阴器……其病：足中指支……㿉疝，腹筋急，引缺盆及颊，卒口僻，急者目不合，热则筋纵，目不开。颊筋有寒，则急引颊移口；有热则筋弛纵缓，不胜收故僻。治之以马膏，膏其急者，以白酒和桂，以涂其缓者，以桑钩钩之，即以生桑灰置之坎中，高下以坐等，以膏熨急颊，且饮美酒，啖美炙肉，不饮酒者，自强也，为之三拊而已。治在燔针劫刺，以知为数，以痛为输。
>
> 足太阴之筋……聚于阴器……其病……阴器纽痛。
>
> 足少阴之筋……结于阴器。
>
> 足厥阴之筋……结于阴器，络诸筋。其病……阴器不用，伤于内则不起，伤于寒则阴缩入，伤于热则纵挺不收。治在行水清阴气。
>
> 经筋之病，寒则反折筋急，热则筋弛纵不收，阴痿不用。阳急则反折，阴急则俯不伸。焠刺者，刺寒急也，热则筋纵不收，无用燔针。名曰季冬痹也。
>
> 足之阳明，手之太阳，筋急则口目为僻，眦急不能卒视，治皆如右方也。

论宗筋之疾"阴疝"和颊筋之疾"口僻"，从发病机制、辨证、治疗原则及治疗之方，从足阳明、足三阴筋下的分述，到经筋层面的总说，如此之全、如此之详者，在《内经》中恐怕找不出第二篇，这让我们看到，在《经筋》作者眼中，至少"阴疝"和"口僻"这两个病用经筋学说解释和指导诊疗更合适。

这不仅是古人当时面对的问题，直到今天也是当代针灸人必须面对和回答的问题。对于前阴、少腹部病症究竟是用经脉理论解释和诊疗，还是用经筋理论解释和诊疗，是当代针灸临床一直没有解决的难题——临床上对典型的经筋病症：宗筋（前阴）病症如"阴疝"，以及颊筋病症如"面瘫"，即便是也采用经筋病的典型针法"火针"治疗，在用传统针灸理论解释治疗机制时，仍然都用经脉理论解释，用经筋理论解释者真是难得一见[1]，比之古人真有过之而无不及。这一现状说明：一方面经脉学说的应用域在当代针灸人的心目中已经被不自觉地"放大"得太多，另一方面也说明经筋学说的理论缺环至今尚未补上——经筋学说一直没有建立起自己专属的诊病辨证体系，没有确立自己的应用域，也就是说没有赋予该理论的独立性和完整性。由于缺少了"诊法"这个连接理论与临床诊疗的桥梁，当遇到其他理论可以解释的病症，人们便倾向于采用其他理论而不会想到经筋学说。

当代针灸临床上习惯于将不同深浅部位，不同性质的反应点都视为经脉反应点，甚至还出现了专门基于各种反应点的"循经反应点疗法"[2]，正因为皮部、经筋没有建立起明确而又区别于经脉的诊断、辨症方法，使得人们在临床诊疗中习惯将所有病症都倾向于经脉理论诊断和治疗，而且这一倾向也导致人们将临床上针灸感传现象统称作"循经感传"、"经脉感传"、"经络感传"，将某些呈条带样的病症或疼痛，称作"循经皮肤病"、"循经疼痛"、"可见经络现象"等，而不见有"循皮部感传"、"循经筋感传"、"循经筋疼痛"这类说法，皮部理论和经筋理论在临床上似乎成了多余理论。近年来，人们开始反思，例如经筋疗法（"针刀疗法"）实践者将西方干针疗法诊断肌筋膜疼痛的"触发点"（trigger point）看作经筋病的诊断依据——称作"结筋点"。然而在同样以治疗疼痛见长的浮针疗法中却将"触发点"作为浮针的诊疗依据。

探索共同诊疗经验之下不同解释系统的共通机制，或者说寻找经验背后的深层机制，应当说已经超出古人的认识水平的边界。如何推陈出新，从古典中国针灸学走向现代中国针灸学？这就要求当代针灸人做出选择和回答。

二、经验的检验

此次重构主要进行了逻辑检验，严格、完整的事实检验还没有实质性地涉

---

〔1〕　徐杰．足厥阴肝经经筋病案［J］．中国针灸，2009，29（4）：319.

〔2〕　北京中医学院．新医疗法资料汇编［M］．1971：127-130.

及，以上各种学说要想突破各自的局限，应当在临床实践的最新发现与实验检验的基础上，进行一次系统的总结，并按更合理的理论结构加以有机的整合，形成一个更加完整、更真实地反映人体各部联系规律的新理论。

　　然而，要真正突破经脉学说 14 条线的羁绊，有待于现代医学对于人体各部相关联系规律的完整掌握，并且发现详细的联系途径，针灸作用机制完整阐明，一种超越中医与西医，能够满意说明并合理地整合包括中国针灸经脉学说、腕踝针疗法、有效点疗法、穴区带疗法，以及外国的海德氏反射带学说的，关于人体相关部位反射联系的新理论将诞生。到那时中国的经脉学说将得到更高的升华，到那时，不仅仅针灸作用的机制将得到阐明，现代医学也将得到突破性的发展。

结语：重构的重心

　　此次重构的重心在于考察支撑经脉理论的经验的真实性与完整性，以及基于经验的关联规律的可靠性，一句话在于事实的确定与规律的掌握，而不追求理论形式上的完美。从某种程度上说，准确预留的"空缺"既是科学性的体现，也指明了未来前行的方向。这一工作的完成最终还要依赖实践和实验的检验，而此次重构主要进行的是逻辑检验。

　　本次重构的意义不仅仅在于获得更合逻辑、更易理解的理论文本，更着力于探索一种适合的结构，以呈现出经脉理论的可错性、可修订性和易重构的特性，为后来人发现错误、修正错误，乃至于更新理论，提供尽可能多的方便，从而使得经脉理论能不断更新，不断呈现出新的生命力，不再出现千百年停滞不前的"凝固"状态。

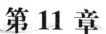

第 11 章

确证与否证
——目标与路径的选择

问题：先不管对"经络"或"经脉学说"如何定义，如何理解，您能不能明确地告诉我们：研究中得到什么样的证据就算证明了或者就否定了经脉学说？

——2013 年一位外国听众就笔者"The stories discovered in the ancient meridian Theory"演讲的提问

不论是本质联系还是非本质联系，是规律性的联系还是偶然联系，只要是联系，就是有意义的、可以思议的，都是可证或可否证的。

——冯契：《认识世界和认识自己》

这是我在国内外所做关于经脉学说主题所有演讲中听到的最让我期待的一个提问，现在我把当时的回答用文字重新表达如下：

只要我们确认经脉理论是关于"人体远隔部位纵向规律"的解释，便确定了它的可检验性——既可确证也可否证。我们需要确认，或者说必须确认的是：这个学说所解释的人体远隔部位间纵向关联规律是否确实存在？以及以什么方式（例如是特异性关联还是非特异性关联；是本质联系还是非本质联系），在什么条件下存在？在确认了关联并掌握了关联规律之后，再用科学语言给出更精确、更完整的表达，这时它便成为真正意义上的科学——尽管我们一时不能阐明关联的机制，创立新的科学理论。

至于确证或否证的方法需要特别注意，不能完全、简单套用现代医学的微观研究思路和还原分析方法——这种方法和模式长于结构分析，而经脉理论研究的主要是"关系"，其实验研究需要借鉴系统科学的理念，形成适合于"关系"研究的方法和路径。在现阶段，从已经确认的经验事实入手，掌握人体远隔部位的关联规律远比阐明机制更重要，如果我们能通过严谨的设计、系统地观察，确证古典经脉学说所描述的所有或大部分关于人体相关部位间的关联，它便走进了医学科学的殿堂，就一定会有更多的人在更大范围内应用和研究。

关于机制研究，有一个重要的线索被人们忽视了——与经脉理论密切相关的刺脉法，从诊脉形、脉色至诊脉动、脉气，从粗针刺脉放血到微针刺脉调经，针灸之前诊脉循脉，依脉针灸，最后凭脉判断疗效确定预后，整个过程皆不离于脉。相反，今天针灸临床和实验研究中很注重的神经干刺激——主要是躯体神经，古人却视为"邪气"，而在针刺中有意避免。这能给我们什么启示？关于经脉理论揭示的机体远隔部位纵向关联机制，从神经联系（而且主要是躯体神经）这一方向"地毯"式地搜寻了半个多世纪而所获甚少，是不是应当改变思路，变换方向？人体的关联不一定就是神经这一条道，可能存在着其他路径，或者神经的联系还存在着其他的尚不为我们所知的形式；针灸在关联部位的诊与治都表现为多层次的特征，本身也强烈地提示了这一可能性；血脉的功能绝不仅仅是运送血液，血管及血管周的神经或其他结构必定还有我们不知道的功能，特别是相互作用方式所"涌现"的系统特性。

另一方面，古人对于人体远隔部位关联的多种假说——包括经脉学说，也曾做过实证性研究，也有许多值得当今的实验研究者思考或借鉴的地方。

第1节　古人的实证与选择

古人构建理论也会尽一切可能做实证研究的工作，只是古人的实证研究不以否证为目标，当不发生冲突时，总是将新说整合于旧说之中；当发生冲突时，则宁可舍弃实证结果，也要维护解释的圆满。以下通过古人关于经脉理论的两个实证研究的不同命运，具体体会古人在不同情境下对于实证研究结果的不同的态度。

实证研究例一——"目系"的发现与整合

古人在针灸和按摩的实践中发现了目与项中关联，早在张家山汉简《引书》中就记载着："引目痛……压两目内脉而上循之至项"，这一经验不仅起

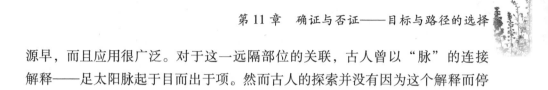

源早，而且应用很广泛。对于这一远隔部位的关联，古人曾以"脉"的连接解释——足太阳脉起于目而出于项。然而古人的探索并没有因为这个解释而停止，很快在解剖学研究中获得新的发现：

> 足太阳有通项入于脑者，正属目本，名曰眼系，头目苦痛取之，在项中两筋间，入脑乃别。（《灵枢·寒热病》）

> 五藏六府之精气，皆上注于目而为之精。精之窠为眼，骨之精为瞳子，筋之精为黑眼，血之精为络，其窠气之精为白眼，肌肉之精为约束，裹撷筋骨血气之精而与脉并为系，上属于脑，后出于项中。故邪中于项，因逢其身之虚，其入深，则随眼系以入于脑，入于脑则脑转，脑转则引目系急，目系急则目眩以转矣。（《灵枢·大惑论》）

新发现与旧理论不一致，古人面临着艰难的选择。详见第 8 章第 1 节"解剖新发现"。

实证研究例二——四肢脉行路线的表面解剖学研究

为了检验或者为了充实"经脉学说"的经脉体表循行路线，古人曾采用表面解剖学的方法确定体表的脉行路线，其中关于四肢部脉行路线的表面解剖实验发现：上肢之脉从肘部向上至上臂时汇成一脉入胸；下肢之脉从膝部至股部同样也汇为一脉入腹。今天从现代解剖学的眼光来看，无疑古人这次实证研究方法可靠，结果正确。然而，《灵枢·经脉》在对经脉理论进行重构时，关于四肢部的经脉循行却没有遵从这一实证成果，而是屈从了"人体三阴三阳分部"法则——于上臂和大腿部的手足三阴之脉的走行，依然按太阴、厥阴、少阴次序三脉并行。详见第 8 章第 1 节"解剖新发现"。

基于上述对实证研究结果的选择标准，古人的这两种实证研究就有了两种不同的命运：关于"目系"的新发现被整合于足太阳脉之中——在足太阳脉添加一段循行至脑部，成为十二脉中唯一直接与脑关联的脉；手三阴的表面解剖实证结果最终没有在确定相应的经脉循行线时采纳。所幸我们今天还能从《灵枢·经脉》篇之前的经脉循行，以及《灵枢·经筋》篇相关经筋的循行，甚至从汉代腧穴经典《黄帝明堂经》仍然可见这次实证研究的成果对古人确定经脉循行曾产生的影响。

古人对于实证研究的困惑与纠结恰好给我们今天的经脉理论研究以重要启示——认清实验研究的边界。

第2节　现代实验研究的问题

理论是以提出、分析和解决问题的形式产生特定的概念，只有找出经脉理论所说明的问题，才能真正理解古典经脉理论；只要确认这个问题确实是存在的，并且是一个值得研究的科学问题，才有可能直接对其进行实验研究，并根据实验证据对该问题重新解释，建立新的理论或提出新的假说，而不再需要古人旧理论这根"拐杖"！

当我们根本不知经脉学说说什么时，根本也回答不了"经络是什么"的问题。对于前者我们必须回答而且完全能回答清楚；对于后者，我们应当回答但现阶段不一定能够完整回答，唯一能肯定的是：不同时代人的回答是不同的。古人已经给出了不同的回答，经脉学说只是其中的一种，我们今天再问"经络是什么"？也一定是想给出不同的回答，而绝不是证实古人的回答，更不是，也不可能是，根据古人描述的体表循行路线找到相对应的实体结构；因为对于同一条脉的循行，本身就存在着多种不同的描述，就算找到了基本对应的结构，也只是对应诸说中的一说而已，根本不能自圆其说。

如果把经脉理论比作一瓶酒，"规律"是酒，"解释"是酒瓶。没有酒瓶的盛装，酒不可能保存下来，然而我们今天研究这瓶酒，关注的不是瓶子，而是瓶中酒的品质与价值，至于"瓶子"，完全可以设计更具实用价值和时代特征的新瓶——除非是从文物收藏的角度去考量。因此，对于古典经脉理论，当代实验研究者应毫不犹豫地做出这样的判断：其价值主要体现在该理论所指向的经验事实和科学问题，而不在于理论说明部分。现阶段主要不在探求本质，而是检验经验事实，重审关联规律。如果不能以确凿、完整的证据证明古典经脉理论上下内外的关联规律确实存在，以及存在的形式与条件，那么第二步关于关联机制的研究也就完全没有必要进行。

也许有人说，经脉理论已经指导针灸临床诊疗几千年，其关联规律是否存在还有什么疑问？是否多此一举？其实这个疑问还真的被提出来了，而且正是来自实验研究者自身的疑问。当代实验研究者在对针灸"穴位"进行了几十年的形态学研究之后，对于生理状态下是否存在"穴位"提出了重重质疑。假如在生理状态下真的不存在"穴位"，也就意味着在生理状态下不存在"经络"，那么过去几十年关于"经络实质"的研究意义何在？

所以，不论"穴位"是否存在，以及以什么样的方式存在着，对于古典经脉理论的实证研究的首要任务，就是要通过严格的设计和系统观察，以可靠、完整的证据明确回答：支撑经脉理论的人体远隔部位纵向关联规律是否存在？在多大程度上存在？在什么条件下存在？试以手太阴、阳明为例说明如下：

关于手太阴脉指示的体表-内脏关联规律，必须确认：手太阴脉五输穴，特别是肺之原太渊（相当于太渊、经渠穴）是否与肺存在关联以及关联的条件？这种关联是否具有特异性？

关于手阳明脉指向的上下关联规律，必须确认：手阳明脉五输穴，特别是"手阳明"穴（合谷、阳溪穴）是否与口齿存在关联以及关联的条件？这种关联是否具有特异性？

在对全部十二经脉涉及的人体远隔部位关联规律进行严格、系统检验之后，明确回答：其中哪些关联是可以确定的？在所有确定的关联中，其关联的形式是否相同？哪些因证据不足或缺乏证据还不能确定？还有哪些关联规律是古人没有发现的，或者虽然已经发现但却没有在经脉理论中体现的？

在明确回答了以上问题之后，研究关联规律的机制，或者说经脉的本质研究，才是有意义的。

第3节　研究路径选择

路径一：针刺镇痛视野下的经脉研究

当代的针灸实验研究常被分为三大块：针灸镇痛研究（早期称"针刺麻醉研究"）、针灸作用原理研究、经脉本质研究。其实，这三个专题完全可以作为同一个科学问题研究：古典针灸学认为针灸作用，包括镇痛在内的针灸作用机制，都通过经脉的调控实现，完全可以是同一个问题；基于本书对经脉理论的诠释，如果研究五输穴对头面内脏的远隔治疗作用（包括镇痛作用）的机制，实际等于在研究经脉的本质，这三类研究完全可以在"针灸远隔治疗作用及其机制研究"这一交叉点上得到统一。

换言之：只要阐明针刺合谷穴治疗口齿病症的效应路径，只要能解释针刺合谷穴行颌面外科手术的镇痛机制，也就同时阐明了手阳明脉的本质！

如果当年针刺镇痛研究者能自觉地认识这一点，在实验设计上可能会更周到，得到的数据也更完整；如果能跳出"针刺镇痛"这一视角登高一步，就有可能将已经获得的证据"碎片"拼成一幅更加完整的画面。

路径二：从现代医学的理论盲区切入

西医关于神经系统的结构与功能的认识和中医针灸关于经脉理论都以"树"为理论模型，然而却是方向完全相反的两棵"树"。如果是基于同一视角观察同一事物，不应当得到完全不同的画面。那么二者的观察对象是否不同？或者观察视角不同？

关于机体之间的联系，西医强调的是神经系统，虽然后来提出"神经-内分泌-免疫网络"，依然还是奉行"神经中心论"。仔细分析不难发现，以神经为中心的现代医学关注的是躯体神经，对维持机体稳态极为重要的自主神经却被长期忽视了。而经脉理论孕育于血脉理论，与经脉理论密切相关的从诊脉形、脉色，到诊脉动、脉气；从粗针刺脉放血，到微针刺脉调经；从针灸之前诊脉循脉，依脉针灸，到最后凭脉判断疗效，确定预后，整个诊疗过程皆不离于脉，刺脉的部位特别注重四肢肘膝以下的"本"部。相反，今天针灸临床和实验研究中很注重的神经干刺激——躯体神经，古人却视为"邪气"，而在针刺中着力避免。这能给我们什么启示？支配血管的神经是自主神经——主要是交感神经，而且近年来关于血管许多新功能的发现，以及血管周围重要结构的生物学意义的认识，都为我们重新认识古人的诊脉刺脉提供了可能。为什么古人诊脉刺脉重视四末，这里的血管类型、分布、结构、功能究竟有没有特殊性？有没有规律性？古人在有意识刺激血管时还会无意识地刺激到血管周围的哪些结构？这些结构是分别单独发挥作用，还是与血管形成一个有机联系整体的形式而发挥"系统"的作用，这些都是西医认识上的盲区，都是没有思考的问题，都蕴藏着潜在的重大发现的机遇。我们在进行经脉理论实验研究时应当紧紧抓住这一重要线索：影响血脉变化的主要因素是什么？针灸又是如何通过调整这些主要因素而使脉象恢复正常从而治愈疾病？所谓"调经针法"为什么要保持对血管壁长时而有效的刺激？从以砭启脉到微针通脉补泻调经的重大意义在哪里？血脉受交感神经及免疫因素的影响很大。阐明机制应当首先从这二者展开。自主神经的结构与功能一直是西医的薄弱环节，而免疫细胞、因子的聚集、迁移的路径与规律也刚刚进入其研究视野，应当自觉地意识到：血脉既是反映二者变化的一个窗口，同时也是重要的组成部分，从某种程度上可以说，缺少了血管的承载与衔接，"神经-内分泌-免疫"还只能是三个独立的部分，不能形成一个有机联系的"系统"。

最终我们将很可能发现：现代医学和针灸经脉理论认识的两棵方向相反的"树"都能在一定的条件下呈现，只看到一棵不见另一棵，或只承认其一而否认另一，都是片面的。基于不同"树型"理论指导，形成不同的诊疗实践，各有不同的应用域：西医强调神经根、干的作用，采用阻滞或刺激神经根、神经干，甚至直接刺激脊髓和脑组织；而针灸则注重末梢，刺激血管神经和血管周结构，避免直接刺激躯体神经干。两种方法各有其法其理，可以互补，而不能替代。

因此，从血管神经入手，最有可能找到打开神经-内分泌-免疫网络的钥匙；从古典针灸学的"据脉针灸"入手，有望找到调节神经-内分泌-免疫网络的手段与模式。才能使"神经-内分泌-免疫网络"真正成为具有系统科学特征的理论，并真正获得临床上有效应用。

这里需要提醒的是，既然研究的切入点选择在现代医学的理论盲区，那么就不能直接套用其研究理念和模式，需要创新或创造性地借用适合研究对象的新思路和新方法。

路径三：从简单、确定的问题入手

仍以前引《素问·缪刺论》所载之治腰痛方的经脉解释为例：

> 邪客于足太阴之络，令人腰痛，引少腹控**䏚**，不可以仰息，刺腰尻之解，两胂之上，以月死生为痏数，发针立已，左刺右，右刺左。

这首针方见于《素问·刺腰痛论》，很明显《缪刺论》在方首添加的"邪客于足太阴之络"之说，仅仅是对针灸八髎治疗腰痛引少腹、胁这一临床经验的理论解释而已。

通过仔细的比较，可以确认：古典针灸学的八髎穴刺法与现代西医的骶神经刺激、骶前孔阻滞极为相近，是中西医学中不可多得的、极具可比性的典型实例——穿刺路径、靶点、特异适应症、疗效判定指标皆相同[1]。如果不同时代不同医学体系治疗的是相同的病症，而且采用的又是相同的治法，理应有共同的作用机制，只要这一机制阐明了，那么对于这一关联的解释就能提出一种较之古人诸说更具竞争力的新假说。

---

　〔1〕《黄帝明堂经》载八髎穴的针刺深度皆达到或超过二寸，是该书记载针刺深度最深的十二个穴中的四个，显然到达骶前孔的深度；所载主治症与骶前孔阻滞适应症具有高相关性，特别值得一提的是"腰骶至足皮温升高是阻滞成功的指征之一，而《黄帝明堂经》载八髎穴主治症中也明言"腰脊痛而清"（上髎）、"腰以下至足不仁，脊腰背寒"（次髎）"腰尻中寒"（中髎）。足见，现代骶神经刺激、阻滞法，与几千年前中国针刺八髎的针术和适应症有惊人的相似。只是古典针灸配穴及先后次序——先取缺盆，后取八髎和尾骶的意义还不能通过简单的对比得到阐明。

千万不可低估这个"局部"突破的意义，其最大的价值在于为寻找经脉理论实证研究的合适路径捅破了一层"窗户纸"，为接下来的研究指示方向，提供思路与视角的启示。只要认识到这一点，绝大多数实验研究者都能形成正确的解题思路和研究方案。

此外，足三焦之脉、蹻脉都只一穴，病候也很单纯，只要阐明了足太阳之别委阳诊疗泌尿障碍的作用机制就等于阐明足三焦脉的本质；同样只要阐明了阴蹻脉照海穴、阳蹻脉申脉穴治疗目疾的作用机制也就阐明了阴蹻、阳蹻脉的本质！从这些简单、确定的问题切入，不仅仅是容易获得确定的研究结果，更重要的是可以让实验研究者解放思想，确定正确的研究方向，早日取得经脉理论实验研究的实质性的进展。

路径四：从假说最多的问题入手

我曾指出：要想发现"声控灯"的控制原理，在初始阶段发现尽可能多的"亮灯"方法很有帮助。如果只知一种"亮灯"方法以及基于这一方法而提出的一种假说，那就意味着我们距离发现真理之门还很遥远。

十二经脉中，足太阳脉所解释的"关联"规律，不仅是古人提出假说最多的脉，而且也是近现代提出假说最多的，这提示：第一，此脉是古今医家共同关注的热点；第二，从这一脉入手更容易取得突破。

在足太阳脉所概括的"头目-项-腰背-腘-外踝"关联中，"目-项关联"是古人很早积累的经验，而且至今在临床上还有着十分广泛的应用——不仅用于针灸临床，而且用于按摩实践。"项中"作为足太阳"标"脉之一，也提示"目-项关联"规律在古典针灸学中应用的广泛性。

这个古老的经验，一直到今天仍广泛应用于目疾的针灸治疗，而对于这一在千百年临床检验证明确有疗效的治疗经验的解释却一直在变化，不同时代不同医家给出了种种不同的理论解释，从最初的"脉"至"目系"再到"脉"，致使对"目系"做出"血丝"（眼部血脉）的解释：

> 出外踝娄中，上贯腨，出于郄；支之下脾；其直者贯雕，夹脊，出项，上于头；支颜下，之耳；其直者贯目内眦，之鼻。（马王堆帛书《足臂十一脉》）
>
> 潼外踝娄中，出郄中，上穿臀，出厌中，夹脊，出于项，□头角，下颜，夹䪼，系目内廉。（马王堆帛书《阴阳十一脉》）
>
> 足太阳有通项入于脑者，正属目本，名曰眼系，头目苦痛取之，

在项中两筋间。(《灵枢·寒热病》)

膀胱足太阳之脉，起于目内眦，上额交巅；其支者，从巅至耳上角；其直者，从巅入络脑，还出别下项。(《灵枢·经脉》)

人眦内血丝，谓之眼系，后系于此穴（天柱），故风眼、湿眼之病，刺此有效。(日本《校定引经诀》卷下)

日本古代针灸医家通过临床实践发现了本穴与目的联系，日本现代针灸家泽田键先生也将此穴用作治疗眼病的要穴，但限于当时的医学水平，关于联系途径的解释，仅给出了现在看来很牵强的解释——将"目系"理解为"血脉"。

当代中外学者又提出两种新的假说："神经说"和"肌筋膜链学说"：

中国学者通过临床与实验的方法发现：针刺上天柱、风池穴，其针感至眼区以治疗眼疾，疗效确切，其针感的产生与特定针刺方向、深度下的神经分布的支配区域是吻合的[1]。除了用神经的联系说明之外，还有从肌肉的整体联系上解释枕肌部穴位与眼区的相关联系：枕骨下肌通过帽状腱膜与额肌成一整体，因此枕肌也称作"额枕肌"。额肌向下与眼轮匝肌连接。枕肌的疼痛可放散到头后部和顶部，并可涉及同侧眼部。因此通过枕肌激发点可以治疗眼部症状[2]。

不论是"神经说"，还是"肌筋膜链学说"，只要能完整解释了"目-项关联"的经验事实，那么我们就超越了几千年前古人提出的各种假说了——至少足太阳脉从目到项这一段经脉我们获得了更好的理论解释。

古人关于远隔部位取穴治疗目疾的经验一直被传承，至今是有效地用于针灸临床实践。然而对于这一经验的解释却一直在变，每一种解释的提出，都是对之前的解释不满意，都是为了完善或取代旧说。而当代经脉学说的实验研究似乎是基于这样一种信念：最古的解释——"经脉假说"是最好的，最正确的，研究的目的就是要对这一解释给出实验证据。

选择这个假说最多的脉入手，同时也符合"简单、确定"的原则，因为这不仅是一个非常古老的经验，广泛应用于古今针灸治疗，而且其有效性和可靠性还得到现代针灸临床实验研究结果的支持，是一个相对简单而又十分确定

---

〔1〕 吴泽森．上天柱、风池穴"气至病所"形态结构的研究［J］．上海针灸杂志，1987（2）：27-30.

〔2〕 ［美］詹姆斯·H·克斯，戴维·M·庞兹著，李德淳，赵晔，王雪华译．基础临床按摩疗法——解剖学与治疗学的结合［M］．天津：天津科技翻译出版公司，2004：68.

的问题，研究目标也容易看清——我们今天研究足太阳脉"从目至项"这一段循行的本质，绝不是为了分别找出什么"脉"的实体结构、"系"的实体结构、"血丝"的实体结构，而是直接从确定的问题入手——阐明"目-项关联"这一确定的经验事实的机制。只要给这个古老的针灸方一个现代科学的解释，只要所有或大多经脉理论（循行）所基于的经验事实得到同样的科学解释，就意味着这条经脉的本质部分地阐明了！

这个故事还远没有结束：古人还发现了"目-足"关联：

邪客于足阳跷之脉，令人目痛从内眦始，刺外踝之下半寸所各二痏，左刺右，右刺左，如行十里顷而已。（《素问·缪刺论》）

目中赤痛，从内眦始，取之阴跷……癃，取之阴跷及三毛上及血络出血。（《灵枢·热病》）

目眩头倾，补足外踝下留之。（《灵枢·口问》）

目痛引眦，少腹偏痛，背伛瘰疚，视昏嗜卧，照海主之。泻左阴跷，取足左右少阴俞，先刺阴跷，后刺少阴。（《甲乙经·六经受病发伤寒热病》卷七）

而对于新发现的"目-足"关联的机制，古人也先后提出了二种不同的"脉"的假说——可视为同一种假说的不同表述：

假说一：潼外踝娄中，出郄中，上穿臀，出厌中，夹脊，出于项，□头角，下颜，夹鼽，系目内廉。（马王堆帛书《阴阳十一脉》）

假说二：①跷脉者，少阴之别，起于然骨之后，上内踝之上，直上循阴股入阴，上循胸里入缺盆，上出人迎之前，入颃，属目内眦，合于太阳、阳跷而上行，气并相还，则为濡目，气不荣则目不合。（《灵枢·脉度》）

②阳跷脉者，起于跟中，至外踝之下，循外踝，太阳前，少阳后，而上行于项中；其支者，从项中入络脑，其直者，上行至巅，下额，属目内眦，合于太阳、阴跷。（据《内经》、《难经》重整）

据《难经·二十八难》，"跟中"是阴跷、阳跷的共同起点，"跷脉"之"跷"字也取义于"跟"。而"跟中"又是足太阳脉"所出"和足少阴络"所别"，所涉及的相关代表穴有：仆参、昆仑、大钟、照海、申脉。而据《黄帝明堂经》所载腧穴之主治，与目密切相关的是足太阳脉和阴跷脉的代表穴：昆仑和照海。

在充分了解古人建立的所有假说，以及构建假说的过程和依据之后，我们便更加清楚今天研究的目的不是要找出古人预设的二条或三条脉的实体结构，而是直接从"足跟-目"关联这一经验事实本身出发，阐明其关联的规律和机制，给出代表我们这个时代最高水平的科学解释。

这一问题研究的意义和价值不仅仅在于完整阐明太阳脉的本质，更重要的是，通过这个实例，可以让我们对于古典经脉理论不同成分看得更清醒，理解得更准确，为全面阐明整个经脉理论的本质，确定正确的方向和思路，同时可以突破古典经脉理论框架的束缚，发现更多的机体远隔部位间的关联规律，赋予古典经脉理论以新的生命力，同时对现代医学提出更大更有力的挑战，为新的医学理论范式的早日出现做出无愧于古人，无愧于我们这个时代的贡献。

路径五：探寻神经之外的联系路径

除了神经联系之外，近年来结缔组织成为一个新的研究热点，然而神经、血管、淋巴管都在结缔组织之中，还不容易判断这个作用究竟是来自"酒瓶"（结缔组织）还是"瓶中酒"。另一条更简单、更直观的研究路径则是"肌筋膜链"学说，新近出版的托马斯·W·迈尔斯（Thomas Mayers）的《解剖列车》（Anatomy Trains）的第三版是这一路径研究成果的代表著作。

在传统解剖学世界，肌肉是作为一个独立的"零件"研究的，而托马斯·W·迈尔斯借助肌筋膜的串连，将相关联的肌肉视为一个功能整体，提出了肌筋膜经线（Myofascial Meridians）的概念，形成了对人体解剖学框架的新认识。他认为肌肉虽各自独立存在，但通过肌筋膜的串连而彼此关联，成为一体。经作者分析确认的肌筋膜经线共有 10 条，基于此将运动系统结构和功能进行整合，为肌筋膜功能障碍的诊疗实践提供了新的理论支撑。

由于肌筋膜疼痛放射模式与激痛点分布，与经筋的循行路线以及"筋结点"存在明显的关联，因而对于这个"肌筋膜链"理论，中国人很容易联想到针灸的"经筋理论"，有人将这 10 条肌筋膜线与中国古典经筋线比较，发现有 8 条与 9 条经筋存在对应关系[1]。而经筋疗法长期以来给人的印象是"以痛为输"，似乎不能用来解释经脉理论提出的人体远隔部位关联的问题。近年来东西方在肌筋膜疼痛与功能障碍的诊疗实践和肌筋膜的解剖学研究的最新成果正在改变着人们的传统观念：肌筋膜是一个整体，一个局部病痛可以由

〔1〕　陈晓可，陆静珏，孙克兴，等. 肌筋膜螺旋线与足阳明和足太阳经筋［J］. 上海中医药杂志，2013，47（5）：8-11；梁贞文，万婕，孙克. 足少阳经脉与肌筋膜侧线比较研究［J］. 上海中医药杂志，2011，30（5）：340-342.

相距很远的肌肉、肌腱异常引起。治疗观念也从"以痛为输"向"以灶为输"转变，并在此基础上自觉地形成了循经筋远端取穴的"远近配穴"的治疗思路。事实上也发现，一些用已知理论不能解释的人体远隔部位的关联，肌筋膜链理论却能给出简单而圆满的解释。例如对于足太阳脉的"目-项"关联病症，《黄帝明堂经》所载枕项部穴主治中有极形象的描述，例如玉枕穴主治"目内系急痛引颊"；又项部的风池穴治"颈项痛，不得顾，目泣出，多眵䁾，鼻鼽衄，目内眦赤痛"；天柱穴治"目瞑眩，头痛重，目如脱，项似拔"。为什么针刺枕部穴除了治疗头项痛外，还治疗目痛牵引前额痛？肌筋膜链理论给出这样的解释：

> 枕肌（枕骨下肌）通过帽状腱膜与额肌成一整体，因此枕肌也称作"额枕肌"。额肌向下与眼轮匝肌连接，枕肌的疼痛可放散到头后部和顶部，并可涉及同侧眼部，从而引起《黄帝明堂经》中描述的那些症候群[1]。

而对于足太阳脉"目-足关联"，以往按摩医师在临床上也发现在治疗脚痛伴有眼病的病人，按摩恢复足部及头颈部的肌肉张力平衡后，脚痛还没完全消失，眼部的病症先恢复正常。对于这样的病例肌筋膜链理论的解剖学基础如下：

> 足底筋膜及趾短屈肌-腓肠肌/跟腱-腘绳肌-骶结节韧带-腰骶部筋膜/竖脊肌-帽状腱膜/颅顶筋膜，相接续形成一个肌筋膜链，覆盖从趾骨跖面一直到额骨、眉弓的整个骨性轨道。

为了感受这条肌筋膜经线——后表线（The superficial Back Line）与眼睛的密切关联，《解剖列车》还给出了以下实验：

> 如果要自己感受这种连接，可把你的双手放在头的两边，把拇指放在枕骨下方。将你的拇指轻轻放在浅层肌肉上以便感受到深层组织。闭上眼睛，左右移动眼睛，双手位于耳旁，固定头颅。你能感受拇指下细微的骨肉张力变化吗？即使你的头不动，这些古老而原始的肌肉仍会随着眼球的运动而运动。当眼球上下运动时，这些肌肉也做

〔1〕 张广建，李仁淑. 颈源性头痛中额、颞、眶部疼痛的临床特点和机制探讨［J］. 中国伤残医学，2014，22（16）：50-51.

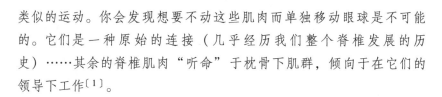

类似的运动。你会发现想要不动这些肌肉而单独移动眼球是不可能的。它们是一种原始的连接（几乎经历我们整个脊椎发展的历史）……其余的脊椎肌肉"听命"于枕骨下肌群，倾向于在它们的领导下工作[1]。

可见，足跟与目的关联用肌肉链理论可以像古典经脉理论一样简单而圆满地解释，而且解释更具客观性。这用当下盛行的神经联系还不能解释。

这一新的研究路径的实践意义和应用价值还在于：为解决经脉辨症和经筋辨症的困惑提供明确的思路和判定依据。

结语：大自然只回答正确的提问

科学研究始于问题，而问题具有两面性，正确的提问可以一步步指引你走向真理之门；而错误的问题却可能将你一步步推向陷阱而不能自拔。

如果你有一张古人传下来的"图"，要对它进行科学研究，如何提出能将研究引向正道的正确问题？第一个问题，或者说首要的问题是：这是什么图？古人通过这张图在解释什么？告诉我们什么？在自觉地提出这一问题并给出正确答案之前，所有的研究都是无意义的，所做的一切努力都是徒劳的。你既不可能确证什么，也不可能否证什么！因为相同的线条或图形在不同的图中可能有着完全不同的意义，**只有当你确定你要研究的是一张关于什么的图，图中的那些线条或图形才有确定的意义，这时你才有可能提出对它们进行实证研究的思路和路径，并保证获得确定的研究结果。**

具体到经脉理论的科学研究，首要的问题便是：经脉学说是说什么的？——理论的科学问题是什么？紧接着的问题：是如何说的？——理论是如何论证的？假如是凭空说的，本身就谈不上科学研究；如果该理论是建立在经验的基础之上的，便要考察这些经验是否可靠和完整？论证逻辑是否严密？对于同样的经验事实是否能给出不同的推论？在这一切都得到确认之后，你需要做的就是：紧紧抓住事实和规律本身，研究其背后的机制——提出新的、与几千年前古人不同的科学假说。**你必须始终清醒：你要研究的是瓶中"酒"，而不是"酒瓶"！**

---

〔1〕〔美〕Thomas W. Myers 著，关玲，周维金，瓮长水主译. 解剖列车（第 3 版）〔M〕. 北京：军事医学科学出版社，2015：97.

经脉别论十九条
——写在书后的提要

　　本篇实为全书（包括附篇）的结语，既然书中每一章末皆有结语，书末再加一篇"结语"，读来不顺，故换作现在的题目，也算是写在书末的摘要，主要为以下两类读者而设：第一，不能确认是否有必要阅读全书者；第二，没有时间通读全书者——尽管我已尽最大努力将文字一再压缩。

第一条：经脉乃常脉即经数之脉

　　为什么人们会有"经络是个筐，什么都能装"的感叹？因为没有关于"经脉"的定义；为什么迄今难以对"经脉"以及"经脉理论"给出一个科学定义？因为经典所言"经脉"分明是在说血脉，而有些场合又不指血脉，或者又像血脉，又不像血脉；为什么经脉与血脉交织纠缠，难解难分？因为经脉理论与血脉理论孕育于同一个"胞胎"，且"经脉"是这两种理论共有的核心概念。

　　在血脉理论中，"脉"被分为经脉、络脉、孙脉三类，其中"经脉"是指"大的主干血脉"，"络脉"是指"小的分支血脉"。"经脉"、"络脉"也常简称作"经络"，并可用作"血脉"的代名词；而联系之脉的要素只有"脉"和"络"，后来那些最具普适意义、临床最常用的"脉"——常脉，以三阴三阳命名，手足共成十二脉，谓之"经脉"——经数之脉，以应"十二"这一天之大数。如果不能认识两种不同理论"经脉"概念的本质区别，则根本无法给"经脉"以明确、科学的定义！

　　"经数"即常数，也即术数——天地之数。《素问·阴阳应象大论》云：

"其知道者，法于阴阳，和于**术数**"。经脉化的过程也就是术数化的过程，合天道、法阴阳的过程。不同的观念及学术发展的背景决定人们对于术数的不同选择，产生出联系之脉不同的理论框架，影响着联系之脉的分类与数目的变化。

那些不能进入"经数"框架的大量的"脉"和"络"，或者迅速消亡，或者被归入另一大类——"络"，不管它之前的性质是"脉"，还是"络"。

若从构成要素的角度看，联系之脉的理论只能称作"脉络理论"；如从理论演化的最终形式上看，则称作"经脉理论"可也。

参见第 1 章、第 2 章。

第二条：经数本无定数，脉行亦无定型

马王堆帛书两种《十一脉》、张家山汉简《脉书》，以及传世本《灵枢》、《素问》的许多篇都只记载了十一脉，并非所有文献所处的不同时代，人们总结的联系之脉都不多不少为十一脉，而是说所有这些文献都共同遵循着"天六地五"这一"经数"，在这个理论框架下，只能容纳十一脉——多余者去之，不足者补之。也就是说，即使当时手心主或手少阴脉二脉都已流行，二者之一也只能归入"络脉"；而当经数定为"十二"时，则原先或沦为络脉的手心主或手少阴脉又成为"经脉"，而此时任脉、督脉、阴跷、阳跷脉如果流行的话，只能作为"络脉"；当经数确定为"二十八"时，任脉、督脉、跷脉之一又成为"经脉"。这十分清楚地表明了"经脉"作为"经数之脉"的本义。在经脉理论中，"经脉"、"络脉"的概念是相对的，动态的，与血脉理论的"经脉"、"络脉"有本质的不同，不能混用，除非我们重建术语系统并重新定义。作为经脉理论的核心概念，不论是"经脉"，还是"络脉"，特别是后者的循行分布常随着"理论解释"的需要而随时"改道"，不受"视而可见，扪而可得"的约束。故曰"经数本无定数，脉行亦无定型"。

"脉行无定型"还突出表现为以下的情形：古人关于经脉循行的描述有两种基本模式：第一种分主干和侧枝描述；第二种循行描述不分"干"与"枝"，而以曲线折返形式连接整条脉的所有节点[1]。这样，同一条脉采用不

---

〔1〕 即马王堆帛书《十一脉》循行描述中的所"出"之点和起止点——其中起点多作"起"或"系"字。

同的描述模式，其循行路线便不可能相同。即使都采用第二种描述模式，当描述的节点多于两点且不在同一方向时，对于同一脉的循行也存在着多种不同的描述方案，特别是在人体三阴三阳分部的"阴阳法则"确立之前，同一脉不同循行描述的差异会更多更大，例如手少阳脉在"颈-头面"段的循行路线的描述竟然有八种之多；甚至会出现从阴面和阳面截然相反的方向描述同一经脉的循行，例如手太阳脉从"颈项至目"的循行，早在马王堆帛书两种十一脉的走行就与我们所熟知《灵枢·经脉》篇描述的"由颈上面颊至目"的走行"背道而驰"——由项循后头部至目。在古人眼中，这是同一脉的不同的描述方式，其意义是完全等效的——都达到了将关联部位连接起来的目的；而在今人眼中，这就是完全不同的脉，其背后就有不同实体结构有待发现，这时我们的"所为"便在不知不觉中彻底背叛了我们的"所想"——为古人的假说寻找实验证据。相信所有执着于经脉本质的研究实验者们绝不会料到沿着他们自己选择的目标，会走到相反的"彼岸"。

既然经脉之数无常，经脉之行无定，那我们今天又如何能照着这无常不定的循行描述找到我们想要的确定不移的相应的实体"结构"？

参见第 2 章。

第三条：经脉学说是关于"机体远隔部位纵向关联律"的解释

问题是理论/假说的出发点！一个理论或假说必定是关于特定问题的解释。"经脉学说"是古人关于"人体远隔部位纵向关联律"的解释，这一规律表现为症状、诊法和治法三个方面，或者说古人是通过这三个层面获得关于人体远隔部位纵向关联规律的认识，试以足太阳脉为例简述如下：

其一，远隔部位间关联病症的发现："头痛，项先痛，腰脊为应"——"头"、"项"、"腰脊"三者之间的关联；"厥，夹脊而痛者，至顶，头沉沉然，目䀮䀮然，腰脊强"——"头"、"目"、"腰脊"之间的关联；

其二，标本诊法的发现及典型脉候的总结：古人进一步发现，当出现这种特定部位间的关联病症时，"头"、"肩"、"项"、"胫踝后"及"足小指外廉"这些部位的皮肤温度、干湿度，以及脉的形态和搏动会发现相应的异常改变。于是有意识观察这些部位的异常改变（标本诊法的诞生）所针对的典型病症——"头痛，目似脱，项如拔，脊痛，腰似折，髀不可以曲，腘如结，踹如裂，是为踝厥"（"是动病"的总结）；

其三，诊-疗一体观念的形成：所诊之病（脉候）即取所诊之处（脉口）针灸治之——"昆仑（足太阳本脉），主治痉，脊强，头眩痛，脚如结，腨如裂。疟，多汗，腰痛不能俯仰，目如脱，项如拔"；"天柱（足太阳标脉），主治目瞑眩，头痛重，目如脱，项似拔，狂见鬼，目上反，项直不可以顾，暴挛，足不任身，痛欲折"（《黄帝明堂经》）。

可见，以上疾病症状、诊法部位及诊察病症，以及治疗部位和治疗病症形成了一个一环扣一环，相互印证的知识整体，引导古人形成了"中于项则下太阳；巨阳虚则腰背头项痛"的认识。这一思想火花又进一步引导古人对临床诊疗中病症所表现出的远隔部位纵向关联现象进行了自觉的观察，随着经验的积累，事实不断地丰富起来，人们不断地在事中求理，又在理中求事，从大量事实中概括规律性，又以理论为武器去发现新事实，总结出了系统的关于"人体远隔部位纵向关联规律"，并对此规律提出了种种不同的解释，最终"经脉假说"成为共同接受的理论解释。

基于此，可以得到关于"经脉理论"的明确定义：

> 经脉理论是关于人体远隔部位间纵向关联规律的解释。这种关联包括体表与体表之间的远隔联系，以及体表与内脏之间的远隔关联。古人认为特定部位间的远隔联系是通过特定的"脉"直接连接实现的。这一理论假说基于树型隐喻构建：即四肢末端为根本，头面躯干为末梢，本末相应，故脉皆从四末向头面躯干方向循行。四肢腕踝本部之脉可诊上部标部及相关联内脏之疾，针灸"本"部之穴——本输可治疗"标"部及相关联的内脏疾病。

参见第 10 章。

第四条：经脉学说只是解释"机体远隔部位纵向关联律"的假说之一

关于理论的命名主要有两种思路：一种是直接以科学问题作为理论的名称，例如"生物进化理论"；另一种是以解释科学问题的具体假说作为理论的名称，例如针对生物进化问题的假说有："物种不变学说"、"物种创变学说"、"物种进化学说"、"生物进化论"、"中性突变学说"、"间断平衡学说"等。

这两种命名法的意义是不同的，以科学问题作为理论名称者可以涵盖曾经出现以及未来将出现的解释该问题的各种假说；而以假说作为理论名称者只能特指该假说本身，最多涵盖一组有关联的"假说集"。

不难看出，"经脉理论"与"元素周期律理论"采用的是两种不同的命名法，"经脉理论"采用的是假说命名法，它只表达该假说本身——只是古人解释"人体远隔部位纵向关联律"所有假说中发展最充分的一种假说而已；而"元素周期律理论"采用的是科学问题命名法，涵盖解释元素周期律的各种假说——包括未来可能出现的新假说。

长期以来没有人意识到："经脉理论"与"元素周期律理论"采用的是两种不同的命名法，有着本质不同的意义。**在人们的习惯思维中，一直以为"经脉理论"（或"经脉学说"）是关于"人体远隔部位纵向关联律"的全部假说，或唯一假说。而正是这一人们完全无意识、且至今还蒙在鼓里的错误认识成为了经脉理论研究的种种失误、困惑、混乱的根源。**

在理论和文献研究中，虽然一直没能给"经脉"或"经络"下一个明确的定义，却很早就构建出了涵盖古人解释"人体远隔部位纵向关联"各种假说（"学说"）的"经络系统"——**把古典中国针灸学之林中的"一棵树"当作了整个"树林"！**

在临床上，**针灸医生更是将"经脉理论（假说）"当成了解释人体远隔部位纵向关联——甚至是一切关联的唯一假说（"学说"），**在针灸诊疗中，凡遇表现为"表里"、"上下"、"左右"、"交叉"诊疗关联——不论是纵向的，还是横向的；不管是邻近的，还是远隔的）的一切病症及其选穴治疗，皆不加思考地、自然而然地、理所当然地套用"经脉理论"解释——不论能否解释得通！

在实验研究中，今天的人们所提出的以"经脉"或"经络"为名的各种假说，实际上是在缺乏明确目标——经脉理论所指向的问题的情形下，提出的种种新假说[1]，**而研究者却坚信：他们是在证明古人二千多年前提出的"经脉假说"**——百折不挠地为古人的假说寻找实验的证据或实体的结构，并且强调最终找到的"结构"还要与古人描述的经脉循行"线"吻合！

参见第9章。

---

[1] 本来发现旧理论的矛盾，提出新假说，是促进理论进步的基本模式。但必须牢记："只有通过旧理论才能超越它"——如果连旧理论所解释的问题都不清楚，"超越"何从谈起！

第五条：以经脉解脉候是对"阴阳脉解"旧说的革命

这一革命突出表现在以下两方面：第一，建立新概念。虽然脉候的观察、总结与脉诊相关，但在相当长的时间内，对于脉候的解释却一直从四时阴阳的视角展开。而当古人从脉候中捕捉到表现为远隔部位关联的病症的那一刻起，旧有的哲学层面的阴阳学说解释力受到强有力的挑战而难被继续接受。当越来越多的表现为远隔部位纵向关联特征的病症被观察到之后，用脉的联系这一全新解释随之而生。随着这一层窗户纸被捅破后，古人便树立了"脉无所不至"的观念，并形成这样的判断：不论生理还是病理状态，其远隔部位的联系都由各类"脉"介导，基于这一基本假说的"经脉学说"诞生并迅速得到广泛的应用，不仅用于解释脉候，也用于解释五色的关联。虽然关于远隔部位的纵向关联规律，古人也曾提出过其他假说，但或者是以"经脉为纪"构建，或者最终被"经脉学说"整合，经脉学说一直占据着主导地位，成为应用最广，接受度最高的理论假说。

第二，发现新事实。如果只停留在对直接源出于脉诊的"是动病"的解释，经脉学说尚不足以成为一种具有普遍指导意义的理论。十二脉之所以能成为"经脉"主要在于：通过对病候的抽象逐步实现从"一脉解一病一方"上升为"一脉释诸病众方"——用最少的假设解释最多的经验事实。

可见，"脉"的本意就是对针灸远隔治疗作用途径提出的一种新的种假说——对以往所有的哲学解释不满意而提出的新解释！而这种新解释所以能被普遍接受成为新的理论规范，在于古人提出的新的假说之后，又以得之于经验之道还治之于经验，从理中求事，以理论为武器去发现新事实，从大量新事实中概括出条理或规律，使新学说的理论解释力不断提升，最终实现了从"脉"到"经脉"的跃迁，而解释变化无穷的关联病症的"所生病"的出现则成为这一跃迁的标志。

参见第3章。

第六条：扁鹊医学是经脉理论诞生的摇篮

经脉病候"是动"病及穿插其间和附于其下的"脉死候"皆出于扁鹊

五色脉诊病候；与经脉概念的产生密切相关的"标本诊法"以及关于经脉病候的"补虚泻实"的治疗大法也最早由扁鹊脉法确立；针灸"有过之脉"的脉口治疗"有过之脉"的病症，本是扁鹊针灸治疗经脉病候的常规。可见，经脉学说的构成要素及理论应用法则皆出于扁鹊医学。

如果没有扁鹊脉诊，没有"用砭启脉"的实践，就不会诞生血脉理论；如果没有在腕踝部脉口诊候头面形藏与胸腹神藏的"标本脉法"，就不会总结出系统的脉候，不会有"是动"病，当然也就不会有后来的"经脉病候"，不会也没有必要构建经脉理论。如果没有扁鹊脉法从分部遍诊法向独取寸口诊法的转变，就不会有气血循环的思想萌生以及气血运行速度的推算，不会有周身脉总长度的计算，就不会有后来"五十营"以及"营卫学说"，不会有《灵枢·经脉》篇的"经脉连环"。可见，**扁鹊医学不仅创立了血脉理论和经脉理论，而且直接操作了二者的离合；不仅孕育了经脉学说，并且决定了她的归宿。**

之所以有人会提出"脉诊形成于经脉学说之后"的观点，主要由于以往的学术史研究忽略了两个重要的事实：第一，就整个中医理论的发展而言，**在经脉理论诞生之前有一个漫长的血脉理论的主导阶段**，而血脉理论的形成与脉诊密切相关；第二，**就古典针灸理论而言，有三大主干理论，经脉理论是最晚出的第三支中的一个分支**，而在此之前针灸诊疗已经走了很长的路，在这漫长的探索之路中古代针灸人都借助脉诊的指引。

详见第 3 章、第 17 章。

第七条："经脉病候"决定"经脉循行"，本输主治决定脉之终始

当代针灸人不知从何时起形成了一个根深蒂固的观念：经脉病候和经穴主治都是由相应的经脉循行所决定的——有什么样的循行才能有与循行部位相对应的经脉病候和经穴主治。

学术史研究的结论却与人们的这一观念完全相反：经脉学说，如果完整地说，包括病候、诊法、治则、治疗、循行五项；如果粗略地说，就两部分内容——循行与病候；如果再简化，则只剩下"病候"一项。这时我们便清楚，**"病候"是经脉学说的理论原点——经脉是对表现为远隔关联部位病症的解释。**

经脉病候有两类——"是动"病和"所生病"。源于标本诊法的"是动"

病是经脉概念产生的原点与基础，而"所生病"则是理论产生后作出的推论与预言，这时的病候已经不再局限于具体的病证，而拓展为各种病证的各种症状，这是一次认识上的飞跃。

由于最初的本输即本脉脉口之所在，其主治也即脉口所诊之病症，因此脉口、本输与经脉循行的关系实际上是完全一致的。只要手腕或足踝附近确定一处诊脉部位——脉口，只要此脉口诊候远隔的头面五官或内脏病症，经脉之树的种子便播下了：此处成为日后经脉的起点、经脉的第一个穴——"经脉穴"，脉候及"经脉穴"主治病症部位的最远点即成为经脉的止点。

如果用一个简单的公式表达脉口诊候、本输主治与经脉循行起止的关系，则是：**经脉起止＝脉口所在＋脉候病症所及的最远隔部位＝本输所在＋本输主治病症所及的最远端部位**；若用简单句子表达则可作**"脉为气穴所发，脉为病候而生"——脉口所在、诊候所及**（本输所在主治所及），**乃经脉所起所止。也就是说，是先有了病候及主治之"水"，才有了经脉循行之"渠"，而不是相反！**

参见第 10 章、第 16 章、第 12 章。

第八条：经脉辨症重在部位，循经取穴主取本输

经脉循行线的意义在于将该脉具有诊疗关联的各点——节点连接起来，指导经脉辨症的是这些节点，而不是循行线。然而随着经脉循行描述模式的变化，"线"变得越来越抢眼，而那些有着实质意义的"节点"反而被遮挡住了，如今从《灵枢·经脉》的经脉循行描述中已经读不出哪些是真正反映经脉特征属性的节点所在，我们必须寻找到有效的方法将它们识别、提取出来，才能作为经脉辨症的依据。例如我们提取的足太阳脉的特征部位为"头项、腰背"，提取的节点是否准和全，一方面可以从整个经脉循行发展链中仔细辨识，而另一条更有效的路径是从《灵枢》、《素问》实际的诊疗应用来反证——从此二书关于足太阳脉的辨症可以清楚地看到：不论什么病——厥、厥头痛、风痉、疟、腰痛等，只要在其特征部位——头项腰背出现症状，特别是当症状表现为头项腰背关联特征时（如"头痛，项先痛，腰脊为应"，或"腰痛引项"等），即为典型的足太阳脉病症。可见，临床上经脉辨症是否精准，关键在于提取的经脉特征部位是否准确和完整。

与经脉辨症交相呼应的是取穴，《内经》时代的循经取穴，既不是取经上

所有点；也不是取唐以后归经的所有"经穴"，而是标本之穴，特别是本输穴，凡统言"经俞"或只说"三阴三阳"名者，多指"经脉穴"（早期的一穴之本输）或五输穴（后期的五穴之本输）。

与古代的情形形成鲜明对照的是，当代针灸临床流行的"经脉辨症"，于经脉循行线上任一处见到任一病症即辨为某经脉病症；于经穴中任取一穴，甚至经脉循行线上任一穴——阿是穴，也皆曰"循经取穴"。这种对经典的误解或滥用的错误主要在于：

第一，"经脉"的理论意义就在于说明经穴的远隔诊疗作用，"以痛为输"的局部和邻近取穴，根本就不需要经脉理论，也完全用不着"循经取穴"的概念。

第二，后世将周身腧穴归经后，并不意味着这些穴就完全断绝了与原先脉络联系，例如"照海"本属阴跷穴，宋以后归属于足少阴经，但在古代经脉理论的框架中，照海治疗目疾的作用，一定是通过阴跷介导实现，而绝不因为它被归入足少阴经而发生改变。

第三，今人对于"循经取穴"的误解还造成了对"宁失其穴，勿失其经"古训的曲解，引起了认识上的极大的混乱。十二经脉都曾有一个只有一穴的阶段，在这个阶段，所谓"循经取穴"就特指取该经脉的唯一的穴。再有，十五络脉、阴跷、阳跷脉则更是一直停留在只有一穴的阶段，失其穴则失其一切，穴可失乎？

参见第 12 章、第 5 章、第 16 章。

第九条："标本"是十一脉的胚胎，"根结"是经脉连环的根基

以树为喻的联系之脉的本质特征在于"本末相应"，二者的关系是本决定末，末为本之"应"，十二脉之本皆位于手足，而末"应"于头面躯干，脉的方向是从本至末。考察马王堆出土帛书两种《十一脉》，发现这两种版本所记载的十一条经脉循行的起止点与《灵枢·经脉》的描述出入很大，而与相关十一脉的标本位置非常接近，特别是《阴阳十一脉》的十一脉起止与标本部位的吻合度更高[1]。

---

〔1〕黄龙祥. 中国针灸学术史大纲［M］. 北京：华夏出版社，2001：201-208.

"根结"，从表面上看，与"标本"的部位有相同或相近之处，实则有本质的差异——二者论述的不是同一个问题：首先，正如字面意义所提示："本"可以包含"根"，而"根"却不能统括"本"；第二，"标本"用于诊法，其部位乃诊病部位；第三，"标本"具有一定范围的区域，且有一个扩延的动态过程，而"根结"则多为局限的、固定的位置，特别是"根"更是一个局限的点；第四，最根本的区别在于："标本"的概念渗透到经脉理论、经脉之穴、诊断、治疗的每一个环节，而"根结"的概念则没有体现出对实践的直接指导作用。

深入考察的结果表明：**根结的意义在于言脉之终始；其构建的手足同名经脉"所根相应、所结相同或相邻"的理论预设为后来《灵枢·经脉》构建的十二"经脉连环"铺平了道路，这是其最大意义所在。**没有这个预先的铺垫，十二脉要形成"阴阳相接，如环无端"的经脉连环将无从入手。

另需指出的是，传世本《灵枢·根结》并无脱简，其所述"三阴三阳"之根结实际已经涵盖了手足六经。

详见第5章。

第十条："诊-疗一体"研究机体
各部关系的三鸟一石

经脉理论所阐释的"人体远隔部位纵向关联律"的价值不仅仅体现在发现本身，更体现在其"关系"发现的独特思路和模式——诊-疗一体。

通常从关联的发现到确认要经过一系列严格、复杂的检验程序；而确认之后再获得有效的应用更是一个艰难且不可预期的过程，而通过"诊-疗一体"的发现模式可将"关系"的发现、确认与调控无痕地串连起来，形成一环扣一环的"发现链"，以至简之道解至难之题，巧收"一石三鸟"之效，充分体现了中国人的独特思维方式及其在"关系"研究中的独特价值。

"诊-疗一体"作为一种针灸实践活动起源很早，而作为一种信念、一种法则、一种论证模式的确立应当是在经脉理论的构建过程之中：在头面与四肢各诊脉处，如果上下某对诊脉处在疾病状态下常常表现为同步的异常反应，则可推断此上下两部存在着关联——"关系"的发现；如果刺灸四肢腕踝诊脉处又能有效地治疗相对应的头面疾病，则上下两部的关联得到进一步确认——"关系"的确认，并以下部之脉为本，相对应的上部之脉为末，本末相应也——理论的构建，"诊-疗一体"观念的确立——所诊之病，即取所诊之处以治之。而对这一诊疗病候所表现出的人体远隔部位纵向关联的解释——经脉，也由"本"脉处出发，走向诊疗病症指向的最远端部位。这便是"经脉学说"从孕育到分娩全过程的浓缩回放！

在经脉学说发展的不同阶段临床应用的各个方面，无不反映出"诊-疗一体"法则的巨大影响力。早在马王堆出土帛书《足臂十一脉》中，其所载十一脉病候之下皆有明言："诸病此物者，皆灸××脉"，例如足太阳脉病候下记曰"诸病此物者，皆灸太阳脉"。这里所说的"太阳脉"即指太阳脉口，也即"足太阳"穴处。汉代仓公治疗经脉病症案即是这一治则的典型范例——凡诸经脉之病即取所诊之处——本脉脉口（本输[1]）治之。

在经脉理论定型化的文本《灵枢·经脉》，所述源于标本诊法的治则"盛则泻之，虚则补之，热则疾之，寒则留之，陷下则灸之，不盛不虚，以经取之"也是取本输治疗，只不过这时的"本输"是指五穴之本输——五输穴。

之后，古人又"以得之于经验之道还治之于经验"，将"诊-疗一体"的理念自觉地应用于理论构建和临床应用之中——通过"诊"发现关联，通过"疗"确认关联，而在确认的同时，关联律自然得到了应用；那些不能通过"疗"检验的关联经验，便不能得到确认，其说不立，自然也谈不上应用。这样"诊-疗一体"便从一种观念成为一种法则，成为一种理论构建的经典模式——只有通过"诊"和"疗"的双重论证，"关系"才能确认，理论才能获得生长的土壤，**不仅用于经脉理论的构建，而且在古典针灸学的所有三大分部理论的构建中获得应用；不仅用于理论的构建，而且用于穴位的发现**，例如古人以耳后络脉诊婴儿病，"耳间青脉起者，掣痛"，治则径"取耳间青脉，以去其掣"，久之此"青脉"便演化为治疗瘈疭的特效穴——"瘈脉"、"颅息"。对于针灸学而言，几乎所有的诊断部位，同时又是针灸治疗部位，而且通过这种诊断与治疗的双重检验，既提高了理论的确认度，又促进了理论广泛应用。

经脉理论与"诊-疗一体"的关系犹如"鱼"和"渔"，古人通过不同的"诊"和"疗"发现不同的"关系"，构建不同的理论。具体到经脉理论，其对应的"诊"为脉诊，"疗"为刺脉，这实在也是一个称得上伟大的发现，然而古人并没有认识到这一发现的伟大，他们并没有意识诊脉实际上在诊什么？

---

〔1〕 只是在仓公时代，"本输"限于脉口处（即"经脉穴"），还没有扩延为五输。

在有意刺脉时无意触及了什么结构？如果我们能以古人的诊脉、刺脉的操作为向导，发掘出其背后不平凡的意义，将为极其复杂的人体控制系统检测与调控的探寻之旅点亮一盏明灯。

从经脉理论这一"关系"研究的成功案例让人们清楚地看到：古典针灸学在把握人体这个复杂系统各要素之间的复杂关系方面，其理念之先进、方法之巧妙、应用之高效，都是已知其他任何一门学科理论所无法比拟的。"诊-疗一体"是研究极端复杂人体各部"关系"捷效而至简之法，脉诊是反映人体自稳系统状态的极佳的指标，而不同的刺脉操作术式中蕴含着调控"系统"状态的有效手段。从这个意义上看，"诊-疗一体"这一研究机体"关系"利器的发现，以及针对经脉理论构建的"诊脉-刺脉"意义的发掘，对于未来系统医学的借鉴价值超过了经脉理论本身。

参见第9章。

第十一条："阴阳法则"促进了经脉循行描述的规范化，也僵化了经脉理论

标准化从来都是一把"双刃剑"，通过标准化可以加速"百虑一致"的进程，促进理论的快速发展，但如果把握不好标准化的"度"，标准就可能成为束缚理论发展的条条框框，使理论走向僵化。

早期关于经脉循行的描述有多种不同的模式，同一条脉的循行采用不同的模式描述会呈现出大不同的路径，甚至会出现从阴面、阳面完全相反的方向的循行路径。这些不同的经脉循行描述方案的意义在古人眼中是完全相同的，没有一种客观标准判断哪一种方案更好或更不好。**"三阴三阳分部"的出现，便为三阴三阳之脉划分了明确的脉道，从而为经脉循行描述的规范化提供了依据**。经脉循行描述便有法可依，有章可循，那些合乎"阴阳法则"经脉循行方案被普遍接受成为规范，其余的方案除了极少数残缺文本侥幸流传下来外，大多都很快散佚了，经脉循行的描述很快实现了统一。然而，缺少不同经脉循行描述方案的对照，也给后人，特别是给当今的经脉理论实验研究者正确理解经脉理论造成了极大的障碍，在他们眼中只看到一条条线，而忽略了这些线指示关联部位的本来意义；在他们眼中，这些线是某些实体结构的体表投影，是不可移易的。正是基于这样的认识，人们根据这些线的描述在实验室找寻相对应的实体结构，这完全偏离了古人的初衷，也完全误解了经脉理论的意义，深

陷其间而不能自拔！

另一方面，"阴阳法则"还框定了经脉禁入的"禁区"，例如"阴脉不上头，阳脉不入里"，然而却没有关于这些"禁区"是否基于经验所总结的规律的论证。如果古今针灸临床实践表明：阴经五输穴同样可以治疗头面病症，阳经五输穴也能治疗内脏疾病，那么这些"禁区"就只是人为的规定，缺乏经验的支撑，这种关于理论形式规范化的主观努力在客观上反而削弱了理论的科学性。要之，**决定经脉走行分布不应当是"阴阳法则"，而是脉口诊病部位所及、本输主治所及！**

详见第 8 章。

第十二条："经脉连环"成则"经脉之树"倒

《灵枢·经脉》构建的"经脉连环"实际上是借用了经脉理论的十二脉，成就了血脉理论周而复始的"循环说"。在经脉理论构建中，"树型"模式的启发产生了重要作用，用人体类比树，特别注重标本、终始的概念，以四末为本为根，以头面躯干为标为结。及至"经脉连环"的形成，也就无所谓"标本"和"终始"，十二经脉的独立性也就消失了——十二脉成了一脉，于是十二经遍诊法、三部九候法便显得多余，取而代之是"人迎寸口脉诊"，并最终走向了"独取寸口"脉法。

从"经脉连环"形成的那一刻起，经脉理论的模型便从"树型"变成了"环型"，理论之根被拔起，经脉之树渐渐枯萎。一旦连成环以应"刻数"，经脉的数量与长度再不能变，再不能发展，成了凝固的理论。同时也为后人——特别是今人，对经脉理论的正确理解设下了重重屏蔽，导致实验研究者持续几十年的"经络是什么"的追问，也使得流行了半个多世纪的当代针灸学教材至今仍不能对"经脉"及"经脉学说"给出一个明确的科学定义。

详见第 4 章。

第十三条："十五络"改编自某种早期
版本的经脉学说

在今人构建的"经络系统"中，十五络脉占有重要的地位——今人之所以将"经脉学说"改称作"经络学说"也正是因为有"十五络脉"的存在。

然而，人们似乎从未想过这样一个根本问题：**如果将十五络理解为经脉的别络，那怎么可能诊疗与经脉不同的病候？如果说诊疗病候相同，又有什么必要将这十五条络脉从其所属的经脉分离出来，别为一说？**为什么如此重要的"十五络脉学说"，在《内经》中竟然不见明确的临床应用？在当时的腧穴总图中，也没有十五络穴的位置？

最新研究的结果表明：**十五络中的手足三阴三阳之络实从一种古老的经脉学说版本化裁而来。**之所以要从已经作古的经脉文本中拣回十五脉，稍加改装以为"十五络"，只因当时除了"十二"这个经数之外，还有"二十七"之数，为凑足此数，古人在当时一种非主流或已经过气的早期"十一脉"的经脉学说版本的基础上，又添加了四条络脉，并作适当改编后名曰"十五别"，与十二经脉构成"二十七气"。从《灵枢·经脉》十五络中犹可见手少阳、任脉、督脉和脾之大络与其余十一络格格不入的特征，留下了明显的后人续编或改编的痕迹。

《灵枢·经脉》十五络，根据其性质至少可分为两个部分：其任脉、督脉之别，以及脾之大络，与手足十二络性质不同，特别是脾之大络属于脏腑之络，之所以归入十五络中，主要是为了与十二经脉一道凑足"二十七"这一具有特殊意义的数字；此外，根据文本的内容也可分为两部分：第一部分为古老的旧文本——脉的循行与病候。这部分文本表现出不仅早于《经脉》，而且早于《经筋》，甚至比马王堆帛书"十一脉"更古的经脉循行的特征。第二部分为后人添加或改编的部分——络穴与络之"别走"。这部分文本呈现出了某些很晚才出现的内容特征，《内经》记载腧穴专篇"气府论"、"气穴论"，以及"热俞"、"水俞"、"灸寒热病俞"等类穴皆不见络穴的影子，也提示其出现较晚，当是"经数之脉"概念形成之后的产物——很可能出自《灵枢·经脉》编辑之手，故腧穴专篇无以载其穴，诊疗篇无以引其脉，临床应用一片空白。

参见第 6 章。

第十四条："经别"作为"理论补丁"已嵌入经脉之中

"经别"已完整整合于手足三阳经脉之中，并部分地反映在《灵枢·经筋》篇"经筋"循行分布中。《灵枢·经脉》编者借助于"经别"的介导构建了手足三阴三阳经脉的"表里"关联，以及相关脏腑的"属络"关系，形成了如环无端的"经脉连环"。

"经别"的本来意义是为"合治内府"——六腑合输治疗六腑病的经验提供理论支撑，如《灵枢·邪气脏腑病形》所说"此阳脉之别入于内，属于府者也"。然而它最终发挥的作用却是成为《灵枢·经脉》编者构建"经脉连环"的关键一环。

既已被整合于"经脉"之中，并与十二经筋"嫁接"之后，作为完善经脉理论的"补丁"，其历史使命已经完成，已然失去了独立存在的价值，其被经脉说整合之后的意义主要体现在以下两方面：第一，为阴脉上行于头面部提供理论依据；第二，为"表里经同取"的针灸取穴提供理论依据。

另需指出的是，《经脉》编者借"经别"的介导实现手足六阳经入行体内与相关的六腑建立脉的联系，然而六阴经却并未借"经别"出行于躯干之表。这并不是编者的一个低级失误，而是其在权衡得失利弊之后做出的选择——《经脉》篇的核心目标是要构建"经脉连环"，借助于"经别"使得六阳脉入行于里，属络腑脏是实现这一目标的重要一环；同时也为"合治内府"的经验提供经脉联系的依据；相反，通过"经别"使阴经出行于躯干之表，却不能解决任何理论难题，徒增冒犯"阴阳法则"之逆，故不为也。

详见第 15 章。

第十五条：百变之冲脉记录了血脉
理论的一次革命

奇经之中最"奇"之脉当数"冲脉"，其奇特之处在于：第一，同一脉有诸多不同的名称；第二，与少阴脉、阳明脉、任脉、督脉之间有着难解难分的离合关系；第三，在"冲脉"名称下却包含着不同的内涵，具有多重属性与功能。

冲脉之所以显得如此独特，是因为古人借此存放了发生在汉代的一次气血理论革命的成果——基于原气说重构的血脉理论。采用三个关键的概念——"脐下肾间动气"、"三焦"、"原气"，由此构建的"命门学说"由通行原气的冲脉具体体现。或者说，冲脉是"肾间动气"、"三焦"、"原气"的代名词，故得以成气之源、血之海，十二经脉皆由此发动，最终冲脉成为一个无所不在、无所不能的"奇经"。

通过对"冲脉"概念形成过程的回溯，可以看出叠加在冲脉的功能都不是新发现的功能，而是将已有脉和脏腑的功能，一步步地转移到"冲脉"之中。整个过程的起点立于坚实的"经验"之上，而在一步步推演的过程中，便有意无意地超越了"经验"的边界，这实际上也是古典中医针灸理论所共有的特性——理论生长于经验之上，而其发展又不受经验的约束。

"冲脉"纵有千姿百态，也必须确认其本态，其本态为"伏膂之脉"，其特征为"揣之应手而动"。当冲脉与"肾间动气"发生关联后，生成了一张张不同的面孔，以至于人们很难再看清，或者说忘记了，其本来面目——"伏膂之脉"，而在冲脉的病候中却依然保留着我们今天辨识其本态的"胎记"。

详见第 7 章。

第十六条：《气府论》是腧穴分部的产物

《素问·气府论》所言"脉气所发"，一直被视为经脉学说的具体体现，并成为腧穴归经的依据。戴着这个成见的"眼镜"读《气府论》腧穴，即使是与经脉学说迥然不同的图景也会视而不见——例如，后头部穴皆归足太阳，躯干正胸腹部穴皆归足阳明。事实上，**《气府论》的腧穴是按三阴三阳分部归类，而不是按经脉归类，需与《素问·阴阳离合论》合看才能读懂**。根据《阴阳离合论》所述之三阴三阳纵向分部，后头、项背腰部为太阳之部；正面、胸腹部为"阳明之部"，依此《气府论》将头上五行，行五，五五二十五穴，皆归于足太阳；将正面、胸、腹部之穴皆归于足阳明，这与我们熟悉的腧穴归经大不一样。躯干部无阴经穴——除手厥阴标俞"天池"外，也并非脱简，而是因为三阴之分部皆在躯干之里也[1]。

唐代王冰注《素问》正因为没能认识这一点，根本无法理解此篇，于是径以经脉学说为准绳，以《黄帝明堂经》腧穴"脉气所发"为参照，对《气府论》经本作了大尺度的改编[2]。其中对后世针灸学产生重大影响者有四：第一，足太阳脉增加背俞穴；第二，删除阴经的五输穴；第三，足阳明脉气所发穴的删改；第四，加入冲脉脉气所发之穴。这四点改动，使得《气府论》文本面目全非，并连带造成了与相关腧穴篇章间的诸多矛盾，导致了后世经脉

---

〔1〕 足三阴经在躯干之表无循行分布实为"三阴三阳纵向分部"法则的具体体现。今人不明此理，以为经文有脱简，而提出多种补缺文案。

〔2〕 也因此为我们今天开展经脉理论的文本发生学研究提供了绝佳的案例和素材。

腧穴研究上的极大混乱。

详见第 16 章。

第十七条：《经脉》篇混乱不堪的根源在于编者三个不该有的疏漏

《灵枢·经脉》一直被视为经脉理论的定型文本，然而单从文本结构分析，该篇存在着大量的逻辑缺陷，其中带有共性的严重失误有：第一，部分经脉的循行见有很长的缺失主干的区间——十二条经脉中只有 5 条经脉（肺、脾、心、肾、肝），其起点与终点是由主干连接的，超过半数经脉的终始是通过支脉，甚至支脉的支脉连接的；第二，大多数经脉循行描述中出现主干与分支的混淆。由此造成经脉根结、经脉之本及其本输、经脉之标、标脉之输等经脉循行的节点不在主干而落于经脉分支的严重逻辑缺陷。例如，足阳明经在面部出现相平行的呈 U 型主干循行，以至于后人因难以确定经脉与经穴的起始部位和起始穴位，而造成了千百年的纷争；又足阳明整个下肢本输所在悉为"支"脉，以至于足阳明经之本及相应的本输、足阳明经之根均出现于分支上。

之所以出现这样多不可思议的问题，以至于集中体现经脉学说系统重构成果的《经脉》篇，其理论的自洽性、相容性反不及古本《足臂十一脉》和《阴阳十一脉》，只因该篇编者的三个不应有的疏忽：

第一，改变了六条脉的循行方向，却忘记对此六脉带有循行方向的文字进行相应的调整，形成了经脉循行方向上的冲突；

第二，在植入经别文字时常常忘了添加"其别者"三个标识文字，致使两种不同性质的循行文字相混杂，造成理论的自洽性大为下降；

第三，为构建"经脉连环"编者新添加的 11 条分支与原文本中的经脉分支的意义完全不同，却没有作任何说明或标注，引起后人无谓、无果的争论。

由于这三个看似不关紧要的失误，却使得经脉循行的主干与分支的关系极其混乱，虚实难辨，主次难分，内外难别，给后人的正确解读平添了诸多人为的干扰。

详见第 13 章，参见第 4 章。

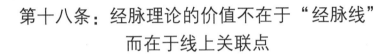

第十八条：经脉理论的价值不在于"经脉线"而在于线上关联点

对元素周期律理论的分析，已经清楚地表明：门捷列夫的贡献在于对"规律"的发现与应用示范，而不在于对其所发现的规律所给出的解释。对于几千年前古人创建的经脉理论的定位更是如此——其价值在于"规律"部分而不在"假说"部分！而当代实验研究者走入古典经脉世界，他们的目光却总盯着十二脉的循行线，期待着循着这些线路的指引发现新的结构。殊不知同一条脉的循行可有多种不同的画法，呈现出大不相同的线条和图案；古人其实是通过这些"线"解说他们发现的在诊断和治疗两方面存在相关联系的各点——"人体远隔部位纵向关联律"。因此，实验研究者们应当及早把目光从"经脉线"上收回来，关注线上关联点，关注古人用经脉假说解释的"人体远隔部位纵向关联律"。

之所以看重经脉理论所探索的"人体远隔部位纵向关联律"，主要在于它探索的恰好是现代医学的盲区。只要能通过有力的证据证明这一规律确实存在，将意味着中国古人发现了一棵与现代神经解剖学描述的"神经树"方向相反的"生命之树"。这一意义远远超出针灸学本身，对创建未来生命科学的重大启迪意义不论给出多高的评价都不过分——尽管古人没能将这棵"树"真真切切、实实在在地呈现出来。

相同的线条或图形在不同的图中可能有着完全不同的意义，**只有当你确定你要研究的是一张关于什么的图，图中的那些线条或图形才有确定的意义，这时你才有可能提出对它们进行实证研究的思路和路径，并保证获得确定的研究结果**。基于这样的认识，经脉理论的实验研究首要的问题是：经脉学说是说什么的？是如何说的？如果该理论是建立在经验的基础之上的，便要考察这些经验是否可靠和完整？论证逻辑是否严密？对于同样的经验事实是否能给出不同的推论？在这一切都得到确认之后，你需要做的就是：紧紧抓住事实和规律本身，研究其背后的机制——提出新的、与几千年前古人不同的科学假说。你必须始终清醒：你要研究的是瓶中酒，而不是酒瓶！只有认清这一点，当代的经脉理论实验研究才有意义，才有明确的目标，最终也才能获得明确的答案。

参见第9章。

第十九条：经脉本质、针刺镇痛、针灸作用机制的研究实为一脉三歧

当代针灸实验研究常被分为三大块：针灸镇痛研究（早期称"针刺麻醉研究"）、针灸作用原理研究、经脉本质研究（旧称"经络实质研究"）。其实，这三个专题完全可以作为同一个科学问题研究：古典针灸学认为针灸作用，包括镇痛在内的针灸作用机制，都通过经脉的调控实现，完全可以是同一个问题；基于本书对经脉理论的诠释，如果研究五输穴对头面内脏的远隔治疗作用（包括镇痛作用）的机制，实际等于在研究经脉的本质，可见这三类研究完全可以在"针灸远隔治疗作用及其机制研究"这一交叉点上得到统一。

换言之，只要阐明针刺合谷穴治疗口齿病症的效应路径，只要阐明针刺合谷穴行颌面外科手术的镇痛机制，也就同时阐明了手阳明脉的本质！

如果在这三个方向上研究者能自觉地认识这一点，在实验设计上可能会更周到，得到的数据也更完整；如果能跳出各自为政的小圈子，登高一步，就有可能将已经获得的证据"碎片"拼成一幅更加完整的画面。

详见第 11 章。

附篇：

回到文本：错乱与重拼

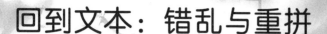

不可能仅仅依靠一个人说的或写的陈述句子来探知他的意思，即使他是以完全符合语言要求的方式和完全诚实的态度来说或写的。为了理解他的意思，你还必须知道他的问题是什么（即他心中的问题），因为他所说的或写的东西正是对这一问题的回答。

——［英］柯林武德：《柯林武德自传》

国内潜心从事文本研究的人并不多，与已经取得了长足进展的其他方面相比，我们的文本学研究几乎还是空白。

——傅修延《文本学：文本主义文论系统研究》序

我一直在想象着这样一个情景：如果将古典经脉理论文本，从最初的草稿一直最后定稿的整个起草、修订的全过程——再现，哪怕只是将其中代表性版本找出来并按其原有的版本序列号排列，这时人们对于古典经脉理论的理解会怎样？这个想法是那样地诱人，十年来吸引着我一次又一次地探索让这个场景出现的可能性。

——黄龙祥

有一天我发现：当代针灸人几乎对天天挂在嘴边的"经脉所过，主治所及"的理解是完全错误的，人们甚至连此文本是谁最先提出的都不知道。这个事件对我刺激很大，由此我问自己也是问整个学术界：对于一段今人的文本，竟然所有人——包括作者身边的人的理解都是完全错误的，而且这个错误在过去的半个多世纪内一直持续，无人察觉，那么对于几千年前的古典经脉理论文本，我们今天有可能正确理解吗？古典文本的作者并没有留下标准答案，如何知道我们的理解是否正确？这个深深的刺激和一连串的问最终让我决定在这本我刻意限定字数的小书中加上一长篇文本研究的专篇，目的不仅仅是为我的理论研究提供坚实、可靠的基础，更是为未来针灸理论的文本学研究提供一个方法学的探索与示范性研究，为中医文献及学术史研究真正成为一门让人尊敬的学科和专业，而这个尊敬主要来自它科学的问题和科学的方法，而不是一味被动地依赖于考古发现的出土文献。

文本学研究有两条主要路径：解释学和发生学。诠释学可以为我们今天正确理解古典经脉理论文本提供理论与方法学支持，对于经验丰富的文献研究专家，借助这一强大的分析工具，实现古典经脉理论文献的正确理解是完全可能的，但似乎还不足以让文献专业之外的实验研究者获得同样的感觉与理解。于是我又尝试文本学研究的路径——虽然在很大程度上，古典经脉理论文本的发生发展的动态过程不能像文学作品那样直接呈现，但却能在很大程度上间接呈现，而呈现出来的最终效果几乎是一样的。

作为专业的理论研究者，我更看重诠释学的原理与路径，但对于研究结果的表达与传播，可能另一条路径"文本发生学"（la génétiquedestextes）更具震撼力。在文本学研究思路和研究程式启发下，我在出土文献，传世经典文献，特别是在传世本《黄帝内经》中，发现了许多"类似文本"或"关联文本"，通过对这些文本的研究，甚至能梳理出某些理论近乎完整的萌生、融合与冲突，选择与抛弃，被肯定与被质疑、被批判、变动、修订、定稿、第一稿、二稿、三稿……发生发展链！这个发现激励我对整个经脉理论文本进行了重新的从整体到微观再到整体，以及从结构到内容的多次循环研究。

在本篇中许多问题的提出与最终解决，都是通过对文本演变的动态过程的回溯而实现，而且有的时候随着文本生成与演化过程的呈现，一些极端复杂的理论问题也立刻呈现出简单和新的意义。

同时，在这一篇中你也会发现，有些文本演变的链环缺失过多而难以逐帧回放其动态的发展过程；而在有些实例中，尽管清晰地呈现出文本的发生、发展的动态过程，但人们依然没能给出正确的理解，可见正确的理解还会受到其他一些因素的影响。

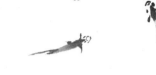
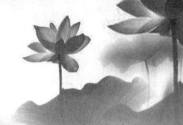

第12章

从误解看理解的路径与境界

问题1：影响正确理解最关键的因素是什么？

问题2：文本理解如何才能达到原文作者的高度，甚至超越其高度？

大多数人往往先入为主，不知道要判断某一论述是否正确，需要与创论者有同等知识。

——希波克拉底著，赵洪钧、武鹏译：《希波克拉底文集·摄生论一》

第1节　经脉文本理解示例

先通过一个非常典型的实例看理解的过程与境界：

黄帝问曰：人之卒然忧恚而言无音者，何气不行？少师对曰：咽喉者，水谷之道路也。喉咙者，气之所以上下者也。会厌者，音声之户也。唇口者，音声之扇也。舌者，音声之机也。悬痈垂者，音声之关也。颃颡者，分气之所泄也。横骨者，神气之所使，主发舌者也。故人之鼻洞，涕出不收者，颃颡不闭，分气失也。其厌小而薄，则发气疾，其开合利，其出气易；其厌大而厚，则开合难，其出气迟，故重言也，所谓吃者，其言逆，故重之。卒然无音者，寒气客于厌，则厌不能发，发不能下至其机扇，机扇开合不利，故无音。足少阴之脉上系于舌本，络于横骨，终于会厌，两泻血脉，浊气乃辟。会厌之脉上络任脉，复取之天突，其厌乃发也。（《针灸甲乙经·寒气客于厌发喑不能言第二》卷十二）

293

如果孤立地分析此文本，能得到以下理解：这是关于"重言"、"失音"两种病症的医理解释，以及关于"失音"的针刺治疗。文中唯一需要解释的术语"重言"，古人已经给出了简明的解释。整段文本的字面意思很清楚，似乎没有更大的诠释空间。

如果深入一步，对比《黄帝内经》另一传本——《灵枢·忧恚无言》的相关文字：

> 黄帝曰：刺之奈何？岐伯曰：足之少阴，上系于舌，络于横骨，终于会厌。两泻其血脉，浊气乃辟。会厌之脉，上络任脉，取之天突，其厌乃发也。

你会发现：《甲乙经》上述文本实由两种不同的文本拼合而成，而且这两种不同文字还分别出自不同的学派——这里姑且称作"少师学派"和"岐伯学派"，其中黄帝、岐伯问答之文系《灵枢》编者统稿时后添加的[1]。细读之后还能发现这两段文本并不完全相应：少师说的是两种病，而《灵枢》编者只增补了岐伯学派关于"失音"的针刺治疗。

按照传统的理解程序，对于这段文本的理解，到此就可结束了。但如果你对当时的学术大背景、对"少师派"、"岐伯派"的学术思想有足够的了解，你就能提出更多的问题，引出更多的与文本之间的"对话"，发掘出更多、更深层的文本意义：

第一，为什么"少师学派"对发声器官的结构与功能有如此细密的观察，达到如此高的解剖学水平，与《黄帝内经》中其他学派的文字相比，显出如此独特？联系到《周礼·春官》有"大师"、"小师"、"磬师"、"钟师"等乐官名，而"小师"《仪礼·大射》中称"少师"，所以日本学者山田庆儿认为，少师派之"少师"即是此乐官。少师派与音乐具有某些联系，因而唤起了对发声结构的特殊关心[2]。

第二，文中治疗失音针方来自何处？临床应用如何？非常巧的是，这首针方被稍晚成书的《黄帝明堂经》收录，该书天突穴的主治病症下明言："主治暴喑不能言及舌下夹缝青脉"，其原针方文字应作"暴喑不能言，刺天突及舌

---

〔1〕　两段学术背景明显不同的两个不同学派的文字，一般需经第三者之手才可能"组装"在一起，这个第三者很可能就是传世本《灵枢》的编者。

〔2〕　山田庆儿.古代东亚哲学与科技文化［M］.沈阳：辽宁教育出版社，1996：265-307.

下夹缝青脉"[1]。一首针方的主治能被总结成相应腧穴的主治病症，本身就说明了其在当时临床应用的广泛程度，而且此方一直到今天仍然是治疗失音的常用方，并有大量的临床实验研究的报道。因此，《灵枢》编者选此方作为治疗失音的针刺方就不难理解了。

第三，传世本《灵枢》编者为什么没有补出治疗口吃（重言）的针灸方？《诸病源候论·謇吃候》曰："若阴阳之气不和，腑脏之气不足，而生謇吃。此则禀性有阙，非针药所疗治也。"对于历代针灸文献的系统考察发现，不仅辑录东汉之前针灸治疗文献最全的《黄帝明堂经》没有关于针灸治疗口吃的记载，而且后世文献也鲜有记载，这提示针灸不是治疗口吃的常规方法。这也从另一方面证明：上述文本中"少师曰"文字原本就是阐述发声器官的结构与功能，而不涉及治疗内容。通览《黄帝内经》所有"少师曰"文字，主要是理论论述，而不见具体的治疗方案。《灵枢》编者所以补出治疗方，不是因为原文有脱文，而是为"少师派"的理论有实践的呼应，给读者更完整的信息。

第四，如果文本中的针刺治疗内容直接出自"少师派"，与我们现在看到的文字会有什么本质的区别？如前所述，在传世的《灵枢》、《素问》中未见有"少师派"具体的针灸治疗内容，因此难以判断其于此处可能会给出何种针灸方，但有一点可以判定：无论给出什么样的针灸方，都不会用经脉理论去解释。这是因为，在《内经》所有"少师曰"文字中，不仅不见经脉理论，甚至不见《内经》广泛应用的"三阴三阳"的阴阳理论，而是大量应用"太少阴阳"的阴阳四分法说明针灸治疗原则，与"岐伯派"的学术思想完全不同。所以，即便我们今天只能看到《甲乙经》这种抹去"岐伯曰"字样的文本形式，也应当能看出此处存在着"阴差阳错"的失误——将学术背景与学术思想大相径庭的两个学派的文字生硬地嫁接在一起，可谓"张冠李戴"。

第五，舌下"两脉"是什么脉或什么穴？为什么汉以后没能归入足少阴经穴？舌下两脉，在《内经》名曰"廉泉"，与任脉"廉泉"穴同名。足少阴之标、之结皆在于"舌下两脉"；《素问·气府论》所载足少阴脉除本输之外的唯一一穴即"足少阴舌下"。此与足少阴经循行"循喉咙夹舌本"完全相合，可见此穴归于足少阴经，确定无疑。或由于任脉同名穴"廉泉"的干扰，《黄

〔1〕　关于《黄帝明堂经》一书编者从前人或他人针灸治疗方归纳相关腧穴主治病症的体例，详见笔者《黄帝明堂经辑校》，中国医药科技出版社，1986.

帝明堂经》编者没能鉴别此足少阴"廉泉"穴而将其载入《黄帝明堂经》，后人遂将《内经》中所有"廉泉"均误解为任脉之"廉泉"。一直到明代，足少阴之廉泉才被重新发现，仍用于治疗失音、失语，然而穴名却变作"金津玉液"。由此又引发另一问题：如果"舌下两脉"不是归足少阴，增补这首针方的《忧恚无言》编者又会作如何解说？这一点也难不住古代针灸人：他会直接为"舌下两脉"与主舌的经脉之间建立分支联系——只要这首针方有足够多的人用于治疗舌病。

第六，会厌之脉是什么脉？为什么没有在《内经》任脉循行文字中体现？为何文本中所描述足少阴脉的循行同样也没有在传世的十二经循行标准文本中体现？如果对经脉理论产生背景与发展模式有深入的研究，你会惊奇地发现，今人眼中极其神秘的经脉循行线，在古人眼中却非常简单：任何人任何时候都可以为任何人的任何一条针灸治疗经验，构建一条新的脉，或在原有脉上添加新的分支——只要这条针灸选穴经验用已知各种经脉理论都无法解释。详见第8章"经脉学说的发展——内外因素合力的作用"。

第七，文本中用经脉理论解释针方选穴，与我们今天对"循经取穴"的理解是否相同？表面上看，我们今天理解的"循经取穴"与此例相同，实则有本质区别。《内经》时代以经脉属穴者只是相关经脉的本输与标输，而此例中二穴恰好分别是足少阴经标输处和任脉的止处[1]，故用足少阴、任脉理论加以解释。而今天所说的"循经取穴"的穴位概念是指自宋代以来归入十四经脉的所有穴。

最后，如果你不仅熟悉当时的学术背景；不仅对"少师派"、"岐伯派"，而且对其他各学派的学术特点也都熟悉；不仅有深厚传统中医知识，同时拥有现代医学的知识背景，那么你就能达到更高的理解境界——对作者及其作品的理解比作者本人更深刻，例如：

一方面，关于嗓音疾病，除了与"咽喉"、"会厌"、"唇口"、"舌"等结构相关外，还与声带密切相关。另一方面，虽然中医针灸都用足少阴经脉循行于舌去解释针灸治疗失音的机制，但针灸临床治疗舌病选穴组方远不限于足少阴和任脉穴。后世及当代有更多取其他部位经穴及经外穴治疗失音的经验，不论是于病灶附近针刺舌下青脉（足少阴）、天突（任脉）、扶突（手阳明）、哑

---

〔1〕《灵枢·卫气》曰"足少阴之本在内踝下上三寸中，标在背腧与舌下两脉也"；《灵枢·本输》曰："缺盆之中，任脉也，名曰天突"；《难经·二十八难》曰："任脉者，起于中极之下，以上毛际，循腹里上关元至喉咽"。

门、风府（督脉）等穴；还是远离病灶处的手、足部穴位，都能有效地治疗失音症。

最后，如果你拥有丰富的临床经验，以及相关的西医学背景，你就会做出这样的判断：有时声嘶或失音——比如内分泌障碍引起发声障碍，用上述针灸方法都无效或效不佳，因为有不同的机理。

这时对于这段文本的理解你便超越了原作者，因为你站在更高处，看得更远，看得更全，看到更多。

通过以上这环环相扣的问与答，把理解的过程一步步推进，一直到达最高境界。甚至可以这样说：正确、完整理解了此段文本，在认识理解的本质与路径的同时，于不知不觉中揭开了经脉理论的神秘面纱，触及了其发生的原点与发展的支点；在实现文本理解的同时，也差不多解释了本书拟探讨的关键问题——文本理解与理论创新。

然而，文本理解首先要做到的是达到或最大限度地接近原作用本人所赋予文本的意义。要做到这一点，最关键是要知道作者创作的文本是针对什么问题的论述或回答，只有找出这个"问题"，你才能真正理解文本和作者。之所以选择上面这段文本来探讨理解的路径与境界，是因为它原本有问答之辞，而后人在重编辑时删去了一部分问语。如果原文本就如《甲乙经》改编的那样缺失部分问语，或者干脆就没有问语，那么你也必须要有意识有能力重构出这个"问题"，只有这样你才能通往正确理解之路。

让我们来做一个简单而又极有说服力的实验——试着读以下的文本：

> 腹胀身皆大，大与肤胀等也，色苍黄，腹筋起，此其候也。寒气客于肠外，与卫气相搏，气不得荣，因有所系，癖而内著，恶气乃起，瘜肉乃生。其始生也，大如鸡卵，稍以益大，至其成如怀子之状，久者离岁，按之则坚，推之则移，月事以时下，此其候也。石瘕生于胞中，寒气客于子门，子门闭塞，气不得通，恶血当泻不泻，衃以留止，日以益大，状如怀子，月事不以时下。皆生于女子，可导而下，先泻其胀之血络，后调其经，刺去其血络也。

相信读后一定会有一种"云里雾里，不知所云"的感觉。这段文本出自《灵枢·水胀》，但删去了原文的问辞，复原之后再读，则是完全不同的感觉，足见问题对于文本理解是多么的重要。

如果再接着实验：还是这同一段文本，补齐原文问句但打乱次序，又会发生什么样的情形？你会发现，虽然也难读难解，但比起完全没有问话的文本要好解一些——只要你具有扎实的中医学知识。因为你至少知道，这一段段文字是针对一个个问题的回答，你就会自觉地寻找或重构出问题。其实，对于一段文本——不论其本身是否带有问题，都是对某一问题的回答，或对某一论题的阐发，如果我们不能找回或正确重构出文本所针对的问题，便不可能正确理解文本！

　　传世本《灵枢》、《素问》的文本格式大多为问答体，这对我们正确理解文本很有帮助，但要特别小心的是：传世本中有这样的情形，问句在一篇，而答辞在另一篇。早在唐代，王冰注《素问》时便发现并指出了这一现象[1]。因此，问题缺失，或原本就没有问题，我们一定要推出问题；如果文本本身有问题，也要仔细鉴别问题与答案是否出自不同作者，否则就会让错误的问题牵着你的鼻子走向完全错误的方向而不自知！

第2节　古典经脉文本误读例

　　对于理解本质与理解过程的认识，不同学派有不同的观点。这里我不想让这个已经复杂得让人无所适从的世界变得更加复杂或混乱，而是相反，让其回归简单——直接从分析著名的误解案例入手寻找正解之道。为便于讨论，特选取没有刊刻错误或后人篡改过的文本分析，如有"污染"、"变形"文本，则在"清洁"、"整形"之后，再作文本分析。

【例之一】"经脉"的误读——不辨源流

　　《经脉》篇是针灸人最熟悉的经脉理论文本，然而令人遗憾的是，对于这篇人们都以为最熟悉文本的理解，问题最多也最大。开篇一句经文更是人们经常挂在嘴边的话，不仅是针灸人，整个中医人，甚至中医之外的人都耳熟能详：

　　　　黄帝曰：经脉者，所以能决死生，处百病，调虚实，不可不通。
　　（《灵枢·经脉》）

---

　　〔1〕《素问·通评虚实论》："帝曰形度、骨度、脉度、节度，何以知其度也？王冰注曰：形度，具《三备经》；节度、脉度、骨度，并具在《灵枢经》中，此问亦合在彼经篇首，错简也。一经以此问为《逆从论》首，非也"。

然而此言出自《素问·三部九候》，说的是脉诊的功能：

> 帝曰：愿闻天地之至数，合于人形，血气通，决死生，为之奈何？岐伯曰：天地之至数，始于一，终于九焉。一者天，二者地，三者人，因而三之，三三者九，以应九野。故人有三部，部有三候，以决死生，以处百病，以调虚实，而除邪疾……此决死生之要，不可不察也。

而且六朝全元起旧本《素问》该篇篇名就作"决死生"，我们知道脉诊的主要作用正是"决死生"，所谓"气口成寸，以决死生"。扁鹊、仓公正是以"诊脉决死生"名于世。

可见，上述《经脉》开篇的这句经文中之"经脉"是血脉理论的术语，在这里用作动词，当"诊脉"解，是说脉诊的功能，故具体的文字，除最后结论性之文"不可不通"与原文"不可不察"义同而有一字之差外，都与《三部九候论》原文相同。而恰恰是为这一字之差所绊，今人对"不可不通"四字给出这样的解释：经脉以通为用，不通则病，故曰"不可不通"。这与原文之义风马牛不相及！

当然，对这句经文的最大误解源于对此文的来历失察，对于"经脉"与"脉"的关系失考。实验研究者谈到经脉的功能，都要引用上面这条经文，以强调"经脉"与"血脉"之不同。

从某种程度上说，真正理解这句经文的字里字外的意思，理解了《经脉》编者为何这里将原文中的"脉"字换成"经脉"，也就理解了古典经脉理论。详见第 1 章"经脉、络脉与营、卫——古代血脉理论的新概念"、第 2 章"脉、络——'经脉'理论的术语"。

【例之二】"经脉穴"之误——一叶障目

在包括《内经》在内的汉以前文献所载之针灸方中，可见大量直以"手太阴"、"手阳明"这类与经脉名称完全相同的穴名：

> 足泰阳脉……诸病此物者，皆灸泰阳脉。（马王堆帛书《足臂十一脉》）

> 齐北宫司空命妇出於病……病气疝，客于膀胱，难于前后溲，而溺赤。病见寒气则遗溺，使人腹肿：灸其足蹶阴之脉，左右各一所。（《史记·扁鹊仓公列传》）

　　菑川王病，召臣意诊脉，曰："蹶上为重，头痛身热，使人烦懑。"臣意即以寒水拊其头，刺足阳明脉，左右各三所，病旋已。（《史记·扁鹊仓公列传》）

　　齐中大夫病龋齿，臣意灸其左太（手）阳明脉[1]，即为苦参汤，日嗽三升，出入五六日，病已。（《史记·扁鹊仓公列传》）

　　痛不知所，按之不应手，乍来乍已，刺手太阴旁三痏与缨脉各二。掖痈大热，刺足少阳五，刺而热不止，刺手心主三，刺手太阴经络者、大骨之会各三。（《素问·通评虚实论》）

　　霍乱，刺输旁五、足阳明及上旁三。刺痫惊脉五；针手太阴各五；刺经太阳五；刺手少阴经络旁者一；足阳明一，上踝五寸刺三针。（《素问·通评虚实论》）

　　以上针灸方中三阴三阳之名是指针灸部位（即穴位），而不是经脉。其中三阴三阳名下带有"脉"字者，如"泰阳脉"、"足阳明脉"等，是指诊脉之脉口，而无"脉"字者则指穴名，笔者称之为"经脉穴"。详见第3章第1节"扁鹊医学的特征"。

　　之所以皆将以上述文本中的脉口和穴名误解为经脉名，关键在于：在当代针灸人内置的"中医词典"中，"手太阴"、"手阳明"这类三阴三阳之名只有一个义项——经脉名称，于是在阅读古代，特别是汉以前针灸文献时，不论文本的内容是关于脉诊，还是针灸方，想都不想就理解为经脉名。

【例之三】《脉解》的误解——知识的缺失

　　由于技术和知识的隔膜而造成的误解很多，最典型的实例是《素问·脉解》和《灵枢·经脉》的十二经脉"是动则病"。《脉解》篇记载了三阴三阳六脉病候的解说，用卦气说解，而非经脉循行解说，千百年来，所有读过此篇的古今医家，都想当然地认定此篇解说的是足六经的经脉病候，由于历史的断档，我们连古人的注解也看不懂了，详见第3章第2节"经脉理论与扁鹊脉法的'血缘'"；而"是动则病"采用的是遍诊法中的标本诊法，由于该诊法的失传，后人则臆说其意，越说越玄。详见笔者《中国针灸学术史大纲》。

　　这里再以《灵枢·刺节真邪》中的"发蒙"针术为例进一步阐述。

----

〔1〕"左太阳明脉"：《证类本草》及《本草纲目》苦参条下均引作"左手阳明脉"，当据改。相同的针方见于《素问·缪刺论》作"齿龋，刺手阳明"。

《刺节真邪》是当时的标准化专篇——可见针灸的标准化起步很早，所述之"振埃"、"发蒙"、"去爪"、"彻衣"、"解惑"等五种针术的操作——相当于今天的"针灸技术操作规范"类的标准。其中最古的针术是"去爪"（"去爪"之形误），最神奇的、被时人视为针术最高境界的则是"发蒙"针术：

> 夫发蒙者，耳无所闻，目无所见。夫子乃言刺府输，去府病，何输使然？愿闻其故。岐伯曰：妙乎哉问也！此刺之大约，针之极也，神明之类也，口说书卷，犹不能及也，请言发蒙耳，尚疾于发蒙也。黄帝曰：善。愿卒闻之。岐伯曰：刺此者，必于日中，刺其听宫，中其眸子，声闻于耳，此其输也。黄帝曰：善。何谓声闻于耳？岐伯曰：刺邪以手坚按其两鼻窍而疾偃，其声必应于针也。（《灵枢·刺节真邪》）

这一在当时人们眼中视为"此刺之大约，针之极也，神明之类也"的神奇针术，只在魏晋时的《针灸甲乙经》的注文被简单提及：

> 耳聋填填如无闻，憒憒嘈嘈若蝉鸣，鶪鸠鸣，听宫主之。下颊取之，譬如破声，刺此（即《九卷》所谓发蒙者）。

根据这简单的描述，难以确认该技术当时是否流传。由于技术的失传，即便后人能正确理解文字、术语，也不可能理解其中的医理。正确理解需要知晓两种技术——鼓膜穿刺术、咽鼓管吹张法，最后对这一几千年前的神奇针术做出正确解读的是熟悉这两种技术的西医耳鼻喉科医生，本义重现之后竟是如此的简明，一点也不玄奥[1]。

【例之四】任脉之络病候误读——背景与语境的忽略

也许有人会说经脉文本太复杂，十五络脉文本的理解不会如此困难，这里特选一段络脉文本以实际感受简单文本背后的复杂：

> 任脉之别，名曰尾翳，下鸠尾，散于腹。实则腹皮痛，虚则痒搔，取之所别也。（《灵枢·经脉》）

---

〔1〕 樊玉林. 听宫初考（临床观察部分）. 西安医学院学报, 1977（11）：44-48；樊玉林. 听宫初考（临床应用部分）. 西安医学院学报, 1977（11）：49-51.

　　此例的文本几乎保留着它初始的形态，没有经历复杂的演变过程，文字本身也很简单，然而却从未被任何人正确理解过。以往人们一直将任脉之别的病候理解为一般意义的腹痛与瘙痒症，然而"任脉"这一脉名已经提示了这样一个前提——其所主病候应与妇人孕产相关。当代妇产科发现，妊娠中晚期的确会出现腹皮痛和瘙痒症，尤以后者为多，发病率在 30% 左右，多数在妊娠的中晚期发生皮肤瘙痒，较少在妊娠早期。痒的特点：程度不同的瘙痒，不伴有任何皮肤损害。而疼痛的特点，孕妇常形容是"肚皮拉开的痛"，"摸着痛，深压不痛"。瘙痒常于分娩后消失，而腹皮疼痛的症状有的消失，有的在产后仍可持续一段。几千年前的古人的观察如此细密，可惜后人一直没读懂，因而在临床上没能自觉地试用其针方。

　　如果我们的思考再深入一步，还可以得出如下的判断：如果任脉之别病候所描述的"腹皮痛"、"瘙痒"，是妇女孕产期间特有的，与相关激素的突然变动密切相关的症状，那么在男子出现这样的症状（假设可能的话），针灸相关的鸠尾穴应当无效，或效不显。

　　这一误解的发生就在于没有人注意到此文本出现的特殊背景与语境——特指孕妇怀孕期出现的症状，只是从字面上解读。

第3节　当代经脉文本误读例

　　如果让当代针灸人推选一句当代人论经脉名言，则非"经脉所过，主治所及"莫属。这句话被当代针灸人挂在嘴边，特别是在解释针灸处方的"循经取穴"时，几乎都要提及此言。

　　对于这句名言，没有人做过专门诠释，但奇怪的是人们的理解几乎都一样，这是个不言而喻的文本吗？我们的理解正确吗？这绝不是一个多余的问题，至少我发现有不少人连这句话的版权归属都不知晓，但这一点也不影响他们在著书撰文时引用，有的笼统说是"古人曰"，有的竟然说"《内经》曰"。

　　这个问题误导了针灸人半个多世纪，至今迷途难返，而且一误再误，形成了连锁反应，真是大是大非问题。

　　"经脉所过，主治所及"的说法，乃已故南京中医药大学梅健寒先生于 20 世纪 50 年代提出，在不同的场合，其表述略有不同，如又作"经络所通，主治所在"。如果不考虑说话的场合、背景以及上下文，单从字面上看，可以读作："经脉所经过之处，即经穴所能治疗之处"，也即经穴主治病症的部位取决于相应经脉的循行部位。

如果本义真如此，则与我关于针灸学术史研究的结论完全相反，我的结论是：本输主治所及，经脉循行所至。如套用梅先生的简约表达方式则是"主治所及，经脉所至"。

经过长达 5 年对梅健寒先生及其作品多渠道的近乎穷尽式的深入研究[1]，我得出非常明确的判断：人们对"经脉所过，主治所及"的理解不可能是作者的本义，并最终证实梅先生的本义与我的研究结论完全相同，真可谓殊途同归，彼此又多了一位知音。

梅健寒先生最初说出"经脉所过、主治所及"是 1956 年在进行针灸巡回教学的过程中，而落实到文字则在其代表作——1957 年出版的《针灸学》（当时的署名为"江苏省中医学校针灸学科教研组"）：

> 经络与腧穴的主治作用，以及症候群（是动、所生病）三者有着不可分割的关系，从而奠定了客观上的物质基础。这是历代祖先们的智慧、劳动的结晶，由实践而上升的理论。在临床上，它不但是辨证的根本法则，并且对于初学的人，如能掌握了"经络所通、主治所在"的规律，可借以系统地记忆若干繁琐的腧穴，因症施治，然后再进一步加以研究，更可提高临床疗效。（《针灸学》第 82 页）

而在同年发表的"经络起源的探讨"（署名同样是"江苏省中医学校针灸学科教研组"）一文的结论部分，梅先生的表述非常清楚：

> "经络"体系，是从四肢的"腧穴"主治作用发源，又与"症候群"（是动，所生病）结成三者不可分割的关系，从而奠定了它在客观上的物质基础。（"经络"起源的探讨（续）. 中医杂志，1957（5）：268-275）

这里明确指出本输主治是源。其实，哪怕没有系统研究梅先生的学术思想，不完全清楚梅当年此话的语境，只要认真读完《中医杂志》连载的四篇论文，再回过头来看"经脉所过，主治所及"，自然就会透过字面看清作者的本义——经脉所过之处，乃是本输主治所及之处。换言之，不是因为先有经脉

---

[1]　我的做法：第一，研读他的代表作《针灸学》长达四五年时间；第二，收集阅读所有他的作品（署名或未署名）；第三，咨询不同时期与他共事的同事或学生；第四，当面请教。

之渠才引来的本输主治之水，而是水到了才成了渠！

今人对于"经脉所过，主治所及"的误读至少有以下两点：第一，将20世纪50年代末梅健寒的文字误认为古人的文字；第二，梅先生原文"主治所及"中之"主治"是指四肢肘膝以下远端腧穴（即本输）的主治，今人误解为所有经穴主治，而且更不幸的是这一误解还在很大程度上导致了当今针灸界另一影响深远的误解——"循经取穴"的误解，详见第5章第1节。

从这个著名的误解案例中我们至少能得到两点启示：

第一，对于文本的理解，不仅要关注文本本身的意义，而且要理解作者的思想意图。而不了解文本产生背景及其演变的动态过程，很难真正理解文本，特别是对作者真实意图的把握。

第二，说到理解，人们多有这样一种先见：古人文本之所以难以理解，主要是空间与时间的阻隔。其实，对于当代文本的误解丝毫不亚于对几千年前古代文本的误解，对于你身边人学术思想的理解往往还不如远隔千里的追随者理解得准确与完整。

以上对于古今经脉文本的误解一经点破是如此的不可思议——错得离奇离谱，所有案例在选择上都试图反映问题的某一侧面，因而表面看起来误解的原因各有不同，其实最根本最关键的原因在于缺乏对文本所指向问题的重构意识和能力。只要我们遇到一段需要理解的文本，都自觉而明确地问：这是关于什么问题的论述或回答？并且对这个问题回答有足够的自信，那么你的理解之路的方向就不会错！

结语：再现问题

我们离真实的古典针灸世界还很远，应当自觉地从诠释学的原理和文本发生学的操作中找寻回家之路的地图和路标。

在古典经脉理论研究中引入文本发生学的思路与方法，最大的困难在于能否发现足够多的相关文本[1]，一方面，出土文献提供了比传世文献记载更早的经脉理论文本形态；另一方面，不同版次甚至相同版次的经脉理论文本，在传世本《灵枢》、《素问》中重复出现，或者以不同的形式表达，从而使得开展经脉理论文本学研究不仅成为可能，而且有望为建立更切合中国实际的文本

---

〔1〕　之所以文本发生学首先在文学领域兴起，主要也是因为有丰富的不同版次的手稿以资研究。

学理论提供坚实的方法学支撑和鲜活的典型案例。

【总结】

1. 文本理解包括三个层次：第一，文本本身的理解；第二，作者意图的理解；第三，作者视域之外意义的发掘（包括作者的种种失误与错误的发现）。前二个层次是基础，也是当前最为薄弱的环节。

2. 正确完整理解的条件主要聚集于两点：第一，足够多的信息与知识，特别是文本发生、发展动态过程的复原与再现；第二，自觉、正确重构问题。对于一段文本——不论其本身是否带有问题，都是对某一问题的回答，或对某一论题的阐发，如果我们不能找回或正确重构出文本所针对的问题，也不可能真正理解文本。在造成误解的各因素中最重要的就是"问题"的缺失或错位。

3. 一段文本不可能被孤立地理解，只有将其放回到所处的大背景中，寻找出与相关文本千丝万缕的联系中去理解去发现去把握。你考察的背景越广，建立的联系越多，对于作者思想与作品特征了解得越多，能够提出的问题也越多，理解得也越深刻，才能有更多的新发现，最终达到理解的最高境界。

基于以上三点，要正确理解经脉理论文本，比如定型化文本《经脉》篇，我们就会自觉而明确地做以下努力：

第一，考察作者与编者（可以是同一人，但大多不是同一人，甚至不是同一学派）：作者的学派及学术思想或观点、基本术语；编者的学派、学术倾向，所编辑文本的体例及基本构成。

第二，收集原作者所有文本，并考察同一文本不同版本的次序。

第三，了解该问题的学术大背景，相关主题的同时代不同学派的不同文本或评论，成为超出原作者的领域专家。

然而，最重要的是，重构出引向正确理解的问题。首先要重新构造文本所提出的问题，这一问题是在什么样的背景下提出的？同时期不同作者对同一问题有多少种不同的答案？最终哪个或哪几个经过什么样的选择过程成为标准答案？人们之所以在古典经脉理论文本的理解上走了这么长这么大的弯路，根本的原因也正是没有人自觉地问到：经脉学说说什么？自然也不可能给出清晰而令人信服的回答。

第 13 章

十二经脉路径
——"直"、"支"、"别"、"络"的规则

问题 1：对于每一个针灸人的必读经典——《灵枢·经脉》，我们完全读懂了？还是基本读懂了？或者基本没读懂？

问题 2：如果《灵枢·经脉》篇从第一稿、第二稿、第三稿……不同版次、不同形式的文本，以及不同学派的不同文本或不同评论都摆在我们面前，这时再看经脉理论，我们的理解，我们的评价，我们的选择，我们的研究思路会不会因此而发生根本或重大的改变？

对于文本，最糟糕的不是没读懂[1]，而是自以为读懂却根本没懂。作为针灸人，几乎人人读过《经脉》篇，很少有人声称没有读懂的，而正是这篇我们阅读最多，谁都以为读懂的名篇，问题最多，误解最深。

最突出的共性问题：第一，部分经脉的循行见有很长的缺失主干的区间；第二，大多数经脉循行描述中出现主干与分支的混淆。由此造成经脉根结、经脉之本及其本输、经脉之标、标脉之输等经脉循行的节点不在主干而落于经脉分支的严重逻辑缺陷。例如手阳明脉古代又称作"齿脉"，然而《经脉》篇手阳明经从颈部入齿的循行却是支脉；而足阳明经在面部出现相平行的呈 U 型主干循行，以至于后人因难以确定经脉与经穴的起始部位和起始穴位，而造成了千百年的纷争；又足阳明整个下肢本输所在悉为"支"脉，以至于足阳明经之本及相应的本输、足阳明经之根均出现于分支上，这不仅与马王堆出土经脉文献《足臂十一脉》、《阴阳十一脉》相矛盾，而且也与《经筋》、《经别》

---

[1] 假如多数人都意识到没读懂，反而是一件好事，它会引导人们更快走向理解之路。

等相关文献相抵触。据笔者统计，十二条经脉中只有 5 条经脉（肺、脾、心、肾、肝），其起点与终点是由主干连接的，超过半数经脉的终始是通过支脉，甚至支脉的支脉连接的。为什么会出现这样多不可思议的问题？为什么从自洽性、相容性两方面衡量，集中体现经脉学说系统重构成果的《经脉》篇反倒不如出土文献《足臂》、《阴阳》呢？如何才能解决这些问题，从而使古典经脉学说具备合理的理论结构，更容易被理解和接受？文本学研究可为解决上述学术难题提供有效的方法学支撑。

　　要对以上《经脉》经脉循行的种种改变的合理性做出判定，首先需要找到一个客观标准。基于对经脉学说形成与演变过程的系统分析，总结出以下两条关于经脉循行的规律：

　　1. 经脉之本、颈项部之标以及终始都应落在经脉主干上；相应的本输、标输也应在主干上，而不应落在支脉上。

　　2. 经脉循行主干上可以发出多个分支，但分支上不应再分出分支。

第 1 节　文本重现与重构

　　十二经脉循行与病候文本是开展文本发生学资料最丰富、条件最好的素材。在传世文献中，《经脉》篇文本，除了《灵枢》之外，还见于《甲乙经》和《太素》两种传本。其中《灵枢》传本，需要参照《铜人腧穴针灸图经》、《圣济总录》（据宋版《灵枢》引录全部十二经循行与病候文字）；传世本《甲乙经》质量最差，需要依据宋校本《脉经》、《千金要方》、《环中图》（所录十二经循行与病候文字均引自宋校本《甲乙经》）校正。然而比较这三种传本，有实质意义的异文并不多，能够提供我们发现问题、解决问题的线索很少。

　　近年来，笔者通过深入考察，发现与十二经脉循行与病候密切相关的早期文献有：马王堆出土帛书《足臂十一脉》、《阴阳十一脉》；《灵枢》的"经筋"、"经别"、"邪客"、"营气"、"卫气"、"本输"；《素问》的"脉解"、"至真要大论"，以及汉代腧穴经典《黄帝明堂经》。

　　《灵枢·经脉》篇由四部分内容组成：十二经脉、经脉之绝、经络异同、十五络脉。其中关于十二经脉循行、病候及其诊治原则的部分，在初唐杨上善《太素》中单独成篇，命曰"经脉连环"。这部分内容是《经脉》篇的主体部分，也是该篇编者用功最多，改动最大的部分。第一个大的改变是在经脉循行方面，构建了十二经脉的循环流注，为建立这种如环无端的"经脉连环"，在经脉循行上增添了许多分支，这些分支的意义与原先经脉文献中经脉分支的意义完全不同；另一个重大变化是六阳经入行于胸腹腔，与相应的六腑直接发生联系，这种联系是通过"经别"的联系实现的。

为便于对照，特以表格形式分析如下。"重构"文字排仿宋大字，11 条人为添加的"连环"分支排小字；所补文字外加方括号，所改之字外加圆括号。

（一）手太阴之脉

经脉	肺手太阴之脉，起于中焦，下络大肠，还循胃口，上膈属肺，从肺系横出腋下，下循臑内，行少阴心主之前，下肘中，循臂内上骨下廉，入寸口，上鱼，循鱼际，出大指之端；其支者，从腕后直出次指内廉，出其端。是动则病肺胀满，膨膨而喘咳，缺盆中痛，甚则交两手而瞀，此为臂厥。是主肺所生病者，咳，上气喘渴，烦心胸满，臑臂内前廉痛厥，掌中热。气盛有余，则肩背痛，风寒，汗出中风，小便数而欠。气虚则肩背痛寒，少气不足以息，溺色变。 手太阴之别，名曰列缺，起于腕上分间，并太阴之经直入掌中，散入于鱼际。其病实则手锐掌热，虚则欠㰦，小便遗数。
足臂	臂泰阴脉：循筋上廉，以凑臑内，出腋内廉，之心。其病：心痛，心烦而噫。诸病此物者，皆灸臂太阴脉。
阴阳	臂巨阴脉：在于手掌中，出内阴两骨之间，上骨下廉，筋之上，出臂内阴，入心中。是动则病心滂滂如痛，缺盆痛，甚则交两手而战。此为臂厥，是臂巨阴脉主治。其所产病：胸痛，脘痛，心痛，四末痛，瘕，为五病。
经筋	手太阴之筋，起于大指之上，循指上行，结于鱼后，行寸口外侧，上循臂，结肘中，上臑内廉，入腋下，出缺盆，结肩前髃，上结缺盆，下结胸里，散贯贲，合贲下，抵季胁。其病当所过者支转筋痛，甚成息贲，胁急吐血。
经别	手太阴之正，别入渊腋少阴之前，入走肺，散之太阳，上出缺盆，循喉咙。
邪客	手太阴之脉，出于大指之端，内屈，循白肉际，至本节之后太渊留以澹，外屈，上于本节下，内屈，与阴诸络会于鱼际，数脉并注，其气滑利，伏行壅骨之下，外屈，出于寸口而行，上至于肘内廉，入于大筋之下，内屈，上行臑阴，入腋下，内屈走肺，此顺行逆数之屈折也。
禁服	寸口三倍，病在足太阴，三倍而躁，在手太阴。盛则胀满、寒中、食不化、虚则热中、出糜（糜）、少气、溺色变、紧则痛痹，代则乍痛乍止。盛则泻之，虚则补之。

续表

黄帝内经明堂	手太阴之脉起于中焦，下络大肠，还循胃口，上膈属肺，从肺系横出腋下，下循臑内，行少阴、心主之前，下肘中，循臂内上骨下廉，入寸口，上鱼，循鱼际，出大指之端；其支者，从腕后直出次指内廉，出其端。其脉从手至胸中三尺五寸，管穴十。 列缺：掌中热，虚则肘臂肩背寒栗，少气不足以息……溺白；实则肩背热痛，汗出……恶风泣出。
重构	肺手太阴之脉，起于中焦，下络大肠，还循胃口，上膈属肺，从肺系横出腋下，下循臑内，行手少阴、心主之前，下肘中，循臂内上骨下廉，入（出）寸口，上鱼，循鱼际，出大指之端。其支者，从腕后直出〔1〕次指内廉，出其端。是动则病肺胀满膨膨而喘咳，缺盆中痛，甚则交两手而瞀，此为臂厥。是主肺所生病者，咳，上气喘渴，烦心胸满，臑臂内前廉痛厥，掌中热。气盛有余，则肩背痛，风寒，汗出中风，小便数而欠。气虚则肩背痛寒，少气不足以息，溺色变。

【解析】

1. 手太阴经起于中焦，终于大指端。其本在寸口之中，本输：出于少商，为井；溜于鱼际，为荥；注于太渊，为腧；行于经渠，为经；入于尺泽，为合。标在腋内动也，标输：腋内动脉，手太阴也，名曰天府。包括经脉终始在内的这些关键点都出现于手太阴经主干上，符合上述第一条判定原则。

2. "横出腋下，下循臑内，行手少阴、心主之前"与"别入渊腋少阴之前"：《经别》文本缺"心主"二字，并不是失误，而是厘定"手太阴之别"文本时，经脉学说还处于"十一脉"阶段，手心主脉还没能归入经脉系统（《经别》"手心主之别"文字与其他经脉之别体例明显不同，晚出痕迹明显）。

3. "其支者，从腕后直次指内廉，出其端"：这是《经脉》编者为构建如环无端的"经脉连环"而添加的起"链接"作用的分支。而金代五卷本《铜人腧穴针灸图经》在这一分支文字下注曰："《针经》曰支而横者为络。此手太阴之脉，别走阳明者也，穴名列缺。"说明最晚在金代已有将《经脉》手太阴这一分支误解为手太阴络，今人也多传此误。故在本文"重构"文本中，这类分支文字均排作小字，以便与其他"分支"相区别，以免今人和后人继续传讹。

4. 掌中热：不见于两篇出土帛书，但在循行上，《阴阳十一脉》有"在于手掌中"，而

---

〔1〕 出：《脉经》、《千金要方》无。

病候又见于手太阴络病候。

5. 气盛有余，则肩背痛，风寒，汗出中风，小便数而欠。气虚则肩背痛寒，少气不足以息，溺色变：值得注意的是，类似病症也见于手太阴络病候，只是经脉病候的实证，在络脉却作虚证。在《黄帝明堂经》中，此组病候大多见于络穴列缺穴中，而且这种"气盛有余……气虚则……"叙述格式亦的确与络脉病候"其病气逆则……实则……虚则……"特有的体例相似，而与经脉病候的表述方式明显不同。

6. 不论从循行还是病候，手太阴之络的内容已充分体现于手太阴经脉之中了，这不是偶然的、孤立的，其余十一条经脉、络脉关系也大多如此。

（二）手阳明之脉

经脉	大肠手阳明之脉，起于大指次指之端，循指上廉，出合谷两骨之间，上入两筋之中，循臂上廉，入肘外廉，上臑外前廉，上肩，出髃骨之前廉，上出于柱骨之会上，下入缺盆，络肺，下膈，属大肠；其支者，从缺盆上颈，贯颊，入下齿中，还出挟口，交人中，左之右，右之左，上挟鼻孔。 　　手阳明之别，名曰偏历，去腕三寸，别入太阴；其别者，上循臂，乘肩髃，上曲颊遍齿；其别者，入耳合于宗脉。实则龋聋，虚则齿寒痹隔，取之所别也。
足臂	臂阳明脉：出中指间，循骨上廉，出臑□□上，凑枕，之口。其病：病齿痛，□□□□。
阴阳	齿脉：起于次指与大指上，出臂上廉，入肘中，乘臑，穿颊，入齿中，夹<u>鼻</u>。是动则病：齿痛，颐肿，是齿脉主治。其所产病：齿痛，颐肿，目黄，口干，臑痛，为五病。
老官山《经脉书》	手阳明脉，□（系）次指与大指之上，出臂上廉，入肘中，乘臑，出肩前廉，循颈穿颊，入口中。其病：齿龋痛，口辟，颐肿。
经筋	手阳明之筋，起于大指次指之端，结于腕，上循臂，上结于肘外，上臑，结于髃；其支者，绕肩胛，夹脊；直者，从肩髃上颈；其支者，<u>上颊，结于</u><u>頄</u>；直者，上出手太阳之前，上左角，络头，下右额。
经别	手阳明之正，从手循膺乳，别于肩髃，入柱骨下，走大肠，属于肺，上循喉咙，出缺盆，合于阳明也。
寒热病	臂阳明有入頄遍齿者，名曰大迎，下齿龋取之。

重构	大肠手阳明之脉，起于大指次指之端[1]，循指上廉，出合谷两骨之间，上入两筋之中，循臂上廉，入肘外廉，上臑外前廉，上肩，出髃骨之前廉，上出于柱骨之会上；其别者，下入缺盆络肺，下膈属大肠；其支（直）者，从缺盆上颈贯颊，入下齿中，还出夹口，交人中，左之右，右之左，上夹鼻。是动则病齿痛颈（颔）肿。是主津液所生病者，目黄口干，鼽衄，喉痹，肩前臑痛，大指次指痛不用。气有余则当脉所过者热肿，虚则寒栗不复。

【解析】

1. 手阳明脉起于食指端，终于鼻孔旁。其本在肘（歧）骨中上至别阳，本输：手阳明之本，本输：手阳明出于商阳为井，溜于二间为荥，注于三间为腧，过于合谷为原，行于阳溪为经，入于曲池为合，手阳明也；标在颜下合于钳上，标输：次脉手阳明也，名曰扶突。上述手阳明这些关键部位，包括标脉及标脉穴"扶突"都不在手阳明经的主干上，显然有误。按：手阳明经古又称"齿脉"，且《灵枢·本输》载颈项部大脉（杨上善解作经脉之"标"脉）明言"次脉手阳明也，名曰扶突。手阳明次在其腧外，不（下）至曲颊一寸"。而根据传世本《灵枢·经脉》，从缺盆以上的手阳明脉皆为"支"脉，这从逻辑上显然说不通。此例出现的逻辑混乱，是因为《经脉》篇作者在植入"经别"内容时忘了附加标记"其别者"三字。《经脉》篇由此而致误例较多，以下不一一详注。

2. "柱骨之会上"：今人的理解分歧很大。所以分歧者，在于不明所谓"柱骨"有二：一为"天柱骨"，即《释骨》所说"自颅际锐骨而下骨三节，植颈项者，通曰柱骨"；一为"肩柱骨"，在肩端起骨尖上。"柱骨之会上"之"柱骨"是指后者。杨上善曰："柱骨谓缺盆骨上极高处也"（《太素·经脉连环》卷八），实际观察可知，肩上最高处相当于"肩锁关节"处，则"柱骨之会"相当于巨骨穴处（两骨交会处），《素问·骨空论》曰"失枕，在肩上横骨间"，即是。

3. 手阳明脉终点，《经脉》作"上夹鼻孔"，而从鼻孔至足阳明脉起点尚有一段距离，这就必须增加一从手阳明脉终点鼻孔至足阳明脉起点鼻根的分支，不然缺了这一段便无法形成"经脉连环"。为了弥补这一明显的漏洞，马莳特意作了这样的说明："足阳明受手阳明之交，起于鼻之两旁迎香穴"（《黄帝内经灵枢集注·经脉》）。其实，手阳明脉的终点，仍应据《阴阳十一脉》作"夹鼻"为是。《素问·诊要经终论》王冰注曰："手阳明脉，起于手，循臂至肩，上出于柱骨之会上，下入缺盆络肺；其支别者，从缺盆上颈贯颊，下入齿中，还出侠口交人中，左之右，右之左，上侠鼻鼽，抵足阳明"，再参照《灵枢·寒热病》之"入鼽"，《灵枢·经筋》之"上颊，结于頄"，则传世本《灵枢》"上夹鼻孔"

---

〔1〕　大指次指之端：《脉经》、《针灸甲乙经》、《环中图》此下有"外侧"二字。

很可能是"上夹鼻骺"之误。《素问·骨空论》"骺骨下各一"，王冰注曰："谓颧髎二穴也。骺，頄也。頄，面颧也。在面頄骨下陷者中"。在王冰看来，"鼻骺"已在足阳明分野，故不须再另加分支连接。

（三）足阳明之脉

经脉	胃足阳明之脉，起于鼻之交頞中，旁纳太阳之脉，下循鼻外，入上齿中，还出挟口环唇，下交承浆，却循颐后下廉，出大迎，循颊车，上耳前，过客主人，循发际，至额颅；其支者，从大迎前下人迎，循喉咙，入缺盆，下膈，属胃，络脾；其直者，从缺盆下乳内廉，下挟脐，入气街中；其支者，起于胃口，下循腹里，下至气街中而合，以下髀关，抵伏兔，下膝膑中，下循胫外廉，下足跗，入中指内间；其支者，下廉三寸而别，下入中指外间；其支者，别跗上，入大指间，出其端。是动则病洒洒振寒，善呻数欠，颜黑，病至则恶人与火，闻木声则惕然而惊，心欲动，独闭户塞牖而处，甚则欲上高而歌，弃衣而走，贲响腹胀，是为骭厥。是主血所生病者，狂疟，温淫汗出，鼽衄，口喎唇胗，颈肿喉痹，大腹水肿，膝膑肿痛，循膺、乳、气街、股、伏兔、骭外廉、足跗上皆痛，中指不用。气盛则身以前皆热，其有余于胃，则消谷善饥，溺色黄。气不足则身以前皆寒栗胃中寒则胀满。 足阳明之别，名曰丰隆，去踝八寸，别走太阴；其别者，循胫骨外廉，上络头项，合诸经之气，下络喉嗌。其病气逆则喉痹瘁瘖，实则狂巅，虚则足不收，胫枯，取之所别也。
足臂	足阳明脉循胻中，上贯膝中，出股，夹少腹，上出乳内廉，出嗌，夹口，以上之鼻。其病：病足中指废，胻痛，膝中肿，腹肿，乳内廉痛，□外肿，颊痛，鼽衄。数，热汗出，脰瘦，颜寒。
阴阳	阳明脉系于骭骨外廉，循骭而上，穿髀，出鱼股□□□□，穿乳，穿颊，出目外廉，环颜。是动则病：洒洒病寒，喜伸，数欠，颜黑，病肿，病至则恶人与火，闻木音则惕然惊，心惕，欲独闭户牖而处，病甚则欲登高而歌，弃衣而走，此为骭蹶，是阳明脉主治。其所产病：颜痛，鼻鼽，额颈痛，乳痛，心与肤痛，腹外肿，肠痛，膝跳，跗□□，为十病。
经筋	足阳明之筋，起于中三指，结于跗上，邪外上加于辅骨，上结于膝外廉，直上结于髀枢，上循胁，属脊，其直者，上循骭，结于膝；其支者，结于外辅骨，合少阳；其直者，上循伏兔，上结于髀，聚于阴器，上腹而布，至缺盆而结，上颈，上挟口，合于頄，下结于鼻，上合于太阳，太阳为目上网；其支者，从颊结于耳前。

续表

经别	足阳明之正，上至髀，入于腹里，属胃，散之脾，上通于心，上循咽出于口，上頞顅，还系目系，合于阳明也。足太阴之正，上至髀，合于阳明，与别俱行，上结于咽，贯舌中，此为三合也。
本输	胃出于厉兑，厉兑者，足大指内次指之端也，为井金；溜于内庭，内庭，次指外间也，为荥；注于陷谷，陷谷者，上中指内间上行二寸陷者中也，为腧。
重构	胃足阳明之脉，起于鼻交頞中，旁纳太阳之脉，下循鼻外，入上齿中，还出夹口环唇，下交承浆，却循颐后下廉，出大迎；其支者，从大迎循颊车，上耳前，过客主人，循发际，至额颅；其支（直）者，从大迎前下人迎，循喉咙，入缺盆；其别者，从缺盆下膈属胃络脾；其直者，从缺盆下乳内廉，下夹脐，入（出）气街中；其支者，起于胃口，下循腹里，下至气街中而合；其直者，从气街以下髀关，抵伏兔，下膝髌中，下循胫外廉，下（出）足跗，入中指内间；其支者，下廉（膝）三寸而别，下入中指外间。其支者，别跗上，入大指间，出其端。是动则病洒洒振寒，善呻（伸）数欠，颜黑，病至则恶人与火，闻木声则惕然而惊，心欲动，独闭户塞牖而处，甚则欲上高而歌，弃衣而走，贲响腹胀，是为骭厥。是主血所生病者，狂疟，温淫汗出，鼽衄，口喎唇胗，颈肿喉痹，大腹水肿，膝髌肿痛，循膺、乳、气街、股、伏兔、骭外廉、足跗上皆痛，中指不用。气盛则身以前皆热，其有余于胃，则消谷善饥，溺色黄。气不足则身以前皆寒栗胃中寒则胀满。

【解析】

1. 足阳明经起于中指端（第二指），终于鼻根旁。足阳明之本，在厉兑，本输：出于厉兑为井，溜于内庭为荥，注于陷谷为腧，过于冲阳为原，行于解溪为经，入于三里为合。标在人迎颊挟颃颡也；阳明根于厉兑，结于颡大，颡大者钳耳也。本、标、本输、标输，这些关键部位都应当出现在经脉循行主干上。由于《经脉》篇作者所述本经循行文字中，其经脉主干"其直者"与分支（"其支者"、"其别者"），出现多处错乱（详见手阳明经"按"），致使足阳明脉的正经（人迎脉）、五输穴及合穴均被误置于支脉上，颇令人困惑而长期不得其解，今于"重构"文本中作如上厘订，千百年的疑难便涣然冰释。

2. "足中指"与"中三指"：《素问·气府论》"三里以下至足中指各八俞，分之所在穴空"，王冰注曰：所谓分之所在穴空者，足阳明脉自三里穴分而下行，其直者，循胻过跗入中指出其端，则厉兑也；新校正云：按《甲乙经》云："刺足中指爪甲上"，无"次指"二字。盖以大指次指为中指，义与王注同。下文云"足阳明中指爪甲上"，亦谓此穴也。

但综合考察《灵枢》"本输"、"经脉"、"经筋"所论足阳明之行，"次指"与"中指"的分别是明确的，足阳明行于"次指外"、"中指内"和"中指外"，涉及中间三趾，故《经筋》直言"中三指"。只是足阳明之行主干——"其直者"在"次指与中指间"。

3. 循颊车，上耳前，过客主人，循发际，至额颅：此段循行显然是对《阴阳十一脉》"环颜"的诠释，故此句前当加"其支者"三字。

（四）足太阴之脉

经脉	脾足太阴之脉，起于大指之端，循指内侧白肉际，过核骨后，上内踝前廉，上踹内，循胫骨后，交出厥阴之前，上膝股内前廉，入腹属脾络胃，上膈，挟咽，连舌本，散舌下。其支者，复从胃，别上膈，注心中。是动则病舌本强，食则呕，胃脘痛，腹胀善噫，得后与气，则快然如衰，身体皆重。是主脾所生病者，舌本痛，体不能动摇，食不下，烦心，心下急痛，溏、瘕、泄、水闭、黄疸，不能卧，强立，股膝内肿厥，足大指不用。 足太阴之别，名曰公孙，去本节之后一寸，别走阳明；其别者，入络肠胃。厥气上逆则霍乱，实则肠中切痛，虚则鼓胀，取之所别也。
足臂	足泰阴脉：出大指内廉骨际，出内踝上廉，循胻内廉，□膝内廉，出股内廉。其病：病足大指废，胻内廉痛，股内痛，腹痛，腹胀，复□，不嗜食，善噫，心□，善肘。
阴阳	太阴脉：是胃脉也。被胃，出鱼股阴下廉，踹上廉，出内踝之上廉。是动则病：上当走心，使腹胀，善噫，食欲呕，得后与气则快然衰，是钜阴脉主治。其所产病：□□，心烦，死；心痛与腹胀，死；不能食，不能卧，强欠，三者同则死；溏泄，死；水与闭同则死，为十病。
经筋	足太阴之筋，起于大指之端内侧，上结于内踝；其直者，络于膝内辅骨，上循阴股，结于髀，聚于阴器，上腹，结于脐，循腹里，结于肋，散于胸中；其内者，著于脊。
经别	足太阴之正，上至髀，合于阳明，与别俱行，上结于咽，贯舌中，此为三合也。
热论	太阴脉布胃中络于嗌，故腹满而嗌干。
重构	脾足太阴之脉，起于大指之端，循指内侧白肉际，过核骨后，上内踝前廉，上踹内，循胫骨后，交出厥阴之前，上膝，［出］股内前廉，入腹属脾络胃，上膈，夹咽，连舌本，散舌下。其支者，复从胃，别上膈，注心中。是动则病舌本强，食则呕，胃脘痛，腹胀善噫，得后与气，则快然如衰，身体皆重。是主脾所生病者，舌本痛，体不能动摇，食不下，烦心，心下急痛，溏、瘕、泄、水闭、黄疸，不能卧，强立（欠），股膝内肿厥，足大指不用。

【解析】

起于足大趾端，终于舌本。足太阴之本，在中封前上四寸之中，本输：脾出于隐白为井，溜于大都为荥，注于太白为腧，行于商丘为经，入于阴之陵泉为合，足太阴也；标在背腧与舌本也。太阴根于隐白，结于太仓。此脉原与胃相关，故其"是动"病皆为胃的病候。

（五）手少阴之脉

经脉	心手少阴之脉，起于心中，出属心系，下膈络小肠；其支者，从心系上挟咽，系目系；其直者，复从心系却上肺，下出腋下，下循臑内后廉，行太阴心主之后，下肘内，循臂内后廉，抵掌后锐骨之端，入掌内后廉，循小指之内出其端。是动则病嗌干心痛，渴而欲饮，是为臂厥。是主心所生病者，目黄胁病，臑臂内后廉痛厥，掌中热痛。 手少阴之别，名曰通里，去腕一寸半，别而上行，循经入于心中，系舌本，属目系，其实则支膈，虚则不能言，取之掌后一寸，别走太阳也。
足臂	臂少阴脉：循筋下廉，出臑内下廉，出腋，凑胁。其病：胁痛。
阴阳	臂少阴脉：起于臂两骨之间，之下骨上廉，筋之下，出臑内阴。是动则病：心痛，嗌渴欲饮，此为臂蹷，是臂少阴脉主治。其所产病：胁痛。
	手少阴之筋，起于小指之内侧，结于锐骨，上结肘内廉，上入腋，交太阴，夹乳里，结于胸中，循贲下系于脐。
明堂	通里，手少阴络，在腕后一寸，别走太阳。主实则槕满，虚则不能言。
王冰注	《脏气法时论》王冰注：心少阴脉，支别者，循胸出胁入。手心主厥阴之脉，起于胸中，其支别者，亦循胸出胁……《金匮真言》南风生于夏，病在心，俞在胸胁。王冰注曰：心少阴脉，循胸出胁，故俞在焉。
经别	手少阴之正，别入于渊腋两筋之间，属于心，上走喉咙，出于面，合目内眦，此为四合也。
重构	心手少阴之脉，起于心中，出属心系，下膈络小肠；其支者，从心系上挟咽，系目系；其直者，复从心系却上肺，下出腋下，下循臑内后廉，行手太阴、心主之后，下肘内，循臂内后廉，抵掌后锐骨之端，入掌内后廉，循小指之内出其端。是动则病嗌干心痛，渴而欲饮，是为臂厥。是主心所生病者，目黄胁痛，臑臂内后廉痛厥，掌中热痛。

【解析】

1. 手少阴之本在锐骨之端，标在背腧也。其五输穴不见于《内经》、《难经》，而首见于《黄帝明堂经》：心出少冲为井，流于少府为荥，注于神门为输，行于灵道为经，入于少海为合。

2. 十二经脉中，只有手少阴脉、足太阳脉没有（也无须）"经脉连环"的分支。

3. 与心包经的混淆：王冰注《素问》以手少阴脉"支别者，循胸出胁"，此文见于《灵枢·经脉》手厥阴脉循行，然而王冰两处皆如是出注，不一定就是混淆经文所致的误注。这个问题很复杂，早在马王堆帛书两种《十一脉》已见异文，《经脉》篇手厥阴脉循行与《足臂十一脉》臂少阴脉循行相近。因而王冰也有可能依据的是《经脉》篇之前的经脉文献。《甲乙经》、宋版《千金要方》、《环中图》手少阴脉下的注文，应是转引自王冰的注文。

（六）手太阳之脉

经脉	小肠手太阳之脉，起于小指之端，循手外侧上腕，出踝中，直上循臂骨下廉，出肘内侧两筋之间，上循臑外后廉，出肩解，绕肩胛，交肩上，入缺盆络心，循咽下膈，抵胃属小肠；其支者，从缺盆循颈上颊，至目锐眦，却入耳中；其支者，别颊上𫒡抵鼻，至目内眦，斜络于颧。 手太阳之别，名曰支正，上腕五寸，内注少阴；其别者，上走肘，络肩髃。实则节弛肘废，虚则生肬，小者如指痂疥，取之所别也。
足臂	臂泰阳脉：出小指，循骨下廉，出臑下廉，出肩外廉，出项□□□目外眦。其病：臂外廉痛。
阴阳	肩脉：起于耳后，下肩，出臑外廉，出□□□乘手背。是动则病：嗌痛，颔肿，不可以顾，肩似脱，臑似折，是肩脉主治。其所产病：颔痛，喉痹，臂痛，肘痛，为四病。
老官山《经脉书》	□（系）小指，循臂骨下廉，出肘内廉，出臑下廉，上肩，循颈，出耳后，属目外眦湄。所主病：颔肿痛，喉。
经筋	手太阳之筋，起于小指之上，上结于腕，上循臂内廉，结于肘内锐骨之后，弹之应手太阳之筋，起于小指之上，结于腕，上循臂内廉，结于肘内锐骨之后，弹之应小指之上，入结于腋下；其支者，后走腋后廉，上绕肩胛，循颈出走太阳之前，结于耳后完骨；其支者，入耳中；直者，出耳上，下结于颔，上属目外眦。
经别	手太阳之正，指地，别于肩解，入腋走心，系小肠也。手少阴之正，别入于渊腋两筋之间，属于心，上走喉咙，出于面，合目内眦，此为四合也。
营气	循手少阴出腋下臂，注小指，合手太阳，上行乘腋出𫒡内，注目内眦。

重构	小肠手太阳之脉，起于小指之端，循手外侧上腕，出踝中，直上循臂骨下廉，出肘内侧两筋（骨）之间，上循臑外后廉，出肩解，绕肩胛，交肩上；其别者，入缺盆向腋络心，循咽下膈，抵胃属小肠；其支（直）者，从缺盆循颈上颊，至目锐眦，［其支者］从目锐眦却入耳中。其支者，别颊上颐抵鼻，至目内眦。是动则病嗌痛，颔肿不可以顾，肩似拔，臑似折。是主液所生病者，耳聋，目黄，颊肿，颈颔肩臑肘臂外后廉痛。

【解析】

1. 手太阳之本在外踝之后，本输：手太阳出于少泽为井，溜于前谷为荥，注于后溪为腧，过于腕骨为原，行于阳谷为经，入于小海为合，手太阳经也；标在命门之上一寸也，标输：次脉手太阳也，名曰天窗。由于本经循行描述中所出现的经脉主干与分支关系的错乱（详见手足阳明经"按"），竟出现了分支中再出分支的现象。

2. 《足臂十一脉》"出项"之后所缺三字，据《阴阳十一脉》及新出土的老官山《经脉书》，可补作"出耳后"。出土文献与《灵枢》关于手太阳脉循行的最大差异在于：前者是"从项、后头部至目"，而后者则"从颈、面部到目"，在人体"三阴三阳分部"确立之前，同一条脉从不同路径——甚至可从阴阳相反的路径，以不同的方式连接相关联各点，是允许的，也是正常的，而且也没有一种标准判定哪一种循行描述更好，或更不好。后来"三阴三阳分部"确立，十二脉也统一以三阴三阳命名，经脉循行描述便有法可依，有章可循。依据"阴阳法则"，一旦"手太阳"成为肩脉的标准名称，那么《足臂十一脉》等出土文献的描述方式便是合乎规范的，应当被采纳作为标准文本。令人不解的是，《灵枢》却选择了另一种不合规范的说法。这一错误的选择很可能与老官山《经脉书》一处不明显的文本变动有关——将《足臂十一脉》的"出项"变作"循颈"，这一变动可能与《灵枢·本输》所述之手太阳标脉所在有关"次脉手太阳也，名曰天窗……手太阳当曲颊"，"曲颊"约当颈项分界处，故曰"循颈"可也。然而"当曲颊"是指其横坐标位置"上齐曲颊"，而在《经脉》篇却变成了"上颊"，于是手太阳脉循行便改道从颈上面颊至目内眦，而与"三阴三阳分部"不合。

3. 耳部本属少阳分野，后来耳部病症也常取手太阳脉（这在《内经》中有多处记载），故马王堆《阴阳十一脉》及老官山《经脉书》手太阳脉中皆见有至"耳后"的记载；《经脉》与《经筋》则明确记有"入耳中"三字，只是后者的"入耳中"还是以支脉形式出现。至于从"手小指"至"耳"、"目外眦"连接次序也存在两种选择：其一，先行于耳部，再行至目外眦；其二，先上行目外眦，再折至耳部。《经筋》采用了第一种，《经脉》选择了第二种。按照经脉循行演变规律，《经脉》编者的处理是正确的，因为手太阳脉与目外眦的联系是先建立的，与耳的联系是后建立的。在经脉病候方面，《经脉》采用了

《阴阳十一脉》全部"是动"病，而对后者"所产病"中"颔痛"、"喉痹"二症未采录，盖因此二症与"是动"病相重也，此乃《经脉》编者不详"是动"、"所生病"不同性质所致，当补。《经脉》新补的"耳聋"、"目黄"二症皆与手太阳经循行相合，而且"耳聋"症已见于"手太阳之厥"及手太阳之筋病候，可从。

4. 向腋：传世本《灵枢·经脉》篇原文"入缺盆络心"读起来很顺，加上"向腋"二字不仅显得多余，而且不好理解，可能正因此，后人整理《灵枢》时直接删除了此二字。然而从理论建构的逻辑性上，此二字不可或缺（不独手太阳经，手少阳、手阳明二经也当补此二字）。因为《经脉》作者建构"经脉连环"时引入了"经别"的概念，完成了阳经与腑的联系，而手太阳经别从腋而入！这也更有力地说明《经脉》篇六阳经循行中已经完整整合了相应的"经别"内容，甚至连这样的细节都严格遵循！

5. 斜络于颧：《太素·经脉连环》卷八无此四字，是。按"颥"即指颧骨，既已"上颥"，何需再"络颧"？再者，此分支本为手太阳交足太阳而设，故至"目内眦"而止，再添此四字，既画蛇添足，又弱化了此分支的本来意义，可见此四字不可能出自添加此分支的编者，而是后人。

（七）足太阳之脉

经脉	膀胱足太阳之脉，起于目内眦，上额，交巅；其支者，从巅至耳上角；其直者，从巅入络脑，还出别下项，循肩髆内，挟脊，抵腰中，入循膂，络肾，属膀胱；其支者，从腰中下挟脊，贯臀，入腘中；其支者，从髆内左右，别下贯胛，挟脊内，过髀枢，循髀外，从后廉，下合腘中，以下贯腨内，出外踝之后，循京骨，至小指外侧。是动则病冲头痛，目似脱，项如拔，脊痛，腰似折，髀不可以曲，腘如结，腨如裂，是为踝厥。是主筋所生病者，痔疟狂癫疾，头囟项痛，目黄，泪出，鼽衄，项背腰尻腘腨脚皆痛，小指不用。 足太阳之别，名曰飞阳，去踝七寸，别走少阴。实则鼽窒，头背痛，虚则鼽衄，取之所别也。
足臂	足泰阳脉：出外踝娄中，上贯腨，出于郄；枝之下脾；其直者贯□，夹脊，□□，上于胭；枝颜下，之耳；其直者贯目内眦，之鼻。其病：病足小指废，腨痛，郄挛，脽痛，产痔，腰痛，夹脊痛，□痛，项痛，手痛，颜寒，产聋，目痛，鼽衄，数癫疾。
阴阳	钜阳脉：潼外踝娄中，出郄中，上穿臀，出厌中，夹脊，出于项，□头角，下颜，夹鼽，系目内廉。是动则病：潼（冲）头痛，□□□□，脊痛，腰似折，髀不可以运，腘如结，腨如裂，此为踝蹶，是钜阳脉主治。其所产病：头痛，耳聋，项痛，耳强，疟，背痛，腰痛，尻痛，痔，郄痛，腨痛，足小指痹，为十二病。

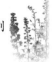

续表

经筋	足太阳之筋……其别者，结于腨外，上腘中内廉，与腘中并上结于臀，上挟脊上项；其支者，别入结于舌本；其直者，结于枕骨……
经别	足太阳之正，别入于腘中，其一道下尻五寸，别入于肛，属于膀胱，散之肾，循膂当心入散；直者，从膂上出于项，复属于太阳，此为一经也。足少阴之正，至腘中，别走太阳而合，上至肾，当十四颧，出属带脉；直者，系舌本，复出于项，合于太阳，此为一合。成以诸阴之别，皆为正也。
热论	巨阳者，诸阳之属也，其脉连于风府，故为诸阳主气也。伤寒一日，巨阳受之，故头项痛腰脊强。
骨空	督脉者……与太阳起于目内眦，上额交巅上，入络脑，还出别下项，循肩髆内，夹脊抵腰中，入循膂络肾。
太素	足三焦者，足少阳太阳之所将，太阳之别也，上踝五寸，别入贯腨肠，出于委阳，并太阳之正，入络膀胱，约下焦，实则闭癃，虚则遗溺，遗溺则补之，闭癃则泻之。
重构	膀胱足太阳之脉，起于目内眦，上额交巅；其支者，从巅至耳上角；其直者，从巅入络脑，还出别下项，循肩髆内，夹脊抵腰中；[其别者]，入循脊，络肾属膀胱；其支（直）者，从腰中下夹脊，贯臀，入（出）腘中；其支者，从髆内左右，别下贯胂（胛），过髀枢，循髀外，从后廉下合腘中；[其直者，从腘中]以下贯腨内，出外踝之后，循京骨，至小指外侧。是动则病冲头痛，目似脱，项如拔，脊痛，腰似折，髀不可以曲（回），腘如结，踹如裂，是为踝厥。是主筋所生病者，痔疟狂癫疾，头囟项痛，目黄，泪出，[耳聋]，鼽衄，项背腰尻腘踹脚皆痛，小指不用。

【解析】

1. 足太阳之本在跟以上五寸中，本输：膀胱出于至阴为井，溜于通谷为荥，注于束骨为腧，过于京骨为原，行于昆仑为经，入于委中为合，足太阳也；标在两络命门，目也。标输：次脉足太阳也，名曰天柱。太阳根于至阴，结于命门，命门者目也。

2. 其支者，从腰中下夹脊贯臀，入腘中：此段文字据帛书经脉，应是足太阳直脉，故"其支者"当作"其直者"。又句中"入腘中"，当据帛书经脉作"出腘中"。

3. 其支者，从髆内左右，别下贯胂，夹脊内，过髀枢，循髀外从后廉下合腘中：此分支不见于帛书经脉，而见于《经脉》。又"夹脊内"三字《甲乙经》卷二第二、《脉经》卷六第十均无。据《太素·经脉连环》杨上善注，此三字原本是"胂"之注文而混作正文者，原注文应作"夹脊肉"。又北宋初《铜人腧穴针灸图经》足太阳循行文字中已见有此三字，盖宋代传本此三字注文已混作正文。

4. 髀不可以曲：《太素·经脉连环》卷八作"髀不可以回"，与帛书意同。今考《素问·至真要大论》也作"回"，《新校正》引《甲乙经》同，则传世本《灵枢》之"曲"盖"回"字形误。

5. 《灵枢·经脉》篇较两种帛书少"耳聋"症，多"目黄泣出"症。既然采用了《足臂十一脉》中"之耳"的分支，则不应去除相应的"耳聋"病症，况且该症也见于《素问·脉解》。

6. 《灵枢·经筋》与帛书经脉循行的吻合程度更高，这也提示《经筋》的结集年代早于《经脉》。

（八）足少阴之脉

经脉	肾足少阴之脉，起于小指之下，斜走足心，出于然谷之下，循内踝之后，别入跟中，以上腨内，出腘内廉，上股内后廉，贯脊属肾，络膀胱；其直者，从肾上贯肝膈，入肺中，循喉咙，夹舌本。 足少阴之别，名曰大钟，当踝后绕跟，别走太阳；其别者，并经上走于心包，下外贯腰脊。其病气逆则烦闷，实则闭癃，虚则腰痛，取之所别者也。
足臂	足少阴脉：出内踝娄中，上贯腨，入郄，出股，入腹，循脊内□廉，出肝，入胠，系舌□。其病：病足热，腨内痛，股内痛，腹街、脊内廉痛，肝痛，心痛，烦心，洇□□□舌辂□瘅上□□□数喝，默默嗜卧以咳。
阴阳	少阴脉：系于内踝外廉，穿腨，出郄中央，上穿脊之内廉，系于肾，夹舌本。是动则病：喝喝如喘，坐而起则目䀮如毋见，心如悬，病饥，气不足，善怒，心惕，恐人将捕之，不欲食，面黯若炲色，欬则有血，此为骨瘚，是少阴脉主治。其所产病：口□□□□□，舌坼，嗌干，上气，噎，嗌中痛，瘅，嗜卧，欬，瘠，为十病。
经别	足太阳之正，别入于腘中，其一道下尻五寸，别入于肛，属于膀胱，散之肾，循膂当心入散；直者，从膂上出于项，复属于太阳，此为一经也。足少阴之正，至腘中，别走太阳而合，上至肾，当十四顀，出属带脉；直者，系舌本，复出于项，合于太阳，此为一合。成以诸阴之别，皆为正也。
忧恚无言	足之少阴，上系于舌，络于横骨（舌骨），终于会厌。
经筋	足少阴之筋，起于小指之下，并足太阴之筋，邪走内踝之下，结于踵，与太阳之筋合，而上结于内辅之下……

续表

脉度	跷脉者，少阴之别，起于然骨之后，上内踝之上，直上循阴股入阴，上循胸里入缺盆，上出人迎之前，入顽属目内眦，合于太阳、阳跷而上行。
明堂	大钟，在足跟后冲中，别走太阳，足少阴络。实则闭癃，虚则腰痛，烦心闷。
重构	肾足少阴之脉，起于小指之下，斜走足心，出于然谷之下，循内踝之后，别入跟中，以上腨内，出腘内廉，上股内后廉，贯脊属肾，络膀胱；其直者，从肾上贯肝膈，入肺中，循喉咙，夹舌本。其支者，从肺出络心，注胸中。是动则病饥不欲食，面如漆柴，咳唾则有血，喝喝而喘，坐而欲起，目䀮䀮如无所见，心如悬若饥状，气不足则善恐，心惕惕如人将捕之，是为骨厥。是主肾所生病者，口热舌干，咽肿上气，嗌干及痛，烦心心痛，黄疸，肠澼，脊股内后廉痛，痿厥嗜卧，足下热而痛。

【解析】

1. 足少阴之本在内踝下上三寸中，本输：肾出于涌泉为井，溜于然谷为荥，注于太溪为腧，行于复留为经，入于阴谷为合，足少阴经也；标在背腧与舌下两脉也（《千金》无"背俞与"三字）。少阴根于涌泉，结于廉泉。

2. 循内踝之后，别入跟中：这是十二经之别中唯一在循行和病候真正体现出"别走"的络脉，也正因为这一络脉分支离开本经，别走他经，具有与本经明显不同的循行路线，才得以在《经脉》篇体现出来，而且在《经筋》篇有更明确、更充分地反映。不难推测：如果其余十一经"之别"都像足少阴之别一样，有清晰的"别走"表里经的循行分支，那么所有（至少大部分）这些分支也会在《经脉》篇相应的经脉循行中体现出来。

（九）手心主之脉

经脉	心主手厥阴心包络之脉，起于胸中，出属心包络，下膈，历络三焦；其支者，循胸出胁，下腋三寸，上抵腋，下循臑内，行太阴少阴之间，入肘中，下臂行两筋之间，入掌中，循中指出其端；其支者，别掌中，循小指次指出其端。是动则病手心热，臂肘挛急，腋肿，甚则胸胁支满，心中憺憺大动，面赤目黄，喜笑不休。是主脉所生病者，烦心心痛，掌中热。 手心主之别，名曰内关，去腕二寸，出于两筋之间，循经以上，系于心包，络心系。实则心痛，虚则为头强，取之两筋间也。
邪客	心主之脉，出于中指之端，内屈，循中指内廉以上留于掌中，伏行两骨之间，外屈，出两筋之间，骨肉之际，其气滑利，上二寸，外屈，出行两筋之间，上至肘内廉，入于小筋之下，留两骨之会，上入于胸中，内络于心脉。

续表

明堂	内关，手心主络，在掌后去腕二寸，别走少阳。实则心暴痛，虚则烦。
营气	心主脉，出腋下臂，出两筋之间，入掌中，出中指之端，还注小指次指之端，合手少阳。
经别	手少阳之正，指天，别于巅，入缺盆，下走三焦，散于胸中也。手心主之正，别下渊腋三寸，入胸中，别属三焦，出循喉咙，出耳后，合少阳完骨之下。
至真要大论	手热肘挛掖肿，心澹澹大动。胸胁胃脘不安，面赤目黄，善噫嗌干，甚则色焰，渴而欲饮，病本于心。神门绝，死不治。
重构	心包手心主厥阴之脉，起于胸中，出属心包，[其支者]下膈，历络三焦；其支（直）者，循胸出胁，下腋三寸，上抵腋下，循臑内，行太阴、少阴之间，入肘中，下臂行（出）两筋之间，入掌中，循中指出其端。其支者，别掌中，循小指次指出其端。是动则病手心热，臂肘挛急，腋肿，甚则胸胁支满，心中憺憺大动，面赤目黄，喜笑不休。是主脉所生病者，烦心心痛，掌中热。

【解析】

1. 手心主之本在掌后两筋之间二寸中，本输：心出于中冲为井，溜于劳宫为荥，注于大陵为腧，行于间使为经，入于曲泽为合，手少阴也；标在腋下三寸也，标输：腋下三寸，手心主也，名曰天池。

2. 起于胸中，出属心包，下膈，历络三焦；其支（直）者：比照《经脉》足少阴脉、手少阴脉循行之义，可知所"络"之脏腑视为"支"脉，而非"直"脉，因此接下来的循行应作"其直者"，而不是"其支者"。

（十）　手少阳之脉

经脉	三焦手少阳之脉，起于小指次指之端，上出两指之间，循手表腕，出臂外两骨之间，上贯肘，循臑外，上肩，而交出足少阳之后，入缺盆，布膻中，散落心包，下膈，循属三焦；其支者，从膻中上出缺盆，上项，系耳后直上，出耳上角，以屈下颊至㖞；其支者，从耳后入耳中，出走耳前，过客主人前，交颊，至目锐眦。是动则病耳聋浑浑焞焞，嗌肿喉痹。是主气所生病者，汗出，目锐眦痛，颊痛，耳后肩臑肘臂外皆痛，小指次指不用。 手少阳之别，名曰外关，去腕二寸，外绕臂，注胸中，合心主。病实则肘挛，虚则不收，取之所别也。
足臂	臂少阳脉：出中指，循臂上骨下廉，凑耳。其病：产聋，□痛。

阴阳	耳脉：起于手背，出臂外两骨之间，上骨下廉，出肘中，入耳中。是动则病：耳聋浑浑焞焞，嗌肿，是耳脉主治。其所产病：目外眦痛，颊痛，耳聋，为三病。
经筋	起于小指次指之端，结于腕中，循臂结于肘，上绕臑外廉，上肩走颈，合手太阳；其支者，当曲颊入系舌本；其支者，上曲牙，循耳前，属目外眦，上乘颔，结于角。 手太阳之筋……循颈出走（足）太阳之前，结于耳后完骨；其支者，入耳中；直者，出耳上，下结于颔，上属目外眦。
营气	还注小指次指之端，合手少阳，上行注膻中，散于三焦。
经别	手少阳之正，指天，别于巅，入缺盆，下走三焦，散于胸中也。手心主之正，别下渊腋三寸，入胸中，别属三焦，出循喉咙，出耳后，合少阳完骨之下。
缪刺	邪客于手少阳之络，令人喉痹舌卷，口干心烦，臂外廉痛，手不及头，刺手中指次指爪甲上，去端如韭叶各一痏。
重构	三焦手少阳之脉，起于小指次指之端，上出两指之间，循手表腕，出臂外两骨之间，上贯肘，循臑外上肩，而交出足少阳之后；[其别者]，入缺盆，布膻中，散落心包，下膈，循（遍）属三焦；其支（直）者，从膻中上出缺盆，上项，系[出]耳后；其支者，从耳后入耳中；其直者，从耳后直上，出耳上角，循耳前，过客主人前，下颊，上[至目锐眦]。是动则病耳聋浑浑焞焞，嗌肿喉痹。是主气所生病者，汗出，目锐眦痛，颊痛，耳后肩臑肘臂外皆痛，小指次指不用。

【解析】

1. 手少阳之本在小指次指之间上二寸，本输：手少阳，出于关冲为井，溜于液门为荥，注于中渚为腧，过于阳池为原，行于支沟为经，入于天井为合，手少阳经也；标在耳后上角下外眦也。标输：次脉手少阳也，名曰天牖。

2. 这是问题最大，最难重构的一条经脉。其从项上头面这一段循行描述共有10条文献，8种说法。经考证，最为合理的说法见于《经筋》篇错入于手太阳之筋的文本"<u>循颈出走（足）太阳之前，结于耳后完骨；其支者，入耳中；直者，出耳上，下结于颔，上属目外眦</u>"，关于手少阳之终末的不同学派的不同学说在此案中得到完整而合理的体现：第一，《卫气》篇所述手少阳之标脉各点"<u>耳后、耳角、外眦</u>"均出现于手少阳主干上；第二，《阴阳十一脉》的终点"耳中"则以分支形式体现；第三，从耳上先下"颔"，再上至"目外眦"，这样的处理，既使经脉的终点很清晰，也使得循行路线显得简明。考证详见第8章第2节"标本诊法的内驱力——以手少阳脉为例"。

3. 循属三焦：《圣济总录》、《太素·经脉连环》卷八、《脉经》卷六第十一、《千金要方》卷二十第四均作"遍属三焦"，是。

（十一）足少阳之脉

经脉	胆足少阳之脉，起于目锐眦，上抵头角，下耳后，循颈行手少阳之前，至肩上，却交出手少阳之后，入缺盆；其支者，从耳后入耳中，出走耳前，至目锐眦后；其支者，别锐眦，下大迎，合于手少阳，抵于𩩲，下加颊车，下颈合缺盆以下胸中，贯膈络肝属胆，循胁里，出气街，绕毛际，横入髀厌中；其直者，从缺盆下腋，循胸过季胁，下合髀厌中，以下循髀阳，出膝外廉，下外辅骨之前，直下抵绝骨之端，下出外踝之前，循足跗上，入小指次指之间，其支者，别跗上，入大指之间，循大指歧骨内出其端，还贯爪甲，出三毛。 足少阳之别，名曰光明，去踝五寸，别走厥阴，下络足跗。实则厥，虚则痿躄，坐不能起，取之所别也。
足臂	足少阳脉：出于踝前，枝于骨间，上贯膝外廉，出于股外廉，出胁；枝之肩髆；其直者贯腋，出于项、耳，出枕，出目外眦。其病：病足小指次指废：骭外廉痛，骭寒，膝外廉痛，股外廉痛，髀外廉痛，胁痛，□痛，产马，缺盆痛，瘘，聋，枕痛，耳前痛，目外眦痛，胁外肿。
阴阳	少阳脉：系于外踝之前廉，上出鱼股之外，出□上，出目前。是动则病：心与胁痛，不可以反侧，甚则无膏，足外反，此为阳蹶，是少阳脉主治。其所产病：□□□头颈痛，胁痛，疟，汗出，节尽痛，髀外廉痛，□痛，鱼股痛，膝外廉痛，振寒，足中指痹，为十二病。
经筋	足少阳之筋，起于小指次指，上结外踝，上循胫外廉，结于膝外廉；其支者，别起外辅骨，上走髀，前者结于伏兔之上，后者结于尻；其直者，上乘眇季胁，上走腋前廉，系于膺乳，结于缺盆；直者，上出腋，贯缺盆，出太阳之前，循耳后，上额角，交巅上，下走颔，上结于𩩲；支者，结于目眦为外维。
营气	从三焦注胆，出胁注足少阳，下行至跗上，复从跗注大指间，合足厥阴。
热论	少阳主胆[1]，其脉循胁络于耳，故胸胁痛而耳聋。

---

[1] 胆：《太素·热病诀》卷二十五、《甲乙经》卷七第一上及《素问》新校正引全元起本均作"骨"，当据改。

经别	足少阳之正，绕髀入毛际，合于厥阴；别者，入季胁之间，循胸里属胆，散之上肝，贯心，以上挟咽，出颐颔中，散于面，系目系，合少阳于外眦也。
重构	胆足少阳之脉，起于目锐眦，上抵头角，下耳后，循颈行手少阳之前，至肩上，却交出手少阳之后，入缺盆；其支者，别锐眦，下大迎，合于手少阳，抵于䪼，下加颊车，下颈合缺盆；[其别者，从缺盆]以下胸中，贯膈络肝属胆，循胁里，出气街，绕毛际，横入髀厌中；其直者，从缺盆下腋，循胸，过季胁，下合髀厌中，以下循髀阳，出膝外廉，下外辅骨之前，直下抵绝骨之端，下出外踝之前，循足跗上，入小指次指之间。其支者，别跗上，入大指之间，循大指歧骨内出其端，还贯爪甲，出三毛。是动则病口苦，善太息，心胁痛不能转侧，甚则面尘，体无膏泽，足外反热，是为阳厥。是主骨所生病者，头痛，颔痛，目锐眦痛，缺盆中肿痛，腋下肿，马刀侠瘿，汗出振寒，疟，胸胁肋髀膝外至胫绝骨外髁前及诸节皆痛，小指次指不用。

【解析】

1. 足少阳之本在窍阴之间，本输：胆出于窍阴为井，溜于侠溪为荥，注于临泣为腧，过于丘墟为原，行于阳辅为经，入于阳之陵泉为合，足少阳也；标在窗笼之前，窗笼者，耳也。标输：次脉足少阳也，名曰天容。少阳根于窍阴，结于窗笼，窗笼者耳中也。

2. 其支者，从耳后入耳中，出走耳前，至目锐眦后：这一分支疑点颇多，第一，此节文字与手少阳脉循行分支几乎完全相同，如何在图上表现？第二，《经脉》篇足少阳经是自上而下的离心性循行，而这一分支的循行方向却是自下而上，方向相反；第三，此处出现这一分支，使得后面的文字"其支者，别锐眦"不合逻辑而难以成立。以上证据表明：《经脉》足少阳脉的这一分支系手少阳循行文字误植。只是这一衍文出现很早，各传本皆如是，然而《经筋》篇尚无此节文字，可知其时足少阳经循行文本尚未有误。

（十二）足厥阴之脉

经脉	肝足厥阴之脉，起于大指丛毛之际，上循足跗上廉，去内踝一寸，上踝八寸，交出太阴之后，上腘内廉，循股阴入毛中，过阴器，抵小腹，挟胃属肝络胆，上贯膈，布胁肋，循喉咙之后，上入颃颡，连目系，上出额，与督脉会于巅；其支者，从目系下颊里，环唇内；其支者，复从肝别贯膈，上注肺。是动则病腰痛不可俯仰，丈夫㿉疝，妇人少腹肿，甚则嗌干，面尘脱色。是肝所生病者，胸满，呕逆，飧泄，狐疝，遗溺，闭癃。 　　足厥阴之别，名曰蠡沟，去内踝五寸，别走少阳；其别者，径胫上睾，结于茎。其病气逆则睾肿卒疝，实则挺长，虚则暴痒，取之所别也。

足臂	足厥阴脉：循大指间，以上出胻内廉，上八寸，交泰阴脉，□股内，上入脺间。其病：病脺瘦，多溺，嗜饮，足胕肿，疾痹。
阴阳	厥阴脉：系于足大指丛毛之上，乘足跗上廉，去内踝一寸，上踝五寸而出太阴之后，上出鱼股内廉，触少腹，大眦旁。是动则病：丈夫㿉疝，妇人则少腹肿，腰痛，不可以仰，甚则嗌干，面疵，是厥阴脉主治。其所产病：热中，癃，㿉，偏疝，□□，有而心烦，死，勿治也。有阳脉与之俱病，可治也。
营气	复出跗注大指间，合足厥阴，上行至肝，从肝上注肺，上循喉咙，入颃颡之窍，究于畜门。其支别者，上额循巅下项中，循脊入骶，是督脉也，络阴器，上过毛中，入脐中，上循腹里，入缺盆，下注肺中，复出太阴。
经筋	足厥阴之筋，起于大指之上，上结于内踝之前，上循胫，上结内辅之下，上循阴股，结于阴器，络诸筋。
热论	厥阴脉循阴器而络于肝，故烦满而囊缩。
缪刺	邪客于足厥阴之络，令人卒疝暴痛，刺足大指爪甲上，与肉交者各一痏，男子立已，女子有顷已，左取右，右取左。
重构	肝足厥阴之脉，起于大指丛毛之际，上循足跗上廉，去内踝一寸，上踝八寸，交出太阴之后，上腘内廉，循股阴入毛中，过（环）阴器，抵小腹；夹胃属肝络胆，上贯膈，布胁肋，循喉咙之后，上入颃颡，连目系，上出额，与督脉会于巅。其支者，从目系下颊里，环唇内；其支者，复从肝别贯膈，上注肺。是动则病腰痛不可俯仰，丈夫㿉疝，妇人少腹肿，甚则嗌干，面尘脱色。是肝所生病者，胸满，呕逆，飧泄，狐（孤）疝，遗溺，闭癃。

【解析】

1. 足厥阴之本在行间上五寸所，本输：肝出于大敦为井，溜于行间为荥，注于太冲为腧，行于中封为经，入于曲泉为合，足厥阴也；标在背腧也。厥阴根于大敦，结于玉英，络于膻中。

2. 循喉咙之后，上入颃颡，连目系，上出额，与督脉会于巅：此后《经脉》原有"其支者，从目系下颊里，环唇内；其支者，复从肝别贯膈，上注肺"两个分支。其中"循喉咙之后，上入颃颡，连目系，上出额，与督脉会于巅"一支出于《营气》篇，然据《骨空论》，"上出额，与督脉会于巅"者，是足太阳脉而不是"足厥阴脉"，所以改作"足厥阴者"，主要是为了实现"十四经脉连环"；"其支者，从目系下颊里，环唇内"这一支是为了从督脉连接任脉；"其支者，复从肝别贯膈，上注肺"这一支是有双重目的，其一是承接任脉进入下一个循环；其二上接肺经走"十二经脉循环"。这里肝经的循行实际上对应了两个"经脉连环"模式，第一是十二经脉连环；第二，是十四经脉连环；也就是说，《经脉》构建的"经脉连环"实际上是个"连环套"。

第 2 节 术语与定义

1. 胸中、膻中、心主、心包、心包络、手厥阴、心主手厥阴心包络之脉

关于手厥阴经所对应的内脏的概念与术语经历了非常复杂的演变过程：在《经别》篇作"胸中"，《营气》作"膻中"，在《经脉》手少阳之别作"心主"，手少阳经脉、手厥阴络脉、足少阴络作"心包"，《经水》同；《邪客》作"心之包络"。若按《经脉》其他十一条经脉命名体例，手厥阴脉的全名应作"心包手厥阴之脉"。然而"心包"与"心主"又是不同时期手厥阴脉对应的内脏名，"络脉"、"经筋"、"经别"、"皮部"、"标本"、"经水"等皆作"手心主"或"心主"，《经脉》篇在手厥阴经虽作"手厥阴"，但在手太阴、手少阴经循行文字中仍作"心主"。"手厥阴脉"之名只见于传世本《灵枢》晚出的《经脉》篇，其至连后出的《难经》、《黄帝明堂经》也不见。可见"手厥阴"三字当系后人添加的注文，遂成"心主手厥阴心包络之脉"这一仅见的、十分奇特的经脉名称。这种后人添加的注文混作正文之例不独见于《经脉》篇，还见于《针灸甲乙经》卷三，明抄本原作"手心主及臂凡一十六穴第二十五"，而通行本中已被改作"手厥阴心主及臂凡一十六穴第二十五"。

2. 脉与经脉

《经脉》篇篇名作"经脉"，是指经数之脉，属集合概念，故曰"十二经脉"，或统言"经脉"皆可，而具体到每一条脉，则不能称"经脉"，如"手太阴经脉"、"手阳明经脉"等。后人不明此例，而每有混用者。

3. "其直者"与"其支者"

以"其直者"表述经脉循行的主干；以"其支者"表述经脉的分支。"支"、"别"义同，但《经别》篇赋予"别"特定意义——别走于六腑的分支。

结语：剪辑错位

《经脉》篇是针灸人最关注、研究最多的一篇，同时又是最难理解的一

篇，之所以难以理解，主要是作者将不同时代、不同学派的不同学说搅拌在一起了，而且在剪辑过程中出现了大量不应有的失误，导致经脉理论逻辑性与自洽性的下降，如果不能——识别而加以纠正，整篇经文简直无法理解。

【总结】

1. 从早期文献来看，经脉循行的方向是由下而上，即由远心端向近心端，至《灵枢》为了构成经脉"如环无端"的流注模式，改变了六条经脉循行的起始方向，而具体循行的文字表述没有作相应的改变，造成了经脉循行方向上的冲突；同时也是造成该篇十二经脉循行"其支者"与"其直者"错乱的重要因素之一；

2. "经别"已完整地被整合于手足三阳经脉之中，而编者在植入时常常忘了添加"其别者"三个标识文字，致使两种不同性质的循行文字相混杂，既破坏了理论的自洽性，又增加了后人理解的难度；

3. "十五络"的内容也被整合进相应的经脉循行之中，而之所以只在足少阴之脉中体现，其余十一脉无明确体现者，是因为经脉与相应络脉的循行只在足少阴这一对上表现出明显的差异。

4. 《经脉》篇作者原本是想构建一个能够兼容百家之说的大一统的经脉理论，然而这一目标不仅没有实现，反而陷入了更多更大的逻辑困境：十二脉的界线（独立性）消失了；而十五络、经别却并没有因为被整合进十二经脉而消失，三者在循行方向上的对立是那样的不可调和。

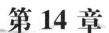

第14章

十五络脉
——于无疑处寻破绽

问题1：为什么足厥阴络病候只有男性病症，而无女子病症？

问题2：任脉病候"实则腹皮痛，虚则痒搔"究竟是什么病？

问题3：相对经脉注重起止，络脉强调的是"所别"之处，那么为何手厥阴、手少阳、任脉、脾之大络皆缺"所别"之处？

十五络脉，不像十二经脉有那样多的相关文献，以及广泛的临床应用，长期以来很少有人关注，也很少发现并提出问题。其实传世本《灵枢·经脉》所记载的十五络文本，特别是手三阴之络的文字，错乱较严重，而错乱的文本又在很大程度上影响了人们对"十五络"学说的正确理解与科学评价。

第1节　文本重现与重构

在传世文献中，除了《灵枢》之外，还有《甲乙经》和《太素》录有十五络脉文本，比较这三种传本，有实质意义的异文主要在于手太阴之别的"起于腕上分间"与"腋下分间"差异，因而能够提供我们发现问题、解决问题的线索很少。

近年来，通过深入考察，发现与《灵枢·经脉》十五络脉密切相关的早期文献还有：《灵枢》的《经筋》、《邪客》，以及汉代腧穴经典《黄帝明堂经》。其中《黄帝明堂经》可用于对照的文本信息最全，而《灵枢·邪客》则对于十五络文本及理论的理解具有特殊意义。此外，可用于考察十五络脉文本演变动态过程的文献还有：《营气》、《寒热病》、《脉度》、《动腧》、《骨空论》、《五音五味》，以及《素问》的《缪刺论》、《刺腰痛论》。采用文本发生学的方法，分析这些文本的意义及相互关系，再现十五络脉文本形成与演变的动态过程，发现并纠正十五络脉文本的错误，规范相关的术语，进而完成十五络脉学说的文本重构与诠释。

为省篇幅，以下仅以十五络中第一络手太阴之络作为文本发生学研究方法示例，其余十四络重点给出考察研究后的"重构"文本，而不层层展开；同一文本的不同版本都作为最终文本重构时的考量证据，但在下表中一般只列出一种；所引《灵枢》原文，出自日本内经医学会藏明刊本《黄帝内经灵枢》；所引《脉经》文字，据影宋本（见《东洋医学善本丛书》第七卷，日本オリエント出版社）；所引《明堂》文字，均据黄龙祥辑校本《黄帝明堂经》（见《针灸甲乙经》，华夏出版社，2008 年）。

（一）手太阴之别

经脉	手太阴之别，名曰列缺，起于腕上分间，并太阴之经直入掌中，散入于鱼际。其病实则手锐掌热，虚则欠㰦，小便遗数，取之去腕半寸，别走阳明也。 肺手太阴之脉……从肺系横出腋下，下循臑内，行少阴心主之前，下肘中，循臂内上骨下廉，入寸口，上鱼，循鱼际，出大指之端；其支者，从腕后直出次指内廉，出其端。是动则病肺胀满，膨膨而喘咳，缺盆中痛，甚则交两手而瞀，此为臂厥。是主肺所生病者，咳，上气喘渴，烦心胸满，臑臂内前廉痛厥，掌中热。气盛有余，则肩背痛，风寒，汗出中风，小便数而欠。气虚则肩背痛寒，少气不足以息，溺色变。
经筋	手太阴之筋，起于大指之上，循指上行，结于鱼后，行寸口外侧，上循臂，结肘中，上臑内廉，入腋下……
邪客	手太阴之脉，出于大指之端，内屈，循白肉际，至本节之后太渊留以澹，外屈，上于本节下，内屈，与阴诸络会于鱼际，数脉并注，其气滑利，伏行壅骨之下，外屈，出于寸口而行，上至于肘内廉，入于大筋之下，内屈，上行臑阴，入腋下，内屈走肺，此顺行逆数之屈折也。
明堂	侠白，在天府下，去肘五寸动脉，手太阴之别。 列缺，手太阴络，去腕上一寸半，别走阳明者。主掌中热，虚则肘臂肩背寒栗，少气不足以息；实则肩背热痛。 鱼际者，火也。在手大指本节后内侧散脉中。主少气不足以息，阴湿痒。腹满，阴萎，咳引尻，溺出，虚也；肩背寒热，脱色，目泣出，皆虚也，刺鱼际补之。

续表

脉经	手太阴之别，名曰列缺，起于腋下（一作腕上）分间，别走阳明。其别者，并太阴之经直入掌中，散入于鱼际。其实则手兑掌热；虚则欠咳，小便遗数。取之去腕一寸半。
重构	手太阴之别，名曰列缺，起（出）于腋下分间，下至腕上一寸半，别走阳明也。其别者并太阴之经直入掌中，散入于鱼际。其病实则手锐掌热，虚则欠㰦，小便遗数，取之所别。

【解析】

1. 对照传世本《经脉》原文与重构后的文字，不难发现二者差异很大，先看"重构"文本的主要证据，十五络循行具有如下规律：首先指明"所别"之处（少数则言"所出"之处，如手心主、脾之大络），次言"所止"之处，再次是相应诊、疗病候，最后是治疗部位"取之所别"。在所有已知传本中，影宋本《脉经》的文字与上述规律吻合度最高，同时文字也更接近《经脉》原文旧貌，其第一句作"起于腋下分间"为是，理由如下：第一，除手太阴之外的其他十一经之络"所别"之处都不在其起始处，若按传世本《经脉》作"起于腕上分间"，则与"所别"之处相同，显与络脉别行规律不合；第二，如作"起于腕上分间"并下行入掌中，则《黄帝明堂经》又如何能以肘上五寸之侠白穴为"手太阴之别"？可见"腕上"二字显系后人所改，当据《脉经》、《太素》、《千金要方》等作"腋下"为是。另外，根据《经脉》，参《经筋》、《邪客》诸篇，"起于腋下分间"当作"出于腋下分间"，因为络脉循行的描述重在"所别"之处或"所出"之处，而不言起始之处，若作"起于腋下分间"既无文献依据，也与络脉循行规律格格不入。然而未能发现任何《经脉》传本作"出于"者，很有可能这一错字出自《经脉》篇编者之手。不论作"起于"，还是"出于"，紧接着应当说明"所别"之处，根据《黄帝明堂经》络穴文字，再对照《脉经》错入至段末的"取之去腕一寸半"（原文当作"取之所别"，传世本《灵枢》更是误作"取之去腕半寸"），可知"所别"之处即"腕上一寸半"，即将《脉经》最后一句"取之去腕一寸半"后五字移至"起于腋下分间"后，而最后一句则据上述十五络循行描述体例补上原文"所别"二字，作"取之所别"，到此便完成了整段文字的重构。

接下来根据已知条件和证据再现《经脉》这段原文被一次次修改的具体过程：

第一步：将"腋下分间"改作"腕上分间"。之所以作如此改动，明显是受到手太阴经脉的分支"其支者，从腕后直出次指内廉出其端"的干扰。金代五卷本《铜人腧穴针灸图经》正是在《经脉》这一分支文字下写下了这样的注文："《针经》曰支而横者为络。此手太阴之脉，别走阳明者也，穴名列缺。"说明最晚在金代已有将《经脉》手太阴这一分支误解为手太阴络，元代滑伯仁更是将这类为建立"经脉连环"人为新增的所有十二条分支统称为"络"（详见下文"术语与定义"）。而这样的误解不可能发生于《经脉》篇编者

331

本人，因此这一改动无疑出自后人之手。

第二步：移位"下至腕上寸半，别走阳明也"。一旦将"腋下分间"改成"腕上分间"，此下再接"直下腕上一寸半"便失去了逻辑支撑而站不住脚了。于是这句原文最终被移至段末，同时将句末原文"取之所别"删去"所别"二字，以承接移下来的文字，形成新文"取之去腕半寸，别走阳明也"。其实这样一句经过一番煞费心思处理的文字置于段末依然不合逻辑。因为原文"取之所别"说的是一个确定的治疗穴点，而改成"取之去腕半寸，别走阳明也"，说的却是一段循行路线！不知是人们一直没有意识到这一逻辑漏洞，还是意识到了而无法弥补，只好任之？

第三步：删去"其别者"这一关键术语。由于将此之前的"下至腕上寸半，别走阳明也"文字移至段末，"其别者"三字便失去了立足之地，这时任何意识到这一点的人唯一所能做的，便是删去此三字。

经过这一次次改动（从大的方面看是三步，可能中间还有若干小的步骤），《经脉》篇"手太阴之别"这段原文被改得面目全非，与其余络脉描述体例格格不入。然而仔细分析便不难看出，以上这一次次改动，实际都是为了使第一步的改动能够站得住脚而继发的"连带"反应。而且这一连串反应并没有就此打住，又在一定程度上干扰了下一段"手少阴之别"原文。

2. "鱼际"的特殊意义：手太阴之络循行特别强调了"散入于鱼际"，而《邪客》篇对此有详解曰"与阴诸络会于鱼际，数脉并注"。《黄帝明堂经》鱼际穴定位曰"在手大指本节后内侧散脉中"，《经脉》所说诊络部位恰好也是"鱼际络"，甚至手太阴络的病候也恰恰更明确地体现在《黄帝明堂经》鱼际穴中，而不是络穴"列缺"，这显然不是巧合，而是提示了对"鱼际络"重新认识的必要性。

3. 《经脉》所述手太阴络循行的节点"腋下"、"掌中"和"鱼际"，皆见于《邪客》篇，特别是对"鱼际"络意义的阐释更是独见于该篇，再将该篇关于"手心主之脉"的文字与《经脉》篇"手心主之别"文字加以对照，不难发现手厥阴络的内容几乎被完整地反映在《邪客》篇，因此要正确理解十五络的文本与理论，需要重新解读《邪客》篇。

4. 下至腕上一寸半，别走阳明也。其别者并太阴之经：既然"别走阳明"，那么紧接着下面的"其别者"应当明确描述"别走阳明"的具体路线与部位，可是这里描述的依然是循手太阴本经循行，而且这个现象普遍见于除足少阴、督脉之外的所有经脉之络，这与《经别》篇所载阳经之别"离合入出"的循行规律明显不同，值得认真思考与深入研究，特别是要对当今针灸界所认识的十五络意义进行反思。之所以今人一直以来没能捕捉到这一现象，与排列前三位的手三阴之络循行描述皆缺失"其别者"这一关键术语有关，特别是第一条手太阴之络文字错乱较严重，明显干扰了人们的正确理解。

5. 手太阴络病候"实则手锐掌热，虚则欠欬，小便遗数"：此络病候悉见于手太阴经脉"所生病"中。

（二）手少阴之别

经脉	手少阴之别，名曰通里，去腕一寸半，别而上行，循经入于心中，系舌本，属目系，其实则支膈，虚则不能言，取之掌后一寸，别走太阳也。 手少阴之脉，出小指内端，循掌内后廉，抵掌后锐骨之端，循臂内后廉，上肘内，行太阴心主之后，上循臑内后廉，上入腋，从心系至心中，上肺；其支者从心系下膈络小肠；其直者从心系上夹咽，系目系。是动则病嗌干心痛，渴而欲饮，是为臂厥。是主心所生病者，目黄胁痛，臑臂内后廉痛厥，掌中热痛。
明堂	通里，手少阴络，在腕后一寸，别走太阳。主实则楮满，虚则不能言。
重构	手少阴之别，名曰通里，去腕一寸，别走太阳也。[其别者]，别而上行，循经入于心中，系舌本，属目系。其实则支膈，虚则不能言，取之（所别）。

【解析】

其实则支膈，虚则不能言："支膈"，这里指胸膈满闷撑胀，与"支满"一词相近，《黄帝明堂经》则直接引作"楮满"。《素问·脏气法时论》曰："心病者，胸中痛，胁支满，胁下痛，膺背肩甲间痛，两臂内痛"，皆可参详。

（三）手心主之别

经脉	手心主之别，名曰内关，去腕二寸，出于两筋之间，循经以上，系于心包，络心系。实则心痛，虚则为头强，取之两筋间也。 手厥阴之脉，出中指之端，入掌中，上臂行两筋之间，入肘中，行太阴少阴之间，循臑内，上抵腋，下腋三寸，入胁循胸，属心包。其支者，下膈，历络三焦。是动则病手心热，臂肘挛急，腋肿，甚则胸胁支满，心中憺憺大动，面赤目黄，喜笑不休。是主脉所生病者，烦心心痛，掌中热。
邪客	心主之脉，出于中指之端，内屈，循中指内廉以上留于掌中，伏行两骨之间，外屈，出两筋之间，骨肉之际，其气滑利，上二寸，外屈，出行两筋之间，上至肘内廉，入于小筋之下，留两骨之会，上入于胸中，内络于心肺（脉）。
明堂	内关，手心主络，在掌后去腕二寸，别走少阳。实则心暴痛，虚则烦。
营气	从肾注心，外散于胸中。循心主脉，出腋下臂，出两筋之间，入掌中，出中指之端，还注小指次指之端，合手少阳，上行注膻中，散于三焦……
重构	手心主之别，名曰内关，去腕二寸，出于两筋之间。[其别者]循经以上系于心包，络心系。实则心痛，虚则为烦，取之所别也。

【解析】

1. "手心主之别"文字，其循行与病候吻合度很高，且描述体例非常规范，然而缺少了关键文字"别走少阳，其别者"。严格来说，缺少了"所别"之处的描述，便不能成为"十五络"中的一员，综合考察得到的证据提示："手心主之别"很可能与其余十一经之络非出自同一作者，所缺的络脉特征性内容乃原作者的疏漏，而不是在后来流传过程中后人的删改或脱失，主要理由如下：第一，相表里的"手少阳之别"中同样没有"别走心主，其别者"文字，两条络脉同时出现完全相对应文字脱失的可能性几乎为零；第二，"手心主之别"最后一句作"取之两筋间也"，与前面缺失的文字在逻辑上正好相合（既然无"别"，自然就不能"取之所别"），这种契合也很难用巧合来解释。这些提示：当古人建立络脉学说时，经脉系统可能还是十一脉，缺手心主之脉，因而"手少阳络"循行文字不可能出现"别走心主"（更不会出现"别走心包"）字样。或者十二经系统刚刚建立，手心主与手少阳经的表里关系尚未建立，因而在相应的络脉中也没能反映。此二络相互"别走"关系在汉代《明堂经》中已经建立，故《太素·十五络脉》卷九杨上善注手心主络曰："检《明堂经》，'两筋间'下有'别走少阳'之言，此经无者，当是脱也"。实则并非《经脉》有脱文，而是十五络内容采用了较早期的经脉学说，还没有来及建立二脉的表里关系。

2. 《邪客》篇的特殊意义：手心主之别的循行几乎完整地体现于《邪客》篇的"心主之脉"的循行中，特别是"系于心包，络心系"与"入于胸中，内络于心肺（脉）"如出一辙，二相比较不难看出《邪客》篇的文字表述反映出了更早的时代特征（在《内经》中，手心主脉与"心包"相联系，只见于《经脉》、《经水》篇，其他文献多作"胸中"，或"心主"，或"膻中"）。

（四）手太阳之别

经脉	手太阳之别，名曰支正，上腕五寸，内注少阴；其别者，上走肘，络肩髃。实则节弛肘废，虚则生肬，小者如指痂疥，取之所别也。 小肠手太阳之脉，起于小指之端，循手外侧上腕，出踝中，直上循臂骨下廉，出肘内侧两筋之间，上循臑外后廉，出肩解，绕肩胛，交肩上……是动则病嗌痛颔肿，不可以顾，肩似拔，臑似折。是主液所生病者，耳聋目黄颊肿，颈颔肩臑肘臂外后廉痛。
明堂	支正，手太阳络，在腕后五寸，别走少阴者。主实则肘挛；虚则生疣，小者痂疥。
重构	手太阳之别，名曰支正，上腕五寸，内注少阴；其别者，上走肘，络肩髃。实则节弛肘废，虚则生肬，小者如指痂疥，取之所别也。

（五）手阳明之别

经脉	手阳明之别，名曰偏历，去腕三寸，别入太阴；其别者，上循臂，乘肩髃，上曲颊遍齿；其别者，入耳合于宗脉。实则龋聋，虚则齿寒痹隔，取之所别也。 大肠手阳明之脉，起于大指次指之端，循指上廉，出合谷两骨之间，上入两筋之中，循臂上廉，入肘外廉，上臑外前廉，上肩，出髃骨之前廉，上出于柱骨之会上，下入缺盆，络肺，下膈，属大肠；其支者，从缺盆上颈，贯颊，入下齿中，还出挟口，交人中，左之右，右之左，上挟鼻孔。是动则病齿痛颈肿。
寒热病	臂阳明有入鼽遍齿者，名曰大迎，下齿龋取之。
缪刺	邪客于手阳明之络，令人耳聋，时不闻音，刺手大指次指爪甲上去端如韭叶各一痏，立闻。 耳聋，刺手阳明，不已，刺其通脉出耳前者。齿龋，刺手阳明，不已，刺其脉入齿中，立已。
明堂	偏历，手阳明络，在腕后三寸，别走太阴者。实则聋龋，虚则痹隔。 臂臑，在肘上七寸䐃肉端手阳明络会；臑会一名臑窌，在臂前廉去肩头三寸手阳明之络。
重构	手阳明之别，名曰偏历，去腕三寸，别入（走）太阴；其别者，上循臂，乘肩髃，上曲颊遍齿；其别者，入耳合于宗脉。实则龋聋，虚则齿寒痹隔，取之所别也。

【解析】

1. 手阳明络有两个"其别者"，不仅有文献依据，而且有明确的临床应用实例。关于手阳明与齿的联系，早为人们所熟知。而从文字的相似程度上看，《寒热病》篇"臂阳明有入鼽遍齿者，名曰大迎，下齿龋取之"所描述的循行，较之手阳明经脉，无疑更接近手阳明络脉，然而未见有人会将其与手阳明之络联系起来，恐怕在人们传统观念中，遇到"手阳明"、"手太阴"等三阴三阳名称，会默认为经脉名称，根本不会考虑其他的可能性。关于与耳联系的经脉，人们首先想到的是手少阳脉（古代又称"耳脉"）、足少阳脉，很少有人会想到手阳明脉，然而《灵枢·杂病》明言："聋而不痛者，取足少阳"；聋而痛者，取手阳明"。《素问·缪刺论》又有非常明确的临床应用。可见，我们的传统观念有失片面。

2. 手阳明络穴，除"偏历"穴外，《黄帝明堂经》还记载了"臂臑"、"臑会"两个上臂部穴。

（六）手少阳之别

经脉	手少阳之别，名曰外关，去腕二寸，外绕臂，注胸中，合心主。病实则肘挛，虚则不收，取之所别也。 三焦手少阳之脉，起于小指次指之端，上出两指之间，循手表腕，出臂外两骨之间，上贯肘，循臑外，上肩，而交出足少阳之后，入缺盆，布膻中，散落心包，下膈，循属三焦……是动则病耳聋浑浑焞焞，嗌肿喉痹。是主气所生病者，汗出，目锐眦痛，颊痛，耳后肩臑肘臂外皆痛，小指次指不用。
缪刺	邪客于手少阳之络，令人喉痹舌卷，口干心烦，臂外廉痛，手不及头，刺手中指次指爪甲上，去端如韭叶各一痏。
明堂	外关，手少阳络，在腕后二寸陷者中，别走心主。主肘中濯濯，臂内廉痛，不可及头。
重构	手少阳之别，名曰外关，去腕二寸。［其别者］外绕臂，注胸中，合心主。病实则肘挛，虚则不收，取之所别也。

【解析】

1. 传世本手少阳络文字疑点较多：首先，其循行与病候明显不符，而且与手太阳络病候看不出区别；最大的疑点在于“注胸中，合心主”的说法，这不仅与其他所有阳经之络不入属于内脏的体例不合，而且与“阳脉不入内”总规律不合。此文或者经过《经脉》篇编者的改编，或者经过《经脉》篇之后的人改编。

2. 手少阳络缺少了络脉最关键的“所别”之处的描述，可能是当时手厥阴脉还没有确立，因为无脉可“别”，可是段末仍像其他络脉一样写有“取之所别也”一句，这或者是编者的疏忽，或者经过后人的改编。

（七）足太阳之别

经脉	足太阳之别，名曰飞阳，去踝七寸，别走少阴。实则鼽窒，头背痛，虚则鼽衄，取之所别也。 膀胱足太阳之脉，起于小指外侧，循京骨，出外踝之后，上贯腨内，入腘中，贯臀，抵腰中，夹脊，循肩髆内，上项入络脑，出巅，上额，至目内眦。是动则病冲头痛，目似脱，项如拔，脊痛，腰似折，髀不可以曲，腘如结，腨如裂，是为踝厥。是主筋所生病者，痔疟狂癫疾，头囟项痛，目黄，泪出，鼽衄，项背腰尻腘腨脚皆痛，小指不用。

经筋	足太阳之筋……其别者，结于腨外，上腘中内廉，与腘中并上结于臀，上挟脊上项；其支者，别入结于舌本；其直者，结于枕骨……
缪刺	邪客于足太阳之络，令人头项肩痛，刺足小指爪甲上，与肉交者各一痏，立已。王冰注：以其经之正者，从脑出别下项；支别者，从髆内左右别下。又其络自足上行，循背上头。故项头肩痛也。
本输	［足］三焦者，足少阳太阴（一本作阳）之所将，太阳之别也，上踝五寸，别入贯腨肠，出于委阳，并太阳之正，入络膀胱，约下焦，实则闭癃，虚则遗溺，遗溺则补之，闭癃则泻之。
明堂	飞扬，一名厥阳，在足外踝上七寸，足太阳络，别走少阴者。主实则腰背痛，虚则鼽衄。 承筋，一名腨肠，一名直肠。在腨肠中央陷者中，足太阳脉气所发。主实则腰背痛，寒痹转筋，头眩痛，虚则鼻衄，癫疾，腰痛溅溅然汗出，令人欲食，欲走。
重构	足太阳之别，名曰飞阳，去踝七寸，别走少阴。［其别者，并经上行，循背上头］。实则鼽窒，头背痛，虚则鼽衄，取之所别也。

【解析】

1. 传世本《灵枢·经脉》所载之"足太阳之别"只记有"所别"之处，而无与病候密切相关的"所止"之处，显有脱文，然传世之各传本皆如是，只有王冰注《素问》"邪客于足太阳之络"时明确提到足太阳络的具体循行，且与足太阳络病候相应，故"重构"文字依此增补。

2. 《灵枢·经脉》与《灵枢·本输》这两个"太阳之别"，性质不同。《本输》所述"太阳之别"借助了"太阳之正"的通道深入到内脏。而《经脉》篇所有阳经之别除有疑问的"手少阳之别"外，皆不入属于内脏。因而在病候上，《经脉》篇所述之"太阳之别"主体表病症，而《本输》"太阳之别"主三焦、膀胱病症。

3. 值得注意的是，足太阳络所有病候及特殊句式还完整见于《黄帝明堂经》"承筋"穴，又《素问·刺腰痛》曰："会阴之脉令人腰痛，痛上漯漯然汗出，汗干令人欲饮，饮已欲走，刺直阳之脉上三痏，在跷上郄下五寸横居，视其盛者出血"，王冰注曰："是谓承筋穴"。可见，承筋穴也是常用的诊络、刺络部位。这提示：在当时至少关于足太阳络脉，有不同学说的流行。

（八）足少阳之别

经脉	足少阳之别，名曰光明，去踝五寸，别走厥阴，下络足跗。实则厥，虚则痿躄，坐不能起，取之所别也。 足少阳之脉，起于小指次指，循足跗，出外踝之前，上抵绝骨之端……横入髀厌中，绕毛际，入气街，循胁里，属胆，络肝，贯膈上胸中，出缺盆，上循颈，上颊车，抵于颤，至目锐眦。 是动则病口苦，善太息，心胁痛不能转侧，甚则面微有尘，体无膏泽，足外反热，是为阳厥。是主骨所生病者，头痛，颔痛，目锐眦痛，缺盆中肿痛，腋下肿，马刀侠瘿，汗出振寒，疟，胸胁肋髀膝外至胫绝骨外踝前及诸节皆痛，小指次指不用。
明堂	光明，足少阳络，在足外踝上五寸，别走厥阴者。主虚则痿躄，坐不能起，实则厥。
重构	足少阳之别，名曰光明，去踝五寸，别走厥阴。[其别者]下络足跗。实则厥，虚则痿躄，坐不能起，取之所别也。

（九）足阳明之别

经脉	足阳明之别，名曰丰隆，去踝八寸，别走太阴；其别者，循胫骨外廉，上络头项，合诸经之气，下络喉嗌。其病气逆则喉痹瘁瘖，实则狂巅，虚则足不收，胫枯，取之所别也。 胃足阳明之脉，起于中指内间，上足跗，循胫外廉，上膝膑中，抵伏兔，上髀关，从气街入腹里，属胃，络脾，上膈，出缺盆，上循喉咙，环唇夹口，循鼻外……交頞中。是动则病洒洒振寒，善呻数欠，颜黑，病至则恶人与火，闻木声则惕然而惊，心欲动，独闭户塞牖而处，甚则欲上高而歌，弃衣而走，贲响腹胀，是为骭厥。是主血所生病者，狂疟，温淫汗出，衄衄，口喎唇胗，颈肿喉痹，大腹水肿，膝膑肿痛，循膺、乳、气街、股、伏兔、骭外廉、足跗上皆痛，中指不用。
动腧	黄帝曰：足之阳明何因而动？岐伯曰：胃气上注于肺，其悍气上冲头者，循咽，上走空窍，循眼系，入络脑，出颅，下客主人，循牙车，合阳明，并下人迎，此胃气别走于阳明者也。
根结	足阳明根于厉兑，溜于冲阳，注于下陵，入于人迎、丰隆也。
明堂	丰隆，足阳明络也。在外踝上八寸，下廉胻外廉陷者中，别走太阴者。主狂见鬼，善笑不休，发于外，有所大喜，喉痹不能言。厥逆，足暴清。

续表

重构	足阳明之别，名曰丰隆，去踝八寸，别走太阴；其别者，循胫骨外廉，上络头项，合诸经之气，下络喉嗌。其病气逆则喉痹瘁瘖，实则狂巅，虚则足不收，胫枯，取之所别也。

【解析】

足阳明之别的循行很特别，由下肢上行头项，再别下络喉嗌。为什么不直接从下肢，上行咽喉，至头项，而是如此别扭地来一个"折返"？《动腧》篇给出了明确的答案：胃气之行，除人们所熟知的从中焦下行于足一条外；另有一条从中焦上行于头面。下行之气血从"丰隆"回归于中焦，上行之气血经"人迎"回归于中焦。其实不独足阳明一脉，所有阳脉都循相同的循行路径。明白了这一点，长期困扰针灸界的难题："为什么《根结》所载阳经的根、溜、注、入之'入'穴有二，上下各一"，便焕然冰释。

（十）足太阴之别

经脉	足太阴之别，名曰公孙，去本节之后一寸，别走阳明；其别者，入络肠胃。厥气上逆则霍乱，实则肠中切痛，虚则鼓胀，取之所别也。 脾足太阴之脉，起于大指之端，循指内侧白肉际，过核骨后，上内踝前廉，上腨内，循胫骨后，交出厥阴之前，上膝股内前廉，入腹属脾络胃，上膈，挟咽，连舌本，散舌下。是动则病舌本强，食则呕，胃脘痛，腹胀善噫，得后与气，则快然如衰，身体皆重。是主脾所生病者，舌本痛，体不能动摇，食不下，烦心，心下急痛，溏、瘕、泄、水闭、黄疸，不能卧，强立，股膝内肿厥，足大指不用。
缪刺	邪客于足太阴之络，令人腰痛，引少腹控眇，不可以仰息，刺腰尻之解，两胛之上。王冰注：散脉，足太阴之别也，散行而上，故以名焉。其脉循股内，入腹中，与少阴少阳络于腰髁下骨空中。
明堂	公孙，在足大指本节后一寸，别走阳明，太阴络也。实则腹中切痛，虚则鼓胀，霍乱。
重构	足太阴之别，名曰公孙，去本节之后一寸，别走阳明；其别者，入络肠胃。厥气上逆则霍乱，实则肠（腹）中切痛，虚则鼓胀，取之所别也。

【解析】

足太阴之别也……与少阴少阳络于腰髁下骨空中：此足太阴之络不见于传世本《灵枢》、《素问》，敦煌出土《黄帝明堂经》残页中髎、下髎穴见有类似说法，当出自某种已佚的经脉学说。

（十一）足少阴之别

经脉	足少阴之别，名曰大钟，当踝后绕跟，别走太阳；其别者，并经上走于心包，下外贯腰脊。其病气逆则烦闷，实则闭癃，虚则腰痛，取之所别者也。 肾足少阴之脉，起于小指之下，斜走足心，出于然谷之下，循内踝之后，别入跟中，以上腨内，出腘内廉，上股内后廉，贯脊属肾，络膀胱；其直者，从肾上贯肝膈，入肺中，循喉咙，夹舌本。是动则病饥不欲食，面如漆柴，咳唾则有血，喝喝而喘，坐而欲起，目𥄮𥄮如无所见，心如悬若饥状，气不足则善恐，心惕惕如人将捕之，是为骨厥。是主肾所生病者，口热舌干，咽肿上气，嗌干及痛，烦心心痛，黄疸，肠澼，脊股内后廉痛，痿厥嗜卧，足下热而痛。
经筋	足少阴之筋，起于小指之下，并足太阴之筋，邪走内踝之下，结于踵，与太阳之筋合，而上结于内辅之下……
脉度	跷脉者，少阴之别，起于然骨之后，上内踝之上，直上循阴股入阴，上循胸里入缺盆，上出人迎之前，入頄属目内眦，合于太阳、阳跷而上行。
热病	目中赤痛，从内眦始，取之阴跷。
缪刺	邪客于足少阴之络，令人卒心痛，暴胀，胸胁支满，无积者，刺然骨之前出血，如食顷而已。 邪客于足少阴之络，令人嗌痛，不可内食，无故善怒，气上走贲上，刺足下中央之脉，各三痏，凡六刺，立已，左刺右，右刺左……嗌中肿，不能内唾，时不能出唾者，刺然骨之前，出血立已，左刺右，右刺左。 人有所堕坠，恶血留内，腹中满胀，不得前后，先饮利药，此上伤厥阴之脉，下伤少阴之络，刺足内踝之下，然骨之前，血脉出血，刺足跗上动脉，不已，刺三毛上各一痏，见血立已，左刺右，右刺左。
明堂	大钟，在足跟后冲中，别走太阳，足少阴络。实则闭癃，虚则腰痛，烦心闷。
重构	足少阴之别，名曰大钟，当踝后绕跟，别走太阳；其别者，并经上走于心包，下外贯腰脊。其病气逆则烦闷，实则闭癃，虚则腰痛，取之所别者也。

【解析】

1. 这是十二经之别中唯一在循行和病候两方面都真正体现出"别走"的络脉，也正因为这一络脉分支离开本经，别走他经，具有与本经明显不同的循行路线，才得以在《经脉》篇体现出来，而且在《经筋》篇有更明确、更充分的反映。不难推测：如果其余十一经"之别"都像足少阴之别一样，有清晰的"别走"表里经的循行分支，那么所有（至少大部分）这些分支也应当会在《经脉》篇相应的经脉循行中体现出来。

2. 上走于心包，下外贯腰脊：《脉经》、《太素》、《千金》皆无"外"字，说明早期的传本皆作"下贯腰脊"。然而，要"贯腰脊"，必须先由某处"出"于体表，所以有一个"外"字才能说得通。这一缺字很可能是原文编者的疏漏，而且在很大程度上是受足少阴经脉"贯脊"的干扰，可是经脉的"贯脊"是指"贯脊内廉"，因而可以在体内直接"贯"，而络脉的"贯腰脊"显然不是一回事。

3. 《素问·缪刺》三条"邪客足少阴之络"的治疗，都取"然骨之前"血脉，这提示：当时足少阴络穴不止"大钟"一穴，只是受"十五"这一特定数字的限制，多余的络脉无法纳入而已。

4. "大钟"与"阴跷脉"均为足少阴之别，两个脉名的寓意相同，起始部位相同，甚至循行路线也大部分相同，所不同者：阴跷脉循足少阴经上行，入于胸里，却没与具体的内脏发生联系，又直接出于人迎，至目内眦。故其脉主目疾，而不像"大钟"络病候有相应的内脏病症。

（十二）足厥阴之别

经脉	足厥阴之别，名曰蠡沟，去内踝五寸，别走少阳；其别者，径胫上睾，结于茎。其病气逆则睾肿卒疝，实则挺长，虚则暴痒，取之所别也。 肝足厥阴之脉，起于大指丛毛之际，上循足跗上廉，去内踝一寸，上踝八寸，交出太阴之后，上腘内廉，循股阴入毛中，过阴器，抵小腹，挟胃属肝络胆，上贯膈，布胁肋，循喉咙之后，上入颃颡，连目系。是动则病腰痛不可俯仰，丈夫㿉疝，妇人少腹肿，甚则嗌干，面尘脱色。是肝所生病者，胸满呕逆飧泄，狐疝遗溺闭癃。
经筋	足厥阴之筋，起于大指之上，上结于内踝之前，上循胫，上结内辅之下，上循阴股，结于阴器，络诸筋。其病足大指支，内踝之前痛，内辅痛，阴股痛转筋，阴器不用，伤于内则不起，伤于寒则阴缩入，伤于热则纵挺不收。
缪刺	邪客于足厥阴之络，令人卒疝暴痛，刺足大指爪甲上，与肉交者各一痏，男子立已，女子有顷已，左取右，右取左。
明堂	蠡沟，足厥阴之络，在足内踝上五寸，别走少阳。主实则挺长，虚则暴痒；气逆睾肿，卒疝。
重构	足厥阴之别，名曰蠡沟，去内踝五寸，别走少阳；其别者，径（循）胫上睾，结于茎。其病气逆则睾肿卒疝，实则挺长，虚则暴痒，取之所别也。

【解析】

1. "其病气逆则睾肿卒疝，实则挺长，虚则暴痒"：足三阴及足阳明络脉病候皆按

"气逆则……实则……虚则……"句式表述，这里描述是三种不同的病，还是同一种病的不同症状？《医学纲目》曰："筋疝，其状阴茎肿胀，或溃或痛而里急筋缩，或茎中痛，痛极则痒，或挺纵不收，或白物如精，随溲而下"[1]，可见足厥阴络脉病候描述的症状可见于同一种病——阴疝，是关于同一种病的不同症状的概括。

2. 不论从循行，还是病候，足厥阴络都只针对男性，尚未包括女性，这也从另一方面说明：十五络更多保留了早期经脉学说的旧貌——厥阴脉原本正是以男子为原型，后来才类推至女子[2]。

（十三）任脉之别

经脉	任脉之别，名曰尾翳，下鸠尾，散于腹。实则腹皮痛，虚则痒搔，取之所别也。
骨空	任脉为病，男子内结七疝，女子带下瘕聚。
五音五味	冲脉、任脉，皆起于胞中，上循背里，为经络之海。其浮而外者，循腹各上行，会于咽喉，别而络唇口。
明堂	鸠尾，一名尾翳，一名𩩲骭。在臆前蔽骨下五分，任脉之别。主腹皮痛，瘛痒。 会阴，一名屏翳。在大便前，小便后两阴之间，任脉别络，夹督脉、冲脉之会。主实则腹皮痛，虚则痒搔。
重构	任脉之别，名曰屏翳，循腹，散于鸠尾。实则腹皮痛，虚则痒搔，取之所别也。

【解析】

1. 尾翳、屏翳之辨：由于《灵枢·经脉》所载之任脉之络未言明其所别之处，故《黄帝明堂经》编者只好将任脉之络病候归于与"尾翳"相关的腧穴"鸠尾"、"会阴"二穴之中，这是一种不得已的处理方法。而从循行描述之"散"字（孕妇腹白线色素沉着现象的特点是：从会阴部至鸠尾处由粗渐细，色泽也由深渐淡）、特定意义的病候，以及"任脉"的特定意义，都支持"屏翳"说。

2. 任脉之别缺"所别"之处，与其他经脉之例不合，同时也使句末"取之所别"失去依据。

3. 实则腹皮痛，虚则痒搔：以往人们一直将任脉之别的病候理解为一般意义的腹痛与瘛痒症，然而"任脉"这一脉名提示：其所主病候应与妇人孕产相关，当代妇产科发现，妊娠中晚期的确会出现腹皮痛和瘛痒症，尤以后者为多，发病率在30%左右，多数在妊娠

〔1〕 楼英. 医学纲目［M］. 北京：人民卫生出版社，1987：469.
〔2〕 黄龙祥. 中国针灸学术史大纲［M］. 北京：华夏出版社，2001：282-285.

的中晚期发生皮肤瘙痒,较少在妊娠早期[1]。痒的特点:程度不同的瘙痒,不伴有任何皮肤损害。而疼痛的特点,孕妇常形容是:"肚皮拉开的痛","摸着痛,深压不痛"。瘙痒常于分娩后消失,而腹皮疼痛的症状有的消失,有的在产后仍可持续一段。几千年前的古人的观察如此细密,可惜后人一直没读懂,因而在临床上没能自觉地试用其针方。据此还可以得出如下的判断:如果任脉之别病候所描述的"腹皮痛"、"瘙痒",是妇女孕产期间特有的,与相关激素的突然变动密切相关的症状,那么在男子出现这样的症状(假设可能的话),针灸相关的鸠尾穴应当无效,或效不显。

(十四)督脉之别

经脉	督脉之别,名曰长强,夹膂上项,散头上,下当肩胛左右,别走太阳,入贯膂。实则脊强,虚则头重,高摇之,夹脊之有过者,取之所别也。
骨空论	督脉为病,脊强反折。 督脉者……其络循阴器合篡间,绕篡后,别绕臀,至少阴与巨阳中络者合,少阴上股内后廉,贯脊属肾;与太阳起于目内眦,上额交巅,上入络脑,还出别下项,循肩髆,内夹脊抵腰中,入循膂络肾。
缪刺	邪客于足太阳之络,令人拘挛背急,引胁而痛,刺之从项始数脊椎夹脊,疾按之应手如痛,刺之傍三痏,立已。
明堂	长强,一名气之阴郄,督脉别络。在脊骶端,少阴所结。主实则脊急强,虚则头重。
重构	督脉之别,名曰长强,夹膂上项,散头上,[其别者]下当肩胛左右,别走太阳,入贯膂。实则脊强,虚则头重,高摇之,夹脊之有过者,取之所别也。

【解析】

"别走太阳"与"别走任脉":总览十二经之络循行,都是相表里的阴阳经相互"别走",而督脉与足太阳皆为阳经,与此规律不合,而且督脉与足太阳相配,任脉之络再也无脉可"别走",成了孤脉,暴露出新的理论缺陷。或正因此,汉代《黄帝明堂经》于督脉络穴"长强"下作"督脉别络,少阴所结";宋代《铜人腧穴针灸图经》作"督脉络别,足少阴、少阳所结会";而明代《针灸聚英》则明言"督脉别走任脉",此后的《针灸大成》、《针方六集》、《类经图翼》、《针灸逢源》等书皆从之。然而这一理论缺陷并非简单地换个说法就能弥补的,因为督脉"别走太阳"与具体的循行路线相吻合,简单地换个说法,不仅于事无补,反而更多一层逻辑错误——越描越黑。因此,明代高武的这一改良方

---

〔1〕 陆秀平．妊娠期皮肤瘙痒的中西医结合治疗的效果分析 [J]．大家健康,2013,7 (9):176;艾瑛,刘淑芸,姚强．1241 例妊娠肝内胆汁淤积症临床分析 [J]．中华妇产科杂志,2004 ,39 (4):217-219.

案没有为现代针灸学所采纳。

（十五）脾之大络

经脉	脾之大络，名曰大包，出渊腋下三寸，布胸胁。实则身尽痛，虚则百节尽皆纵，此脉若罗络之血者，皆取之脾之大络脉也。
明堂	大包，脉出渊腋下三寸，脾之大络，布胸胁中九肋间及季肋端，别络诸阴者。主实则其身尽寒，虚则百节皆纵。
重构	脾之大络，名曰大包，出渊腋下三寸，布胸胁。实则身尽痛，虚则百节尽皆纵，此脉若罗络之血者，皆取之脾之大络脉也。

【解析】

此脾之大络乃脏腑之络，与十二经之络性质不同，其无"所别"之处，其络穴部位即"所出"之处——腋下三寸（经文"渊腋"是部位名，指腋窝，切不可理解为穴名"渊腋"），故末句径作"取之脾之大络脉"，而不似经脉之络之例作"取之所别"。其所主病候"实则身尽痛，虚则百节尽皆纵"也与所出之处——足少阳分部的病候相近："少阳终者，耳聋，百节尽纵，目系绝，目系绝一日半则死矣"。

第2节 术语与定义

1. 别、支与支别

凡经脉、络脉的分支皆可称作"别"。《灵枢·经脉》篇关于十二经脉分支作"其支者"、"其别者"；《灵枢·营气》篇则连称作"其支别者"，王冰注《素问》引十二经脉分支循行之经文，多作"其支别"，甚至在《针灸甲乙经》篇名中也径作"支别"。络之别者为孙络，而经之别者有四类：第一，形成如环无端的"经脉连环"之前已有的经脉循行分支（与病候相关）；第二，为构建"经脉连环"，《经脉》作者新增之分支（与病候无关）；第三，阳经入属内脏的分支；第四，十五络（严格说是"十四络"，不包括脾之大络）。早在明代以前古人已经认识到"别"有这四类，然而却没能对这四类"别"给出规范的术语和明确的定义。其中，王冰将第一种分支称作"络"，滑寿将第二种分支称作"络"，第三种分支，今以"经别"统称；第四种分支称作"十五络"或"十五大络"。当代针灸界对于前二种经脉分支不做区分而统称为经脉分支。其实这两类分支的意义有本质的不同，如不作区分将有碍于人们对其正确理解与评价，事实上今人对于经脉学说的误读与误解，有不少正是由于对这两类不同性质"别脉"的混淆。

2. 别、络与别络

如上所述,络属于"别"之一种:《灵枢·经脉》篇十五络脉,除脾之大络外,皆曰"别",而篇末曰:凡此十五络者,实则必见,虚则必下,视之不见,求之上下,人经不同,络脉异所别也;三焦下腧"委阳"在《灵枢·本输》篇一作"太阳络也",一作"太阳之别也"。可见这里"别"与"络"是等同的,王冰遂将两个术语合并称作"别络",而《黄帝明堂经》则将十五络之外的络脉称作"别络"。王冰"别络"的用法没有被后人采纳,而《黄帝明堂经》所载之"别络"又不为人们所熟知,因而这两种"别络"的用法都没能流行。这里特别值得一提的是,滑寿《十四经发挥》把上述第二类"经之别"者(构建"经脉连环"统一新增之分支)皆称作"络"[1],此命名法很快受到楼英等人的质疑[2],几乎被人们完全淡忘了。然而,不该忘记这一不合理命名法背后的可贵之处——认识到《灵枢·经脉》十二经脉循行有两种性质不同的分支!自觉意识这一点对于当今针灸界具有特殊意义。

3. 十五络脉与十五大络

"十五络脉"是《内经》中明确使用的术语,与"十二经脉"相对应。而古代《内经》注家如杨上善、马莳、张志聪又称十五络脉为"十五大络",当今针灸学、经络学教材也常常将这两个术语作为同义词使用。其实,"十五大络"一词的不合理性只要比照其对应的术语"十二经脉",就一目了然,不论是古代还是当代,从未有人将"十二经脉"称作"十二大经"。更为重要是,"大络"一词在《内经》有特定的内涵:第一,在体表相对于"小络"的络脉称作"大络",而不限于《灵枢·经脉》篇所述"十五络"。例如:"三焦病者,腹气满,小腹尤坚,不得小便,窘急,溢则水,留即为胀。候在足太阳之外大络,大络在太阳少阳之间,亦见于脉,取委阳"(《灵枢·邪气藏府病形》);邪在三焦约,取之太阳大络,视其络脉与厥阴小络结而血者(《灵枢·四时气》)。由于受"十五大络"的干扰,今人一见《内经》中此类"大络",就想当然地理解为"十五大络"。第二,特指内脏的络脉,例如:胃之大络,名曰虚里,贯膈络肺,出于左乳下,其动应衣,脉宗气也(《素问·平人气象论》);胞络者系于肾(《素问·奇病论》);夫冲脉者,五藏六府之海也,其下者,注少阴之大络,出于气

〔1〕 滑寿原著. 茹古香,薛凤奎,李德新校注. 十四经发挥 [M]. 上海:上海科学技术出版社,1986:2-3.

〔2〕 楼英. 医学纲目 [M]. 北京:人民卫生出版社,1987:11.

街（《灵枢·逆顺肥瘦》）。《灵枢·经脉》所述之十五络文字中，其术语"别"与"络"是等同的，但与"大络"并不等同，表述脏腑之脉的"大络"显然不能称作"别"，而实与"经隧"的概念相当。正如《灵枢·玉版》所言"胃之所出气血者，经隧也。经隧者，五藏六府之大络也"。

鉴于以上理由，建议今后针灸学教材及相关标准文本应以"十五络"为标准术语，"十五大络"不应再作为规范术语使用，以免今人及后人对《内经》"大络"概念的误解，以及英文翻译上的混乱。

4. 十五络名解

关于十五络脉名称，最早的完整解说见于唐代杨上善《黄帝内经明堂》及《黄帝内经太素》二书，后世注家即今之针灸学教材多承袭其说。然深究杨氏解说，不难发现其多为随文解字，未能（也不可能）从学术史层面考察名称本义。十五络脉名中对于古代经脉理论的理解最有启示的是足少阴之络名称"大钟"：

关于"大钟"名义，杨上善注曰："锺，注也。此穴是少阴大络别注之处故曰大锺"。可是，哪个络穴不是相应络脉的"别注之处"呢？其实，足少阴络所以名曰"大钟"者，与其别入"足跟"这一特定部位直接相关。《释名·释形体》曰："足后曰跟，在下，旁著地，一体任之，象木根也。踵，钟也，钟聚也，上体之所钟聚也"。正是由于对于"大钟"穴名以及对络穴定位规律本身的不了解，使得我们在"大钟"穴定位上走了很长的一段弯路[1]。无独有偶，同样起于足跟的另一脉曰"蹻脉"，同样也为"少阴之别"，其脉名寓意同样也与脉之所起于"足跟"密切相关[2]。由于早期文献的缺失或散失，使得我们今天探求脉名或穴名本义极其困难。虽然我们能够判定杨上善关于十五络名称的解释大多未得其旨，可是在全部十五络名称中，真正能做到像确定上述"大钟"名称本义的，还只是少数。将来随着新史料的发现，以及既有文献的新解读，十五络名解有望成为一个专题而被重新研究。

结语：关键词的脱失

传世本《灵枢·经脉》所记载的十五络文本，特别是排列前三的手三阴

---

〔1〕 黄龙祥，黄幼民. 针灸腧穴通考——《中华针灸穴典》研究［M］. 北京：人民卫生出版社，2011：802-805.

〔2〕 黄龙祥. 中国针灸学术史大纲［M］. 北京：华夏出版社，2001：465-466.

之络文字，错乱较严重，并且都缺失了关键的"其别者"一词。这些关键词语的错讹、缺失与被修改，所造成的与该文本定稿体例、年代特征的不合，以及循行与病候的不一，在很大程度上影响了人们对"十五络"学说的正确理解与科学评价。

当代针灸学教材所说十五络的作用是"沟通表里两经"，而文本学研究却发现，这一作用只体现在"足少阴"这一条络脉中，其余十四络皆没有"别走"他经的循行路线，而是循本经而行，没有体现出"沟通表里两经"的作用。因而十五络另有来历，详见第 6 章"十五络脉的脉络——整合与重生"。

【总结】

1. 《灵枢·本输》曰："凡刺之道，必通十二经络之所终始，络脉之所别处"，从本章重构的十五络文本可以清楚地看到络脉循行中强调的确是"所别"之处，治疗上也强调"取之所别"。而"所别"又分两种情况：一种是"别出"之处，即离开本经之处；一种是"别入"之处，即入络他经之处。十五络脉中，除任、脾络外，皆有"所别"处，而其中明确注明"别入"之处者，有足少阴络与督脉之络；既有"别出"、又有"别入"者只有足少阴络。络穴的定位一般在"别出"处，而足少阴络穴独在"别入"处。在所有十五络脉中，只有足少阴之络不论在循行还是病候方面都鲜明地体现出了"沟通表里经"的特点。

2. 十五络脉中只有足少阴和督脉这两条络脉记有明确的"别走"他经的部位描述，同时在病候上也反映出这种联系。无独有偶，这两条络脉分别在《灵枢·经脉》足少阴经脉循行、《素问·骨空论》督脉循行中都有明确体现，特别是足少阴之络的循行不仅反映于经脉循行，甚至在《灵枢·经筋》篇所记载的足少阴经筋循行中有更加明确的反映。由此不难推测：如果其余十一经脉之络的循行也像足少阴之络一样，有明显区别于相应经脉的循行路线，其循行路线也会反映在《经脉》篇相应的经脉循行路线中。换言之，十二经之络的内容，也会像"经别"一样，被完整整合于《经脉》篇构建的"经脉连环"框架之中。

3. 手少阳之络缺少了络脉最关键的"所别"之处的描述，可能是当时的经数之脉为"十一"，手厥阴脉还无法进入"经脉"之列，因而无脉可"别"。

4. 无论从术语的角度，还是从医理的层面衡量，"十五大络"都不符合规范术语的要求，建议今后针灸学教材及相关标准文本应以"十五络"为标准术语，"十五大络"不应再作为规范术语使用，以免今人及后人对《内经》"大络"概念的误解，以及英文翻译上的混乱。

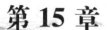

第 15 章

经别
——原型与影子

问题 1："经别"一词究竟如何理解？为什么经文说"诸阴经无别"？"十二经别"的说法能否成立？

问题 2：如果在经脉图上，再根据《灵枢·经别》文本，画出相应的经别循行图，会出现什么样的情形？

从 1961 年第 1 版统编高等中医院校教材《针灸学》，一直到今天的各系列各版《针灸学》、《经络学》教材所构建的"经络系统"中都有"十二经别"这一项，与十二经脉、十二经筋、十五络脉相平行。然而《灵枢·经别》开篇明言经别乃十二经脉之"离合出入"，而不是"经脉"之外的新概念。唐代杨上善、宋代朱肱及林亿等在叙述经脉循行时也直接引用《灵枢·经别》之文。此外，在传世本《素问》、《灵枢》中，除上述《灵枢》第十一篇篇名外，找不到一处"十二经别"或"经别"的术语，甚至"手太阴经别"这类具体的名称也未见，宋以前人引用《经别》篇内容也不用"经别"或"十二经别"之名。

那么，如何理解术语"十二经别"？如何理解经别与经脉的关系？文本发生学的方法可以提供新的研究视角，为解决这一学术疑难提供重要的线索和依据。

第 1 节 文本重现与重构

在传世文献中，除了《灵枢》之外，还有《甲乙经》和《太素》录有"经别"文本，比较这三种传本，有实质意义的异文很少。近年来，笔者通过细密的考察，从传世本《灵枢》中发现与《经别》相关的文本有：《经脉》、《经筋》、《本输》、《寒热病》、《邪气脏腑病形》、《营气》、《脉度》。分析这些文本的意义及相互关系，可以在某种程度上再现《经别》篇文本曲折的动态过程，发现并纠正其文本错误。

《经别》结集时间不仅早于《经脉》，也早于《经筋》篇，属于《灵枢》的早期作品。而传世本《经别》第一节文字疑点密布，现据日本内经医学会藏明刊本《黄帝内经灵枢》抄录《经别》原文如下：

> 黄帝问于岐伯曰：余闻人之合于天道也，内有五脏，以应五音五色五时五味五位也；外有六腑，以应六律，六律建阴阳诸经而合之十二月、十二辰、十二节、十二经水、十二时、十二经脉者，此五脏六腑之所以应天道。夫十二经脉者，人之所以生，病之所以成，人之所以治，病之所以起，学之所始，工之所止也，粗之所易，上之所难也。请问其离合出入奈何？岐伯稽首再拜曰：明乎哉问也！此粗之所过，上之所息也，请卒言之。

开篇与正文之义相隔，不连贯；时间顺序也接不上。考察发现，上述这段文字几乎全见于《灵枢·邪客》：

> 黄帝问于伯高曰：愿闻人之肢节，以应天地奈何？伯高答曰：天圆地方，人头圆足方以应之。天有日月，人有两目。地有九州，人有九窍。天有风雨，人有喜怒。天有雷电，人有音声。天有四时，人有四肢。天有五音，人有五藏。天有六律，人有六腑。天有冬夏，人有寒热。天有十日，人有手十指。辰有十二，人有足十指、茎、垂以应之；女子不足二节，以抱人形。天有阴阳，人有夫妻。岁有三百六十五日，人有三百六十节。地有高山，人有肩膝。地有深谷，人有腋腘。地有十二经水，人有十二经脉。地有泉脉，人有卫气。地有草蓂，人有毫毛。天有昼夜，人有卧起。天有列星，人有牙齿。地有小山，人有小节。地有山石，人有高骨。地有林木，人有募筋。地有聚邑，人有腘肉。岁有十二月，人有十二节。地有四时不生草，人有无子。此人与天地相应者也。

纵观传世本《内经》所有标有"黄帝"、"伯高"问答的文字，发现这一学派有这样一个特点是：强调五行，如"天地之间，六合之内，不离于五，人亦应之"（《灵枢·阴阳二十五人》），说明《邪客》是该学派的文字，而《灵枢·经别》篇首文字则从《邪客》剪裁而来。进一步的证据还在于，独"十二时"不见于《邪客》，也不见于传世本《灵枢》、《素问》任一篇，而史学界依据传世文献和简帛文献考定，一日分为十二时始于汉[1]，也可看出添加了"十二时"字样的《经别》篇首文字较《邪客》为晚出。

其实，与经别密切相关的是《邪客》的下一段"黄帝"、"岐伯"问答文字：

> 黄帝问于岐伯曰：余愿闻持针之数，内针之理，纵舍之意，扞皮开腠理，奈何？脉之屈折，出入之处，焉至而出，焉至而止，焉至而徐，焉至而疾，焉至而入？六腑之输于身者，余愿尽闻。少序别离之处，离而入阴，别而入阳，此何道而从行？愿尽闻其方。

这段文字，黄帝共有三问，其中前二问，《灵枢·邪客》有详答，而最后一问却未见答词，如将"黄帝问于岐伯曰：六腑之输于身者，余愿尽闻。少序别离之处，离而入阴，别而入阳，此何道而从行？愿尽闻其方"作为《灵枢·经别》的篇首，是再贴切不过了。若如此，则《经别》的意义将一目了然，绝不至于千百年来那么多学者为之绞尽脑汁而不得其解。

以下将《灵枢·经别》经别循行文字及其相关文本，以表格形式对照。

一、足太阳、足少阴正别

经别	足太阳之正，别入于腘中，其一道下尻五寸，别入于肛，属于膀胱，散之肾，循膂当心入散；直者，从膂上出于项，复属于太阳，此为一经也。 足少阴之正，至腘中，别走太阳而合，上至肾，当十四顀，出属带脉；直者，系舌本，复出于项，合于太阳，此为一合。成（或）以诸阴之别皆为正也。
经脉	足太阳之脉，起于小指外侧……至腘中，其一道贯臀，属膀胱，络肾，循膂，上出于项……；其一道从腘中别上行，循髀外，过髀枢，上贯胂，从髀内左右，上合于项…… 足少阴之脉……出腘内廉，上股内后廉，贯脊，属肾，络膀胱；其直者，从肾上贯肝膈，入肺中，循喉咙，挟舌本；其支者，从肺出络心，注胸中。

---

〔1〕 田澍，何玉红．西北边疆社会研究［M］．北京：中国社会科学出版社，2009：446.

经筋	足太阳之筋……其别者，结于踹外，上腘中内廉，与腘中并上结于臀，上挟脊上项；其支者，别入结于舌本；其直者，结于枕骨。 足少阴之筋，起于小指之下……上结于内辅之下，并太阴之筋而上循阴股，结于阴器，循脊内，挟膂，上至项，结于枕骨，与足太阳之筋合。
本输	足太阳夹项大筋之中发际（名曰天柱）。 三焦下腧，在于足大指（太阳）之前，少阳之后，出于腘中外廉，名曰委阳，是太阳络也。［足］三焦者，足少阳太阴（一本作阳）之所将，太阳之别也，上踝五寸，别入贯腨肠，出于委阳，并太阳之正，入络膀胱，约下焦。
重构	足太阳之正，入于腘中，其一道下尻五寸，［其］别［者合于少阴］，入于肛，属于膀胱，散之肾，循膂当心入散；直者，从膂上出于项，复属于太阳。足少阴之正，至腘中，［入臀］，上至肾，当十四椎，出属带脉；直者，系舌本，复出于项，合于太阳。此为一合。或以诸阴之别，皆为正也。

【解析】

1. "其一道下尻五寸"的说法清楚地表明：在构建"经别"时，足太阳脉在腘之上的循行已经有两道，同时也说明"经别"的概念是在经脉学说较成熟之后才构建的（早期经脉循行，足太阳脉在腰背、大腿部都只有一道[1]）

2. 将《灵枢·经脉》经脉循行转换成自下而上的方向，便令人惊异地发现，其一道"从由腘中上行贯臀，属膀胱，络肾，循膂，出于项"，与《灵枢·经别》描述的足太阳之正、别"离合出入"路线及节点如出一辙！更不可思议的是，在《灵枢·经筋》中也明显留下了《经别》的影子，特别是在足少阴筋中还出现了"上至项，结于枕骨，与足太阳之筋合"这类带有鲜明"经别"特征的描述。

3. 足太阳之别"出于项"，从表中不难看出：《灵枢·经脉》也出于项，《灵枢·本输》此处曰"次脉足太阳也，名曰天柱"。综合考察经别循行发现其"入、出"有这样的规律：从四肢近端而入，从颈项而出，所出之部位与《本输》所述之"十次脉"部位相合。

4. "复属于太阳"一语表明：从"合于少阴"至"出于项"之一段本不属于足太阳的路径，而是借"足少阴之道而行"，出于项后又回到足太阳之道。以下五条阳经皆表现为这样的"离、合、入、出、属"的规律：离开本经、合于阴经、并入于内、出于颈项、复属本经。

5. 《灵枢·经别》所言重在"离别入出"之处，而不详脉之终始。足太阳、少阴之离合即如此例，或见有阳经出属于本经后，续说本经循行路线者，应是后人不明体例而添补

〔1〕　黄龙祥. 中国针灸学术史大纲［M］. 北京：华夏出版社，2001：309.

之文。甚至见有阳经头面部循行在阴经出现者，最典型例乃"六合"中最晚出的"手少阳、手心主"离合之例。

6. 足太阳之正，别入于腘中，其一道下尻五寸，别入于肛……：这里出现了两个"别入"，与其他经别之例皆不合。第一个"别入"之"别"即便不是衍文，也不能理解为"经别"之"别"，而是说足太阳经脉行至腘中时"别"为二道。可能正是由于这第一个"别"的误衍或误解，也直接干扰了下文足少阴之正的循行而误作"至腘中，别走太阳而合"。

7. 别绕臀，至少阴与巨阳中络者合：足少阳合厥阴于"毛际"而入，足阳明合太阴于"髀"而入，足太阳合少阴于"臀"而入，故于足少阴之正循行中补"入臀"二字，足太阳之正作"入于肛"，义同。

8. 成（或）以诸阴之别皆为正也：对照《灵枢》另外两个传本《甲乙经》、《太素》，可知：第一，此句原为注文，后抄作大字混成正文；第二，其中"成"字系"或"之误，宋以后《灵枢》注家不识而强为之解。这一注文，提示十二经正别，在《灵枢》的早期传本中曾出现两种异文，一种为六阴经皆作"正"，一种六阴经皆作"别"。传世本《灵枢》为第一种（但手三阴之正文字中已经混入古人引录第二种传本异文"别"字），《太素》为第二种，而传世本《甲乙经》则非常清楚地留下了这两种传本相混的过程。

9.《灵枢·本输》所述之"（足）三焦"之循行文字中，"太阳之别"是指络脉之别；而"并太阳之正"则可以确定为"正别"之"正"。因为阳脉只有借助"经别"的介导才能入行躯干之内而联络内府，也即《邪气脏腑病形》所谓"此阳脉之别入于内，属于腑者也"。

二、足少阳、足厥阴正别

经别	足少阳之正，绕髀入毛际，合于厥阴；别者，入季胁之间，循胸里属胆，散之上肝，贯心，以上挟咽，出颐颔中，散于面，系目系，合少阳于外眦也。足厥阴之正，别跗上，上至毛际，合于少阳，与别俱行，此为二合也。
经脉	足少阳之脉……横入髀厌中，绕毛际，入气街，循胁里，属胆，络肝，贯膈上胸中，出缺盆，上循颈，上颊车，抵于顿，至目锐眦。 足厥阴之脉，起于大指丛毛之际，上循足跗上廉……循股阴入毛中，过阴器，抵小腹，挟胃属肝络胆，上贯膈，布胁肋，循喉咙之后，上入颃颡，连目系。
本输	足少阳在耳下曲颊之后（名曰天容）。
重构	足少阳之正，绕髀入毛际，合于厥阴；其别者，入季胁之间，循胸里属胆，散之肝，上贯心，[出缺盆]以上夹咽，[复属于少阳]。出颐颔中，散于面，系目系，至外眦也。足厥阴之正，别跗上，上至毛际，合于少阳，与别俱行，此为二合也。

【解析】

1. "出颐颔中，散于面，系目系，合少阳于外眦也"：通观《灵枢·经别》所述阳经循行有这样的特点：于四肢近心端（多为阴经标脉处）合于相应的阴经而入行于胸、腹腔内，联系相应脏腑之后，又出于颈项部（《灵枢·本输》篇所述阳经标脉处），复属于本经而止。由此可知，足少阳之别当于咽旁"复属于少阳"即止，因为《灵枢·经别》开篇即明言该篇只述脉之"离合出入"而不详述脉之"终始"。今传世本《经别》此处不仅一直行至足少阳终点"外眦"，而且一直到终点才"合少阳"，显然有误，或为古注文混作大字正文者。之所以为误，是因为：其一，如果一直到目外眦才"合少阳"，则意味着之前的头面部循行还是"足厥阴"行处，显然于"阴脉不上头"总规律相背；其二，与阳脉之别的循行规律不合；其三，与《经脉》、《本输》的相关循行相背。除本例外，类似文字还见于"足阳明之正"，甚至阳经头面部的循行描述出现于相应的阴经文字中（如手太阳、手少阴；手少阳、手心主），当系古注文混作正文，或后人不识经别循行体例而妄增。

2. 为什么"足厥阴之正"的描述如此简单，而且其他阴经的循行也同样简略？因为"与别俱行"对于阴经而言只意味着沿自己脉道而行，而其循行已在《灵枢·经脉》详述，则在描述"离别"之处的《灵枢·经别》便没有什么可说的。

三、足阳明、足太阴正别

经别	足阳明之正，上至髀，入于腹里，属胃，散之脾，上通于心，上循咽，出于口，上颊颏，还系目系，合于阳明也。足太阴之正，上至髀，合于阳明，与别俱行，上结于咽，贯舌中，此为三合也。
经脉	胃足阳明之脉……上髀关，从气街入腹里，属胃，络脾，上膈，出缺盆，上循喉咙，环唇夹口，循鼻外……交颏中。 脾足太阴之脉……上膝股内前廉，入腹，属脾，络胃，上膈，挟咽，连舌本，散舌下；其支者，复从胃，别上膈，注心中。
经筋	足阳明之筋……上结于髀，聚于阴器，上腹而布，至缺盆而结，上颈，上挟口，合于颏，下结于鼻，上合于太阳，太阳为目上网，阳明为目下网。
本输	足阳明夹喉之动脉也（名曰人迎）。
重构	足阳明之正，上至髀，[其别者合于太阴]入于腹里，属胃，散之脾，上通于心，[出缺盆]，上循咽，[复属于阳明]。出于口，上颊颏，还系目系。足太阴之正，上至髀，合于阳明，与别俱行。上结于咽，贯舌中，此为三合也。

【解析】

1. "上通于心"：虽然《经脉》篇载有足阳明与心相连的分支，但这一分支是为建立"经脉连环"而人为添加的，其年代明显晚于《经别》篇的年代，故此处"上通于心"说不可能受《经脉》篇经脉学说的影响。然而《素问·脉解》曰"阳明络属心"，《经脉别论》、《四时刺逆从》、《太素·阴阳杂说》均提到足阳明与心的联系，说明在早期的经脉学说中，至少有一种流行较广的学说提到足阳明经与心的联系，而《经别》篇直接或间接地传承了该学说，《经脉》篇作者在整合各家学说时，不知是有意还是无意忽略了此说。

2. "出于口，上颏颤，还系目系，合于阳明也"：根据阳经正别的离合出入规律，本经当于咽旁"复属于阳明"，而不是在其经止点才"合于阳明"，详见"足少阳、厥阴"解析1。故在"重构"文本中改作小字。同样"上结于咽，贯舌中"也改作小字。

四、手太阳、手少阴正别

经别	手太阳之正，指地，别于肩解，入腋，走心，系小肠也。手少阴之正，别入于渊腋两筋之间，属于心，上走喉咙，出于面，合目内眦，此为四合也。
经脉	小肠手太阳之脉……出肩解，绕肩胛，交肩上，入缺盆络心，循咽下膈，抵胃属小肠；其支者，从缺盆循颈上颊，至目锐眦，却入耳中；其支者，别颊上颤抵鼻，至目内眦，斜络于颧。 手少阴之脉，臑内后廉，上入腋，从心系上肺，其支者从心系下膈络小肠；其直者从心系上夹咽，系目系。
经筋	手太阳之筋，起于小指之上，结于腕，上循臂内廉，结于肘内锐骨之后，弹之应小指之上，入结于腋下；其支者，后走腋后廉，上绕肩胛，循颈出走太阳之前，结于耳后完骨；其支者，入耳中；直者，出耳上，下结于颌，上属目外眦。 手少阴之筋，起于小指之内侧，结于锐骨，上结肘内廉，上入腋，交太阴，挟乳里，结于胸中，循臂，下系于脐。
本输	手太阳当曲颊（名曰天窗）。
营气	循手少阴，出腋下臂，注小指，合手太阳，上乘腋出颤内，注目内眦，上巅下项，合足太阳……
重构	手太阳之正，指地，出肩解，[其别者从肩]入腋[合于少阴]，走心，系小肠也，[其直者从心系上出喉咙，复属于太阳]。出于面，至目内眦；手少阴之正，入于渊腋两筋之间，[与别俱行]，属于心，上走喉咙，[合于太阳]。此为四合也。

【解析】

上走喉咙，出于面，合目内眦：据《灵枢·经脉》、《本输》、《经筋》，此悉为手太阳经行处，何以见于"手少阴之正"？《经别》反映阳经的循行规律是先别离本经，于四肢近心端合于相应的阴经而入行胸、腹，联系相应脏腑后，再于颈项部而出，于本经标脉处"复属于"本经。正是由于这段描述手太阳经所"出"、"复属于太阳"文字被误置于"手少阴"循行中，从而造成其文脉的支离破碎。

五、手少阳、手厥阴正别

经别	手少阳之正，指天，别于巅，入缺盆，下走三焦，**散于胸中**也。手心主之正，别下渊腋三寸，**入胸中**，别属三焦，出循喉咙，出耳后，合少阳完骨之下，此为五合也。
经脉	手少阳之脉……循臑外，上肩，而交出足少阳之后，入缺盆，**布膻中，散落心包**，下膈，循属三焦；其支（直）者，从膻中上出缺盆，上项，系耳后直上。 手厥阴之脉，循臑内，上抵腋，下腋三寸，入胁循胸，**属心包**。其支者，下膈，历络三焦。
经筋	手少阳之筋……上绕臑外廉，上肩走颈，合手太阳。 手心主之筋……上臂阴，结腋下，下散前后挟胁；其支者，入腋，**散胸中**，结于臂。
本输	手少阳出耳后，上加完骨之上（名曰天牖）；腋下三寸，手心主也，名曰天池。
营气	从肾注心，外**散于胸中**。循心主脉出腋下臂，出两筋之间，入掌中，出中指之端，还注小指次指之端，合手少阳，上行**注膻中**，散于三焦……
经脉	手少阳之别，名曰外关，去腕二寸，外绕臂，**注胸中，合心主**。
重构	手少阳之正，指天，别于肩，入缺盆，[向腋，合于心主]，下走三焦，散于胸中也，出循喉咙，出耳后完骨之下[复属于少阳]；手心主之正，下渊腋三寸，入胸中，与别俱行。此为五合也。

【解析】

（1）"走三焦，散于胸中"与"入胸中，别属三焦"：《灵枢·经别》此处"胸中"概念，《灵枢·经筋》在手心主筋作"散胸中"，在《灵枢·营气》作"膻中"，在《经脉》

手少阳之别作"心主"，手少阳经脉作"心包"，还可以看出随着时间的推移，概念术语演变的痕迹。

（2）"出循喉咙，出耳后，合少阳完骨之下"：此与《灵枢·本输》所述之手少阳标脉部位"手少阳出耳后，上加完骨之上"如出一辙，进一步揭示了《经别》阳脉所"出"之处与《本输》"十次脉"之间的相关性。

六、手阳明、手太阴正别

经别	手阳明之正，从手循膺乳，别于肩髃，入**柱骨**，下走大肠，属于肺，上循喉咙，出缺盆，合于阳明也。手太阴之正，别入渊腋少阴之前，入走肺，散之太阳，上出缺盆，循喉咙，复合阳明，此六合也。
经脉	手大肠手阳明之脉……上肩，出髃骨之前廉，上出于**柱骨之会**上，下入缺盆，络肺，下膈，属大肠；其支者，从缺盆上颈，贯颊，入下齿中。 肺手太阴之脉……上循臑内，入腋，从肺系属肺，下膈，还循胃口，下络大肠。
经筋	手阳明之筋……上臑，结于髃；从肩髃上颈。 手太阴之筋……上臑内廉，入腋下，出缺盆。
本输	足阳明挟喉之动脉也，其腧在膺中。手阳明次在其腧外，不（下）至曲颊一寸（名曰扶突）；腋内动脉，手太阴也，名曰天府。
气府	手阳明脉气所发者二十二穴：鼻空外廉项上各二，大迎骨空各一，**柱骨之会各一**，髃骨之会各一。
重构	手阳明之正，从手循膺乳，别于肩髃，［其别者］入柱骨［之会，向腋，合于太阴］，下走大肠，属于肺，出缺盆，［复属于］阳明也，上循喉咙。手太阴之正，入渊腋少阴之前，入走肺，散之大肠，上出缺盆，复合阳明，循喉咙，此六合也。

【解析】

别于肩髃，入柱骨［之会］，下走大肠："柱骨"不是一个确定的部位，故据《灵枢·经脉》、《素问·气府论》补"之会"二字。对于经文"柱骨之会"，今人的理解分歧很大。杨上善曰："柱骨谓缺盆骨上极高处也"（《太素·经脉连环》卷八），实际观察可知，肩上最高处相当于"肩锁关节"处，则"柱骨之会"相当于巨骨穴处（两骨交会处）。《素问·骨空论》曰"失枕，在肩上横骨间"，即是。

第2节　术语与定义

一直以来，学术界对于"经别"一词的理解分歧很大，相应的英文翻译也很不一致。问题的关键在于没能正确理解《经别》文本，因而对"经别"概念缺乏正确和明确的定义。

1. "正"与"别"

《灵枢·经别》所述经脉之"正"与《经脉》经脉循行相同，可知"正"即"正经"（或"本经"）；而《经别》所述之"别"，是指阳经别离本经，合于相表里之阴经，入行于内，属于腑者的分支。这里有两点需要特别注意，第一，《经别》所述经脉之"正"文字与《经脉》篇相应的经脉循行或不完全相同，这是因为《经别》的定稿年代明显早于《经脉》的定稿年代；第二，《经别》所述经脉之"别"已经完整见于《经脉》篇相应经脉的循行描述。根据以上理解，完全可以将《经别》所述十二脉之"正"，替换成"脉"或"经"字。本来经过这样的替换之后，《经别》与《经脉》所述之十二脉的关系便会一目了然，然而由于二篇所述脉行方向不同，而且《经脉》作者没能依据两篇经文中经脉循行方向的不同对相关文字进行相应的调整，并留下明显而统一的"植入"《经别》之脉的标记，后人及今人一直不识两篇经文的相互关系。也正是由于《经脉》作者的这一疏忽，后世《经别》注家为这两个原本很简单很明确的术语"正"与"别"，写下了许多让人莫名其妙的解说。

2. "经别"、"正别"

"经别"一词，唐代杨上善《太素·经脉正别》卷九解作"经脉之别"，又解作"正经之别"；其注《黄帝内经明堂》曰："别者，有正别之别，即经别也；有别走者，即十五络也。诸脉类此也"。1957年江苏新医学院编《针灸学》解作"别行之正经"，义同。如此"经别"与"正别"可视为同义词。但在理解上稍有不同，"经别"一词一般只能理解为"经之别"，而"正别"既可理解为"正经之别"，更可理解为"正"与"别"。如果将"经别"理解为"经脉之别"的简称，那么《经脉》篇所述经脉循行的支络脉"其支者"、十五络脉，甚至阴跷脉（足少阴之别）、阳跷脉（足太阳之别）等，皆可谓之"经别"。事实上，古代《内经》注家确有从这个意义上使用"经别"一词者，例如明代马莳曰："正者，正经也，宜与《经脉篇》其直行者相合。别者，络也，宜与《经脉篇》其支者、其别者相合"；清代张志聪则将所有的络脉（十五络脉、五脏六腑之大络、《缪刺》篇诸络等）皆谓之"经别"，十二经脉之络，则直接谓之"十二经别"。

为了将《内经》中不同的经脉分支区别开来，王冰将《经脉》篇"其支者"称作"络"，将十二经脉之络，称作"别络"，将《经别》之脉称作"正别"。例如其注《素问·缪刺》"故络病者，其痛与经脉缪处，故命曰缪刺"句曰："络，谓正经之傍支，非正别也，亦兼公孙、飞扬等之别络也"。这样的区分并不贴切，然而将《经别》之脉称之"正别"这一点上，与杨上善的做法完全相同，传世本《经别》篇在杨上善《黄帝内经太素》中的篇名作"经脉正别"。然而这个术语用于表达具体的脉名时（如杨上善、王冰常说的"手太阴正别"、"手阳明正别"等）仍有明显的缺陷（详见下文）。《灵枢》经文在表述同样的概念时，只单称"正"或"别"，没有"正别"连称者。

由此可见，"经别"或"正别"用作篇名没有问题，用作《经别》之脉的统称也说得通，但用作具体的脉名则不成立，例如我们不能说"手太阴经别"或"手太阴正别"（一来，无法与《经脉》篇手太阴经脉本身的"支络"脉以及"手太阴之别"相区别；二来，更重要的是，《经别》六阴经只有"正"，而无"别"）。如果综合考虑术语的单义性与科学性，以及英文翻译的方便，《经别》具体的脉名则宜用"阳经腑络"，如"手阳明腑络"、"足阳明腑络"等，这样既可以与《内经》其他各类络脉区别开来，又便于准确的定义和英文翻译。有人可能会问：为什么不另立"阴经脏络"指称《经别》六条阴经呢？因为只有阳经才需要借助"经别"这条特殊通道入络于腑，阴经则自有其自身的主干道与相应五脏联系，无须"借道"而行。杨上善、朱肱等描述十二经脉循行路线，也只有阳经才引用《经别》之文，阴经则皆不引用，正是这个缘故。

有人将"经别"理解为"经脉别论"的简称，此说缺乏依据，从文法上说，"经脉别论"四字，任何一字都不能省略，也找不到这样的简称先例；从文献上说，传世本《素问》已有"经脉别论"篇名，一部书上下卷出现完全相同的篇名也说不通。

3.　"六合"、"离合"

由于《灵枢·经别》论经别循行明确用"六合"，故今人也以"六合"作为经别的别称；又因《经别》所述经别之循行强调的是"离合"之处，故明代张景岳《类经》直以"离合"作为经别之文的篇名。今检《素问·阴阳应象大论》有曰："帝曰：余闻上古圣人，论理人形，列别藏府，端络经脉，会通六合"，王冰注曰："六合，谓十二经脉之合也。《灵枢》曰'太阴阳明为一合，少阴太阳为一合，厥阴少阳为一合'，手足之脉各三，则为六合也"。然而仅此一例还不足以证明"六合"是当时流行的用于指称六组"经别"的规范术语。再者，"六合"一词在传世本《灵枢》、《素问》中共出现 8 次，只有这一处解释为"经别"能够说得通，而其余七处都与"经别"无关。同样"离合"在《内经》也不是专指经别循行的特征，而有其他内涵。由此可见，以"六合"、"离合"作为经别的统称不符合术语的单义性要求。

4. "与别俱行"与"复属于"本经

通观《灵枢·经别》篇，只有阳经循行有"正"、有"别"，其先别"离"本经，于四肢近心端合于相应的阴经，其"别"者借阴经之道而"入"行于胸、腹腔，属络相应脏腑，"出"于颈项部阳经标脉处，"复属于"本经。也就是说，阳经在"合于"阴经之后，一直到从颈项"出"表之前的所有行程都是借阴经之道而行；而阴经则沿其本经行至四肢近心端，与离经而行的阳经之别并入行里，属络脏腑，再随阳经于颈项部而出即止。也就是说，阴经只有在"出"口这一点才"合于"相应的阳经，因而阴经循行很简略，只有"正"，没有"别"，故"与别俱行"只见于阴经，不见于阳经。既无"别行"，自无"复属"之说，因此"复属于"本经这一说法只见于阳经，不见于阴经。只有意识到这一点，才能真正理解《经别》的本意——为"阳脉之别入于内，属于腑者也"构建理论通道！可见，《经别》开篇所谓十二经脉之"离合出入"实只针对阳经而言，并不包括阴经，今人所说"十二经别"并不确切，易产生歧解或误解。

结语：被整合之后的意义

经别的本来意义是为"合治内府"提供理论支撑，然而它最终发挥的作用却是成为《经脉》编者构建"经脉连环"的关键一环。

既已被整合于"经脉"之中，并与十二经筋"嫁接"之后，作为完善一种理论的"补丁"，其历史使命已经完成，已然失去了独立存在的价值，其被经脉说整合之后的意义主要体现在以下两方面：第一，为阴脉上行于头面部提供理论依据；第二，为"表里经同取"针灸取穴提供理论依据。

【总结】

1. 凡经脉之分支皆可谓之"别"，《内经》有"支别"连称者，王冰引

《经脉》之文"其支者"，多作"其支别者"，《甲乙经》甚至用于篇名中"十二经脉络脉支别"。《经别》所言之"别"也是经脉分支，只不过系专指"入于内属于腑"的特定分支。由于阴经原本行于内属于脏，故《经别》实重在"阳经之别"，乃为"阳脉之别入于内，属于腑者也"构建理论通道，为阳经"合治内府"提供理论支撑。故该篇论阳脉之行有所谓"离合出入"，循行详而曲折；而所述阴经之行除"出"于颈项，与阳脉相合外，皆沿其自身脉道而行，其行处皆简略，因其行程详见于医者熟知的十二经脉文本，故不复言也。

2. 《经别》详述经脉之"离合出入"之处，而略于"终始"。从本章重构的《经别》文本，可以清楚地看出所谓"经别"呈现出如下三个特点：第一，阳经循行有"正"、有"别"，而且先是"正"，然后"别"，最后又是"正"；而阴经循行只有"正"，没有"别"。第二，阳经"别行"与阴经相合之后，"复属于本经"；而阴经既无"别行"，自无"复属"，只是出于颈项后，合于相应阳经而止；第三，阴经"入"后"与别俱行"，且只有阴经循行才有"与别俱行"说，阳经循行则无，因为阳经无"别"可并！

3. 从这三个特征可以看出今人"十二经别"这一术语并没有反映《灵枢·经别》的本义，不适用于六条阴经。因此，《经别》之脉的总称可作"经脉正别"，具体脉名则宜用"阳经腑络"，如"手阳明府络"、"足阳明府络"等。

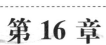

第16章

气府与气穴
——《内经》穴图的重拼与新解

问题1：《素问·气府论》所谓"脉气所发"与《黄帝明堂经》"脉气所发"意义是否相同？

问题2：王冰为什么，以及依据什么改编《气府论》文本？

"气府论"、"气穴论"是《内经》论腧穴专篇，热俞、寒热俞是《内经》针灸治疗热病和寒热病的俞穴，以往人们只是孤立地研究，没能注意这四者之间有什么关联，更没有在此基础上进一步考察《内经》时代的腧穴体系。

在上述四者中，《素问·气府论》所言"脉气所发"，一直被视为经脉学说的具体体现，人们似乎并没有明确地认识到，传世本《气府论》经过了唐代王冰大量实质性的改动，更没有思考为什么王冰要对经文做如此大的改编？以及这样的改编是否合理？

将传世本《素问·气府论》与《太素·气府》比较研究后发现，这是一个文本发生学研究的极佳案例，生动地体现了文本发生学研究的意义与价值。通过这一案例的层层剖析，让我们知道什么是文本发生学，以及如何在文本发生学的视域下发现和解决中医理论文本的问题，重现它的本义。

第1节 《气府论》新解

一、足太阳脉气所发

王冰《素问》	杨上善《太素》
足太阳脉气所发者七十八穴：两眉头各一，入发至项三寸半，傍五相去三寸。其浮气在皮中者凡五行，行五，五五二十五，项中大筋两傍各一，风府两傍各一，侠脊以下至尻尾二十一节十五间各一，五藏之俞各五，六府之俞各六，委中以下至足小指傍各六俞。	足太阳脉气所发者七十三穴：两眉头各一，入发项二寸间半寸傍五相去二寸，其浮气在皮中者凡五行行五，五五廿五，项中大筋两傍各一，风府两傍各一，侠脊以下至尻廿一节十五间各有一，委中以下至足小指傍六输。

【解析】

1. 五藏之俞各五，六府之俞各六：此句系王冰妄加，这也是王氏所做的改动中对后世影响最大的一处。为了添加此句文本，甚至不惜删除了原文本中极为关键的一句经文"五脏之输各五凡五十穴"——是指手足阴经五输穴。删去这句关键文本后，给人造成了很大的错觉：《气府论》只载阳经穴，而无阴经穴。

2. 头上五行，行五，五五二十五穴，皆归于足太阳，与我们熟悉的腧穴归经大不一样。这是因为《气府论》的三阴三阳概念与《阴阳离合论》"三阴三阳分部"相合，后头部属于"太阳之部"，故此部之穴皆归足太阳脉气所发。也就是说，《气府论》的腧穴是按三阴三阳分部归类，而不是按经脉归类，不认识这一点，则根本无法理解此篇，就会发生像王冰这样的大量径改经文的错误。

二、足少阳脉气所发

王冰《素问》	杨上善《太素》
足少阳脉气所发者六十二穴：两角上各二，直目上发际内各五，耳前角上各一，耳前角下各一，锐发下各一，客主人各一，耳后陷中各一，下关各一，耳下牙车之后各一，缺盆各一，掖下三寸，胁下至胠八间各一，髀枢中旁各一，膝以下至足小指次指各六俞。	足少阳脉气所发者五十二穴：两角上各二，耳前角上各一，客主人各一，下关各一，耳下牙车之后各一，缺盆各一，掖下三寸、胁下下至胠八间各一，髀枢中旁各一，膝以下至足小指次指各六输。

【解析】

1. 直目上发际内各五：此五穴已归属于"足太阳脉气所发"，不得重出于"足少阳脉气"之下，当据《太素》删。

2. 耳前角下各一，锐发下各一，耳后陷中各一：此三条系王冰据《黄帝明堂经》补，非是。当据《太素》删。

三、足阳明脉气所发

王冰《素问》	杨上善《太素》
足阳明脉气所发者六十八穴：额颅发际傍各三，面鼽骨空各一，大迎之骨空各一，人迎各一，缺盆外骨空各一，膺中骨间各一，侠鸠尾之外，当乳下三寸侠胃脘各五，侠脐广三寸各三，下脐二寸侠之各三，气街动脉各一，伏兔上各一，三里以下至足中指各八俞，分之所在穴空。	足阳明脉气所发者六十二穴：额颅发际傍各三，面鼽骨空各一，大迎之骨穴各一，缺盆外骨各一，膺中骨间各一，侠鸠尾之外当乳下三寸侠胃脘各五，侠齐广三寸各三，下齐二寸侠之各六，气街动脉各一，伏菟上各一，三里以下至足中指各八输分上所在穴空。

【解析】

1. 人迎各一：《太素》无，《素问·气穴论》也无。

2. 下脐二寸侠之各三：《太素》"各三"作"各六"。按《阴阳离合论》躯干部三阴三阳之分部，身体之前面皆属于阳明，故《气府论》所载躯干部穴，除中行穴归任脉外，皆归属于"阳明脉气所发"，王冰不明此理而妄改经文。

四、手太阳脉气所发

王冰《素问》	杨上善《太素》
手太阳脉气所发者三十六穴：目内眦各一，目外各一，鼽骨下各一，耳郭上各一，耳中各一，巨骨穴各一，曲掖上骨穴各一，柱骨上陷者各一，上天窗四寸各一，肩解各一，肩解下三寸各一，肘以下至手小指本各六俞。	手太阳脉气所发者廿六穴，目内眦各一，巨骨下骨穴各一，曲掖上骨穴各一，柱骨出陷者各一，上天容四寸各一，肩解各一，肩解下三寸者各一，肘以下至予手小指本各六输［六输左右十二穴，卅六也］。

【解析】

1. 目外各一，鼽骨下各一，耳郭上各一，耳中各一：此四穴系王冰添补，当据《太素》删。

2. 上天容四寸各一：此条以《素问》作"天窗"为是。据《灵枢·本输》、《根结》，"天容"乃足少阳之标，杨上善也明知其有误，只是未得正本，故仍据底本照录，加注说明。

五、督脉气所发

王冰《素问》	《太素》
督脉气所发者二十八穴：项中央二，发际后中八，面中三，大椎以下至尻尾及旁十五穴，至骶下凡二十一节，脊椎法也。	督脉气所发者廿六穴：项中央三，大椎以下至尻廿节间各一脈下凡廿一节脊椎法。

【解析】

1. 项中央二：王冰注曰："是谓风府、瘖门二穴也。悉在项中，余一穴今亡"，说明王冰所据之底本，也与《太素》文本同作"项中央三"，王冰不详三穴为何，而改经文。

2. 发际后中八，面中三：此乃王冰添加之文。《内经》时代，关于任、督脉循行及病候，有不同的学说，《素问·气府论》所依据的学说与《难经》之说相合，王冰不详原委而妄改经文。

3. 尾及旁十五穴：此六字也王冰所加，因其见《明堂》及《黄帝中诰孔穴图经》所载之脊间穴及所有"督脉气所发穴"皆不及"二十"，故改经文。

六、任脉气所发

王冰《素问》	《太素》
任脉之气所发者二十八穴：喉中央二，膺中骨陷中各一，鸠尾下三寸，胃脘五寸，胃脘以下至横骨六寸半一。腹脉法也。下阴别一，目下各一，下唇一，龈交一。	任脉之气所发者十八穴：喉中央二，鸠尾下三寸胃脘五寸胃脘以下下至横骨八寸一一腹脉法。

【解析】

1. 膺中骨陷中各一：此乃王冰添加之文，同样的增改又见于《气穴论》。

2. 下阴别一，目下各一，下唇一，龈交一：此乃王冰添加之文。"任脉之气所发者"至"腹脉法也"，已经是一个完整的段落，所述腧穴从上而下依次排列，而王冰所增之文与整段的体例格格不入。王冰所以增此一段，也与其在《素问·骨空论》改任脉循行文字相呼应，根本原因在于王冰不明"腹脉法"古法，不详任脉循行古有不同学说。

七、冲脉气所发

王冰《素问》	《太素》
冲脉气所发者二十二穴：挟鸠尾外各半寸至脐寸一，挟脐下旁各五分至横骨寸一，腹脉法也。 　足少阴舌下，厥阴毛中急脉各一，手少阴各一，阴阳跷各一，手足诸鱼际脉气所发者，凡三百六十五穴也。	五藏之输各五凡五十穴。 　足少阴舌下、厥阴毛中急脉、手少阴各一、阴阳跷各一、手足诸鱼际气所发者凡三百六十五穴。

【解析】

1. 冲脉气所发者二十二穴……腹脉法也：此整段文字皆王冰添加，并与其在《骨空论》妄改冲脉循行经文相呼应。王冰之所以要多次大尺度增改经文，主要是以《明堂》、《黄帝中诰孔穴图经》所载腹部第一侧行穴皆作"冲脉、足少阴之会"，殊不知《气府论》"脉气所发"是依人体三阴三阳分部而定，与《明堂》"脉气所发"概念明显不同。

2. 五脏之输各五凡五十穴：因王冰先于"足太阳脉气所发"下添加了"五藏之俞各五，六府之俞各六"一句，此处"五脏之输各五凡五十穴"经文无法同时存在，只好删去。

【结论】

1. 《素问·气府论》"脉气所发"是按人体三阴三阳分部，与《素问·阴阳离合论》相应；《黄帝明堂经》腧穴则按经脉分类，字相同而义大不同也。不能看破这一点，则无法理解《气府论》。此外，《气府论》手、足三阳穴的排序有一处不同，其中手三阳之序与《阴阳离合论》相合，按"太阳"、"阳明"、"少阳"之序论穴。足三阳作"太阳"、"少阳"、"阳明"。

2. 王冰正因为没能理清《气府论》与《阴阳离合论》的关系，而径以《明堂》、《黄帝中诰孔穴图经》，对《气府论》文本作了大尺度的改编。其中对后世针灸学产生重大影响者有四：第一，足太阳脉增加背俞穴；第二，删除阴经的五输穴；第三，足阳明脉的删改；第四，加入冲脉脉气所发之穴。这四点改动，使得《气府论》面目全非，造成了与相关篇章间的诸多矛盾。

3. 没有络穴，并非脱简所致，而是当时"络穴"还没有出现。

第 2 节 《气穴论》新解

王冰注《素问》	杨上善注《太素》
脏俞五十穴，腑俞七十二穴，热俞五十九穴，水俞五十七穴，头上五行行五，五五二十五穴，中胪两旁各五，凡十穴，大椎上两旁各一，凡二穴，目瞳子浮白二穴，两髀厌分中二穴，犊鼻二穴，耳中多所闻二穴，眉本二穴，完骨二穴，项中央一穴，枕骨二穴，上关二穴，大迎二穴，下关二穴，天柱二穴，巨虚上下廉四穴，曲牙二穴，天突一穴，天府二穴，天牖二穴，扶突二穴，天窗二穴，肩解二穴，关元一穴，委阳二穴，肩贞二穴，喑门一穴，脐一穴，**胸俞十二穴**，背俞二穴，**膺俞十二穴**，分肉二穴，踝上横二穴，阴阳跷四穴。	藏输五十穴，府输七十二穴，热输五十九穴，水输五十七穴，头上五行行五，五五二十五穴，中胪两旁旁五，凡十穴，大杼上两旁各一，凡二穴，目瞳子浮白二穴，两髀厌中二穴，犊鼻二穴，耳中多所闻二穴，眉本二穴，完骨二穴，项中央一穴，枕骨二穴，上关二穴，大迎二穴，下关二穴，天柱二穴，巨虚上下四穴，曲牙二穴，天突一穴，天府二穴，天牖二穴，扶突二穴，天窗二穴，肩解二穴，关元一穴，委阳二穴，肩贞二穴，肩髃二穴，齐一穴，**肓输二穴**，背输二穴，膺输二穴，分肉二穴，踝上横骨二穴，阴阳乔四穴，凡三百六十五穴，针之所由行也。（以上九十九穴，通疗诸病也。）

【解析】

1. 关元一穴、齐一穴、肓输二穴：此三穴都是对"灸寒热法"原文的误解所导致的错误，考证详见以下第 3 节"热俞与灸寒热病俞新解"。

2. 胸俞十二穴、膺俞十二穴：这里"胸俞"与"膺俞"词义相重，显然是王冰改文，其改编经文的意图在于，补上《气府论》所缺的胸腹部阴经"脉气所发之穴"。然而正如前文已述，《气府论》躯干部无阴经穴，并非经文有脱失；另一方面，《素问·气穴论》的性质是汇集当时病证分类的俞穴——如热俞、水俞、寒热俞等，而不是当时各部之穴的总述，王冰完全没有读懂这两篇腧穴专篇的性质而大改经文，尽失原文本的本来面目。

【结论】

1. 《素问·气府论》是按人体三阴三阳分部总述周身之穴，而《素问·气穴论》则按功能分类脏俞、腑俞、热俞、水俞、寒热病俞等，故杨上善于篇末注曰："以上九十九穴，通疗诸病也"，可谓深得其旨也。本篇所述之穴包括《灵枢·本输》篇之本输、标输（缺天容、人迎、天池三穴）、热俞之一、气街、水俞、下合穴、阴阳乔四穴。可见，本篇腧穴乃是不同理论框架下腧穴叠拼，不同框架中相重之穴也予以保留。详见下表。

2. "关元一穴"、"齐一穴、肓输二穴"都是对"灸寒热法"原文的误解。除了藏输十五穴外，本篇所述皆阳经穴，缺上肢穴、缺十五络穴，均与灸寒热法的特征相同——《素问·水热穴论》所载热俞五十九穴同样如此。

	类穴出典	太素·气穴
本输	是谓五脏六腑之腧，五五二十五腧，六六三十六腧也。 刺下关者，欠不能呿。刺犊鼻者，屈不能伸。	藏输五十穴，府输七十二穴。 犊鼻二穴，下关二穴。
标输	天突、人迎、扶突、天窗、天容、风府、天府、天池（《本输》）	天柱二穴，天突一穴，天府二穴，天牖二穴，扶突二穴，天窗二穴。
六府合输	委中、委阳、三里、巨虚上廉、巨虚下廉、阳之陵泉。六腑皆出足之三阳，上合于手者也。（《本输》）	委阳二穴，巨虚上下四穴（足三里、阳陵泉、委中三穴已见于府输七十二穴）。
气街穴	请言气街：胸有街气，腹有街气，头气有街，胫气有街。故气在头者，止之于脑。气在胸者，止之膺与背腧。气在腹者，止之背腧，与冲脉于脐左右之动脉者。气在胫者，止之于气街，与承山踝上以下。	项中央一穴，背输二穴，膺输二穴，肓输二穴，踝上横骨二穴。
热俞	头上五行行五者，以越诸阳之热逆也；大杼、膺俞、缺盆、背俞，此八者，以泻胸中之热也；气街、三里、巨虚上下廉，此八者，以泻胃中之热也；云门、髃骨、委中、髓空，此八者，以泻四支之热也；五藏俞傍五，此十者，以泻五藏之热也。	热输五十九穴，头上五行行五，五五二十五穴；大杼上两旁各一凡二穴；三里（已见府输），巨虚上下四穴；肩髃二穴，委中（已见府输）。 中胊两旁旁五，凡十穴。

续表

	类穴出典	太素·气穴
灸寒热俞	灸寒热之法先取项大椎以年为壮数，次灸厥骨以年为壮数，视背输陷者灸之。 与臂肩上陷者灸之，两季胁之间灸之，外踝之上绝骨之端灸之，足小指次指间灸之。 腨下陷脉灸之，外踝后灸之（与承山踝上以下）。 缺盆骨上切之坚痛如筋者灸之，膺中陷骨间灸之，去骭骨下灸之，夹齐下关元广三寸灸之，毛际动脉灸之，膝下三寸分间灸之，足阳明灸之跗上动脉灸之直上动脉灸之。	大杼上两旁各一凡二穴；背输二穴，肩髃二穴，肩解二穴，关元一穴，齐一穴，膺输二穴。
热俞之二	所谓五十九刺者，两手外内侧各三，凡十二痏；五指间各一，凡八痏，足亦如是；头入发一寸傍三分各三，凡六痏；更入发三寸边五，凡十痏；耳前后口下者各一，项中一，凡六痏；巅上一，囟会一，发际一，廉泉一，风池二，天柱二。	耳中多所闻二穴，完骨二穴，大迎二穴；项中央一穴，目瞳子浮白二穴。

第3节 热俞与灸寒热病俞新解

热俞五十九穴有两说，一见于《灵枢·热病》，一见于《素问·水热穴论》；灸寒热之法，在《素问》全元起本载于《刺齐论》，王冰注本在《骨空论》；杨上善《太素》分出作为独立一篇曰"灸寒热法"。

两种热俞五十九穴，文字失真较少，后人理解很少分歧；而对于灸寒热之俞，则理解非常困难，甚至整个灸方由多少穴组成也难以确定，因而唐代杨上善对此篇很少出注，王冰虽然注解了其中大部分腧穴，但所注之穴也不能一一的确，明代楼英《医学纲目》在引用《素问》灸寒热之法王冰注时，凡有疑问处，皆注有"未详是否"字样。"灸寒热之法"原方无一穴名，是一篇非常古老的灸方，很可能在传世本《素问》结集时，此文本已经出现较多的错误，未能校正，后世流传过程中又出现新的错误，使得此方难以解读。故以下重点考察此灸寒热病俞。

素问	太素
灸寒热之法：先灸项大椎以年为壮数，次灸橛骨以年为壮数。视背俞陷者灸之，举臂肩上陷者灸之，两季胁之间灸之，外踝上绝骨之端灸之，足小次指间灸之，腨下陷脉灸之，外踝后灸之，缺盆骨上切之坚痛如筋者灸之，膺中陷骨间灸之，**掌束骨**下灸之，**齐下关元三寸**灸之，毛际动脉灸之，膝下三寸分间灸之，足阳明跗上动脉灸之，**巅上一**灸之。 凡当灸二十九处。伤食灸之，不已者，必视其经之过于阳者，数刺其俞而药之。	灸寒热之法：先取项大椎以年为壮数，次灸厥骨以年为壮数，视背输陷者灸之，举臂肩上陷者灸之，两季胁之间灸之，外踝之上绝骨之端灸之，足小指次指间灸之，腨下陷脉灸之，外踝后灸之，缺盆骨上切之坚痛如筋者灸之，膺中陷骨间灸之，去骭骨下灸之，夹齐下关元广三寸灸之，毛际动脉灸之，膝下三寸分间灸之，足阳明**灸之**跗上动脉灸之，**直上动脉**灸之。 凡当灸廿七处。伤食灸不已者，必视其经之过于阳者数刺之输血药之也。
重构	灸寒热之法：先取项大椎以年为壮数，次灸厥骨以年为壮数，视背输陷者灸之； 举臂肩上陷者灸之； 两季胁之间灸之，外踝之上绝骨之端灸之，足小指次指间灸之； 腨下陷脉灸之，外踝后灸之； 缺盆骨上切之坚痛如筋者灸之，膺中陷骨间灸之，去骭骨下，夹齐下关元（广）三寸灸之，毛际动脉灸之，膝下三寸分间灸之，足阳明跗上动脉灸之，直上（下）动脉灸之。 凡当灸三十处。

考察此灸方，发现其腧穴排列有如下规律：第一，在纵向上呈自上而下排列；第二，在横向上分行排列。

同时，还发现传世本《内经》的腧穴专篇或专论存在相互关联，具体到此灸寒热病方则与《素问·气府论》密切相关。

基于此方的腧穴排列规律，以及与《气府论》等腧穴专篇的关系，使得我们比较容易发现这一古老灸方的文本错误，千年困惑涣然冰释，古方的正确理解遂成为可能，试解析如下：

1. 缺盆骨上切之坚痛如筋者灸之：杨上善未注解，王冰注曰："经阙其名，当随其所有而灸之"。若依此灸方腧穴排列规律，此穴以下皆足阳明脉穴，故可确认此"缺盆"即足阳明缺盆穴。此外，还有一个有力的旁证：《素问·水热穴论》载"治热病五十九俞"皆有穴名，其中除巨虚上下廉、云门、委中、髓空及头上穴、五脏俞外，皆见于灸寒热病俞，"缺盆"一穴也确然在列。

2. 去骭骨下夹齐下广三寸灸之：传世本《素问·骨空论》作"掌束骨下灸之，齐下关元三寸灸之"，其"掌束骨"，王冰注作"阳池"，楼英《医学纲目》引王注文字后标有"未详是否"字样。根据此灸方腧穴排列规律，在膺中与脐之间，不可能出现手部穴，故知作"掌束骨"者有误；《太素》作"去骭骨下灸之，齐下关元三寸灸之"，其作"骭骨"，与灸方腧穴排列的纵向规律相符，却与横向排列规律不合——此一行前后皆足阳明穴，中间插入任脉二穴，则破坏了此规律。再者，这是一非常古老的灸方，所取之穴皆无穴名（连"足三里"这样的名穴也同样无穴名），突然出现"关元"穴名颇可疑，况且"齐下关元三寸"也说不通（只能说"齐下三寸关元"）。对照《素问·气府论》足阳明脉气所发穴，可知灸方原文作"去骭骨下夹齐下广三寸灸之"，是指在"鸠尾至脐"这一区段上横相去三寸取"应"穴灸之。这一错误的出现，在于后人以《明堂》之穴解古方，不明腹中线两旁相去三寸为何穴，故先有意无意删去原文"骭骨下夹齐下广三寸"中之"广"字，遂成"齐下三寸"，变成了"关元"穴，即以"关元"二字注于旁而混成大字正文，使得原文之义尽失。从各类腧穴的总集《素问·气穴论》已受此误连带影响，可知此误出现很早。

3. 直下动脉灸之：传世本《素问》作"巅上一灸之"，依据此灸方腧穴排列规律，不可能在足穴之后再出现头穴，而且此灸方无一头穴，也没有穴下计数之例，显然有误；《太素》作"直上动脉灸之"，而此灸方的腧穴排列是自上而上，故知"跗上动脉灸之"之后，只能接此动脉之下的穴，故将《太素》之"上"改作"下"字。

4. 凡当灸三十处：根据校正后的文字统计，此灸方实有灸处三十。从各传本计数不一来看，很可能原方没有灸穴计数，此句或系后人依据各自的理解添加的注文。

关于治热病五十九俞，《素问》、《灵枢》各载有一种，其中前一种已见于《气穴论》。

帝曰：夫子言治热病五十九俞，余论其意，未能领别其处，愿闻其处，因闻其意。岐伯曰：头上五行行五者，以越诸阳之热逆也；大杼、膺俞、缺盆、背俞，此八者，以泻胸中之热也；气街、三里、巨虚上下廉，此八者，以泻胃中之热也；云门、髃骨、委中、髓空，此八者，以泻四支之热也；五藏俞傍五，此十者，以泻五藏之热也。凡此五十九穴者，皆热之左右也。（《素问·水热穴论》）

此方之穴按头、胸、腹、下肢四部自上而下排列，与"灸寒热病俞"的排穴规律同，而且五十九穴中除巨虚上下廉、云门、委中、髓空及头上穴、五脏俞外，皆见于灸寒热病俞，明显看出由此化裁的痕迹，但明显比寒热病灸方更有条理，且皆有穴名。

所谓五十九刺者，两手外内侧各三，凡十二痏；五指间各一，凡八痏，足亦如是；头入发一寸傍三分各三，凡六痏；更入发三寸边五，凡十痏；耳前后口下者各一，项中一，凡六痏；巅上一，囟会一，发际一，廉泉一，风池二，天柱二。（《灵枢·热病》）

此"五十九刺"只上下两部，与《水热穴论》五十九俞明显不同的是，出现了上肢穴。

第4节 《内经》时代腧穴总览

恢复《内经》腧穴文本的本来面目之后，一个大不一样的腧穴图景便呈现出来，能为正确解读经脉学说提供极有价值的信息。

一、穴的概念

《内经》腧穴专篇"气穴论"名曰"气穴"，但在"三百六十五"气穴之外，又提到"孙脉"、"溪谷"各"三百六十五"，而在《灵枢》第一篇"九针十二原"又曰"节之交，三百六十五会"，如果这四者都是不同的概念，那就意味着《内经》时代穴位数多达1460个，相当于《素问·气穴论》载穴位总数的十倍。而在《内经》中"节"、"气穴"、"孙脉"、"溪谷"在很多情况下被当作近义词使用，所谓"节之交三百六十五会者，络脉之渗灌诸节者也"（《灵枢·小针解》）；"夫十二经脉者，皆络三百六十五节"（《素问·调经论》）；"孙络三百六十五穴会，亦以应一岁"（《素问·气穴论》）。其实，这些不同的说法从一个侧面反映出各自不同的"出身"——出自不同时期的不同理论框架，所谓"孙脉"者，与"刺脉"（以及之后的"刺皮部"）关系更密切；"溪谷"者与"刺肉"、"刺骨"相关——所谓"肉之大会为谷，肉之小会为溪"，"溪谷属骨"，至于《素问·骨空论》所说"骨空"（孔）的概念，更与"刺骨"关系密切，这些原本是"皮肉脉筋骨"五体刺法的产物。其实，传世本《内经》所载针灸方中针刺部位——穴，有大量是经脉理论诞生之前的这种"五体刺法"的腧穴概念，《内经》刺法专篇《官针》所载各类针术中，"五体刺法"占据了压倒性的多数，而其时"气穴"的概念似乎刚刚萌起。从《内经》大量记载的不同时期"四时刺法"中已经能清晰地见到这种由"五体"之穴向"气穴"之穴演变、过渡的过程，《气穴论》正是对这一演变过程和结果的真实反映——这些不同时期不同理论框架之下"穴"的概念皆冠以"气穴"之名而汇集于腧穴专篇《气穴论》，提示该篇结集时，"穴"的外延已经大为拓展，或者说原本不同的"穴"已经开始融合，所谓"溪谷三百六十五穴会"、""孙络三百六十五穴会"即是对概念融合的表达，而我们从《气府论》，乃至汉代腧穴经典《黄帝明堂经》还能够比较清晰地感受到这一整合过程：

　　足阳明脉气所发者六十八穴：额颅发际傍各三，面鼽骨空各一，大迎之骨空各一……缺盆外骨空各一，大迎骨空各一。（《素问·气府论》）

显然，以上文字正是对《骨空论》"数髓空在面侠鼻，或骨空在口下当两肩"的具体描述。

　　中渎，在髀骨外，膝上五寸分肉间。寒气在分肉间，痛上下，痹不仁，中渎主之。（《黄帝明堂经》）

对于这样的病症，以往的"五体刺法"是直接刺分肉间——"凡痹往来行无常处者，在分肉间，痛而刺之，以月生死为数"（《素问·缪刺论》）；"弹，因其所在补分肉间"（《灵枢·口问》）。现在变为固定的穴位，只是仍强调穴的定位是在"分肉间"。

　　会宗，手少阳郄，在腕后三寸空中（杨上善注云："空中一寸有上、中、下，总为会宗"）。刺入三分，灸三壮。上空主皮毛，中空主肌肉，下空主耳聋，羊痫。（《黄帝明堂经·手少阳及臂凡二十四穴第二十八》）

在同一穴下，可以通过调整针刺的深度，而实现以往五体刺法需要分别实施的针法与术式，换言之，以往采用不同针具不同术式分别进行的五体刺法，在基于经脉理论框架的《黄帝明堂经》腧穴体系中，可以在同一穴中实现，突破了之前"五体刺法"强调的"刺皮勿伤肉，刺肉无伤脉，刺脉无伤筋，刺筋无伤骨"的限制。

当五体之"皮"以经脉为纪而成皮部，脉成十二经脉，筋成十二经筋之后，只剩下一"骨"，而这仅存之刺骨理论的骨空说又被经穴系统整合，就这样原本属于"五体刺法"的"穴"被不知不觉地整合于基于经脉理论所支撑的腧穴体系之中。

然而，我们应当始终保持这样的清醒："分肉"、"溪谷"、"骨空"这些源自不同理论框架之下的概念被整合或收编进入"明堂孔穴"体系，并不意味着这一做法的合理性，更不代表它们就自然而然地能被经脉理论所解释。

二、分类体系

在《内经》中，腧穴的分类主要可见：按部位、功能、脏腑、经脉四种类型，其中按部位，或部位结合功能的分类法应用最广，《素问·气穴论》是典型的实例：先按部位自上而下依次述穴，再以功能分类作补充。

【按部位分】有："背俞"、"膺输"；"本输"、"天牖五部"等。

分部除了按躯体部位外，还按脏腑分，并有两种分法：其一，指后背部的脏腑之腧，所谓"五脏之腧出于背者"（《灵枢·背腧》）；其二，当十二经脉与脏腑关联后，经脉的本输——五输穴，也被视为"脏俞"和"腑俞"，所谓"脏俞五十穴，腑俞七十二穴"（《素问·气穴论》）。若再细分，还可分出两种：其一，五脏出于"十二原"，所谓"五脏有六腑，六腑有十二原，十二原出于四关，四关主治五脏。五脏有疾，当取之十二原"（《灵枢·九针十二原》）；其二，六腑合于"下合输"，所谓"胃合于三里，大肠合入于巨虚上廉，小肠合入于巨虚下廉，三焦合入于委阳，膀胱合入于委中央，胆合入于阳陵泉"（《灵枢·邪气脏腑病形》）。

按经脉分类实际上也可视为"按部位分类"的一种特例。需要指出的是，《内经》穴以经脉类属者只有本输和标输，而于这二者之中又特别强调了本输，特别是"经俞"一词实指本输——五输穴，这实际反映的正是经脉理论建立时的脉-穴关系：

> 经脉十二，络脉十五，凡二十七气以上下，所出为井，所溜为荥，所注为腧，所行为经，所入为合，二十七气所行，皆在五腧也。（《灵枢·九针十二原》）

可见同样是五输穴，既可说是按部位分类——本部之输；又可说是按脏腑分类——脏俞、腑俞；又是典型的经脉之腧——经俞，而其本质都是按部位分类的不同形式而已。

而按络脉分类的穴很简单，十五络各有一穴——十五络穴。需要特别注意的是，十五络穴是很晚才出现的概念，《内经》腧穴专篇及类穴中皆不见"十五络穴"，《内经》中"络俞"一词并非指十五络穴：

> 故春刺散俞，及与分理，血出而止，甚者传气，间者环也。夏刺络俞，见血而止，尽气闭环，痛病必下。秋刺皮肤，循理，上下同法，神变而止。冬刺俞窍于分理，甚者直下，间者散下。《新校正》云：按《四时刺逆从论》云"夏气在孙络"，此"络俞"即孙络之俞也。（《素问·诊要经终论》）

按：《新校正》所言极是，四时针法是一种基于"皮肉脉筋骨"五体刺法的古老刺法，在传世本《内经》中有大量记载，并且不同篇章的记载还表现出不同的时代特征——有基本保持五体刺法旧貌者，有从五体刺向五输刺过渡者，甚至完全从五体刺变为五输刺者。但总体上可以看出这样的演变特征——于春、夏二季沿用"五体"刺法，于秋、冬二季改用"五输"刺法，而在夏季所取正为"孙络"，所谓"夏气在孙络"是也，也即《诊要经终论》"络俞"之义：

> 是故春气在经脉，夏气在孙络，长夏气在肌肉，秋气在皮肤，冬气在骨髓中。（《素问·四时刺逆从论》）
>
> 故春取经血脉分肉之间，甚者深刺之，间者浅刺之；夏取盛经孙络，取分间绝皮肤；秋取经腧，邪在府，取之合；冬取井荥，必深以留之。（《灵枢·四时气》）
>
> 春取络脉诸荥大经分肉之间，甚者深取之，间者浅取之。夏取诸

腧孙络肌肉皮肤之上。秋取诸合，余如春法。冬取诸井诸腧之分，欲深而留之。此四时之序，气之所处，病之所舍，藏之所宜。（《灵枢·本输》）

可见，《诊要经终论》所说"夏刺络俞"，在《内经》其他篇对应的是"夏刺络脉"，即《气穴论》所说"孙络三百六十五穴会"的络穴，也即林亿所说"孙络之俞"，对应的是《灵枢·官针》"络刺"法——"络刺者刺小络之血脉也"。切不可想当然地将此"络俞"理解为十五络穴。

至于《气府论》按手、足三阳"脉气所发"类穴，形式上与《黄帝明堂经》所言"脉气所发"相同，以往都视为"腧穴归经"的早期形式，而实际也是分部类穴的一种形式——按"人体三阴三阳纵向分部"说归类周身腧穴。

【按功能分类】有"热俞"两种、"水俞"、"寒热病俞"等。

其中，"水俞"实际上相当"肾之俞"：

> 水俞五十七处者，是何主也？岐伯曰：肾俞五十七穴，积阴之所聚也，水所从出入也。尻上五行行五者，此肾俞。故水病下为胕肿大腹，上为喘呼，不得卧者，标本俱病，故肺为喘呼，肾为水肿，肺为逆不得卧，分为相输，俱受者水气之所留也。伏兔上各二行行五者，此肾之街也。三阴之所交结于脚也。踝上各一行行六者，此肾脉之下行也，名曰太冲。凡五十七穴者，皆脏之阴络，水之所客也。（《素问·水热穴论》）

可见，经文中"水俞"与"肾俞"是等义的，与"肾主水"的观念相关。所有这五十七穴都归属于肾，主水。

关于《内经》腧穴分类可参看杜广中博士的论文"《黄帝内经》腧穴分类考"[1]。

第5节 从脉为气穴所发到穴为脉气所发

关于脉与穴的关系，《千金要方》曰："凡孔穴者，是经络所行往来处，引气远入抽病也"；杨上善注气穴曰："三百六十五穴，十二经脉之气发会之

〔1〕 杜广中，卜彦青，王华.《黄帝内经》腧穴分类考［J］. 中国中医基础医学杂志，2011（6）：659-661.

处，故曰气穴也"，因此以往以们都认为"穴为脉气所发"。

这里提出"脉为气穴所发"，有两层意思：第一，四肢本输远隔诊疗作用是经脉循行的依据；第二，在经脉概念形成之后，如果新发现输穴（主要本输、标输）远隔治疗作用超出既有经脉的解释域，则随时添加新的分支，甚至构建新的脉，直达输穴所治之远端部位——这也成为汉以前经脉循行演变的主要形式。详见第 2 章"脉、络——'经脉'理论的术语"、第 8 章"经脉学说的发展——内外因素合力的作用"。

一、脉由穴所发

每一个穴只要具有远隔诊疗作用，则既是穴也是脉，或者说任何一个这样的穴，在它刚开始被发现的时候，都像络穴，或阴跷、阳跷穴一样，都有一个专用的脉——有形或无形。这个理念在《素问》"刺腰痛论"、"气穴论"中已有体现。必须清醒地认识到，穴与脉的关系是穴决定脉，而不是脉决定穴，正如梅建寒先生的名言"经脉所过，主治所及"所表达的观点——经脉之所以行于此，乃因本输所主治病症的部位及于此。若更清晰易懂的表达这一观点可曰"本输主治所及，经脉络脉所至"。

二、由一穴专一脉到多穴共一脉

在早期，当古人所发现的具有远隔治疗作用穴位不多时，曾经有过"一穴一脉"的阶段——一条脉专为一穴而设：脉之起点为穴之所在，脉之终点乃穴所主病症部位的最远端。在这个阶段，脉与穴可以用完全相同的名称命名，至今我们从传世本《内经》及其他早期文献中见到这一时期的脉穴名遗存。例如"手太阴"或"臂太阴"既是脉名，也是穴名；同样"列缺"既是络脉名，又是络穴名；"阴跷"、"阳跷"既是脉名，也是穴名。随着归经穴位的增加，穴位就必须分别用不同的名称命名。例如当手太阴脉之穴从一个增加为五个时，就分别有不同的名称命名，或者用不同的类别名标定（如井、荥、输、经、合），这时便突破了一穴一脉的模式，出现数穴共一脉的模式。然而，需要特别注意的是，并不是所有归经之穴都共一脉，例如络穴虽然后被归于相应的经脉，但络穴的作用依然是通过其原先所属的络脉介导，而不是其所归属的经脉；足三焦之别"委阳"归入足太阳经，但其对于三焦病症的治疗作用依然是通过足三焦之别实现，绝不因为其归属于膀胱经而改道；照海、申脉虽归入足少阴、足太阳，然而其治疗目疾的作用仍然由阴跷、阳跷脉介导。

如果没有《素问·气府论》的"脉气所发"的概念，那么腧穴可能保留一穴一脉的形态，成为实际意义上的三百六十五穴连三百六十五脉（或"三百六十五络"）。今天流传的另一针灸支脉——"董氏针灸"依然保存着的一穴一脉模式，可视为早期古典针灸"脉"、"穴"关系的"活化石"。虽然唐代以后《明堂》之穴归经，然而对于大多数只有局部或邻近治疗作用的腧穴来说，是不需要"脉"的介导或连接，也不必"脉气所发"，对于这些穴而言，归经的意义主要在于提供一种腧穴分类方法，便于记诵和临床取穴而已。

如果最初的只有一穴之脉的穴位不再增加，那么穴名与脉名依然会保持着脉、名同名的形式，例如直到宋代，阴跷、阳跷的脉、穴依然使用完全相同的名称。

如果穴位一直保持着一穴一脉的形态——就像是今天的"董氏针灸"的脉-穴关系，今人对于经脉意义的理解肯定会大不同，至少今天的实验研究者不会执着地追问"经络是什么"这个问题，而是会换一种提问方式，或者提出不一样的问题。

在归经穴位增加的同时，相应经脉循行路线的描述也变得越来越详细，因为有了更多可参照的穴位坐标点。一般本输穴、六腑合穴、《气穴论》要穴、四海之输，脉穴（特别是标本脉、颈项十次脉穴），甚至络脉穴都会在《灵枢·经脉》经脉循行路线上体现出来，而且还会根据经穴部位修订或增补经脉循行路线。详见第8章"经脉学说的发展——内外因素合力的影响"。

结语：腧穴背后的秘密

《内经》三百六十五"气穴"、"节"、"孙脉"、"溪谷"之说，是不同时期不同学派的不同理论框架下关于针灸部位的概念，而这些不同来源的穴位有很多是相互重叠的，不能理解为当时有四大类各不相同的"三百六十五穴"。当经脉理论出现并盛行后，这些不同来源的穴位系统又被用同一个理论框架加以整合，这种整合早在《内经》就已经出现，而在《黄帝明堂经》进行得更彻底——该书比《内经》增加的不仅仅是腧穴的数量，更主要是对不同理论体系腧穴概念的整合，提示腧穴理论已从各家各说走向融合，反映出针灸理论体系发生重大变革的学术背景。

王冰对《气府论》做了大量实质性的改编，使得原文本来面目尽失，造成与其他篇章间的种种矛盾，同时也在一定程度上使得古典针灸理论框架变得模糊不清，其中影响最深远的是：将原本不属于经脉体系的背俞穴强行归入足太阳脉，并删去了"五脏之输各五凡五十六"句，使得阴经皆无穴可寻，引起后世经脉理论研究上的极大混乱。通过文本本来面目的再现，以及文本被篡改的分析，结合当时学术发展的大背面，一个与以往传统印象大不同的腧穴图卷展现于眼前，对腧穴与经脉的传统认识形成了强烈的冲击。

【总结】

1. 今人很看重的十二经之络穴，在腧穴专篇《气穴论》、《气府论》、《本输》都没有提及，显然不能用"脱简"来解释，背后必定藏着曲折的故事。考证详见第6章"十五络脉的脉络——整合与重生"。

2. 从阴经"脉气所发"穴犹可见腧穴发生的过程以及经脉的意义——除标本之输外，别无他穴，甚至可见连标输也没有，只有本输的脉（如手少阴）。这说明只要有一穴即可生成相应的脉，十五络脉便是一个很有力的旁证。

3. 《内经》中的腧穴大多无穴名，其中"灸寒热病俞"则完全无穴名（唯一的穴名"关元"是文本错误所致）。有穴名者主要见于以下三类：脉穴——与脉同名的穴（如"大迎"、"天突"，"天府"，"天牖"，"扶突"，"天窗"、"委阳"）；部位穴——与解剖部位同名的穴（如"缺盆"、"上关"、"下关"、"犊鼻"、"完骨"、"肩解"），经脉穴——与经脉同名的穴（如"手少阴"、"阴跷"、"阳跷"），严格说来都不能算作腧穴的专用名。另有一种较常见的命名方式——经脉名＋部位名，例如"足少阴舌下"、"厥阴毛中急脉"。

4. 《内经》中的腧穴专篇前后呼应，例如：其一，"手少阴无五输穴"各篇皆一致，特别有说服力的某些腧穴的错误也一致，用词也一样，这提示《内经》中的腧穴专篇、专论或者出自同一篇文献，或者由同一人统稿；其二，只见有十一脉穴：《气府论》、《气穴论》、《本输》都只十一脉。

5. 《气府论》所说"脉气所发"与其说是腧穴归经，不如说是归部——需与《素问·阴阳离合论》合看才能读懂，唯一呈线状的只是肘膝以下穴。这很好地解释了为什么交会穴多见头面躯干部，并与经脉学说的树状模型相吻合。躯干部无阴经穴，正是这种三阴三阳分部理论的具体体现，而并非经文的脱简所致。这也很好地解释了为什么躯干头面部的腧穴归经出现那么晚，那么难。

6. 《气穴论》包含了当时除"骨空"之外的各类穴，可视为当时实际流行穴的总集，并且还遗留有拼接不同文本的明显痕迹——不同组穴的相重出的穴都没有去除，一仍其旧。

第17章

扁鹊医籍辨佚与拼接

问题：如果王叔和编《脉经》时还能直接撰用扁鹊脉书，扁鹊医籍会突然失传吗？

仅以一个章节来展现扁鹊医学漫长而复杂的学脉及其与经脉学说之间、被岁月剪断"脐带"、磨灭"胎记"的相互关系的回溯，无疑是对自己叙事技巧和剪辑手法的一次巨大挑战。我坚信：撰写此篇的意义与价值不仅不会因成都出土"扁鹊医书"的公开而降低，反而会因此而提升——这也是我在得知这一考古新发现之后更加倾情于此的动力所在。

——黄龙祥

成都出土扁鹊医书消息传出不久，媒体便宣称其价值远超过马王堆出土医学文献。而在我看来，即使这一说法真的副实，也只有在基于传世文献的扎实研究而获得的对扁鹊医学整体把握的前提下，其价值才能体现。二十多年前我提及经脉学说与脉诊的血缘关系[1]，而其时尚未对脉学宗祖扁鹊进行深入的专门研究，读过李伯聪先生关于"《汉书·艺文志》'医经序'乃扁鹊医学特征的概括"的论证[2]，我便坚信扁鹊医学不会消亡，只要找到正确而合适的方法一定能够在一定程度上重现，不必也不可能将这一"重现"的希望寄托在出土文献上。而且通过这些年对出土医学文献的研究，我还坚定了这样的信念：出土的"扁鹊医书"只能是整个"扁鹊医学之树"的一个横截面，如果没有对这棵"大树"深入而系统地整体研究，这个"横截面"就会因为找不到其在"树"上原有的位置而被悬置，或者会引发

---

〔1〕 黄龙祥. 经络学说的由来［J］. 中国针灸，1993（5）：47-50
〔2〕 李伯聪. 扁鹊和扁鹊学派研究［M］. 西安：陕西科学技术出版社，1990：197.

无尽的猜想和无止的争论。

　　基于以上两个信念，我毫不犹豫地决定：寻找合适的方法与视角研究经脉学说与扁鹊医学的关系，补上二十多年前研究针灸学术史的缺环。首要工作就是从传世文献中将不同时期不同来源的扁鹊医籍"碎片"检出，再梳理出不同传本的脉络，将"碎片"放置正确的位置上。尽管知道这一艰巨的辨识、排序、拼合工作可因最新的考古发现提供的确定线索而降低难度，依然决定在成都新出土"扁鹊医书"公开发表之前完成全部工作。一方面可为日后的出土文献学术研究提供"基点"或"支点"，同时也为多年来探索出的文献辨识与辑复方法赢得一次难得的、最有说服力的残酷检验。

　　当我们在说"扁鹊医学"时，是指由扁鹊医籍所承载的完整理论体系；而当我们说"扁鹊医籍"时，是指一个学派不同时期著作的总集，即一家之书，而不是一人之书。而关于秦汉之前古书的流变，李学勤先生基于其整理出土简帛的经验，概括了十种情况，总的结论是："除了少数经籍早已立于学官，或有官本，古籍一般都要经过较大的改动变化，才能定型。那些仅在民间流动的，变动自然更甚[1]。"这就要求我们以动态的眼光看待古书。李锐先生也指出："先秦秦汉初的一个'学派'，应该是指有学术师承渊源的人所形成的一个团体，他们以宗师的学说主张为分门别户的标准。许多学派的传承并没有一个固定的文本，只有不同弟子所记下或传述的先师之言，而且经典在传抄过程中也经常被改动（这也就是说，弟子可以在一定条件下发展新学说）"[2]。梳理扁鹊医学著作的遗存，同样能看出其学术思想和理论体系随着时间而不断演进的轨迹。

　　就笔者目前的研究所知，扁鹊学派的宗师为秦越人——扁鹊，有影响的传人有汉代的淳于意、华佗、六朝的谢士泰，而对扁鹊医籍的传扬做出突出贡献者则是晋代王叔和。

第1节　从扁鹊《脉法》到王叔和《脉经》

　　关于阳庆传与仓公的扁鹊医籍，在《史记·扁鹊仓公列传》多处提及：

---

　　〔1〕　李学勤．对古书的反思［A］．复旦大学历史系．中国传统文化的再估计——首届国际中国文化学术讨论会文集［C〕．1987：548-553.

　　〔2〕　李锐．战国秦汉时期的学派问题研究［M］．北京：北京师范大学出版社，2011：127.

庆年七十余，无子，使意尽去其故方，更悉以禁方予之，传黄帝扁鹊之脉书，五色诊病，知人死生，决嫌疑，定可治，及药论，甚精。受之三年，为人治病，决死生多验。

庆有古先道遗传黄帝扁鹊之脉书，五色诊病，知人生死，决嫌疑，定可治，及药论书，甚精……臣意即避席再拜谒，受其脉书上下经、五色诊、奇咳术、揆度、阴阳、外变；药论、石神、接阴阳禁书，受读解验之，可一年所。明岁即验之，有验，然尚未精也。要事之三年所，即尝已为人治，诊病决死生，有验，精良。

临菑召里唐安来学，臣意教以五诊、上下经脉、奇咳，四时应阴阳重，未成，除为齐王侍医。

菑川王时遣太仓马长冯信正方，臣意教以案法逆顺，论药法，定五味及和齐汤法。高永侯家丞杜信，喜脉，来学，臣意教以上下经脉、五诊，二岁余。

不难看出，以上各条关于扁鹊医籍的书目，有两处提到的阳庆所传的书目是统一的，皆为"黄帝扁鹊脉书"、"五色诊病"和"药论"三种，而且根据原文对前两种书内容的简单描述，可知其为诊法书；第二条所述仓公所受与其师阳庆所传之书目却明显不同，多出"奇咳术"、"揆度"、"阴阳"、"外变"、"石神"、"接阴阳禁书"六目。

之所以同一条文字对同一批书目的描述有如此大的差异，一种可能是文字描述的前后详略之别；另一种更大的可能性是：这批扁鹊医籍本无书名，或大多无书名，这里所列之名目皆据其内容临时拟就，所拟题名中，既有"大题"——书名，也有"小题"——篇名，或只言"大题"而不举"小题"，因而造成同书异名，以及前后详略悬殊。在以上各条中皆提及的两种书——"脉书（上下经）"和"五色诊"，很可能是指书名，而"奇咳术"、"揆度"等多出的部分为篇名。仓公称引这批书大量使用的是"脉法曰"，而有一处作"脉法奇咳曰"，提示"奇咳"很可能是"脉法（书）"某篇的篇名。

在以上所有书目的不同表述中，最容易让人误解的是："脉书"、"脉书上下经"、"上下经脉"。在今人内置的中医辞典中，"经脉"一词只有一个义项——十二条循行之脉（其实，在仓公所处的年代，"经脉"言十二条脉的义项还没有诞生），于是人们见到以上三个不同的表述，第一反应，或者说唯一的反应便是，"上下经脉"与"脉书上下经"不可能是同一种书。可是，以上

第三条仓公所说"上下经脉"之前为"五诊"，之后为"奇咳"，与前一条所举三书之中两书相同而紧相邻的一书却不同，显然说不通。而更多、更有力的证据在于：《史记·扁鹊仓公列传》中这些关于扁鹊医籍的不同表述又见于传世本《素问》第七十五至八十一"雷公问黄帝"七篇——此七篇与扁鹊医籍密切相关，下文将具体讨论。

> 雷公曰：臣请诵"脉经上下篇"甚众多矣，别异比类，犹未能以十全，又安足以明之……吾问子窈冥，子言"上下篇"以对，何也？夫脾虚浮似肺，肾小浮似脾，肝急沉散似肾，此皆工之所时乱也。（《素问·示从容论》）

> 诊病不审，是谓失常，谨守此治，与经相明，"上经"、"下经"，揆度阴阳，奇恒五中，决以明堂，审于终始，可以横行。（《素问·疏五过论》）

> 雷公曰：阴阳之类，经脉之道，五中所主，何脏最贵？雷公对曰：春甲乙青，中主肝，治七十二日，是脉之主时，臣以其脏最贵。帝曰：却念"上下经"阴阳、从容，子所言贵，最其下也……雷公曰：臣悉尽意，受传"经脉"，颂得从容之道，以合"从容"，不知阴阳，不知雌雄。帝曰：三阳为父，二阳为卫，一阳为纪。三阴为母，二阴为雌，一阴为独使。（《素问·阴阳类论》）

> 是以少气之厥，令人妄梦，其极至迷。三阳绝，三阴微，是为少气。是以肺气虚则使人梦见白物，见人斩血借借，得其时则梦见兵战。肾气虚则使人梦见舟船溺人，得其时则梦伏水中，若有畏恐。肝气虚则梦见菌香生草，得其时则梦伏树下不敢起。心气虚则梦救火阳物，得其时则梦燔灼。脾气虚则梦饮食不足，得其时则梦筑垣盖屋。此皆五脏气虚，阳气有余，阴气不足，合之五诊，调之阴阳，以在"经脉"。（《素问·方盛衰论》）

仓公所受书目中之"五色诊"、"奇咳术"、"揆度"、"阴阳"已一一见于《疏五过论》、《方盛衰论》，则其"脉书上下经"对应于"脉经上下篇"无疑也，而后者在《素问》又简称作"上下篇"、"上下经"、"上经"、"下经"，所言"经脉"（特别是第3条中"经脉"）又与"上下经"同义可相互替换，显然是指同一书名，即对应仓公所称之"上下经脉"、"脉书上下经"，其所论皆为脉诊，而非十二经脉，与《史记·扁鹊仓公列传》对该书内容的描述

"知人死生，决嫌疑，定可治"完全相应[1]。

从辑录扁鹊医籍的传世本《素问》"素问"七篇所称引之书目以及对所引之书内容的概述，足以证明：《史记·扁鹊仓公列传》所提及的"脉书"、"脉书上下经"、"上下经脉"是对同一种书的不同指称。也正因为三者同指一书，仓公也才能在其"诊籍"概以"脉法曰"称引其文。

关于"黄帝扁鹊之脉书"，李伯聪先生已论证其为扁鹊脉书，而非黄帝脉书、扁鹊脉书两种[2]。所以题作"黄帝扁鹊之脉书"，盖因此传本原无书名，系据书中"黄帝、扁鹊"问答之辞而拟书名，以便称引。笔者将于下文具体讨论此传本。

不论是从仓公的临证诊脉，还是从其授徒教学，都极为看重这部扁鹊"脉书"，探寻其下落也就成为笔者首务，初始线索依然从可靠度很高的仓公"诊籍"中寻觅：

> 风瘅客脬，难于大小溲，溺赤……病得之流汗出滫。滫者，去衣
> 而汗晞也……脉法曰"沈之而大坚，浮之而大紧者，病主在肾"。
> (《史记·扁鹊仓公列传》)

仅仅凭借仓公所述的只言片语，很难对这部"扁鹊之脉书"的内容有比较确定的认识，经过细密的查寻与比对，笔者在王叔和《脉经》一书中发现了与仓公所引"脉法"文字绝妙吻合的条文：

> 肾脉沉之大而坚，浮之大而紧，苦手足骨肿，厥，而阴不兴，腰
> 脊痛，少腹肿，心下有水气，时胀闭，时泄。得之浴水中，身未干而
> 合房内，及劳倦发之。(《脉经·肾足少阴经病证第九》卷六)

以上仓公所引"脉法曰"文字全见于《脉经》引文中，则《脉经》此条文字源出于仓公所受之《脉法》一书。

经过笔者的细心比对，还发现了更多仓公"诊籍"中的脉论，竟然能在《脉经》找到契合度极高的对应文字：

---

〔1〕 例如《示从容论》以《脉经》上下篇言脉法之"别异比类"，并举"脾虚浮似肺，肾小浮似脾，肝急沉散似肾"为例，而仓公答文帝问中则具体解释了"别异比类"的程序；最后一条《方盛衰论》以《经脉》言三阴三阳脉之"绝"与"微"以诊梦，更见于《千金要方》引"扁鹊曰"文字，其中"肾气虚"条并见于《脉经·平三关阴阳二十四气脉第一》，其出于扁鹊脉法更无疑义。

〔2〕 李伯聪. 扁鹊和扁鹊学派研究 [M]. 西安：陕西科学技术出版社，1990：186.

脉法曰"脉来数疾去难而不一者，病主在心"。周身热，脉盛者，为重阳。重阳者，逿心主。故烦懑食不下则络脉有过，络脉有过则血上出，血上出者死。此悲心所生也，病得之忧也。（《史记·扁鹊仓公列传》）

心脉沉之小而紧，浮之不喘，苦心下聚气而痛，食不下，喜咽唾，时手足热，烦满，时忘不乐，喜太息，得之忧思。（《脉经·心手少阴经病证第三》卷六）

心病，烦闷，少气，大热，热上盪心，呕吐，咳逆，狂语，汗出如珠，身体厥冷。其脉当浮，今反沉濡而滑。其色当赤，而反黑者，此是水之克火，为大逆，十死不治。（《脉经·心手少阴经病证第三》卷六）

前一条文字先述脉象、脉症，再以"得之"二字引出病因，正是《脉法》的典型体例；第二条文字不仅内容吻合，甚至连"逿心主"这种极具特征性的字眼也对应得丝丝入扣——顺便说，这里的"心主"是指心，切不可误解为"心包"。而且这条文字还揭示了阳明脉候中的"颜黑"的意义——是逆证而非顺证。同时也指出阳明脉症典型面色是"面赤"。

在扁鹊脉书佚文中还发现，关于阳明脉象以及脉象的解释都与心关联：

心，南方火也。万物之所盛，垂枝布叶，皆下曲如钩，故其脉之来疾去迟。（《难经·十五难》）

阳明之脉，浮大以短，动摇三分。大前小后，状如科斗，其至跳。（《脉经·扁鹊阴阳脉法第二》卷五）

这时我们才能真正理解仓公所产脉法曰"脉来数疾去难而不一者，病主在心"的意义。

沿着这一思路顺藤摸瓜又牵出一串：

肝脉沉之而急，浮之亦然，苦胁下痛，有气支满，引少腹而痛，时小便难，苦目眩头痛，腰背痛，足为逆寒，时瘕，女人月使不来，时无时有，得之少时，有所坠堕。（《脉经·肝足厥阴经病证第一》卷六）

脾脉沉之而濡，浮之而虚，苦腹胀，烦满，胃中有热，不嗜食，食而不化，大便难，四肢苦痹，时不仁，得之房内。月使不来，来而

频并。（《脉经·脾足太阴经病证第五》卷六）

肺脉沉之而数，浮之而喘，苦洗洗寒热，腹满，肠中热，小便赤，肩背痛，从腰以上汗出。得之房内，汗出当风。（《脉经·肺手太阴经病证第七》卷六）

"肝脉"、"脾脉"、"肺脉"条文与前述出自仓公引"脉法曰"文字的结构体例完全一致，则《脉经》此三条文字都辑自同一书——扁鹊"脉法"。

特别值得一提的是，《脉经》所有这几条文字皆先诊脉，后述症，再以"得之"二字引出病因的格式恰好是仓公诊籍的经典"笔法"，由此可以推测：仓公《诊籍》不仅以扁鹊"脉法"为准绳，且描述体例也借用了"脉法"的笔法。

借助《史记·扁鹊仓公列传》所引"脉法"这一确定的线索，还能在《脉经》辨识出更多有关扁鹊医籍的遗存，例如：

所以知成开方病者，诊之，其《脉法·奇咳》言曰"藏气相反者死"。切之，得肾反肺，法曰"三岁死"也。（《史记·扁鹊仓公列传》）

春三月木王，肝脉治当先至；心脉次之；肺脉次之；肾脉次之；此为四时王相顺脉也。到六月土王，脾脉当先至，而反不至，反得肾脉，此为肾反脾也，七十日死。何为肾反脾？夏火王，心脉当先至，肺脉次之，而反得肾脉，是谓反肾脾。期五月六月，忌丙丁。

脾反肝，三十日死。何谓脾反肝？春肝脉当先至而反不至，脾脉先至，是谓脾反肝。期正月、二月，忌甲乙。

肾反肝，三岁死。何为肾反肝？春肝脉当先至，而反不至，肾脉先至，是谓肾反肝也。期七月、八月，忌庚辛。

肾反心，二岁死。何为肾反心？夏心脉当先至，而反不至，肾脉先至，是谓肾反心也。期六月，忌戊己。

——《脉经·诊四时相反脉证第四》卷四

需要注意的是，仓公引《脉法·奇咳》"肾反肺，法曰三岁死"，在《脉经》对应的是"肾反肝"，在未经宋人校改的《新雕孙真人千金方·诊四时相反脉》卷二十七作"肝反肺"，应是传抄过程中出现的异文，故唐代孙思邈于篇末注曰："此中不论肺金之气，疏略未预指南，又推五行亦颇颠倒，待垂别

385

录上"。尽管存在着文本错乱的情况，但《脉经》"诊四时相反脉证第四"源自扁鹊脉书则无疑，而且其原文本篇名很可能为"奇咳"。

也就是说，《脉经》一书所保存的扁鹊脉书的内容，绝不止于我们以往以为的仅仅见于第五卷的四篇扁鹊脉法专篇，以及书中冠有"扁鹊曰"的少量文字，没有标记"扁鹊"字样的篇章，实际上也大量引录扁鹊脉书的文字，可以断言：仓公得阳庆所传的扁鹊医籍在魏晋时还存于世——尽管传本有可能不同，王叔和因职务之便得以阅览，并将其中色脉诊的部分直接辑录于《脉经》一书中，甚至连"脉经"这一书名也很可能直接借用仓公所提及的书名——"脉书上下经"。笔者在研究扁鹊医籍的许多疑难问题中，正是充分利用《脉经》这一关键证据，获得了一个个新的发现和突破。

通过对《脉经》一书基本构成的反复研究，笔者形成了如下大胆的判断：《脉经》诊法部分是以扁鹊脉书为主体，而以其他诸家相关文字为补充而编成。除了以上的具体证据外，还有宏观层面的证据——《脉经》自序言"其王、阮、傅、戴、吴、葛、吕、张，所传异同，咸悉载录"，对于不以诊脉为专长的各家诸说悉数载录，而对于脉法宗祖"扁鹊"却只字不提，如何说得通？再看正文中引各家之言，甚至新撰的文字皆有标注，而大量整段引录的扁鹊医书文字却极少标注，更不合逻辑。这些都强烈地提示了王叔和关于《脉经》引文出典标注的规则：第一，如全篇以扁鹊脉书为主体，而以其他诸家之说为补充者，则主体部分不标注，只标出补充之文的出典；第二，如全篇以其他文献为主体，而以扁鹊脉书为补充者，则标出"扁鹊曰"字样；第三，如果通篇全文录自扁鹊脉书，则于篇题中标明，如在这样的专篇中出现"扁鹊曰"字样——如卷五"扁鹊脉法第三"，则系原书旧有，而非王叔和标注。

第 2 节　谢士泰《删繁方》

对于研究扁鹊脉书佚文具有不可替代价值的另一部文献是六朝谢士泰《删繁方》，该书虽佚，但唐代的《千金要方》、《外台秘要方》，特别是前者引录了该书大量内容。经初步考察《千金要方》所引录的大量扁鹊医书佚文，除转引自《脉经》一书外，其余则是转引自《删繁方》，后者提供了认识扁鹊脉学的一个个关键信息，借助于这些信息，以往我们在研究扁鹊脉学中遇到的许多困惑便迎刃而解。例如，关于扁鹊诊病特技——望色、听声、写形，见于《史记·扁鹊仓公列传》，《脉经》卷五辑"扁鹊脉法"也明言"相病之法，视色听声，观病之所在"。然而其诊法如何操作，如何应用，皆不得知，成了一个传说，而《千金要方》则转引了《删繁方》关于扁鹊医学五脏望色、听声、写形极为详细的描述，所引用的五篇文字结构相同，而引文标注有详略之别，看得出是从一篇完整的文字直接截取而来。以下据未经宋人校改的《新雕孙真人千金方》卷十一"肝藏脉论"引录第一篇相关文字如下：

> 襄公问扁鹊曰：吾欲不诊脉，察其音，观其色，知其病生死，可得闻乎？答曰：乃圣道之大要，师所不传，黄帝贵之，过于金玉。入门见病，观其色、闻其呼吸，则知往来出入，吉凶之相。角音人者，主肝声也，肝声呼，其音琴，其志怒，其经足厥阴。厥逆少阳则营卫不通，阴阳交杂，阴气外伤，阳气内击，击则寒，寒则虚，虚则猝然喑哑不声，此为厉风入肝，踞坐不得，面目青黑，四肢缓弱，遗矢便利，甚则不可治，大者旬月之内（方在治风毒方下卷）。又呼而哭，哭而反吟，此为金克木，阴击阳，阴气起而阳气伏，伏则实，实则热，热则喘，喘则逆，逆则闷，闷则恐畏，目视不明，语声切急，谬说有人，此为邪热伤肝，甚则不可治。

> 又云：若唇色虽青，面（而）眼不应可治。肝病为疟者，其人色苍苍然，气息喘闷，战掉然状如死人（方在伤寒下卷中）。若其人本来少于悲恚，忽尔嗔怒，出言反常、乍宽乍急，言未竟以手向眼，如有所畏，若不即病，祸必至矣，此肝病声之候也。若其人虚，则为寒风所伤；若实，则为热气所损。阳则泻之，阴则补之。

> 凡人分部陷起者，必有病生。胆少阳为肝之部，而肝气通于内外，部亦随而应之。沉浊为内，浮清为外，若色从外走内者，病从外生，部处起；若色从内出外者，病从内生，部处陷。内病前治阴后治阳，外病前治阳后治阴。阳主外，阴主内，凡人死生休否，则脏神前变形于外，人肝前病，目则为之无色，若肝前死，目则为之脱精，若天中等分，墓色应之，必死不治。看应增损斟酌赊促，赊则不出四百日内，促则不延旬月之间，肝病少愈而猝死。何以知之？曰：青白色如拇指大点见颜颊上，此必猝死。肝绝八日死，何以知之？面青目赤，但欲伏眠，视而不见人，汗出如水不止（一日二日死）。面黑目青者不死，青如草滋死，吉凶之色在于分部。顺顺而见，青白入目必病，不出其年，若年上不应，三年之中，祸必应。（此段文本，《新雕千金方》缺，据宋校本《千金要方》补录）

与上述三大段体例结构完全相同的文本，在《千金要方》卷十一"肝藏脉论"、卷十三"心藏脉论"、卷十五"脾藏脉论"、卷十七"肺藏脉论"、卷十九"肾藏脉论"均出现，而"襄公问扁鹊曰"只在首次引用时出现，其他四脏脉论引用时只说"问曰"、"答曰"，或"扁鹊曰"，提示这五篇文字在扁鹊脉书中是一个整体，"襄公问扁鹊曰"只在篇首出现，其他各段不重出，孙思邈于各篇截取引用时也照旧剪贴，未重出引用名氏。

下面让我们来看看单凭这一组引文能够解决扁鹊脉书佚文研究中的哪些疑难问题：

第一，与《脉经·诊五脏六腑气绝证候第三》互证互校。

第二，与《脉经·扁鹊华佗察声色要诀第四》互证互校，并可以确定二者系分别引自不同传本的扁鹊脉书。

第三，与《灵枢·五色》互证互解，例如"五色之见也，各出其色部。部骨陷者，必不免于病矣"；"沉浊为内，浮泽为外"这类很少见的说法和术语，皆可借助上述扁鹊医书佚文得到正确的理解。同时可以判定：至少《五色》篇的部分内容系据《千金要方》所引"襄公问扁鹊曰"同一传本的扁鹊医书改编而来，例详下文。

第四，为判定传世本《内经》中以不同方式传承的扁鹊医籍提供重要旁证。

第五，与《千金翼方·诊气色法第一》卷二十五相互发明。

可见，有时发现一个关键证据，就能将其他证据串连起来，形成一个指向明确、意义完整的证据链，从而使得以往拾取到的扁鹊医书佚文碎片得以正确连接，形成一个相对完整的画面。借助于此，不仅以往阅读《灵枢·五色》的种种困惑皆涣然冰释，同时也更坚信：《灵枢·五色》即使不是全文录自仓公当年所受之《五色》，至少也是以此篇为主体改编而成。考证见下文。

第3节　孙思邈《千金翼方》

《千金翼方·色脉》录有大量扁鹊脉书之文，其中大部分系转引自《脉经》，但第一篇"诊气色法第一"所引大段"扁鹊曰"文字，与《脉经》所引非出自同一传本，也不像是从《删繁方》转引，对于研究扁鹊医学具有很高的文献价值，可以与《脉经》、《内经》所引扁鹊医籍佚文互证互释，在解决某些疑难方面起关键作用：

扁鹊云：病人本色青，欲如青玉之泽，有光润者佳，面色不欲如青蓝之色。若面白目青是谓乱常，以饮酒过多当风，邪风入肺络于胆，胆气妄泄，故令目青。虽云天救，不可复生矣。

病人本色赤，欲如鸡冠之泽，有光润者佳，面色不欲赤如赭土。若面赤目白，忧恚思虑，心气内索，面色反好，急求棺椁，不过十日死。

病人本色黄，欲如牛黄之泽，有光润者佳，面色不欲黄如灶中黄土。若面青目黄者，五日死。病人着床，心痛气短，脾竭内伤，百日复愈，欲起彷徨，因坐于地，其亡倚床。能治此者，是谓神良。

病人本色白，欲如璧玉之泽，有光润者佳，面色不欲白如垩。若面白目黑无复生理也。此谓醻饮过度，荣华已去，血脉已尽。虽遇岐伯，无如之何。

病人本色黑，欲如重漆之泽，有光润者佳，面色不欲黑如炭。若面黑目白，八日死，肾气内伤也。

病人色青如翠羽者生，青如草滋者死。

赤如鸡冠者生，赤如衃血者死。

黄如蟹腹者生，黄如枳实者死。

白如豕膏者生，白如枯骨者死。

黑如乌羽者生，黑如炲煤者死。

凡相五色，面黄目青，面黄目赤，面黄目白，面黄目黑，皆不死。

病人目无精光及齿黑者，不治。

病人面失精光，如土色，不饮食者，四日死。

病人及健人面色忽如马肝，望之如青，近之如黑，必卒死。

扁鹊曰：察病气色，有赤白青黑四气，不问大小，在人年上者，病也，惟黄气得愈。年上在鼻上两目间。如下黑气细如绳在四墓发及两颧骨上者，死。或冬三月远期至壬癸日，逢年衰者不可理，病者死。四墓当两眉坐直上至发际，左为父墓，右为母墓，从口吻下极颐名为下墓，于此四墓上观四时气。

春见青气节尽，死。

夏见赤气节尽，死。

夏秋见白气节尽，死。

春见白气至秋，死。

夏见白气，暴死，黑气至冬，死。

秋见赤气节尽，死，冬至后甲子日，死。

冬见赤气，暴死，见黄气至长夏，死。

……

黄帝问扁鹊曰：人久有病，何以别生死，愿闻其要。对曰：按明堂察色，有十部之气，知在何部，察四时五行王相，观其胜负之变色，入门户为凶，不入为吉。白色见冲眉上者，肺有病，入阙庭者，夏死。黄色见鼻上者，脾有病，入口者，春夏死。青色见人中者，肝有病，入目者，秋死。黑色见颧上者，肾有病，入耳者，六月死。赤色见颐者，心有病，入口者冬死。所谓门户者：阙庭，肺门户；目，肝门户；耳，肾门户；口，心脾门户。若有色气入者，皆死。黄帝曰：善。

问曰：病而辄死，甚可伤也，宁可拯乎？对曰：脏实则腑虚，腑实则脏虚。以明堂视面色，以针泻调之，百病即愈。鼻孔呼吸，气有出入，出为阳，入为阴；阳为腑，阴为脏；阳为卫，阴为荣。故曰：人一日一夜一万三千五百息，脉行五十周于其身，漏下二刻，荣卫之气行度亦周身也。

夫面青者虚，虚者实之，补虚泻实，神归其室，补实泻虚，神舍其墟，众邪并进，大命不居。黄帝曰：善。

五实（未见）

六虚者，皮虚则热，脉虚则惊，肉虚则重，骨虚则痛，肠虚则泄溏，髓虚则惰。

——《千金翼方·色脉》卷二十五

以上引"扁鹊曰"文字，大多可在《脉经》以及《灵枢·五色》找到相对应的条文，但明显出自不同的传本。例如以上第一条引文，可在《脉经》、《千金要方》所引扁鹊医籍找出三条对应文字：

病人面黄目青者，九日必死，是谓乱经。饮酒当风，邪入胃经，胆气妄泄，目则为青，虽有天救，不可复生。（《脉经·扁鹊华佗察声色要诀第四》卷五、《千金要方·扁鹊华佗察声色要诀第十》卷二十八）

（扁鹊曰：）面白目青，是谓乱经。饮酒当风，风入肺经，胆气妄泄，目则为青，虽有天救，不可复生。（《千金要方·肺藏脉论》卷十七）

　　可以清楚地看出，《脉经》卷四、《千金要方》卷二十八引自同一个传本，而《千金翼方》及《千金要方》卷十七皆引自另一个不同的传本。而就此条文字而言，后一个传本更近于扁鹊原书旧貌。经考察，以上三书皆引有扁鹊之文曰"病人面黄目青者，不死"，而《脉经》及《千金要方》卷二十八引此条又说"病人面黄目青者，九日必死"，显然有误。

　　需要特别注意的是，以上《千金翼方》引扁鹊医籍文字中有一条明确提到"黄帝问扁鹊曰"，与我们前面看到的《千金要方》转引《删繁方》扁鹊五色诊作"襄公问扁鹊曰"明显不同。而据古书传本流变的规律，问答名氏的不同常常是辨识传本的一个重要信息。再联系到《史记·扁鹊仓公列传》"黄帝扁鹊之脉书"的提法，很可能仓公所受的传本也是"黄帝问扁鹊曰"的问答方式。至此，我们至少看到了扁鹊医籍的两种不同的传本。接下来我们还将进一步讨论不同传本的流变及年代的先后。

　　关于《千金翼方》所引扁鹊医籍值得一提的还有以下两点：第一，已知扁鹊医学有"六绝"、"六极"学说，而《千金翼方》引文又出现了"六虚"，这样六体之"虚"、"极"、"绝"三个深浅不同的发展阶段就完整了。而且，"六虚"所涉及的"皮"、"脉"、"肉"、"骨"、"肠"、"髓"与《史记·扁鹊仓公列传》中扁鹊所提到的疾病传变次序正对应。所不同者是"六虚"说中将"骨髓"一分为二，看起来好像是有意凑足"六"这个数；第二，明确提到了"补虚泻实"这一治疗原则，早在张家山出土汉简《脉书》就见到有关这一治则的阐述，但以往从未意识到经《灵枢·经脉》传承的"盛则泻之，虚则补之，不盛不虚，以经取之"这一名言的版权归属于扁鹊学派。

　　从《千金翼方》卷二十五第一篇"诊气色法"的构成来看，除三两条录自《灵枢·五色》和仲景书外，全录自扁鹊医籍。而且后面还将论证该篇所引之《五色》文字也确定出自扁鹊医籍。由此可以得出这样一个基本判断：五色诊是扁鹊医学的"专利"。

第 4 节　《素问》、《灵枢》

　　传世本《黄帝内经》撰用了大量的扁鹊医论，基于《史记·扁鹊仓公列传》这一确定的"坐标"，加上对《脉经》和《千金要方》、《千金翼方》引文的最新发现，使得我们能够对传世本《内经》基本构成中扁鹊医学的成分有更加准确的判断，以下从《素问·刺疟》说起：

> 足太阳之疟，令人腰痛头重，寒从背起，先寒后热，熇熇暍暍然。热止汗出，难已，刺郄中出血。足少阳之疟，令人身体解㑊，寒不甚，热不甚，恶见人，见人心惕惕然，热多汗出甚，刺足少阳。足阳明之疟，令人先寒，洒淅洒淅，寒甚久乃热，热去汗出，喜见日月光火气乃快然，刺足阳明跗上。足太阴之疟，令人不乐，好大息，不嗜食，多寒热汗出，病至则善呕，呕已乃衰，即取之。足少阴之疟，令人呕吐甚，多寒热，热多寒少，欲闭户牖而处，其病难已。足厥阴之疟，令人腰痛少腹满，小便不利如癃状，非癃也，数便，意恐惧气不足，腹中悒悒，刺足厥阴。
>
> 肺疟者，令人心寒，寒甚热，热间善惊，如有所见者，刺手太阴阳明。心疟者，令人烦心甚，欲得清水，反寒多，不甚热，刺手少阴。肝疟者，令人色苍苍然，太息，其状若死者，刺足厥阴见血。脾疟者，令人寒，腹中痛，热则肠中鸣，鸣已汗出，刺足太阴。肾疟者，令人洒洒然，腰脊痛宛转，大便难，目眴眴然，手足寒，刺足太阳少阴。胃疟者，令人且病也，善饥而不能食，食而支满腹大，刺足阳明太阴横脉出血。
>
> 疟发身方热，刺跗上动脉，开其空，出其血，立寒。疟方欲寒，刺手阳明太阴、足阳明太阴。疟脉满大，急刺背俞，用中针旁伍胠俞各一，适肥瘦出其血也。疟脉小实，急灸胫少阴，刺指井。疟脉满大，急刺背俞，用五胠俞背俞各一，适行至于血也。疟脉缓大虚，便宜用药，不宜用针……
>
> ——《素问·刺疟》

以上《刺疟》篇论五脏并胃疟病状文字分别见《千金要方》五脏脉论，以及卷十相应方药的主治症，为省篇幅，以下只以"肝疟"为例，抄录不同传本《千金要方》不同卷引文如下：

> 襄公问扁鹊曰……肝病为疟者，其人色苍苍然，气息喘闷，战掉然状如死人（方在伤寒下卷中）。（《新雕孙真人千金方》卷十一）

乌梅丸治肝邪热为疟，令人颜色苍苍，气息喘闷，战掉状如死者。（《千金要方·伤寒下》卷十）

　　肝病为疟者，令人色苍苍然，太息，其状若死者，乌梅丸主之（方在第十卷中）。（《千金要方》卷十一）

　　肝病为疟者，令人色苍苍然，气息喘闷，战掉，状如死者。（《诸病源候论·疟病候》卷十一）

　　需要说明的有两点：第一，以上《千金要方》所引扁鹊之文系从《删繁方》转引，该书有论有方，故孙思邈分别卷十一"肝藏脉论"和卷十"伤寒方下"两出之；而《诸病源候论》方药一概不录，故只于病候下辑录此条且不标出处。第二，宋臣校《千金要方》时，对于卷十一的"肝疟"病候，据《素问·刺疟》改编，因此在考察出于宋人校勘医籍的扁鹊医籍佚文时一定要警惕宋人改编的可能性，并设法消除这种因后人改编所造成的失真。

　　上述扁鹊论五脏并胃疟佚文的发现，使得我们推断：《素问·刺疟》的版权归属于扁鹊学派，进一步考察又发现该篇所反映出的诊疗特征，诸如针刺工具、针刺部位及其命名、刺法、藏象学说等，皆与扁鹊医学的典型特征一一吻合（详见第3章第1节"扁鹊医学的特征"），从而使得这一判断得以确认。

　　这一发现的重要意义，不仅仅是为《刺疟》篇的校正提供珍贵的他校文献，更重要是对经脉"是动"病，尤其是足阳明脉"是动"病将产生全新的理解；并为经脉学说与扁鹊医学的"血缘"关系提供了重要的旁证。

　　以往已有学者指出：《灵枢》的"五十营"[1]、《素问》的"大奇论"系整篇采自扁鹊医书[2]，而笔者新近的研究表明：《灵枢·五色》、《素问》"玉版要"、"刺疟"以及全元起本《素问》卷六"四时刺逆从论"（相当于王冰注本《素问》"四时刺逆从论"第一节从"厥阴有余"至"筋急目痛"一段文字）整篇也出自扁鹊。此外，《灵枢》"根结"、"癫狂"、"寒热病"、"论疾诊尺"；《素问》"金匮真言论"、"五脏生成篇"、"移精变气论篇"、"汤液醪醴论"、"脉要精微论"、"玉机真脏论"、"三部九候论"、"厥论"以及三篇"别论"——"阴阳别论"、"五脏别论"、"经脉别论"均带有极鲜明的扁鹊医学特征，而且有整段整节文字已见于《史记·扁鹊仓公列传》、《脉经》及《千金翼方》所引扁鹊之文。可见传世本《素问》、《灵枢》这十五篇即便不是

〔1〕　廖育群. 重构秦汉医学图像［M］. 上海：上海交通大学出版社，2012：176.

〔2〕　廖育群. 岐黄医道［M］. 沈阳：辽宁教育出版社，1991：66.

整篇，至少也是主体部分辑自扁鹊医书。

需要特别指出的是，《素问》[1]"著至教论"、"示从容论"、"疏五过论"、"征四失论"、"阴阳类论"、"方盛衰论"、"解精微论"共七篇见有高频出现于《史记·扁鹊仓公列传》的诊脉术语及相关书目，皆提示与扁鹊医学密切相关：

> 雷公曰：臣请诵《脉经》上下篇甚众多矣，别异比类，犹未能以十全，又安足以明之。（《素问·示从容论》）
>
> 诊病不审，是谓失常，谨守此治，与经相明，《上经》、《下经》，《揆度》《阴阳》，《奇恒》五中，决以明堂，审于终始，可以横行。（《素问·疏五过论》）
>
> 圣人之术，为万民式，论裁志意，必有法则，循经守数，按循医事……守数据治，无失俞理，能行此术，终身不殆。（《素问·疏五过论》）

《史记·太史公自序》在概括扁鹊医学特点时用了这样的表述——守数精明。我们今天依然能从《史记·扁鹊仓公列传》和《脉经》引录扁鹊方脉中感受到其"量化诊疗"的鲜明特征，而《疏五过论》却用了"循经守数"、"守数据治"这样与太史公的表达如出一辙且更明确的文字，并强调是"圣人之术"，又与仓公的表述吻合，若非熟知扁鹊医学则不可能给出如此入木三分的概括。

这七篇在《素问》的特殊之处还在于：以"黄帝、雷公问答"形式叙述。再联系到《灵枢》中以"黄帝、雷公问答"形式叙述的《经脉》、《禁服》、《五色》三篇，其后二篇紧相邻，而第十篇《经脉》又明确引录《禁服》之文，体现出三者之间的内在联系。特别是《五色》篇不仅学术思想及望色之术与《千金要方》、《千金翼方》所引扁鹊色诊一脉相承，而且《五色》篇的"黄帝、雷公问答"文字简直就是《千金要方》所引"襄公、扁鹊问答"传本的翻版：

> 雷公曰：病小愈而卒死者，何以知之？黄帝曰：赤色出两颧，大如拇指者，病虽小愈必卒死。黑色出于庭，大如拇指，必不病而卒死。（《灵枢·五色》）

---

[1]　准确地说，这里应当以未经改编过的六朝全元起本《素问》为准。

问曰：心病少愈而卒死，何以知之？答曰：赤黑色黯点如博棋，见颜度、年上（在鼻上当两眼是其分部位也），此必卒死……若年上无应，三年之中病必死矣。（《千金要方》卷十三引"襄公、扁鹊问答"）

雷公问曰：病少愈而卒死者，何以知之？黄帝曰：赤色出于两颧上，大如拇指者，病虽少愈必卒死矣。黑色出于颜貌，大如拇指者，必卒死。颜貌者，面之首也。（颜当两目下也，貌当两目上、眉下也。）

凡天中发黑色，两颧上发赤色应之者，不出六十日兵死。若年上发赤色应之者，不出三十日死……黑色如拇指在眉上，不出一年暴死。一云三年。（《千金翼方·色脉》卷二十五）

病人耳目及颧颊赤者，死在五日中。病人黑色出于额，上发际，下直鼻脊，两颧上者，亦死在五日中。病人黑气出天中，下至年上颧上者，死。（《脉经·扁鹊华佗察声色要诀第四》卷五）

不难看出，《五色》篇中的"雷公、黄帝问答"之文，与《千金要方》转引的"襄公问扁鹊"传本结构正对应，而且能明显看出从后者改编而来的痕迹：第一，从语句上将扁鹊原书的一句拆分为两句；从文字上，将"赤黑"拆分为"赤"与"黑"，将"年上"改作"庭"——《五色》开篇即解曰"庭者，颜也"，今检《甲乙经》卷一第十五正作"黑色出于颜"，《千金翼方》引《五色》之文作"颜貌"，且据其注文可知："年上"、"庭"、"颜貌"三词所指相近，这样的文字转换不失原书本义。然而，将原书一句简单地拆分为两句而未作相应的处理，则偏离了原书的本义。《千金要方》转引之"襄公问扁鹊"传本所表达的本义是：赤黑色同时见于颜面和眉间者必卒死，如只见于一处，而一处无应者，虽死而有"三年"之期——《千金翼方》所据"黄帝问扁鹊"传本作"一年"，这与《千金翼方》、《脉经》所引不同传本扁鹊医籍一脉相承，而经《五色》编者改编后的文字则完全没有体现出这层意思。孙思邈在编《千金翼方》卷二十五"诊气色法第一"时，正是看出《五色》此条文字与扁鹊之文形似而义不同，故两出之。

从《五色》这一改编之例中我们还能得到另一个结论：《千金要方》所引之"襄公问扁鹊曰"传本最晚在《灵枢·五色》篇结集时已经流行。

《五色》引扁鹊之文另一个明显的改编之例是"以五色命藏，青为肝，赤为心，白为肺，黄为脾，黑为肾"，而在扁鹊医学的五脏系统是：肝、心、肺、胃、肾。学术史研究表明：藏象学说中"脾"取代"胃"的位置还经过了一个"脾胃"共存的过渡时期[1]。这有两种可能性：第一，说明《五色》编者根据当时新的理论框架，对所引用的扁鹊脉书文字作了调整，使之不与当时的主流医学理论相冲突；第二，《五色》编者采用了扁鹊医籍的晚期传本，其时扁鹊医学的藏象学说已经发生了变化。

再结合其他各种证据，使得我们揭开了一个深藏的重大谜底——如将传世本《内经》中出现有"雷公、黄帝问答"篇中的"雷公"改作"仓公"或"襄公"，"黄帝"改作"扁鹊"，深藏其中的扁鹊医籍轮廓的主线条将显现。

还可以借助以下方式在传世本《内经》辨识出更多的扁鹊医籍的文本或学术思想：

（一）据确定的扁鹊佚文判定

黄帝问扁鹊曰……虚者实之，补虚泻实，神归其室，补实泻虚，神舍其墟，众邪并进，大命不居。（《千金翼方·色脉》卷二十五）

泻虚补实，神去其室，致邪失正，真不可定，粗之所败，谓之夭命。补虚泻实，神归其室，久塞其空，谓之良工。（《灵枢·胀论》）

借助于《千金翼方》这一确定的证据，可以确认《胀论》的这条文字也出自扁鹊医籍。另外，从以上两条文字内容相同而表述不同来看，二者或引自扁鹊医书的不同传本；或一直接引用原书原文，一据原书原文改编。

> 夫痈疽之生，脓血之成也，不从天下，不从地出，积微之所生也。故圣人自治于未有形也；愚者遭其已成也。（《灵枢·玉版》）
> 扁鹊攻于凑理，绝邪气，故痈疽不得成形。圣人从事于未然，故乱原无由生。是以砭石藏而不施，法令设而不用。断已然，凿已发者，凡人也。治未形，睹未萌者，君子也。（《盐铁论·大论》）

凭借《盐铁论》这一确定的标识，我们可以判定：《玉版》的这条文字即使不是直录扁鹊医书的原文，也必定是传承了扁鹊医学的学术思想。如果再进一步参照其他证据，则可以做出更确定的判断：

> 其腹大胀，四末清，脱形，泄甚，是一逆也；腹胀便血，其脉大，时绝，是二逆也；咳溲血，形肉脱，脉搏，是三逆也；呕血，胸满引背，脉小而疾，是四逆也；咳呕腹胀，且飧泄，其脉绝，是五逆

---

〔1〕　黄龙祥.中国针灸学术史大纲［M］.北京：华夏出版社，2001：398.

也。如是者，不及一时而死矣。工不察此者而刺之，是谓逆治。（《灵枢·玉版》）

> 诊人心腹积聚……其脉大，腹大胀，四肢逆冷，其人脉形长者，死。腹胀满，便血，脉大时绝，极下血，脉小疾者，死……咳而呕，腹胀且泄，其脉弦急欲绝者，死。（《脉经·诊百病死生诀第七》卷四）

加上《脉经》所引扁鹊决死生诊法这一确定的证据，我们便可放心地判定：《玉版》的主体部分采自扁鹊医书。

依据确定的扁鹊佚文不仅可判定《内经》传承的扁鹊医籍，同时还能对其引录方式加以考察。如前所述，《素问·五脏生成》主体部分采自扁鹊医籍，试引该篇最后两段文字如下：

> 赤脉之至也，喘而坚，诊曰有积气在中，时害于食，名曰心痹，得之外疾，思虑而心虚，故邪从之。白脉之至也，喘而浮，上虚下实，惊，有积气在胸中，喘而虚，名曰肺痹，寒热，得之醉而使内也。青脉之至也，长而左右弹，有积气在心下支胠，名曰肝痹，得之寒湿，与疝同法，腰痛足清头痛。黄脉之至也，大而虚，有积气在腹中，有厥气，名曰厥疝，女子同法，得之疾使四肢汗出当风。黑脉之至也，上坚而大，有积气在小腹与阴，名曰肾痹，得之沐浴清水而卧。
>
> 凡相五色之奇脉，面黄目青，面黄目赤，面黄目白，面黄目黑者，皆不死也。面青目赤，面赤目白，面青目黑，面黑目白，面赤目青，皆死也。

——《素问·五脏生成》

这里脉诊、色诊皆与五色关联，颇与仓公所受之"五色诊病"相合，且第一段文字的体例结构与内容大义皆与《史记·扁鹊仓公列传》所引"脉法曰"，以及《脉经》卷六五脏脉对应得很好，但文字已可见较大的改动，不似直录扁鹊脉书原文，至少不是录自早期传本；而第二段文字与《脉经》所录"扁鹊华佗察声色要诀"完全相应，当录自同一传本且直录原文。相关文字又见于《千金要方》、《千金翼方》所引之不同传本扁鹊医籍。

（二）依据扁鹊医学的特征判定

例如根据扁鹊医学的藏象学说的特征（详见第 3 章第 1 节"扁鹊医学的特

征"），我们可以判定：传世本《内经》中以胃为藏、以胃属太阴者；以"阳明"为三阳属于心者，不仅出自扁鹊医籍，且保存了其早期传本的旧貌。换言之，如果传世本《内经》中某一篇章，或某一段落所体现出的理论与实践特点与扁鹊医学的特征吻合得很好、很完整，我们即可认定其源出于扁鹊医学，即便没有其他确定的旁证。相反，如果在传世文献见到一条或一段"扁鹊曰"文字，但与扁鹊医学的总体特征不合，甚至相抵触，那么在没有发现其他确凿的旁证之前，则不能确定为扁鹊医书佚文。

通过以上诸法的巧妙的综合应用，我们在传世本《内经》的基本构成中辨识出的扁鹊医学的成分相当可观，并可见不同时期不同传本间扁鹊学术的演变轨迹。然而，需要特别注意的是，传世本《内经》撰用扁鹊医学，虽然在数量上超过《脉经》，但引文质量上却远不及《脉经》——多有程度不同的改编，特别是这种改编有时是有计划、有目的，给人一种这样的印象：是用新的理论框架盛装扁鹊医学的素材，换言之，传世本《内经》编者在处理"扁鹊医籍"这瓶陈酒时，不只是换一个标签、改一个包装，有时连酒瓶也换了。以下试以传世本《五十营》为例具体分析如下：

> 黄帝曰：余愿闻五十营奈何？岐伯答曰……故人一呼，脉再动，气行三寸，一吸，脉亦再动，气行三寸，呼吸定息，气行六寸。十息气行六尺，日行二分。二百七十息，气行十六丈二尺，气行交通于中，一周于身，下水二刻，日行二十五分。五百四十息，气行再周于身，下水四刻，日行四十分。二千七百息，气行十周于身，下水二十刻，日行五宿二十分。一万三千五百息，气行五十营于身，水下百刻，日行二十八宿，漏水皆尽，脉终矣。所谓交通者，并行一数也，故五十营备，得尽天地之寿矣，凡行八百一十丈也。（《灵枢·五十营》）

正如廖育群先生所指出的那样：该篇悉出自扁鹊医籍（原文见于《脉经·诊损至脉第五》卷四），只是篇首被冠以"黄帝"和"岐伯"问答字样。但要特别提醒的是：这段文字中有两处意味深长的改动：一是将扁鹊原文"十二辰"改作"二十八宿"——这个改动毫无道理，硬是为接下来"二十八脉"的出现拱出一条道；一是将"五十度"改作"五十营"——为接下来"营气"的出场埋下伏笔。这两处改动给出了血脉理论一场大变革的信号，经过这场变革所诞生的如环无端的血脉运行学说，以及衍生出的"营卫学说"成为了当时新的理论规范，取得了绝对的主导地位。

《五十营》这段文字除两处别有深意的改动外，还有一处有实质性的添加文字"二百七十息，气行十六丈二尺"，这也透露出一个重要信息：《灵枢·脉度》中的"脉度"不是测量出来的，而是精心算计出来的。计算依据两个规定的"数"，一是脉行一周的长度"一十六丈二尺"，一是脉的总数"二十八"，以应天道"二十八宿舍"，总之想方设法要使得总脉数和脉的总长度与这两个数相合：不足者补之，多余者去之。

此外，《灵枢·根结》论"五十营"文字同样也是改编自扁鹊脉书——是将扁鹊原文"五十投"改作"五十营"，这就不能不问：为什么《灵枢》这两篇的编者对"营"字如此的情有独钟，甚至到了不惜破坏原文本义的程度？《灵枢》第十六篇"营气"的整篇文字即是关于这一问题的答案：构建这样一个如环无端的血脉运行理论需要"营气"这个关键概念。而且这时你才突然明白："营气"篇之前"五十营"，之后的"脉度"、"营卫生会"等篇都是为"营气"篇所做的铺垫。不能看破这一点，就根本不能真正理解这几篇，不能理解营气环行一周为什么需要"二十八脉"，以及这二十八脉的长度"十六丈二尺"又从何而来。

因此对于传世本《内经》这类为构建新的理论框架而"剪裁"扁鹊医籍之例一定要有足够的警惕，需要特别谨慎，仔细地参照其他传世文献引录的相关文字加比对、判别。

准确地说，传世本《内经》除少数专篇外，更多篇章的编撰方式为"合编"——有以扁鹊之说为主体，而以其他学派之说为补充者；也有以其他学派理论为主体，而以扁鹊之说为补充者。也就是说，同一篇中的素材有取之不同时期不同学派者，一如后来王叔和编《脉经》例——只是后者更忠实于原文本，不有意改动文字，这是二者最大的区别。

第 5 节　《难经》

《难经》一书所解之"经论"有不少见于《脉经》所引扁鹊医籍，但从该书编者对所引部分经文的意义已不能明辨来看，编者距扁、仓时代已较远，或者本身就不是扁鹊医学的直系传人。例如：

　　七难曰：经言少阳之至，乍小乍大，乍短乍长；阳明之至，浮大而短；太阳之至，洪大而长；太阴之至，紧大而长；少阴之至，紧细而微；厥阴之至，沉短而敦。此六者，是平脉耶？将病脉耶？然：皆王脉也。其气以何月，各王几日？然：冬至之后，得甲子少阳王，复得甲子阳明王，复得甲子太阳王，复得甲子太阴王，复得甲子少阴王，复得甲子厥阴王。王各六十日，六六三百六十日，以成一岁。此三阳三阴之王时日大要也。

　　这段文字见于《脉经·扁鹊阴阳脉法第二》卷五，说的是三阴三阳的平脉，即正常脉象，而《难经》编者显然已不能明辨；此外，扁鹊脉法中太阳之脉，三月、四月甲子王；阳明之脉，五月、六月甲子王，而《难经》编者却将此二脉的次序对调。三阴三阳与四时阴阳的不同配法的背后，实际上反映的是对三阴三阳本义的不同理解。在扁鹊医学框架中，"阳明"被视为"重阳"，乃阳之盛，也即《灵枢·阴阳系日月》所谓"两火并合，故为阳明"之义，与阳气最盛的夏季相配。《扁鹊阴阳脉法》所说"脉，平旦曰太阳，日中曰阳明"，正是这一观念的体现。

　　作为一部解经之书，私改经文的可能性不大，可能性较大的是，《难经》一书采用的是扁鹊医书的晚期传本，其学术思想较之早期、中期的扁鹊医学已有较明显的差异。

结语：书佚而术存

　　扁鹊学派的宗师为秦越人——扁鹊，有影响的传人有汉代的淳于意、华佗、六朝的谢士泰，而对扁鹊医籍的传扬做出突出贡献者则是晋代王叔和。

　　如将传世医籍遗存的扁鹊医籍佚文依据其问答名氏可概括为以下四种不同的传本：

　　"襄公问扁鹊"传本——《删繁方》所传；

　　"黄帝问扁鹊"传本——仓公所受及《千金翼方》所传；

　　"雷公问黄帝"传本——传世本《素问》、《灵枢》所传；

　　"扁鹊曰"的传本——《脉经》所传。

　　直接引录上述不同传本扁鹊医书的文献有：《脉经》、《删繁方》、《千金翼方》、《内经》、《难经》。其中最忠于原书的引用者当属《脉经》一书；而人们最不熟悉的是《删繁方》，该书与六朝方书最大的不同在于其有论有方，在《黄帝内经》已经取得绝对正统地位的当时，该书编者却对扁鹊医学情有独钟，不仅仅是大量引录其文，而且发扬了扁鹊的"六虚"、"六极"、"六绝"理论，可视为扁鹊医学的传人。

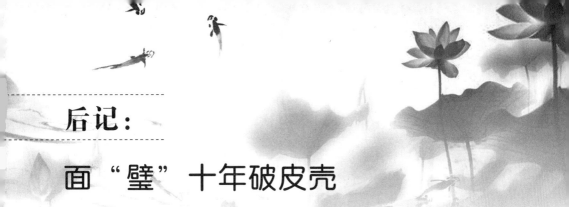

后记：

面"璧"十年破皮壳

　　玉之美人皆美之，然而在开凿雕刻之前，玉之外观粗陋如石，因其外表覆盖着一层石质皮壳，年代越久，这层壳便越厚。或许正是玉石这一深藏不露的美，才激起人们的好奇与探索之心。在我看来，古典经脉理论还不是一块美玉，更不是精美的玉器，而是一块藏在深山有着厚厚皮壳的玉璞。当我误打误撞进山探寻这块玉璞七八年之后，读到唐代杨上善留下的这样一句话："智者以经脉为妙，若和璧之难知也"，分明在说：欲探经脉之妙者，若非大智大勇，回头即安。如今距杨氏此言又越千年，这层"皮壳"又增厚多少？鉴识此璧的难度又增加几分？而此时，探求"经络的实质"的人们早已纷纷转身——知难而退。于是我停下来问自己：是否拥有大智而洞察秋毫？几乎没有任何迟疑就给出了否定的回答；再问：能否做到大勇，像当年卞和鉴璧那样坚信坚持自己的判断，先后失双足而不退？略有迟疑曰：做不到；最后问：能否大愚？迟疑中，我经常对学生说的一句话响起：这个世界只有两种人最容易成功，一是大智，一是大愚。而当探索经脉理论路上那一个个智者无功而返时，我看到了愚者成功的越来越大的希望。于是选择当一名愚者，选择坚持。然而，用一生最宝贵的10年赌经脉这块"玉璞"，依然需要给自己一个更硬的理由。这时10多年前在撰写《中国针灸学术史大纲》期间遭遇的那次惊心动魄的历险镜头再次浮现……事后总结两点：首先，上山没留下标记，断了自己的退路；更大的遗憾是下山没能留下标记，为后来者留下生还的希望（详见该书后记）。这一次我要留下一串脚印，因为我知道在这个世界上，黄龙祥绝不会是探索此"经脉之石（实）"的终结者，就算这一次我撞得头破血流，摔得遍体鳞伤，最后只得到了失望，但以一人10年的坚持省去后来者的一个又一个的10年，岂不也是一件功德无量的善举！不知是否我的真诚与善心感动了上帝，差不多是在第十个年头快要走完的时候，终于凿下一块"皮壳"，经脉这块"玉璞"向我露出了真容，虽不完全在我的预期，但足以让我激动不已。

对理论研究的特点我曾用三个"最"字概括：研究周期最长，风险最高，成功率最低。走这条路不仅需要大智大勇，更需要进入一种连续的静思沉思状态。我常常对我的学生说：在今天的大环境下，自觉选择并最终在针灸理论研究这条路上坚定走下去的人注定是孤独的，一旦踏上这条路，就赌上了你的一生。但如果让我再重新选择一次，依然痴心理论。有缘翻开这本小书的读者，当你读完之后会做出怎样的选择？我相信：不管怎样的选择，在此时给出的一定是理智的并不会轻易放弃的！

现在，我不想辜负上帝的厚爱，把我的发现告诉你：我用 10 年的坚持凿开了经脉之石（实）的"皮壳"；理清了古典中国针灸学理论体系的脉络，并在此基础上粗描了中国新针灸学大厦的蓝图。而将设计蓝图变成完美的实在——一个充满浪漫和智慧的实在，还需假以时日，寄望来者，我更期待这个来者中有你——这本小书的读者。

黄龙祥

二〇一四年二月二十日